U0188135

重庆市中药材标准

（2023年版）

重庆市药品监督管理局　编

重庆大学出版社

图书在版编目（CIP）数据

重庆市中药材标准：2023年版 / 重庆市药品监督管
理局编. -- 重庆：重庆大学出版社，2023.11
ISBN 978-7-5689-4254-6

Ⅰ.①重… Ⅱ.①重… Ⅲ.①中药材—标准—汇编—
重庆 Ⅳ.①R282-65

中国国家版本馆CIP数据核字（2023）第228611号

重庆市中药材标准（2023年版）
CHONGQING SHI ZHONGYAOCAI BIAOZHUN（2023 NIAN BAN）
重庆市药品监督管理局 编
策划编辑：杨粮菊

责任编辑：陈 力 版式设计：杨粮菊
责任校对：王 倩 责任印制：张 策

*

重庆大学出版社出版发行
出版人：陈晓阳
社址：重庆市沙坪坝区大学城西路21号
邮编：401331
电话：（023）88617190 88617185
传真：（023）88617186 88617166
网址：http://www.cqup.com.cn
邮箱：fxk@cqup.com.cn（营销中心）
全国新华书店经销
重庆升光电力印务有限公司印刷

*

开本：889 mm×1194 mm 1/16 印张：36.5 字数：1159 千
2023年11月第1版 2023年11月第1次印刷
ISBN 978-7-5689-4254-6 定价：398.00元

本书如有印刷、装订等质量问题，本社负责调换
版权所有，请勿擅自翻印和用本书
制作各类出版物及配套用书，违者必究

重庆市中药材、中药饮片标准
编撰委员会

名誉主任委员：唐英瑜　周隆海

主 任 委 员：陈忠于

副主任委员：赵　勇　李小平　柏朝诗　黄世斌

责 任 编 委：熊有明　周祥敏

编　　　委：（按姓氏笔画排列）

王　力　任江涛　李　玲　杨卫东　杨小珊　严奇志　邹　江　张　恩　张拥军
周祥敏　段姗姗　黄　钊　熊有明　黎　军　潘光伟

审评专家：

王世纯　徐晓玉　李胜容　李　霞　杨大坚　杨　敏　蒲盛才　潘宏春　翟显友
张小梅　朱吉彬　刘正宇　黄　静　秦少容　范　琦　伍　蓉　易东阳　吕姗姗
韦　国　张国昊　刘　璐

重庆市 中药材标准

ChongQing Shi ZhongYaoCai BiaoZhun

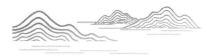

重庆市中药材标准（2023年版）
编委会

名誉主编：唐英瑜　周隆海

主　　编：陈忠于

执行主编：李小平　熊有明

副 主 编：周祥敏　张　毅　陈绍成　曹纬国　鄢　丹

编　　委：黎　军　李　玲　郭华安　肖静杰　朱舒兵　刘力萍　左　凯　蒋万浪

袁祥慧　石　克　陶慕珂　张正锋　徐小利　冉海琳　郑小平　吴　佳　苏　晶

陈晓虎　程　露　王　慧　汪杨丽　张　华（重庆市万州食品药品检验所）　何世新

张德伟　朱泽兵　郭　娅　熊学庆　贺灵芝　向　琴　袁　林　陈　颖　周　浓

黄艳萍　张　华（重庆三峡学院）　阳文武　黄小兰　付绍智　谭小燕　贾　晗

周晓旭　王立青　赵　颖　杨　帆　胡世文　邹晓川　况　刚　罗　静　石燕红

冷　静　郭小红　孙　全　沈　洁　刘　霞　李　杰　徐　冲　杨军宣　柯秀梅

吕志勇　张　梅　邓　放　郭　力　陈胡兰　孟大利　周洪旭　揭定华　赵贵琴

冷崇姣　黄　钊　李洪刚　李月平　向春燕　谭　杰　胡娟娟　冯　婧　王玉霞

闫志慧　孙双凌　李洪斌　陈　健　卢　红　吕紫璇　唐　瑜

编写单位：

重庆市食品药品检验检测研究院　　　　重庆市永川食品药品检验所

重庆市万州食品药品检验所　　　　　　重庆市中医院

重庆市涪陵食品药品检验所　　　　　　重庆理工大学

重庆市第二师范学院　　　　　　　　　重庆三峡医药高等专科学校

重庆医科大学　　　　　　　　　　　　重庆医药高等专科学校

沈阳药科大学　　　　　　　　　　　　重庆三峡学院

成都中医药大学　　　　　　　　　　　首都医科大学附属北京友谊医院

重庆市黔江食品药品检验所

重庆市 中药材标准

ChongQing Shi ZhongYaoCai BiaoZhun

中药材

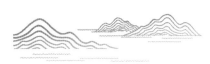

前　言

　　"中医药学凝聚着深邃的哲学智慧和中华民族几千年的健康养生理念及其实践经验，是中国古代科学的瑰宝。"党中央、国务院一向高度重视中医药工作，形成了以《中华人民共和国中医药法》《中医药发展战略规划纲要（2016—2030年）》为主体，相关法律法规及系列规划为支撑的政策法律体系。2019年，中共中央、国务院出台《关于促进中医药传承创新发展的意见》，为新时代中医药传承创新发展指明了方向。

　　重庆市委、市政府深入贯彻落实党中央、国务院关于中医药的决策部署，制定了《关于促进中医药传承创新发展的实施意见》，颁布了《重庆市中医药条例》，出台了一系列政策措施，促进了本市中医药的传承、创新和发展。

　　重庆地处长江中上游南北过渡地带，地理位置优越，坐拥三峡库区、大巴山、武陵山等中药材资源宝库。第四次全国中药资源普查发现重庆市区域内有中药材品种4 334种。在《中国药典》所收载的552种常用中药材中，重庆有350余种，占比为63.40%。重庆市道地药材品种主要有黄连、青蒿、山银花、独活、川党参、佛手、枳壳、川牛膝等30余种，巫溪独活、城口太白贝母等16个品种通过国家地标认证或入选中药材保护品种。

　　重庆市直辖以来，一直沿用《四川省中药材标准》。为加强我市中药材质量控制，根据《中华人民共和国药品管理法》《中华人民共和国中医药法》等相关要求，参照《中国药典》《四川省中药材标准》及其他省（市）中药材标准，《重庆市中药材标准》（2023年版）（下称《标准》）编撰工作于2018年启动，历时5载，完成了编撰审订工作，予以发布实施。

　　本《标准》收载品种138种，各品种项下包含药材名称、来源、性状、鉴别、检查、浸出物、含量测定、性味与归经、功能与主治、用法与用量、贮藏等项目。

　　本《标准》是我市中药材生产、经营、使用、检验和监督的法定标准。

　　本《标准》由重庆市食品药品检验检测研究院牵头，重庆市万州食品药品检验所、重庆市涪陵食品药品检验所、重庆市第二师范学院、重庆医科大学中医药学院、沈阳药科大学、成都中医药大学、重庆市黔江食品药品检验所、重庆市永川食品药品检验所、重庆市中医院、重庆理工大学、重庆三峡医药高等专科学校、重庆医药高等专科学校、重庆三峡学院、首都医科大学附属北京世纪坛医院等单位共同起草并复核。部分图片由重庆市中药研究院和重庆市药物种植研究所提供。经市内有关植物学、中药学、中医学、临床药学、药品检验、药品审评和药品生产等方面的专家审定后完成。

　　编撰中难免有错误和疏漏，欢迎社会各界提出宝贵意见，以利进一步修订与完善。

重庆市药品监督管理局

2023年6月

凡　例

一、《重庆市中药材标准》（2023年版）（以下简称本《标准》）是根据《中华人民共和国药品管理法》，由重庆市药品监督管理局组织制定并颁布实施，是重庆市中药材质量的法定标准依据。

二、本《标准》适用于重庆市辖区内中药材的生产、经营、使用、检验及监督管理。

三、本《标准》收载了国家药品标准中未收载的重庆市地方性药材138种。其中少数品种与国家药典收载的中药材为同一植物来源，但药用部位及名称不同，亦作为重庆习用中药材收入本标准。

四、本《标准》内容包括编委会名单、前言、凡例、目录、标准正文、质量标准起草说明、索引七部分。

五、凡例是解释和使用本标准的基本指导原则，并将正文及检验有关的共性问题加以规定，避免在全书中重复使用。凡例中的有关规定具有法定约束力。本《标准》所用术语、计量单位、符号、试药、试液及检验方法等，除另有规定外，均应按照《中国药典》凡例及通则项下有关规定执行。

六、正文品种编排顺序，依据药材的中文名称笔画顺序排列。各品种项下参照《中国药典》格式顺序排列：（1）品名（包括中文名、汉语拼音、拉丁名）；（2）来源；（3）性状；（4）鉴别；（5）检查；（6）浸出物；（7）含量测定；（8）炮制；（9）性味与归经；（10）功能与主治；（11）用法与用量；（12）注意；（13）贮藏等。

七、本《标准》中涉及的《中国药典》及国家药品标准未收载的对照品、对照药材、对照提取物，由重庆市药品监督管理局指定单位制备，重庆市食品药品检验检测研究院负责标定和发放。

八、正文各品种项下的【性味与归经】、【功能与主治】、【用法与用量】是根据重庆市内中医临床用药经验和中医药理论及参考文献编写，并经中医药专家审定规范，作为临床用药参考。【用法与用量】除另有规定外，用法系指水煎内服；用量系指成人一日常用剂量。

九、每个品种正文后所附质量标准起草说明，是对正文收载的有关项目的说明或注释，供使用本《标准》时参考。

十、本《标准》的实施、修订及解释权属重庆市药品监督管理局。

目 录 CONTENTS

1

目 录 CONTENTS

目　录 CONTENTS

重庆市中药材标准

ChongQing Shi ZhongYaoCai BiaoZhun

中药材

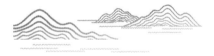

桉 叶

Anye

EUCALYPTI FOLIUM

　　本品为桃金娘科植物桉*Eucalyptus robusta* Smith或蓝桉*Eucalyptus globulus* Labill. 的干燥叶。全年均可采集，除去杂质，阴干或低温干燥。

　　【性状】**桉**　本品呈卵状披针形或狭卵形，长7~17 cm，宽3.5~7 cm。上表面灰绿白色至黄绿色，有光泽，下表面绿白色至浅黄绿色，叶端渐尖，叶基不对称，叶全缘，边缘向背面微卷；侧脉明显，羽状排列，与中脉几成直角，先端彼此结成与边缘平行的一圈，主脉较粗，向背面突出。叶柄较粗，长1~4 cm。革质，较脆。揉之有强烈香气，味微苦而辛。

　　蓝桉　本品呈镰刀状披针形，长8~30 cm，宽2~7 cm。叶端尖，叶表面光滑无毛，有多数红棕色木栓斑点，对光透视，可见无数腺点。羽状网脉，侧脉末端于叶缘处连合，形成与叶缘相平行的脉纹。叶柄长1~3 cm，扁平而扭转。揉之微有香气，味稍苦而凉。

　　【鉴别】本品叶中脉横切面：上、下表皮细胞角质层极厚，均有深陷气孔。叶肉上下各有2~4列栅栏细胞；中央为海绵组织，其间有大型溶生油室，充满色素物质；细胞内含草酸钙方晶及簇晶。主脉维管束外韧型，木质部发达，几成环状，韧皮部窄，细胞中含方晶，维管束周围有两至多层中柱鞘纤维，壁厚。纤维周围的薄壁细胞含草酸方晶、簇晶。

　　粉末淡绿色。表皮细胞多角形，壁颇厚，外被极厚的角质层。上下表皮均有气孔，副卫细胞6个以上，深陷于表面之下。油室众多，直径120~260 μm。草酸钙簇晶众多，直径至25 μm，并有方晶，有时形成晶纤维。

　　【检查】**水分**　不得过13.0%（《中国药典》通则0832第四法）。

　　总灰分　不得过8.0%（《中国药典》通则2302）。

　　【浸出物】照醇溶性浸出物测定法项下（《中国药典》通则2201）热浸法测定，用乙醇作溶剂，不得少于20.0%。

　　【炮制】除去杂质。

　　【性味与归经】苦、辛，凉。归肺、胃、脾、肝经。

　　【功能与主治】清热解毒，祛风降火。用于感冒，流感，鼻炎，喉炎，咽喉干痛等。

　　【用法与用量】9~15 g。

　　【贮藏】置干燥阴凉处。

桉叶质量标准起草说明

【产地分布】桉（别名大叶桉[15]）的叶称桉叶；蓝桉的叶称蓝桉叶[1]。

【来源】经实地调查商品使用情况和采集原植物标本鉴定，重庆各地民间较广泛习用的桉叶主要为桉 *Eucalyptus robusta* Smith、蓝桉 *Eucalyptus globulus* Labill，仅少数用细叶桉 *Eucalyptus tereticornis* Smith.、直杆蓝桉叶 *Eucalyptus maideni* F. V. Muell.、柠檬桉叶 *Eucalyptus citriodora* Hook.f.等，故将前两种收入标准。这两种均在《中药大辞典》《岭南草药志》《常用中草药手册》《中国药植图鉴》《广西中药志》《四川中药志》《全国中草药汇编》《中华本草》《中国植物志》等书籍有收载，其中一些书中收载的"大叶桉"经核对实为"桉"。

【原植物形态】桉 常绿乔木，高达30 m。干皮不剥落，暗褐色；有槽纹；枝皮淡红色。叶互生，革质，卵状披针形，长3～18 cm，宽3～7.5 cm，长尖，侧脉极多数，纤细，几与中脉成直角。伞形花序腋生或侧生，总花梗粗而扁，或有棱角，长2～3 cm，有花6～10朵；花径1.5～2 cm；萼管狭陀螺形或稍呈壶形，下部几渐狭成柄；帽状体通常比萼管稍长；雄蕊长8～12 mm，花药卵状长椭圆形。蒴果，倒卵状长椭圆形，长约1.5 cm，果缘薄；果瓣内藏或和果缘平头或稍突出。花果期通常在春、秋二季。

蓝桉 常绿乔木，高达7 m。树皮成薄片状剥落，幼枝呈方形。叶蓝绿色，常被白粉；正常叶互生，披针形，镰状，长12～30 cm，有腺点，侧脉末端于叶缘处连合；异常叶无柄或具短柄，对生，卵形。花白色，径约4 cm，单生或2～3朵聚生；萼管和萼片与花瓣合生的帽状体稍扁平，坚硬而有小瘤状突起，外被蓝白色蜡粉，中央呈圆锥状凸出，短于萼管，早落；雄蕊多数，数列，花丝白色。蒴果杯状，径1.8～2.5 cm，果缘厚，有4棱及不明显的瘤体或沟纹，果瓣4，与果缘平齐。果期夏季及冬季。

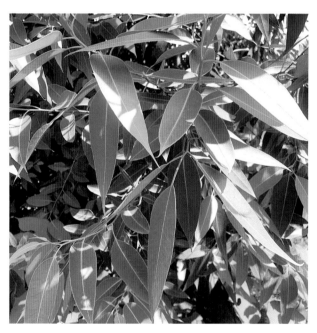

桉植物图

【产地分布】桉 原产澳大利亚，重庆、贵州、云南、广东、广西、福建、湖南等地有栽培[2]。

蓝桉 原产澳大利亚，重庆、四川、云南、广西等地栽培[2]。

【化学成分】均含有一定量的挥发油[3-6]，其中主要成分为1，8-桉叶素（cineole）、香茅醛（citronellal）、香茅醇（citronellol）、牻牛儿醇（geraniol）、异胡薄荷醇（isopulegol）和愈创醇（guaiol）等[7]。叶中还含有黄酮类化合物：槲皮素（quercetol，即quercetin），槲皮苷（quercitrin），芸香苷（rutin），金丝桃苷（hyperoside），槲皮素葡萄糖苷（quercetin-3-O-β-D-glucofuranoside）等。

【性状】根据收集的药材据实描述。

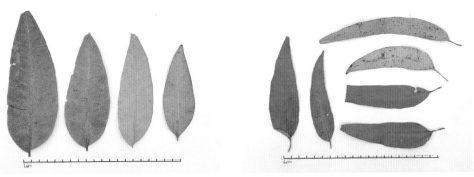

桉叶药材图（桉）   桉叶药材图（蓝桉）

【鉴别】显微鉴别   参照文献[9, 10]，显微特征明显，具鉴别意义，收入标准正文。

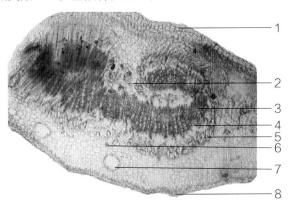

桉叶中脉横切面显微图

1—上表皮细胞；2—草酸钙方晶；3—木质部；4—韧皮部；5—后壁纤维；

6—草酸钙簇晶；7—油室；8—下表皮细胞

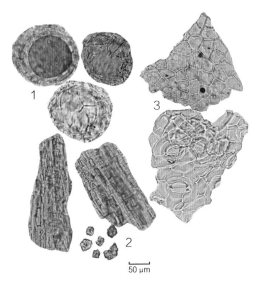

桉叶粉末显微特征图

1—油室；2—草酸钙方晶及簇晶；3—表皮细胞及气孔

【检查】水分   按水分测定法（《中国药典》通则0832）第四法测定，测定结果为4.7%～7.9%，平均值为6.6%。拟规定水分不得过13.0%，收入标准正文。

总灰分   按灰分测定法（《中国药典》通则2302）测定，测定结果为4.4%～5.3%，平均值为5.1%。拟规定总灰分不得过8.0%，收入标准正文。

二氧化硫残留量 照二氧化硫残留量测定法（《中国药典》通则2331）测定，测定结果均为未检出。实际考察中未发现有熏硫现象，故未收入标准正文。

【浸出物】因桉叶中醇溶性成分有药用价值，故测定其乙醇浸出物，结果为26.2%～29.0%，平均值为27.7%。拟规定浸出物不得少于20.0%，收入标准正文。

桉叶水分、总灰分、浸出物测定结果表

样品编号	来源/产地	水分/%	总灰分/%	浸出物/%
1	重庆华奥医药有限责任公司	7.9	5.1	28.0
2	重庆华奥医药有限责任公司	4.7	4.4	29.0
3	重庆泰尔森制药有限公司	7.2	5.3	27.3
4	重庆泰尔森制药有限公司	6.5	5.2	26.7
5	重庆泰尔森制药有限公司	5.7	5.3	26.2
6	重庆市中药材市场	6.9	5.2	28.3
7	成都荷花池中药材专业市场	7.4	5.1	28.4
平均值		6.6	5.1	27.7

【炮制】【性味与归经】【功能与主治】【用法与用量】【贮藏】参照文献[4, 8, 11-15]拟订。

【备注】实际使用中发现本品有小毒，关于毒性还需进一步研究。民间采用本品熏蒸杀虫。

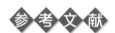

参 考 文 献

[1] 王子顺，左华清. 桉树引种与树种选择的研究[J]. 西南科技大学学报（哲学社会科学版），1992（1）：6-13.

[2] 陈珂卿. 桉树的生长特性及种植管理技术研究[J]. 新农业，2018（19）：25-26.

[3] 王岳峰，余延春，杨国军，等. 大叶桉黄酮类化合物的分析及抑菌活性的研究[J]. 中医药学刊，2004，22（11）：2135-2135.

[4] 秦国伟，田英，顾浩明，等. 大叶桉酚性油状物和其抗疟作用[J]. 中国药学杂志，1984（9）：42-43.

[5] 刘伟. 蓝桉叶精油微波无溶剂法提取及抗氧化、抗菌活性研究[D]. 哈尔滨：东北林业大学.

[6] 田玉红，刘雄民，周永红，等. 柠檬桉叶挥发性成分的提取及成分分析[J]. 色谱，2005，23（6）：651-654.

[7] 田玉红，张祥民，黄泰松，等. 桉叶油的研究进展[C]. 柳州：广西烟草学会学术年会，2008.

[8] 肖芙蓉，符永健，贾杰，桉煎剂的毒性研究[J]. 海南医学，2001（5）：64-65.

[9] 徐国钧. 中药材粉末显微鉴定[M]. 北京：人民卫生出版社，1986.

[10] 陈俊华，等. 中药粉末显微鉴别手册：第1卷[M]. 成都：四川省中药研究所，1985.

[11] 广州部队后勤部，卫生部. 常用中草药手册[M]. 北京：人民卫生出版社，1969.

[12] 国家中医药管理局《中华本草》编委会. 中华本草：第2册[M]. 上海：上海科学技术出版社，1999.

[13] 南京中医药大学. 中药大辞典[Z]. 2版. 上海：上海科学技术出版社，2006.

[14] 《全国中草药汇编》编写组. 全国中草药汇编：上册[M]. 北京：人民卫生出版社，1975.

[15] 中国科学院《中国植物志》编委会. 中国植物志：第2卷[M]. 北京：科学出版社，1959.

白花蛇舌草

Baihuasheshecao

HEDYOTIS DIFFUSAE HERBA

本品为茜草科植物白花蛇舌草*Hedyotis diffusa* Willd.的干燥全草。夏、秋二季采收，除去杂质，干燥。

【性状】本品常缠结成团，灰绿色或灰褐色。主根单一，略弯曲，须根多。茎纤细，圆柱形或类方形，具纵棱。叶对生，无柄，叶片多卷缩，完整叶片展开后呈条状或条状披针形。花偶见，单生或双生于叶腋，具短柄。蒴果扁球形，直径2～3 mm，两侧各有一条纵沟，花萼宿存，顶端4齿裂，边缘具短刺毛。气微，味淡。

【鉴别】（1）本品粉末灰棕色至灰绿色。茎表皮细胞多角形或长角形。有时可见微下陷的气孔。气孔平轴式，长圆形。非腺毛单细胞，壁厚。草酸钙针晶多见，成束或散在，长75～135 μm。草酸钙簇晶散在或存在于叶肉组织中，直径10～15 μm。导管多为环纹、螺纹、梯纹，直径15～30 μm。

（2）取本品粉末2 g，加甲醇20 ml，超声处理30 min，滤过，滤液蒸干，残渣加甲醇1 ml使溶解，作为供试品溶液。另取齐墩果酸对照品，加甲醇制成每1 ml含1 mg的溶液，作为对照品溶液。照薄层色谱法（《中国药典》通则0502）试验，吸取上述两种溶液各2 μl，分别点于同一硅胶G薄层板上，以甲苯-乙酸乙酯-冰醋酸（24：4：1）为展开剂，展开，取出，晾干，喷以10%硫酸乙醇溶液，在105 ℃加热至斑点显色清晰。分别置日光和紫外光灯（365 nm）下检视。供试品色谱中，在与对照品色谱相应位置上，分别显相同颜色的斑点及荧光斑点。

【检查】**水分** 不得过12.0%（《中国药典》通则0832第二法）。

总灰分 不得过12.0%（《中国药典》通则2302）。

酸不溶性灰分 不得过4.5%（《中国药典》通则2302）。

【浸出物】照醇溶性浸出物测定法（《中国药典》通则2201）项下的热浸法测定，用60%乙醇作溶剂，不得少于12.0%。

【炮制】除去杂质，切段，干燥。

【性味与归经】苦、甘，寒。归胃、大肠、小肠经。

【功能与主治】清热解毒，利湿消痈，活血止痛。用于肠痈，咽喉肿痛，湿热黄疸，小便不利，疮疖肿毒，毒蛇咬伤。

【用法与用量】15～60 g；外用适量。

【贮藏】置干燥处。

白花蛇舌草质量标准起草说明

【名称】沿用《四川省中药材标准》（1987年版）。

【别名】蛇舌草、鹩哥舌、蛇舌癀。

【来源】白花蛇舌草始载于《陆川本草》，谓其能消肿止痛，治跌打损伤，疮痈，蛇伤。本品在全国各大药材市场均有销售。其植物来源为茜草科耳草属植物白花蛇舌草*Hedyotis diffusa* Willd.干燥全草。

【原植物形态】一年生草本，高10～60 cm，全体无毛。根圆柱形，黄褐色，须根多，细长。茎略呈方形或圆柱形，绿色或略带紫色，基部多分支，少数呈匍匐状，无毛。叶对生，无柄，条形或条状披针形，长1～5 cm，宽1～3 cm，全缘，边缘略反卷，顶端渐尖，基部渐窄，上面深绿色，下面淡绿色，略带紫色，无毛，中脉突出，侧脉不明显；托叶两片，长2～3 mm，基部合生，顶端有1～4枚小刺。花单生或双生于叶脉，花梗长2～10 mm，花萼顶端4裂至中裂；雄蕊4，着生于花冠喉部；子房下位，2室。蒴果扁球形，直径2～4 mm，两侧各一条侧沟，萼齿宿存，边缘被毛。种子细小，多数，淡棕色。花期7—9月，果期8—10月。

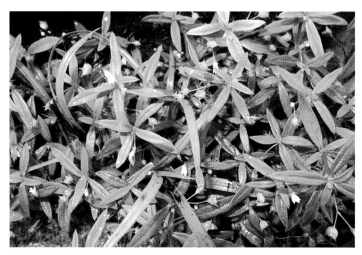

白花蛇舌草植物图

【产地分布】我国大部分地区均有分布。主产于广西、广东[1]。

【生长环境】多野生于田边、旷野、路边、河边等潮湿处。

【化学成分】白花蛇舌草主要含有蒽醌类、萜类、黄酮类、甾醇类、烷烃类、有机酸类、多糖类、生物碱、白花蛇舌草素、强心苷等成分，还含有一些微量元素、氨基酸及挥发性成分。有机酸主要为齐墩果酸（oleanolic acid）、熊果酸（ursolic acid）、对香豆酸（p-coumaric acid）、车叶苷酸、乙酰车叶苷酸、土当归酸、京尼平苷酸、都槲子酸、咖啡酸、3，4-二羟基苯甲酸、阿魏酸、乌索酸[2, 3]。

【性状】沿用《四川省中药材标准》（1987年版）及根据收集的样品据实描述。

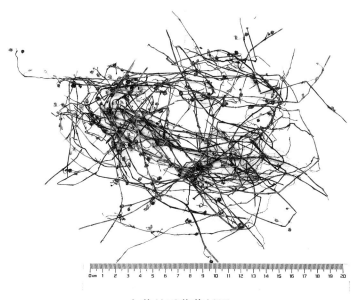

白花蛇舌草药材图

【鉴别】（1）显微鉴别　本品粉末草酸钙簇晶、非腺毛、导管、草酸钙针晶、气孔显微特征明显，故收入标准正文。

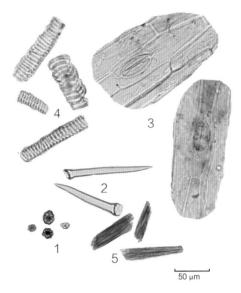

白花蛇舌草粉末显微特征图

1—草酸钙簇晶；2—非腺毛；3—茎表皮细胞及气孔；4—导管；5—草酸钙针晶束

（2）薄层色谱鉴别　对本品进行了薄层色谱研究，供试品溶液及对照品溶液的制备、吸附剂、检视方法同标准正文，用甲苯-乙酸乙酯-冰醋酸（24∶4∶1）及三氯甲烷-甲醇（40∶1）为展开剂，供试品色谱中，在与对照品色谱相应的位置上，均能检出相同颜色的斑点及荧光斑点，前者斑点清晰、R_f值适中，方法可行，专属性强，收入标准正文。

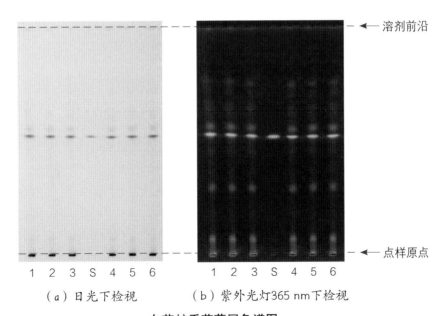

（a）日光下检视　　　　（b）紫外光灯365 nm下检视

白花蛇舌草薄层色谱图

1—6.白花蛇舌草样品；S—齐墩果酸对照品

【检查】水分　按水分测定法（《中国药典》通则0832）第二法测定，测定结果为9.75%～11.01%，平均值为10.35%。故规定水分不得过12.0%，收入标准正文。

总灰分　按灰分测定法（《中国药典》通则2302）测定，测定结果为8.00%～11.04%，平均值为9.70%。故规定总灰分不得过12.0%，收入标准正文。

酸不溶性灰分　按灰分测定法（《中国药典》通则2302）测定，测定结果为1.6%～3.98%，平均值为3.30%。故规定酸不溶性灰分不得过4.5%，收入标准正文。

二氧化硫残留量　照二氧化硫残留量测定法（《中国药典》通则2331）测定，测定结果均未检出。实际考察中未发现有熏硫现象，故未收入标准正文。

【浸出物】考虑白花蛇舌草成分种类较多，极性各不相同，故采用60%乙醇作为溶剂进行浸出物研究，测定结果为11.78%～14.10%，平均值为12.72%。参照《四川省中药材标准》（2010年版）白花蛇舌草项下【浸出物】的限度，暂规定浸出物不得少于12.0%，收入标准正文。

白花蛇舌草水分、总灰分、酸不溶性灰分、浸出物测定结果表

样品编号	来源/产地	水分/%	总灰分/%	酸不溶性灰分/%	浸出物/%
1	广西（自采）	10.05	8.80	3.20	14.10
2	广西（自采）	9.75	9.37	3.91	13.43
3	广西（自采）	10.28	10.10	3.86	13.02
4	重庆中药材市场	10.54	9.50	2.70	12.11
5	重庆中药材市场	11.01	11.04	3.91	12.00
6	重庆中药材市场	10.43	9.89	3.89	13.12
7	江西（自采）	10.83	8.00	1.80	12.23
8	江西（自采）	10.45	10.73	3.78	11.78
9	成都荷花池中药材专业市场	9.96	8.50	1.60	12.45
10	成都荷花池中药材专业市场	10.19	10.90	3.98	13.00
平均值		10.35	9.70	3.30	12.72

【备注】目前市场上常见的混伪品主要有水线草、漆姑草、雀舌草、百蕊草、纤花耳草及蚤缀。其主要鉴别特征的检索表如下：

1. 叶互生，坚果球形 ……………………………………………………………百蕊草*Thesium chinense* Turcz.
1. 叶对生，果为蒴果 ………………………………………………………………………………………2
　2. 有托叶 ………………………………………………………………………………………………3
　2. 无托叶 ………………………………………………………………………………………………5
　　3. 伞房花序，果实球形，直径小于2 mm ………伞房花耳草*Hedyotis corymbosa*（Linn.）Lam.
　　3. 花单生，对生或簇生，果实不呈球形，直径大于2 mm ……………………………………4
　　　4. 花单生或对生，果实扁球形 ………………………白花蛇舌草*Hedyotis diffusa* Willd.
　　　4. 花2～3朵簇生，果实卵形 …………………………纤花耳草*Hedyotis tenellifloa* Bl
　　5. 花单生于叶腋，叶线形，基部连成短鞘状 …………漆姑草*Sagina japonica*（Sw.）Ohwi
　　5. 聚伞花序，叶卵形或长卵形，基部不相连 ……………………………………………………6
　　　6. 全株有毛 ………………………………………………蚤缀*Arenaria serpyllifolia* L.
　　　6. 全株无毛 ………………………………………………雀舌草*Stellaria uliginosa* Murr.

【性味与归经】【用法与用量】【贮藏】参照《四川省中药饮片炮制规范》（2015年版）拟订。
【炮制】【功能与主治】参照文献[1,4]及《四川省中药材标准》（2010年版）拟订。

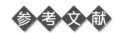

参 考 文 献

[1] 南京中医药大学. 中药大辞典：上册[Z].2版. 上海：上海科学技术出版社，2006.

[2] 韦胤寰. 白花蛇舌草研究进展[J]. 山西中医，2018，34（12）：53-56.

[3] 蔡楚伦. 白花蛇舌草的化学成分研究[J]. 药学学报，1964，11（12）：809-814.

[4] 国家中医药管理局《中华本草编委会》. 中华本草：第2册[M]. 上海：上海科学技术出版社，1999.

白药谷精草

Baiyaogujingcao

ERIOCAULI SIEBOLDIANI HERBA

本品为谷精草科植物白药谷精草*Eriocaulon sieboldianum* Sieb. et Zucc.的干燥全草。秋季采收，除去杂质，干燥。

【性状】本品多弯曲，皱缩成团。全体呈淡黄绿色或淡黄褐色。须根丛生。叶众多，基生，无柄，狭条形，长2~8 cm，宽1~2 mm。花葶数条，长短不一，纤细，有数条扭曲的棱线，基部有筒状叶鞘。头状花序顶生，卵圆球形，直径2~4 mm，底部有苞片层层紧密排列，上部边缘密生白色短毛，花序灰黄色或灰褐色。揉碎花序，可见多数黄白色花药和细小黄绿色未成熟果实。气微，味淡。

【鉴别】本品粉末黄绿色。腺毛头部长椭圆形，1~4细胞，长40~120 μm，顶端细胞较长，表面有细密网状纹理，柄单细胞。非腺毛2~4细胞，长可达1200 μm。花茎表皮细胞表面观长条形，表面有纵直角质纹理，气孔类长方形。叶肉细胞内含细小柱晶。花粉粒类圆形，有的可见螺旋状萌发孔。导管常与纤维连结，主要为螺纹导管，也有网纹导管。

【检查】**水分**　不得过13.0%（《中国药典》通则0832第二法）。

总灰分　不得过16.0%（《中国药典》通则2302）。

酸不溶性灰分　不得过10.0%（《中国药典》通则2302）。

【浸出物】照水溶性浸出物测定法（《中国药典》通则2201）项下热浸法测定，不得少于10.0%。

【炮制】除去杂质，切段，干燥。

【性味与归经】辛、甘、平。归肝、肺经。

【功能与主治】疏风散热，明目退翳。用于风热目赤，肿痛羞明，眼生翳膜，风热头痛。

【用法与用量】4.5~9 g。

【贮藏】置通风干燥处。

白药谷精草质量标准起草说明

【名称】《四川省中药材标准》（1987年版）收载谷精草、白药谷精草两基源作为药材谷精草的基源，由于《中国药典》已收载谷精草作为药材谷精草的唯一基源，故仅保留白药谷精草为本品唯一基源，并以白药谷精草命名。

【别名】茎上一颗珠。

【来源】本品为白药谷精草*Eriocaulon sieboldianum* Sieb. et Zucc.的干燥全草。秋季开花或初果时采收，除去杂质，干燥。

【原植物形态】白药谷精草为草本植物，植株较柔弱而小。叶基生，叶较短，狭条形，长2~8 cm，宽1~2 mm。花葶数条，通常较叶片长；头状花序卵圆球形，直径2~4 cm，灰黄色或灰褐色，揉碎花序，可见多数黄白色花药和细小黄绿色未成熟果实。苞片长椭圆形；雄花生于花序中央，约1.5 mm，外轮花被片合生成圆筒形，顶端3齿裂，内轮花被片下部合生成圆管状，中央有一褐色腺体，雄蕊6，花药黄白色；雌花有两枚离生的线形外轮花被片，无内轮花被片。蒴果球形，直径约0.5 mm。种子矩圆形，棕黄色。

【产地分布】分布于重庆、四川、江西、浙江、辽宁、云南、广西、广东、上海、河南、福建、海南、陕西、湖南、湖北、江苏、安徽等地。

【生长环境】生于沼泽、溪沟和田边潮湿处。

【化学成分】本品含黄酮类成分[1]。

【性状】根据四川、河北、重庆等地提供的商品药材并参照文献[2-6]描述。

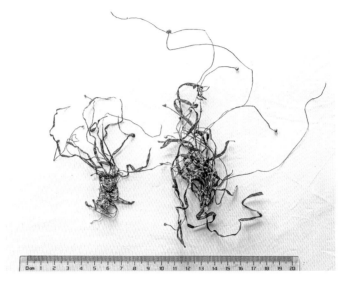

白药谷精草药材图

【鉴别】显微鉴别　对收集到的药材进行显微特征研究。除了正文描述的显微特征，偶见：①子房内壁表皮细胞直径30～60 μm，多角形，细胞壁常间断膨大成对称或不对称的乳突状。②种皮表皮细胞多角形，黄棕色或橙红色，有的可见着生有T字毛。考虑到这两个特征检出率较低，故未将这两个特征收入标准正文。

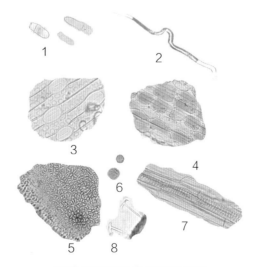

白药谷精草粉末显微特征图

1—腺毛；2—非腺毛；3—花茎表皮细胞；4—叶肉细胞；

5—子房内壁表皮细胞；6—花粉粒；7—导管；8—T字毛

【检查】水分　按水分测定法（《中国药典》通则0832）第二法测定，测定结果为6.52%～9.27%，平均值为8.11%。拟规定水分不得过13.0%，收入标准正文。

总灰分　按灰分测定法（《中国药典》通则2302）测定，测定结果为9.03%～15.75%，平均值为12.08%。拟规定总灰分不得过16.0%，收入标准正文。

酸不溶性灰分　按灰分测定法（《中国药典》通则2302）测定，测定结果为4.53%～9.68%，平均值为7.08%。拟规定酸不溶性灰分不得过10.0%，收入标准正文。

二氧化硫残留量　照二氧化硫残留量测定法（《中国药典》通则2331）测定，测定结果均为未检出。实际考察中未发现有熏硫现象，故未收入标准正文。

【浸出物】按正文要求测定，测定结果为12.56%～14.32%，平均值为13.41%。拟规定水溶性浸出物不得少于10.0%，收入标准正文。

曾以乙醇溶液为溶剂测定醇浸出物，测定结果为12.58%～18.57%，平均值为15.19%，与水溶性浸出物结果差不多，考虑到本品实际使用中多煎煮故未将醇溶性浸出物收入标准正文。

白药谷精草水分、总灰分、酸不溶性灰分、水浸出物、醇浸出物测定结果

样品编号	来源/产地	水分/%	总灰分/%	酸不溶性灰分/%	水浸出物/%	醇浸出物/%
1	河北	9.27	9.03	5.11	13.33	15.06
2	河北	6.97	12.69	7.34	13.52	14.12
3	河北	9.05	13.05	8.04	14.32	14.56
4	河北	9.19	10.04	6.98	13.97	15.84
5	河北	7.21	11.43	7.52	13.24	14.60
6	四川	9.03	13.18	4.89	12.96	14.63
7	四川	7.06	9.25	4.53	13.01	18.57
8	四川	7.94	15.75	9.68	12.56	14.83
9	四川	8.86	12.28	7.89	13.29	17.14
10	四川	6.52	14.14	8.86	13.94	12.58
平均值		8.11	12.08	7.08	13.41	15.19

【药理】主要有抗菌、抗氧化、α-葡萄糖苷酶抑制作用、6-OHDA诱导神经损伤保护作用、致突变作用、细胞毒活性等药理作用[2]。

【性味与归经】参照《四川省中药饮片炮制规范》（2015年版）谷精草拟订。

【炮制】【功能与主治】【用法与用量】【贮藏】沿用《四川省中药材标准》（1987年版）。

【备注】谷精草科谷精草属植物，川渝常见主要有4种，主要区别列表如下[3]：

品　种	花　序	花　药	叶
谷精草Eriocaulon buergerianum Körn.	头状花序直径4～6 mm	可见多数黑色花药	叶长披针状条形，长6～20 cm，基部宽3～6 mm
华南谷精草Eriocaulon sexangulare L.	头状花序直径6～8 mm	可见多数黑色花药	叶长10～20 cm，宽7～10 mm
毛谷精草Eriocaulon australe R.Br	头状花序直径约6 mm，叶和总花托具毛	可见多数黑色花药	叶狭带形，长达60 cm，宽2～3 mm，背面被长疏柔毛
白药谷精草Eriocaulon sieboldianum Sieb.et Zucc.	头状花序直径2～4 mm	可见多数黄白色花药	叶狭条形，长2～8 cm，宽1～2 mm

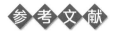

参 考 文 献

[1] 杨文晨，刘惠，倪士峰，等. 谷精草科药学研究概况[J]. 中医药学报，2009，37（4）：92-93.

[2] 张菲，王斌. 谷精草属植物的化学成分和药理活性的研究进展[J]. 中成药，2014，36（11）：2372-2377.

[3] 肖培根. 新编中药志：第2卷[M]. 北京：化学工业出版社，2002.

萆 薢

Bixie

SMILACIS GLAUCO RHIZOMA

本品为百合科植物黑果菝葜*Smilax glaucochina* Warb. ex Diels或长托菝葜*Smilax ferox* Wall. ex Kunth.的干燥根茎。全年均可采挖，洗净，除去须根，直接干燥或趁鲜切片或块，干燥。

【性状】本品呈不规则的片或块。边缘黄褐色，具乳头状突起的钉包。切面红棕色或淡红棕色，粗糙，有的可见微凸起的黄色小点（纤维）散在。气微，味涩。

【鉴别】（1）本品粉末黄棕色，石细胞众多，淡黄色、黄色或棕色，呈卵圆形、长椭圆形、多角形或类圆形，孔沟细密，胞腔、壁孔及层纹均明显。纤维易见。薄壁细胞呈长卵形、长椭圆形，有的具细密的壁孔。导管多为梯纹。草酸钙针晶成束或散在，长65～145 μm。淀粉粒较少，直径为5～25 μm，单粒呈圆球形、类圆形、盔形或类方形，复粒由2～4分粒组成。

（2）取本品粉末1 g，加乙醇5 ml，置水浴上煮沸2 min，滤过，取滤液1 ml，加盐酸4滴，置水浴上加热1 min，显血红色或橙红色。

【检查】**水分** 不得过15.0%（《中国药典》通则0832第二法）。

总灰分 不得过10.0%（《中国药典》通则2302）。

酸不溶性灰分 不得过1.0%。（《中国药典》通则2302）。

【浸出物】照醇溶性浸出物测定法（《中国药典》通则2201）项下的热浸法测定，用稀乙醇作溶剂，不得少于15.0%。

【炮制】除去杂质；未切片者，浸泡，洗净，润透，切片或块，干燥。

【性味与归经】甘、酸，平。归肾、肝经。

【功能与主治】祛风利湿、解毒散肿。用于风湿痹痛，关节不利，腰背疼痛，疮痈、皮肤风癣、痢疾等。

【用法与用量】12～30 g。

【贮藏】置通风干燥处，防霉，防蛀。

萆薢质量标准起草说明

【名称】沿用《四川省中药材标准》（1987年版）。

【别名】金刚藤头。

【来源】萆薢，始载于《神龙本草经》[1]。重庆、陕西、四川、云南、贵州等省、直辖市历来习以百合科菝葜属多种植物的根茎作萆薢药用。《中国药典》2020年版一部品种"菝葜"收载的为百合科植物菝葜*Smilax* L.的干燥根茎，而百合科植物黑果菝葜*Smilax glaucochina* Warb. ex Diels和长托菝葜*Smilax ferox* Wall. ex Kunth.的干燥根茎在以上省份均作为萆薢习用，故仅收载黑果菝葜和长托菝葜两个基源。

【原植物形态】**黑果菝葜** 攀援灌木，具粗短的根茎。茎长0.5～4 m，通常微生刺。叶厚纸质，通常椭圆形，长5～8（～20）cm，宽2.5～5（14）cm，先端微凸，基部圆形或宽楔形，下面苍白色；叶柄长7～15（25）mm，约占全长的一半，具鞘，有卷须，脱落点位于叶柄上部。伞形花序通常生于叶稍幼嫩的小枝上，具几朵或十余朵花；总花梗长1～3 cm；花序托稍膨大，具小苞片；花绿黄色；雄花花被片长5～6 mm，宽2.5～3 mm，内花被片宽1～1.5 mm；雌花与雄花大小相似，具3枚退化雄蕊。浆果直径7～8 mm，熟时黑色，具粉霜。花期3—5月，果期10—11月[2-4]。

长托菝葜　与黑果菝葜相似，但叶厚革质至坚纸质，椭圆形，长圆形或卵状椭圆形，下面苍白色，干后灰绿黄色或暗灰色；叶柄通常只有少数具卷须，脱落点位于鞘上方。伞形花序托常多少延长而使花序多少呈总状；总花梗长1.5～3 cm。花期3—4月，果期10—11月[2-4]。

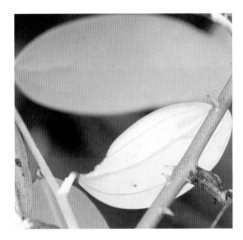
黑果菝葜植物图（带刺茎及叶背）

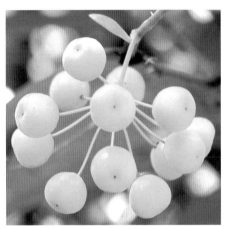
黑果菝葜植物图（果实）

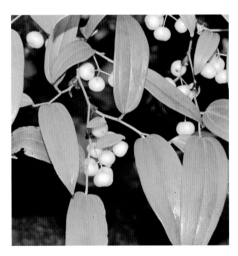
长托菝葜植物图（果及叶表）

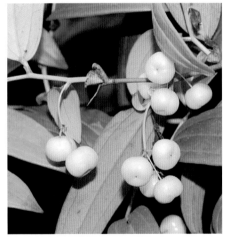
长托菝葜植物图（果及叶背）

【产地分布】**黑果菝葜**　分布于重庆、四川、甘肃、陕西、山西、河南等地；**长托菝葜**　分布于重庆、四川、贵州、云南、湖北、广东、广西等地[4]。

【生长环境】**黑果菝葜**　生于海拔1600 m以下的林下、灌丛中或山坡上。

长托菝葜　生于林下、灌丛中或山坡荫蔽处[2, 5]。

【采收与加工】参照文献[6]拟订。

【性状】依据药材商品实际性状描述。

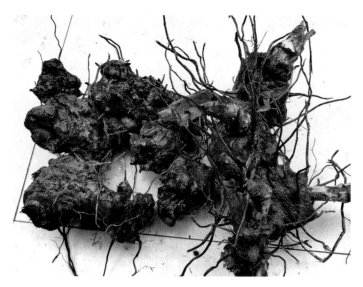

草薢药材[黑果菝葜（鲜）]

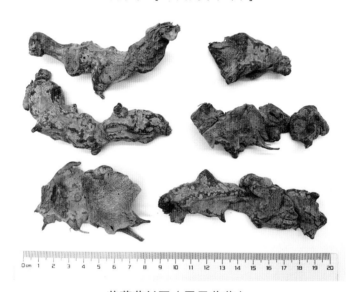

草薢药材图（黑果菝葜）

【鉴别】（1）**显微鉴别**　本品粉末黄棕色，石细胞众多，淡黄色、黄色或棕色，呈卵圆形、长椭圆形、多角形或类圆形，孔沟细密，胞腔、壁孔及层纹均明显。纤维易查见。薄壁细胞呈长卵形、长椭圆形，有的具细密的壁孔。导管多为梯纹。草酸钙针晶成束或散在，长65～145 μm。淀粉粒较少，直径为5～25 μm，单粒呈圆球形、类圆形、盆形或类方形，复粒由2～4分粒组成。粉末显微特征明显，具有鉴别意义，故收入标准正文。

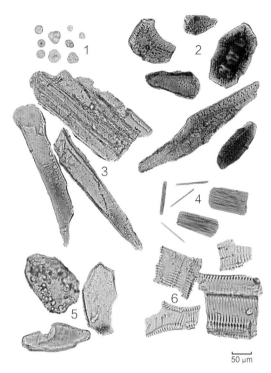

萆薢粉末显微特征图

1—淀粉粒；2—石细胞；3—纤维；4—草酸钙针晶；5—薄壁细胞；6—导管

（2）**化学鉴别**　鉴别所含鞣质类成分。

【检查】**水分**　按水分测定法（《中国药典》通则0832）第二法测定，测定结果为8.6%～10.6%，平均值为10.0%。拟规定水分不得过15.0%，收入标准正文。

总灰分　按灰分测定法（《中国药典》通则2302）测定，测定结果为2.0%～5.5%，平均值为3.4%。拟规定总灰分不得过10.0%，收入标准正文。

酸不溶性灰分　按灰分测定法（《中国药典》通则2302）测定，测定结果为0.1%～0.4%，平均值为0.2%。拟规定酸不溶性灰分不得过1.0%，收入标准正文。

二氧化硫残留量　照二氧化硫残留量测定法（《中国药典》通则2331）测定，测定结果均为未检出。实际考察中未发现有熏硫现象，故未收入标准正文。

【浸出物】采用醇溶性浸出物测定法（《中国药典》四部通则2201）项下的热浸法测定，用稀乙醇作溶剂，测定结果为28.6%～36.1%，平均值为32.2%。拟规定限度为不得少于15.0%。

萆薢水分、总灰分、酸不溶性灰分、浸出物测定结果表

样品编号	来源/产地	水分/%	总灰分/%	酸不溶性灰分/%	浸出物/%
1	湖南/泰尔森制药有限公司	8.6	2.1	0.2	28.6
2	重庆/泰尔森制药有限公司	10.2	2.5	0.1	32.9
3	重庆/泰尔森制药有限公司	10.6	5.5	0.4	30.5
4	重庆/泰尔森制药有限公司	9.4	2.0	0.2	29.5
5	重庆/重庆药材市场	10.4	4.2	0.2	35.7
6	重庆/重庆药材市场	10.6	4.1	0.1	36.1
平均值		10.0	3.4	0.2	32.2

【备注】我市药用萆薢长期以来品种比较混乱，现将萆薢易混淆的品种（几种菝葜属植物）主要特征

检索如下：

1. 叶脱落点位于叶柄的基部至中上部，因而在叶片脱落时带着一段叶柄，花中等大，直径5～10 mm。

　2. 叶鞘呈翅状，近半圆形或卵形，与叶柄等长，宽（一侧）3～5 mm，叶片基部心形··············
　　··托柄菝葜*Smilax discotis* Warb.

　2. 叶鞘较狭窄，短于叶柄，叶片基部圆形至楔形，极少浅心形。

　　3. 叶背多少被毛··柔毛菝葜*Smilax chingii* Wang et Tang

　　3. 叶背无毛。

　　　4. 叶背绿色。

　　　　5. 叶干后通常红褐色或古铜色，叶柄几乎全部具卷须，花序托通常缩短，近球形。

　　　　　6. 叶鞘耳状，宽（一侧）2～4 mm，明显比叶柄宽，卷须较纤细而短，雌花具3枚退化雄蕊
　　　　　　···小果菝葜*Smilax davidiana* A. DC.

　　　　　6. 叶鞘较狭，宽（一侧）0.5～1 mm，与叶柄近等宽，卷须较粗长，雌花具6枚退化雄蕊 ·····
　　　　　　··菝葜*Smilax* L.

　　　　5. 叶干后黄色或暗灰色，仅一部分叶柄具卷须，花序托常延长，不为球形···················
　　　　　···长托菝葜*Smilax ferox* Wall. ex Kunth

　　　4. 叶背多为苍白色或具粉霜。

　　　　　7. 果实成熟时紫黑色，叶柄脱落点位于卷须着生点上方2～3 mm处，因而在叶柄脱落
　　　　　　后，卷须着生点上方尚残留2～3 mm的叶柄································
　　　　　　···黑果菝葜*Smilax glaucochina* Warb.

　　　　　7. 果实成熟时红色，叶柄脱落点靠近卷须着生点即在叶柄脱落后，鞘上端几不残留叶
　　　　　　柄，根茎表面暗灰褐色，有黄白色小斑点。切面红棕色，粗糙，纤维性。（非标品
　　　　　　种）··红果菝葜*Smilax polycolea* Warb.

1. 叶脱落点位于叶柄近顶处，叶片脱落时完全或几乎不带叶柄，花较小，直径2～4 mm，雌花具3
　枚退化雄蕊，叶矩圆状披针形，条状至狭卵状披针形，总花梗比叶柄长数倍。···············
　··西南菝葜*Smilax bockii* Warb.

【性味与归经】参照《四川省中药饮片炮制规范》（2015年版）拟订。

【炮制】【功能与主治】【用法与用量】【贮藏】沿用《四川省中药材标准》（1987年版）。

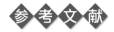
参 考 文 献

[1] 吴普. 神农本草经[M]. 北京：人民卫生出版社，1982.

[2] 成都中医学院. 中药鉴定学[M]. 上海：上海科学技术出版社，1980.

[3] 中国科学院《中国植物志》编委会. 中国植物志：第15卷[M]. 北京：科学出版社，1978.

[4] 南京药学院，中草药学：下册[M]. 南京：江苏科学技术出版社，1980.

[5] 沙世炎. 中草药有效成分分析法：上册[M]. 北京：人民卫生出版社，1982.

[6] 南京中医药大学. 中药大辞典：下册[Z]. 2版. 上海：上海科学技术出版社，2006.

波棱瓜子

Bolengguazi

HERPETOSPERMUM CAUDIGERUM SEMEN

本品为葫芦科植物波棱瓜 *Herpetospermum pedunculosum*（Ser.）Baill.的干燥种子。秋季采收成熟果实，干燥，取出种子。

【性状】本品略呈扁长方形，长1~1.5 cm，宽4~7 mm，厚2~3 mm。表面灰色、棕褐色至黑褐色，粗糙不平，有新月状凹陷；一端有三角形突起，另端渐薄，略呈楔形，顶微凹；两侧稍平截，边缘凸起，中间有一条棱线。种皮硬，革质；种仁1粒，外为暗绿色菲薄的胚乳，内有乳白色子叶2片，富油性。气微，味苦。

【鉴别】（1）本品粉末灰绿色。种皮表皮细胞表面观呈类多角形或不规则形，细胞排列紧密，内含棕色物质。种皮下皮细胞2~4列，呈类球形或近圆筒形，棕色，壁厚，木化。星状细胞为内外种皮的通气组织，淡黄色或几乎无色，细胞不规则，分枝似星状，连结成团，界限不甚分明，壁厚，木化。石细胞为种皮厚壁细胞，形大，细胞形状不规则，长约120 μm，直径23~76 μm，壁波状弯曲，层纹清晰，孔沟不明显。子叶细胞淡黄色，含脂肪油滴及糊粉粒。

（2）取本品粉末4 g，加甲醇50 ml，超声处理30 min，滤过，滤液蒸干，残渣加水10 ml使溶解，滤过，滤液用石油醚（60~90 ℃）振摇提取3次，每次10 ml，弃去石油醚液，水液用乙酸乙酯振摇提取3次，每次10 ml，合并乙酸乙酯液，蒸干，残渣加乙酸乙酯0.5 ml使溶解，作为供试品溶液。另取波棱瓜子对照药材4 g，同法制成对照药材溶液。照薄层色谱法（《中国药典》通则0502）试验，吸取上述两种溶液各20 μl，分别点于同一硅胶GF$_{254}$薄层板上，以三氯甲烷-乙酸乙酯-甲醇（6∶1∶0.7）为展开剂，展开，取出，晾干，置紫外光灯（254 nm）下检视。供试品色谱中，在与对照药材色谱相应的位置上，显相同颜色的斑点。

【检查】**水分**　不得过13.0%（《中国药典》通则0832第二法）。

总灰分　不得过5.0%（《中国药典》通则2302）。

【非醚溶性浸出物】取本品粉末（过二号筛）约2 g，加石油醚（60~90 ℃）20 ml，水浴上加热回流1 h，弃去石油醚液，残渣照醇溶性浸出物测定法（《中国药典》通则2201）项下的热浸法测定，用乙醇作溶剂，不得少于3.0%。

【炮制】除去杂质。

【性味与归经】苦，寒；归肝、胆、脾经。

【功能与主治】清肝利胆，解毒除湿。用于肝炎、胆囊炎属肝胆湿热型以及消化不良者。

【用法与用量】3~6 g。

【贮藏】置通风干燥处，防蛀。

波棱瓜子质量标准起草说明

【名称】沿用我市多年来民间习用名称。

【别名】塞季美多（《四部医典》）、塞拉美多（《度母本草》）、塞美塞古、松球吴（《晶珠本草》）[1]。

【来源】波棱瓜子原为藏医药传统用药，《四部医典》《度母本草》《晶珠本草》等均有收载。经调研，我市民间使用波棱瓜子基原与藏医药保持一致，故以《卫生部药品标准》藏药（第一册）收载"波棱瓜子"的拉丁名*Herpetospermum pedunculosum*（Ser.）Baill.作为本药材基原。在实际使用中我市在使用波棱瓜子上与藏医药有一定区别，故建立本质量标准。

【原植物形态】一年生攀援草质藤本。茎纤细，有棱，具疏柔毛或近无毛，叶卵状心形，长6～12 cm，宽4～9 cm，先端尾状渐尖，两侧3～5个浅齿裂，边缘具细齿，基部弯缺2 cm，两面有疏柔毛，后变近无毛；叶柄有毛；卷须分2叉，近无毛。雌雄异株；雄花序总状或稀单生，总状花序具5～10朵花，并生于同一叶腋，有疏柔毛；花梗长2～6 cm，疏生长柔毛；花萼筒部膨大成漏斗状，长约2.5 cm，先端椭圆形，裂片5；花冠黄色，宽钟形，深裂5，裂片椭圆形，长约2 cm，急尖；雄蕊3，花药合生，药室纵向3回曲折，退化雌蕊线状近钻形。雌花单生，花被与雄花相同；子房长圆形，花柱丝状。果梗长圆形，三棱状，被长毛，三瓣裂到基部，长7～8 cm，宽3～4 cm。种子长圆形，长12 mm左右，宽5 mm，基部截形，具小尖头，顶端不明显3裂，淡灰色。花期6月，果期8—9月。

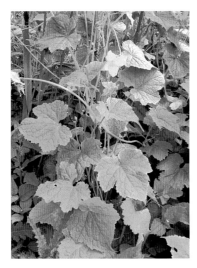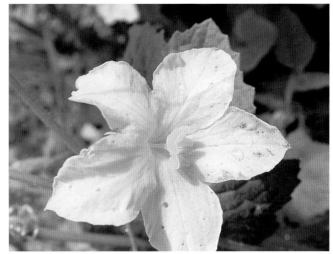

波棱瓜植物图

【产地分布】分布于四川、云南、西藏等地。

【生长环境】生于海拔2 300～3 500 m的温暖、湿润的亚热带山坡林缘灌丛中，有人工栽培。

【化学成分】波棱瓜子所含化学成分主要有木脂素类、黄酮类、脂肪油、多糖、微量元素、香豆素类等。

【性状】根据收集的多批次药材实际进行描述。

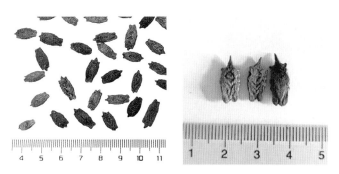

波棱瓜子药材图

【鉴别】（1）**显微特征** 粉末显微鉴别：如正文所示，该粉末显微特征明显易见，故收入标准正文。

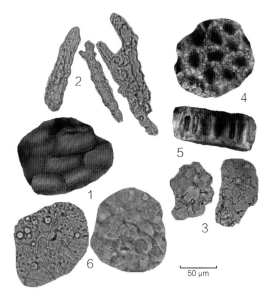

波棱瓜子粉末显微特征图

1—种皮表皮细胞；2—种皮下皮细胞；3—星状细胞；

4—石细胞（表面观）；5—石细胞（侧面观）；6—子叶薄壁细胞

由于该药材富含油脂，且外种皮与胚乳、子叶的硬度相差较大，不易切出完整、清晰的横切面，因此未收入标准正文。

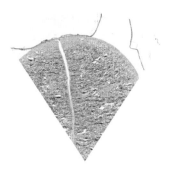

波棱瓜子切面显微特征图

（2）**薄层色谱鉴别** 对本品进行了薄层色谱研究，供试品溶液及对照药材溶液的制备、吸附剂、检视方法同标准正文，用三氯甲烷-乙酸乙酯-甲醇（6∶1∶0.7）为展开剂，供试品色谱中，在与对照药材色谱相应的位置上，均能检出相同颜色的斑点，斑点清晰、R_f值适中，收入标准正文。

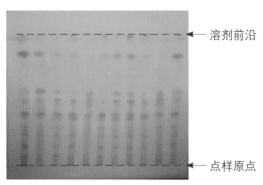

波棱瓜子薄层色谱图
1—10. 波棱瓜子样品；S—波棱瓜子对照药材

【检查】**水分**　按水分测定法（《中国药典》通则0832）第二法测定，测定结果为7.11%～9.50%，平均值为7.93%。拟规定水分不得过13.0%，收入标准正文。

总灰分　按灰分测定法（《中国药典》通则2302）测定，测定结果为2.88%～3.98%，平均值为3.39%。拟规定总灰分不得过5.0%，收入标准正文。

酸不溶性灰分　按灰分测定法（《中国药典》通则2302）测定，测定结果为0.07%～0.50%，平均值为0.23%。故暂未将酸不溶性灰分收入标准正文。

二氧化硫残留量　按二氧化硫残留量测定法（《中国药典》通则2331）第一法测定，10批药材二氧化硫残留量均低于150 mg/kg，考虑该药材外层为坚硬的外种皮，不需要二氧化硫的熏蒸，可以保持较好的质量和外观。故暂未将二氧化硫残留量收入标准正文。

酸败度　本药材种皮较为坚硬，种仁的油脂性成分不易与空气接触。同时观察了2012年产的波棱瓜子药材，在相对湿度较高和无密闭条件下贮藏均没有发生酸败现象，因此暂未将波棱瓜子药材酸败度检测进行要求。

重金属　参考王佩龙[2]等人的研究及课题组预试验结果，波棱瓜子药材中铅、镉、铜、汞、砷的含量均在《中国药典》2020年版及《药用植物及制剂外经贸绿色行业标准》允许范围内，即满足铅≤5 mg/kg；镉≤0.3 mg/kg；砷≤2 mg/kg；汞≤0.2 mg/kg；铜≤20 mg/kg，因此暂未将5种重金属及有害元素限度检查项纳入质量标准。

农药残留　因为波棱瓜子以种子作为入药部位，不直接接触农药，且波棱瓜种植区域海拔较高，栽培期间虫害少，农药的使用较为少见，因此暂不进行农药残留限度检查。

黄曲霉毒素　波棱瓜子外种皮较坚硬，较易保存，不易生霉，未发现其有霉变现象，因此暂不进行黄曲霉毒素检查。

非醚溶性浸出物　波棱瓜子中所含活性成分为木脂素类，木脂素类为非油脂性成分，考虑到波棱瓜子中油脂类成分较多，为对非油脂性成分进行评价，故先采用石油醚去除油脂类成分后，再采用乙醇作为溶剂进行浸出物研究，测定结果为4.15%～6.09%，平均值为4.90%。拟规定非醚溶性浸出物不得少于3.0%，收入标准正文。

波棱瓜子水分、总灰分、酸不溶性灰分、非醚溶性浸出物测定结果表

样品编号	产地/采集地	水分/%	总灰分/%	酸不溶性灰分/%	非醚溶性浸出物/%
1	印度/成都荷花池中药材专业市场	7.77	3.08	0.10	4.31
2	西藏林芝	8.52	3.30	0.16	5.06
3	西藏/成都荷花池中药材专业市场	7.27	3.92	0.44	6.09

续表

样品编号	产地/采集地	水分/%	总灰分/%	酸不溶性灰分/%	非醚溶性浸出物/%
4	四川甘孜藏族自治州	9.50	3.14	0.21	4.15
5	四川泸定县	7.15	3.98	0.50	4.45
6	青海/成都荷花池中药材专业市场	8.66	3.26	0.12	5.46
7	云南省	8.69	3.25	0.24	5.46
8	青海/海南藏族自治州藏医院	7.16	3.18	0.07	5.05
9	青海/青海八一药材市场	7.51	2.88	0.10	4.21
10	云南香格里拉市	7.11	3.89	0.33	4.21
	平均值	7.93	3.39	0.23	4.90

【含量测定】波棱瓜子用药历史悠久。在相关研究报道中，已经明确了其对肝炎的治疗功效，而波棱瓜子中所含木脂素类成分为波棱瓜子治疗肝炎的有效部位。波棱甲素是木脂素类单体成分之一，前期研究发现，波棱甲素对D-氨基半乳糖、四氯化碳诱导的小鼠急性肝损伤具有明显的保护作用[3]，以其制成的纳米混悬剂在体内外均具有良好的抗乙肝病毒活性[4]。所以建立了高效液相色谱法测定波棱瓜子药材中波棱甲素含量测定方法（以75%甲醇的提取溶液作为供试品溶液，以乙腈-0.1%磷酸梯度洗脱，在280 nm下检测波棱甲素含量），方法可行，10批波棱瓜子药材中波棱甲素的含量范围为2.30～5.75 mg/g，但考虑对照物质等因素，暂未收入质量标准中。

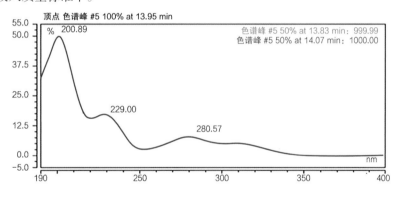

波棱甲素对照品光谱图

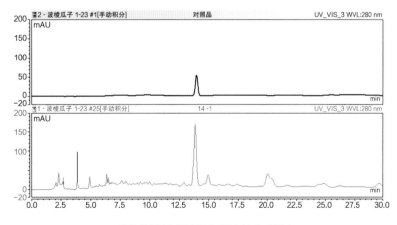

对照品溶液及供试品溶液色谱图

【炮制】【贮藏】按实际情况描述。

《青海省藏药炮制规范》（2010年版）中波棱瓜子项下【性味】为"苦，寒"，【功能与主治】为"泻肝火、胆热，解毒。用于治疗赤巴病、肝病、胆病以及消化不良"。考虑到中药和藏药分别采用的是两个不同的理论系统，此次波棱瓜子【性味与归经】【功能与主治】【用法与用量】由成都中医药大学王建教授按照中医理论进行研究并拟订。

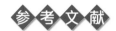

参 考 文 献

[1] 国家中医药管理局《中华本草》编委会. 中华本草藏药卷[M]. 上海世纪出版股份有限公司，上海科学技术出版社，2002.

[2] 王佩龙. 波棱瓜子药材质量标准研究[D]. 重庆：西南大学，2013.

[3] 袁海龙，郭静静，李仙义，等. 一种制备Herperione的方法及其应用、其胶囊剂及胶囊剂的制备方法和应用：CN102140101A[P]. 2011-08-03.

[4] 邱玲，申宝德，程玲，等. 波棱甲素纳米混悬剂体内外抗乙肝病毒实验研究[J]. 中国药学杂志，2015，50（22）：1969-1972.

蚕 蛾

Can'e

BOMBYX

本品为蚕蛾科昆虫家蚕蛾*Bombyx mori* L.的干燥成虫。捕捉后，闷死或烫死，干燥。

【性状】本品略呈椭圆形，体长1.6~2.3 cm，全身均密被白色鳞片，黄棕色至深棕色，头部较小，复眼一对，黑色，半圆形。触角一对，多已脱落。胸部有翅2对，前翅位于中胸部，呈三角形，较大；后翅生于后胸，较小，略呈圆形，有的已脱落。雌蛾腹部肥硕，末端钝圆；雄蛾腹部狭窄，末端稍尖。质脆，易碎。气微腥。

【鉴别】取本品粉末1 g，加甲醇10 ml，超声处理30 min，滤过，滤液浓缩至约2 ml，作为供试品溶液。另取丙氨酸对照品，加甲醇制成每1 ml含0.5 mg的溶液，作为对照品溶液。照薄层色谱法（《中国药典》通则0502）试验，吸取供试品溶液和对照品溶液各4 μl，分别点于同一硅胶G板上，以正丁醇-冰醋酸-水（3：1：1）为展开剂，取出，晾干，喷以茚三酮试液，在105 ℃加热至斑点显色清晰。供试品色谱中，在与对照品色谱相应的位置上，显相同颜色的斑点。

【检查】**水分** 不得过12.0%（《中国药典》通则0832第二法）。

【浸出物】照醇溶性浸出物测定法（《中国药典》通则2201）项下的热浸法测定，用乙醇做溶剂，不得少于13.0%。

【炮制】除去杂质。

【性味与归经】咸，温。归肝、肾经。

【功能与主治】补肝益肾，壮阳涩精。用于阳痿，遗精，白浊，尿血，创伤，溃疡及烫伤。

【用法与用量】3~9 g，入丸、散用；外用适量。

【注意】阴虚火旺者慎用。

【贮藏】密闭，置阴凉干燥处，防蛀。

蚕蛾质量标准起草说明

【名称】沿用渝药检标〔2004〕500号文蚕蛾质量标准。

【别名】原蚕蛾、桑蚕蛾、家蚕蛾、晚蚕蛾、天蛾、魏蚕蛾。

【来源】本品为蚕蛾科昆虫家蚕蛾*Bombyx mori* Linnaeus的成虫[1]。《中华人民共和国卫生部药品标准中药成方制剂》第二册，关于药典未收载的药材名称及来源中描述蚕蛾的来源为蚕蛾科昆虫家蚕蛾*Bombyx mori* Linnaeus的成虫。渝药检标〔2004〕500号文规定蚕蛾来源为蚕蛾科昆虫家蚕蛾*Bombyx mori* Linnaeus成虫的全体。结合实际用药情况，故规定本品来源为蚕蛾科昆虫家蚕蛾*Bombyx mori* Linnaeus的干燥成虫。暂不分雌雄和去翅足。

【原动物形态】雄雌蛾全身均密被白色鳞片，黄棕色至深棕色，头部较小，复眼一对，黑色，半圆形。口器退化，下唇须细小，触角一对，羽毛状，基部粗，末端渐细，多已脱落。前胸节和中胸节吻合；翅两对，均被有白色鳞片；前翅位于中胸部，呈三角形，较大，有3条淡暗色的横纹；后翅生于后胸，较小，略呈圆形，有两条较深色的平行线，有的已脱落。足3对，跗节5节，具一对黑褐色的爪，有绵状毛。雌蛾腹部肥硕，末端钝圆；雄蛾腹部狭窄，末端稍尖。

幼虫体即家蚕，圆筒形体，体灰白色，有暗色斑纹，全体疏生黄褐色短毛，除头部外，由13个环节组成。头小而坚硬，有单眼、触角、唇、颚及吐丝管。前3节为胸部，后10节为腹部；前胸节甚小，两侧有椭圆形的气门，中、后胸节膨大，外表有皱襞；胸足3对，腹足4对，尾足1对。第8腹节背中央有尾角1枚。体内有丝腺，能分泌丝质，吐丝作茧。幼虫以嫩桑叶为食，经5龄而作茧；渐次化蛹，成蛾。蚕的发生次数，每年有一次及二次、四次等，故有一化蚕、二化蚕、四化蚕等名称，因发生时间不同，又有春蚕、夏蚕、秋蚕等分别。

【产地分布】我国大部地区均有饲养。

【采收与加工】将蚕蛾闷死或烫死，取出，干燥。

【化学成分】原蚕蛾含蛋白质及游离氨基酸，后者约有20种之多，但无 α-氨基异丁酸（α-aminoisobutyricacid）、脯氨酸及胱氨酸。又含脂肪油，雄蛾的脂肪油，性质与蚕蛹油极相似。从蛾翅中分离出3种荧光物质，其主要为青荧光物质，名荧光青（fluorescyanine），据称与鱼类组织中的荧光青是同一物质。蚕蛾又含细胞色素C（cytochrome）及 α-蜕皮素等。

【性状】参考《山东省中药材标准》（2012年版）、《广东省中药材标准》（2011版）、《湖南省中药材标准》（2009版）、渝药检标〔2004〕500号文和《中华人民共和国卫生部药品标准中药成方制剂》第二册等标准中蚕蛾的药材名称及来源，并结合实际样品，蚕蛾性状进行修订。

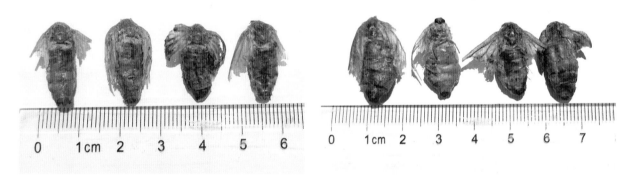

雄蚕蛾药材图　　　　　　　　　　　　　　　　雌蚕蛾药材图

【鉴别】对本品进行了薄层色谱研究。取本品粉末1 g，加甲醇10 ml，超声处理30 min，滤过，滤液浓缩至约2 ml，作为供试品溶液。另取雄蚕蛾对照药材1 g，同法制成对照药材溶液。再取丙氨酸对照品，加甲醇制成每1 ml含0.5 mg的溶液，作为对照品溶液。照薄层色谱试验，吸取供试品溶液、对照药材溶液和对照品溶液各4 μl，分别点于同一硅胶G板上，以正丁醇-冰醋酸-水（3∶1∶1）为展开剂，展开至约15 cm，取出，晾干，喷以茚三酮试液，在105 ℃加热至斑点显色清晰。在与对照品和对照药材色谱相应的位置上，显相同颜色的斑点，斑点清晰、R_f值适中，收入标准正文。因中国食品药品检定研究院现所提供对照药材为：雄蚕蛾（家蚕），无蚕蛾对照药材，且蚕蛾药材在使用过程中未区别雌雄。故暂只将以丙氨酸对照品作对照进行薄层色谱鉴别收入标准正文。

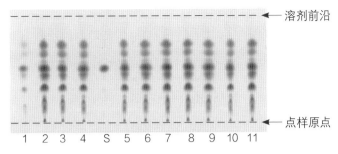

蚕蛾薄层色谱图

1—雄蚕蛾对照药材（家蚕）；2—11. 蚕蛾样品；S—丙氨酸对照品

【检查】水分　按水分测定法（《中国药典》通则0832）第二法测定，测定结果为7.2%～11.2%，平均值为9.2%。拟规定水分不得过12.0%。收入标准正文。

【浸出物】照醇溶性浸出物测定法（《中国药典》通则2201）项下的热浸法，用乙醇为溶剂进行测定，测定结果为15.8%～23.4%，平均值为19.6%。拟规定浸出物不得少于13.0%。收入标准正文。

蚕蛾水分、浸出物测定结果表

样品编号	产　地	水分/%	浸出物/%
1	广西	10.2	18.3
2	安徽	7.2	20.6
3	广西	10.5	19.8
4	广西	9.2	22.7
5	四川	8.8	23.4
6	广西	9.5	19.4
7	广西	11.2	18.9
8	广西	7.9	16.7
9	安徽	8.2	15.8
10	广西	9.3	20.9
平均值		9.2	19.6

【性味与归经】【功能与主治】【用法与用量】【贮藏】沿用渝药检标〔2004〕500号文。

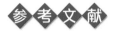

参 考 文 献

[1] 莫泽乾，周嵩煜，桑彤，等. 原蚕蛾药用研究概况[J]. 中药材，1995（2）：101-103.

苍耳草

Cang'ercao

XANTHII HERBA

本品为菊科植物苍耳*Xanthium strumarium* Patrin L.的干燥地上部分。夏、秋二季枝叶茂盛或花初开时采割，除去杂质，干燥。

【性状】本品茎呈类圆柱形，有的分枝，长20～100 cm，直径0.4～1.5 cm；表面红褐色或黄褐色，具纵纹，被白色糙伏毛，散布黑褐色斑点；体轻，质脆，断面黄白色，具放射状纹理，髓部疏松，类白色。叶互生，叶片皱缩或破碎，完整叶展平后呈卵状三角形或心形，叶片3～5浅裂，顶端尖或钝；基部截形或心形，与叶柄连接处呈狭楔形；边缘具大小不等的粗锯齿；上表面黄绿色，下表面淡黄绿色，均具白色糙伏毛。有的可见头状花序，雌雄同株，黄绿色，雄花序球形，顶生；雌花序椭圆形，腋生。气微，味微苦。

【鉴别】（1）本品粉末鲜绿色或墨绿色。叶上表面碎片多见，表皮细胞垂周壁较平直或呈浅波状，气孔不定式。叶下表面碎片多见，表皮细胞垂周壁波状弯曲，气孔不定式。非腺毛分单细胞或多细胞。螺纹导管、具缘纹孔导管多见，直径15～75 μm。纤维成束或单个散在，长梭形，腔较大，纹孔不明显。草酸钙簇晶较多，直径12～28 μm。

（2）取本品粉末1 g，加甲醇10 ml，超声处理30 min，滤过，滤液作为供试品溶液。另取绿原酸对照品，加甲醇制成每1 ml含1 mg的溶液，作为对照品溶液。照薄层色谱法（《中国药典》通则0502）试验，吸取供试品溶液5～10 μl、对照品溶液2 μl，分别点于同一硅胶G薄层板上，以乙酸丁酯-甲酸-水（7：2.5：2.5）的上层溶液为展开剂，展开，取出，晾干，置紫外光灯（365 nm）下检视。供试品色谱中，在与对照品色谱相应的位置上，显相同颜色的荧光斑点。

【检查】**水分**　不得过15.0%（《中国药典》通则0832第二法）。

总灰分　不得过12.0%（《中国药典》通则2302）。

酸不溶性灰分　不得过2.0%（《中国药典》通则2302）。

【浸出物】照水溶性浸出物测定法（《中国药典》通则2201）项下的热浸法测定，不得少于20.0%。

【炮制】除去杂质，洗净，稍润，切段，干燥。

【性味与归经】苦、辛，微寒；有小毒。归肺、脾、肝经。

【功能与主治】祛风散热，解毒杀虫。用于头风、鼻渊，皮肤瘙痒，风湿痹痛。

【用法与用量】6～9 g；亦作六神曲、建曲原料。

【贮藏】置通风干燥阴凉处。

苍耳草质量标准起草说明

【名称】沿用《四川省中药材标准》（1987年版）增补本。

【别名】粘粘葵。

【来源】本品原名"枲耳"，始载于《神农本草经》，列为中品。《本草纲目》中枲耳（苍耳）项下有茎叶的记载[1, 2]。据近代文献记载：为菊科苍耳属植物苍耳*Xanthium strumarium* Patrin L.的茎叶或全草。

【原植物形态】一年生草本，高20～100 cm。根纺锤形，分枝或不分枝。茎直立，不分枝或少有分枝，下部圆柱形，直径0.4～1.5 cm，上部有纵沟，被灰白色糙伏毛。叶三角状卵圆形或心形，长4～9 cm，宽5～10 cm，有3～5不明显浅裂，顶端尖或钝，基部稍心形或截形，与叶柄连接处成相等的楔形，边缘有不规则的粗锯齿，有三基出脉，上面绿色，下面灰绿色，被糙伏毛；叶柄长3～11 cm。头状花序顶生或腋生，雌雄同株；雄性的头状花序密集枝顶，球形，直径4～6 mm，有或无花序梗；总苞片长圆状披针形，长1～1.5 mm，被短柔毛；花托柱状，托片倒披针形，长约2 mm，顶端尖，有微毛；雄花多数，花冠钟形，管部上端有5宽裂片；花药长圆状线形，雌性的头状花序生于叶腋，椭圆形，外层总苞片小，披针形，长约3 mm，被短柔毛，内层总苞片结合成囊状，椭圆形，绿色，淡黄绿色或有时带红褐色，在瘦果成熟时变坚硬，连同喙部长1.2～1.5 cm，宽4～7 mm，外面有疏生的具钩状的刺，刺极细而直，基部微增粗，长1～1.5 mm，基部被柔毛；喙坚硬，锥形，上部略呈镰刀状，长1.5～2.5 mm，常不等长，少有结合而成1个喙。瘦果2，倒卵形，包在外生钩刺的总苞内。花期7—8月，果期9—10月。

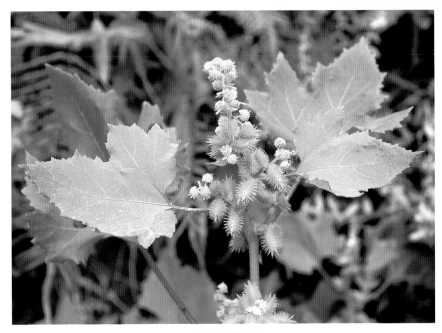

苍耳植物图

【产地分布】广泛分布于东北、华北、华东、华南及西南各省区；我市各区县亦有分布。

【生长环境】野生于平原、丘陵、低山、荒野、路边、沟旁、田边、草地、村旁等处。

【采收加工】夏、秋季枝叶茂盛或花初开时割取地上部分，切段晒干或鲜用[3]。

【化学成分】根据文献[1, 4, 5]记载，全草含苍耳苷（strumaroside，即β-谷甾醇葡萄糖苷）、黄质宁（xanthinin，即隐苍耳内酯）、苍耳明（xanthumin，即苍耳内酯）、苍耳亭（xanthatin，即苍耳素）、绿原酸、8-（△³-异戊烯基）-5，7，3'，4'-四羟基黄酮[8-（△³-isopentenyl）-5，7，3'，4'-tetrahydroxyflavone]、咖啡酸（caffeic acid）、1，4-二咖啡酰奎宁酸（1，4-dicaffeoylquinic acid）、β-谷甾醇（β-sitosterol）、豆甾醇（stigmasterol）、二十八醇（octacosanol）、β-香树脂醇（β-amyrin）、d-柠檬烯（d-limonene）、伞花烃（pcymene）、β-丁香烯（β-caryophyllene），萜品油烯（terpinolene），1-α-紫罗兰酮（1-α-ionone），d-高萜醇（d-carveol）、α-蒎烯。此外尚含生物碱、鞣质、查耳酮衍生物、三萜类化合物、葡萄糖、果糖、氨基酸、酒石酸、琥珀酸、延胡索酸、苹果酸、硝酸钾、硫酸钙等。

【性状】沿用《四川省中药材标准》（1987年版）增补本及根据收集的样品据实描述。

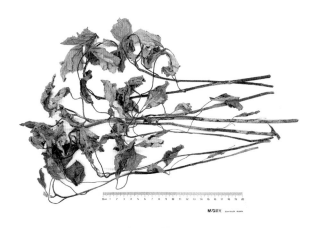

苍耳草药材图

【鉴别】（1）**显微鉴别**　粉末显微鉴别特征明显，收入标准正文。

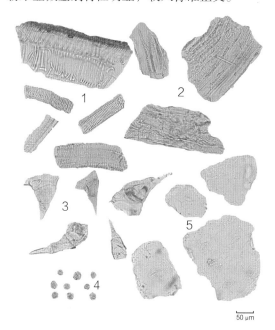

苍耳草粉末显微特征图

1—导管；2—纤维束；3—非腺毛；4—草酸钙簇晶；5—叶表皮细胞

（2）**薄层鉴别**　供试品及对照品溶液的制备、吸附剂、展开剂、显色剂及检视方法同正文，结果供试品色谱中，在与绿原酸对照品色谱相应的位置上，显相同颜色的斑点。R_f值适中，收入标准正文[6]。

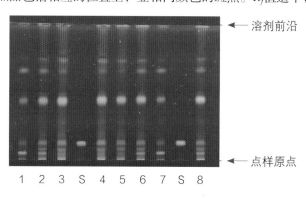

苍耳草薄层色谱

1—8.苍耳草；S—绿原酸对照品

【检查】水分　按水分测定法（《中国药典》通则0832）第二法测定，测定结果为9.54%～13.21%，平均值为11.5%。拟规定水分不得过15.0%，收入标准正文。

总灰分　按灰分测定法（《中国药典》通则2302）测定，测定结果为7.69%～9.25%，平均值为8.4%。拟规定总灰分不得过12.0%，收入标准正文。

酸不溶性灰分　按灰分测定法（《中国药典》通则2302）测定，测定结果为0.42%～1.27%，平均值为0.9%。拟规定酸不溶性灰分不得过2.0%，收入标准正文。

【浸出物】采用正文所述方法测定，测定结果为20.25%～28.57%，平均值为25.0%，最低测定结果为20.25%，拟规定浸出物不得少于20.0%，收入标准正文。

苍耳草水分、总灰分、酸不溶性灰分、浸出物测定结果表

样品编号	来源/产地	水分/%	总灰分/%	酸不溶性灰分/%	浸出物/%
1	重庆綦江区石角镇	9.54	9.25	0.65	20.57
2	重庆綦江区石角镇	10.21	7.69	0.42	25.21
3	重庆万盛区南桐镇	12.02	8.06	0.43	20.25
4	重庆黔江区水市乡	11.23	8.25	1.02	24.87
5	重庆涪陵区营盘村	12.36	9.04	0.85	28.57
6	重庆南川区三泉镇	13.21	8.44	1.24	26.24
7	重庆巴南区一品镇	12.87	8.76	0.95	27.14
8	重庆市中药材市场	10.25	7.91	1.27	27.52
平均值		11.5	8.4	0.9	25.0

【炮制】【性味与归经】【功能与主治】【用法与用量】【贮藏】参照《四川省中药饮片炮制规范》（2015年版）拟订。

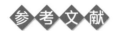

参 考 文 献

[1] 南京中医药大学. 中药大辞典（全2册）[Z]. 上海：上海科学技术出版社，2006.

[2] 李时珍. 本草纲目（校订本）：上册[M]. 北京：人民卫生出版社，1982.

[3] 朱圣和. 中国药材商品学[M]. 北京：人民卫生出版社，1990.

[4] 国家中医药管理局《中华本草》编委会. 中华本草：第7册[M]. 上海：上海科学技术出版社，1999.

[5] Ahijja-MM, Nigam-SS. Chemical examination of the essential oil from the leaves of Xanthiun strumarium（Linn.）[J]. Flavour Ind, I970, I（sep）：627.

[6] 王仕平，刘惠民，谢勇，等. 苍耳草的质量标准研究[J]. 中国医院用药评价与分析，2014，14（3）：220-222.

澄茄子

Chengqiezi

LITSEAE FRUCTUS

本品为樟科植物毛叶木姜子*Litsea mollis* Hemsl.或杨叶木姜子*Litsea populifolia*（Hemsl.） Gamble.的干燥成熟果实。秋季果实成熟时采收，除去杂质及果柄，阴干。

【性状】本品呈类球形，直径4~8 mm。外表面黑褐色或棕褐色，有网状皱纹，顶端钝圆，基部可见果柄脱落的圆形瘢痕，少数残留宿萼及折断的果柄。除去外果皮，可见硬脆的果核，表面暗棕褐色，有光泽，外有1隆起纵环纹。质坚脆，破开后，内含种子1粒，子叶2片，黄色，富油性。气芳香，味辛辣，微苦而麻。

【鉴别】（1）本品粉末黄棕色或棕褐色。外果皮细胞表面观多角形，壁薄，淡黄棕色，直径20~30 μm；侧面观类圆形或矩圆形，外被角质层。果皮石细胞成群或单个散在，多角形或类长方形，壁厚，胞腔小，纹孔及孔沟明显。果皮梭形石细胞黄色，侧面观栅状镶嵌排列，胞腔狭细，多含方晶；顶面观多角形，壁呈深波状弯曲。种皮细胞直径8~22 μm，具玻璃样纹理，壁连珠状增厚。油细胞类圆形，多含黄棕色或橙红色油滴。草酸钙方晶多见。

（2）取【含量测定】项下挥发油0.2 ml，加乙酸乙酯稀释成1 ml的溶液，作为供试品溶液；另取柠檬醛对照品适量，加乙酸乙酯制成每1 ml含10 μl的溶液，作为对照品溶液。照薄层色谱法（《中国药典》通则0502）试验，吸取上述两种溶液各1~3 μl，分别点于同一硅胶G薄层板上，以石油醚（60~90 ℃）-乙醚（5：2）为展开剂，展开，取出，晾干，喷以10%硫酸乙醇溶液，在105 ℃加热至斑点显色清晰，供试品色谱中，在与对照品色谱相应的位置上，显相同颜色斑点。

【检查】水分　不得过15.0%（《中国药典》通则0832第四法）。

总灰分　不得过10.0%（《中国药典》通则2302）。

酸不溶性灰分　不得过0.8%（《中国药典》通则2302）。

【浸出物】照水溶性浸出物测定法（《中国药典》通则2201）项下的热浸法测定，不得少于10.0%。

【含量测定】照挥发油测定法（《中国药典》通则2204）测定，不得少于1.0%。

【炮制】除去杂质。

【性味与归经】辛、苦，温。归脾、胃、肾经。

【功能与主治】温中行气，止痛消食，祛风散寒。用于胃寒腹痛，暑湿吐泻，食滞饱胀，痛经，疝痛，疟疾，疮疡肿痛，咳喘，水肿，小便不利，寒湿痹痛。

【用法与用量】3~10 g；外用适量。

【贮藏】置阴凉干燥处。

澄茄子质量标准起草说明

【别名】木姜子、山胡椒、野木浆子。

【名称】沿用《重庆市中药饮片炮制规范及标准》（2006年版）。

【来源】《中国药典》收载的荜澄茄为樟科植物山鸡椒 *Litsea cubeba*（Lour.）Pers. 的干燥成熟果实，而在川渝地区的樟科植物毛叶木姜子 *Litsea mollis* Hemsl.的干燥成熟果实也作药用，且毛叶木姜子在川渝地区分布较广；另外也使用樟科植物杨叶木姜子 *Litsea populifolia*（Hemsl.）Gamble.的干燥成熟果实，故增收杨叶木姜子作澄茄子药用。

【原植物形态】**毛叶木姜子**　落叶灌木或小乔木，高3～7m，叶互生或聚生于枝顶；叶柄被白色柔毛；叶片长圆形或椭圆形，长6～16 cm，宽3～6 cm，先端急尖，基部楔形，上面中脉疏被柔毛，下面绿白色，密被白色柔毛。伞形花序，常2～3个簇生于短枝上，先叶开放或与叶同时开放；花被片6，黄色，宽倒卵形；雄蕊9，花药4室，瓣裂。果实球形，直径约6 mm，成熟时蓝黑色。花期3—4月，果期9—10月[1]。

杨叶木姜子　落叶小乔木，高3～5 m；除花序有毛外，其余均无毛。叶互生，常聚生于枝梢，圆形至宽倒卵形，长6～8 cm，宽5～7 cm，先端圆，基部圆形或楔形，纸质，嫩叶紫红绿色，老叶上面深绿色，下面粉绿色，羽状脉，侧脉每边5～6条，中脉和侧脉在叶两面均突起；叶柄长2～3 cm。伞形花序常生于枝梢，与叶同时开放；总花梗长3～4 mm，被黄色柔毛；每一花序有花10～14朵；花梗细长，长达10 mm，有稀疏柔毛；雄花的花被裂片6，卵形或宽卵形，长约3 mm，无毛；雄蕊9，无毛，第3轮基部的腺体大，有柄；退化雌蕊无毛。雌花与雄花相似而较小，雌蕊无毛，子房卵形，花柱短，柱头头状。果近球形，直径5～8 mm；果梗长2～4 mm，先端略增粗。花期4—5月，果期8—9月[2]。

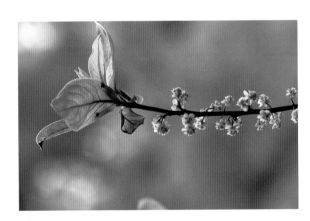

毛叶木姜子植物图

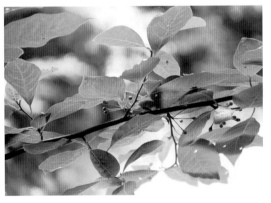

毛叶木姜子植物图

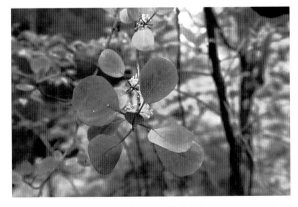

杨叶木姜子植物图

【产地分布】**毛叶木姜子**　产于广东、广西、湖南、湖北、四川、重庆、贵州、云南、西藏东部。

杨叶木姜子　产于四川、重庆、云南东北部、西藏东部。

【生长环境】**毛叶木姜子**　生于山坡灌丛中或阔叶林中，海拔600～2 800 m。

杨叶木姜子　生于山地阳坡或河谷两岸，有时组成纯林，阴坡灌丛或干瘠土层的次生林中也有分布，海拔750～2 000 m[2]。

【化学成分】主要含有柠檬醛，柠檬烯、α-蒎烯、β-蒎烯、香叶烯、1，8-桉叶素、对-聚伞花素、龙脑、α-松油醇、香草醇、香叶醇、牻牛儿醇等[3]。

【性状】根据商品药材据实描述。

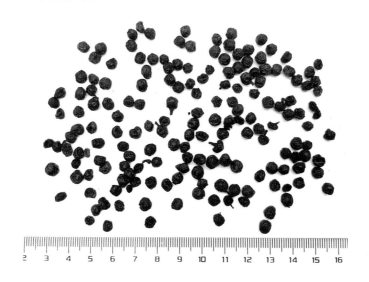

澄茄子药材图（毛叶木姜子）

【鉴别】（1）**显微鉴别**　显微特征描述同正文，特征明显，有鉴别意义，拟订收入标准正文。

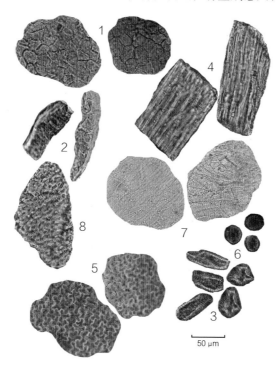

澄茄子粉末显微特征图

1—果皮表皮细胞表面观；2—果皮表皮细胞侧面观；3—果皮石细胞；4—果皮梭形石细胞侧面观；
5—果皮梭形石细胞表面观；6—油细胞；7—种皮细胞；8—草酸钙方晶

（2）**薄层鉴别** 柠檬醛为澄茄子主要含有的化学成分，为顺式柠檬醛和反式柠檬醛的混合物，因此在薄层色谱上为两个相近的斑点，但能与澄茄子挥发油中其他斑点分离，专属性良好。供试品及对照品的制备、吸附剂、显色剂及检视方法同标准正文。分别采用石油醚（60～90 ℃）-乙醚（5：2）和苯-乙酸乙酯-醋酸（90：5：5）为展开剂，结果在供试品色谱中，在与对照品色谱相应的位置上，均能检出相同颜色的斑点，但前者主斑点R_f为0.7～0.8，故收入标准正文。

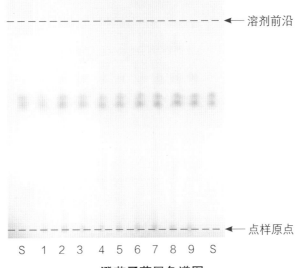

澄茄子薄层色谱图

1—9.澄茄子样品；S—柠檬醛对照品

【检查】**水分** 按水分测定法（《中国药典》通则0832 第二法）测定，测定结果为5.7%～13.1%，平均值为8.5%，故规定水分不得过15.0%，收入标准正文。

总灰分 按灰分测定法（《中国药典》通则2302）测定，测定结果为2.3%～7.8%，平均值为4.4%，故规定总灰分不得过10.0%，收入标准正文。

酸不溶性灰分 按灰分测定法（《中国药典》通则2302）测定，测定结果为0.11%～0.68%，平均值为0.25%，故规定酸不溶性灰分不得过0.8%，收入标准正文。

【浸出物】实际使用中多为煎煮，故选择水作为溶剂进行浸出物的研究。按正文要求测定，测定结果为5.7%～17.8%，平均值为13.8%，故规定水溶性浸出物不得少于10.0%，收入标准正文。

【含量测定】按正文要求测定，测定结果为2.7%～7.3%（ml/g），平均值为5.6%。故规定挥发油不得少于1.0%，收入标准正文。

澄茄子水分、总灰分、酸不溶性灰分、水溶性浸出物与挥发油测定结果

样品编号	来源/产地	水分/%	总灰分/%	酸不溶性灰分/%	浸出物/%	挥发油/%
1	成都荷花池中药材专业市场	10.9	3.2	0.19	17.8	7.3
2	成都荷花池中药材专业市场	8.3	3.0	0.11	16.6	6.5
3	重庆永川箕山	13.1	2.9	0.18	16.4	6.4
4	重庆永川箕山	11.1	2.3	0.19	15.4	6.2
5	湖南省	6.5	4.5	0.23	15.3	5.9
6	成都荷花池中药材专业市场	5.7	6.7	0.45	5.7	2.7
7	安徽亳州	7..0	7.8	0.68	14.2	3.0
8	安徽亳州	5.6	5.3	0.11	10.0	6.5
9	河北省安国中药材专业市场	8.7	3.6	0.11	12.6	6.1
平均值		8.5	4.4	0.25	13.8	5.6

【性味与归经】【功能与主治】【用法与用量】【贮藏】参照文献[1-3]拟订。

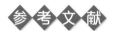

参 考 文 献

[1] 南京中医药大学. 中药大辞典（全2册）[Z]. 上海：上海科学技术出版社，2006.

[2] 中国科学院《中国植物志》编委会.《中国植物志》[J]. 北京：科学出版社，2004（31）：271.

[3] 陈汉平，伊惠贤，刘益群，等. 毛叶木姜子果实精油的化学成分研究[J]. 中草药，1984，15
（11）：13-15.

川红芪

Chuanhongqi

HEDYSARI CHINESEI RADIX

本品为豆科植物中华岩黄芪 *Hedysarum chinense*（B. Fedtsch.）Hand.-Mazz.的干燥根。春、秋二季采挖，除去须根和根头，干燥。

【性状】本品呈圆柱形，上端略粗，中部以下分枝，直径 0.8～2 cm。表面红棕色至红褐色，常具横裂口、外皮易脱落，脱落处显淡黄色，有纵皱纹、横长皮孔样突起及少数支根痕。质硬而韧，不易折断，断面纤维性。气微，味微甜，嚼之有豆腥味。

【鉴别】粉末黄棕色。纤维成束，直径 5～22 μm，壁厚，微木化，周围细胞含草酸钙方晶，形成晶纤维，含晶细胞壁不均匀增厚。草酸钙方晶直径7～14 μm，长约至22 μm。具缘纹孔导管直径至145 μm。淀粉粒单粒类圆形或卵圆形，直径2～19 μm复粒由2～8分粒组成。

【检查】**水分**　不得过12.0%（《中国药典》通则0832第二法）。

总灰分　不得过6.0%（《中国药典》通则2302）。

【浸出物】照醇溶性浸出物测定法（《中国药典》通则2201）项下的热浸法测定，用45%乙醇作溶剂，不得少于20.0%。

【炮制】除去杂质，洗净，润透，切片，干燥。

【性味与归经】甘，温。归肺、脾经。

【功能与主治】补气固表，利尿托毒，排脓，敛疮生肌。用于气虚乏力，食少便溏，中气下陷，久泻脱肛，便血崩漏，表虚自汗，气虚水肿，痈疽难溃，久溃不敛，血虚萎黄，内热消渴。

【用法用量】9～30 g。

【贮藏】置通风干燥处，防潮、防蛀。

川红芪质量标准起草说明

【名称】为了与《中国药典》收藏的红芪相区别，故命名为川红芪。

【别名】独根、黑芪、赤水耆、川芪[1]。

【来源】源于《四川省中药材标准》（1987年版）收载的黄芪中岩黄芪属植物中华岩黄芪 *Hedysarum chinense*（B. Fedtsch.）Hand.-Mazz.的干燥根。

【原植物形态】多年生草本，高100～120 cm。根为直根系，粗壮，深长，粗1～2 cm，外皮暗红褐色。茎直立，丛生，多分枝；枝条坚硬、无毛，稍曲折。叶长5～9 cm；托叶披针形，棕褐色干膜质，合生至上部；通常无明显叶柄；小叶11～19，具长约1 mm的短柄；小叶片卵状披针形或卵状长圆形，长18～24 mm，宽4～6 mm，先端圆形或钝圆，通常具尖头，基部楔形，上面无毛，下面被贴伏柔毛。总状花序腋生，高度一般不超出叶；花多数，长12～14 mm，具3～4 mm长的丝状花梗；苞片钻状披针形，等于或稍短于花梗，被柔毛，常早落；花萼斜宽钟状，长4～5 mm，被短柔毛，萼齿三角状钻形，齿间呈宽的微凹，上萼齿长约1 mm，下萼齿长为上萼齿的1倍；花冠淡黄色，长11～12 mm，旗瓣倒长卵形，先端圆形、微凹，翼瓣线形，等于或稍长于旗瓣，龙骨瓣长于旗瓣2～3 mm；子房线形，被短柔毛。荚果2～4节，被短柔毛，节荚近圆形或宽卵形，宽3～5 mm，两侧微凹，具明显网纹和狭翅。花期7～8月，果期8—9月。

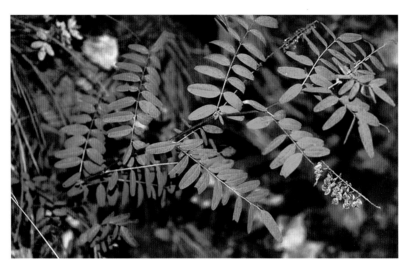

中华岩黄芪植物图

【产地分布】红芪在甘肃分布较为集中，主要分布在甘肃的南部和西南部，如宕昌、武都、岷县、舟曲、临潭、漳县、陇西、西和、武山等地[2]，四川边境（毗邻陇南地带）亦少有分布[2-3]。

【生长环境】在光照充足，空气湿度较大，温度较低的山区。

【化学成分】川红芪主要含有糖类、黄酮类、苯丙素类、三萜、甾体、生物碱等化学成分[4]。

【性状】参照《四川省中药材标准》（1987年版）并按收集样品实际情况描述。

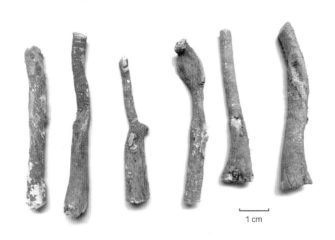

1 cm

川红芪药材图

【鉴别】（1）显微鉴别　按实际显微特征描述，收入标准正文。

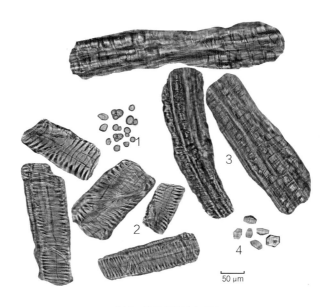

川红芪显微特征图

1—淀粉粒；2—导管；3—晶纤维；4—草酸钙方晶

（2）**薄层鉴别**　参照《中国药典》（2020年版）红芪鉴别项下薄层色谱鉴别方法，取本品粉末1 g，加甲醇 10 ml，超声处理30 min，滤过，滤液浓缩至1 ml，作为供试品溶液。另取川红芪对照药材1 g，同法制成对照药材溶液。照薄层色谱法（《中国药典》通则0502）试验，吸取上述两种溶液各5 μl，分别点于同一硅胶 GF$_{254}$薄层板上，以二氯甲烷-丙酮（15∶1）为展开剂，展开，取出，晾干，置紫外光灯（254 nm）下检视，供试品色谱中，在与对照药材色谱相应的位置上显相同颜色斑点。喷以1%香草醛硫酸溶液，供试品色谱中，在与对照药材色谱相应的位置上，显相同颜色的斑点。方法斑点清晰，分离效果佳，R_f值适中，但目前中检院未提供川红芪对照药材，故暂不收入标准正文。

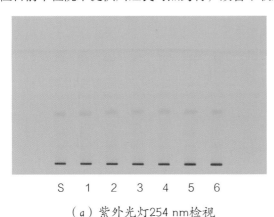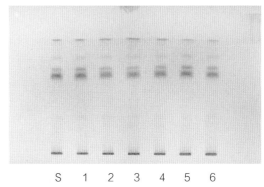

（a）紫外光灯254 nm检视　　　　　　　　　（b）1%香草醛硫酸溶液显色后日光下检视

川红芪薄层色谱图

1—6.川红芪样品；S—自制川红芪对照药材

【**检查**】**水分**　按水分测定法（《中国药典》通则0832）第二法测定，测定结果为7.87%～9.99%，平均值为9.18%。拟规定水分不得过12.0%，收入标准正文。

总灰分　按灰分测定法（《中国药典》通则2302）测定，测定结果为4.49%～5.32%，平均值为4.88%。拟规定总灰分不得过6.0%，收入标准正文。

二氧化硫残留量　照二氧化硫残留量测定法（《中国药典》通则2331）测定，收集的药材样品均未检测出二氧化硫残留，考察中发现对于川红芪的干燥与贮藏方法中，鲜见使用硫黄熏制，故二氧化硫残留测定未纳入标准正文。

【浸出物】按照标准正文所述方法测定，测定结果为25.58%～29.10%，平均值为27.72%。拟规定浸出物不得少于20.0%，收入标准正文。

【含量测定】参考相关文献[5]选取比较常见的毛蕊异黄酮为指标成分进行了含量测定，具体方法如下：

色谱条件与系统适用性试验　以十八烷基硅烷键合硅胶为填充剂；以乙腈（A）-0.01%磷酸水（B）为流动相，梯度洗脱：0～5 min，10%～25%A；5～25 min，25%～45%A；254 nm，流速1.0 ml/min。理论板数按毛蕊异黄酮峰计算应不低于3 000。

对照品溶液的制备　取毛蕊异黄酮对照品适量，精密称定，加甲醇制成每1 ml含1.0 mg的溶液，即得。

供试品溶液的制备　取本品中粉约3 g，精密称定，加入甲醇30 ml，超声30 min，过滤，滤液蒸干，残渣加甲醇溶解，并定容转移至5 ml容量瓶中，加甲醇至刻度，摇匀，即得。

测定法　分别精密吸取对照品溶液10 μl，注入液相色谱仪，测定，即得。

该方法在进样量为1.0 352～100.2 358 μg范围时，线性曲线为$Y = 29\ 712.35X + 225.19$（Y为峰面积，X为毛蕊异黄酮含量），线性关系良好（$r = 0.999\ 9$），精密度RSD为1.08%，稳定性RSD为2.02%，加样回收率为98.85%，RSD为2.35%。根据收集所得样品进行毛蕊异黄酮含量测定，结果为0.002%～0.004%，平均值为0.003%。毛蕊异黄酮含量相对较低，需继续积累数据，故暂不收入标准正文中。

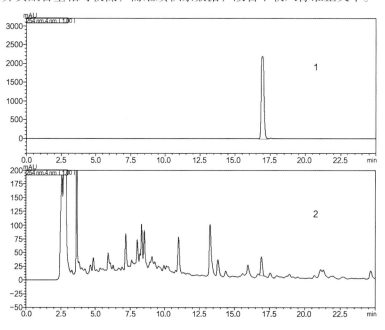

川红芪高效液相色谱图

1—毛蕊异黄酮对照品；2—川红芪药材

川红芪水分、总灰分、浸出物、含量测定结果表

样品编号	来源/产地	水分/%	总灰分/%	浸出物/%	毛蕊异黄酮含量/%
1	成都荷花池中药材专业市场	9.67	5.32	27.02	0.003
2	成都荷花池中药材专业市场	9.84	5.26	25.58	0.002
3	四川阿坝九寨沟	9.99	4.78	28.20	0.003
4	四川阿坝九寨沟	9.71	4.89	29.10	0.004
5	重庆药材市场	8.02	4.56	28.48	0.003
6	重庆药材市场	7.87	4.49	27.98	0.004
平均值		9.18	4.88	27.72	0.003

【炮制】【功能与主治】【性味与归经】【用法与用量】【贮藏】均参照《四川省中药材标准》（1987年版）、《重庆市中药饮片炮制规范及标准》（2006年版）拟订。

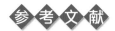

参 考 文 献

[1] 陈超寰. 本草释名考订[M]. 北京：中国中医药出版社，2013.

[2] 李成义，李波，王明伟. 甘肃道地药材红芪资源研究[A]. 中国中西医结合学会中药专业委员会. 2007年中华中医药学会第八届中药鉴定学术研讨会、2007年中国中西医结合学会中药专业委员会全国中药学术研讨会论文集[C]. 中国中西医结合学会中药专业委员会：中国中西医结合学会，2007：186-187.

[3] 马鹏里，蒲金涌，党冰. 甘肃省红芪栽培区适生气候条件评价[J]. 安徽农业科学，2010，38（33）：18742-18743，18746.

[4] 赵昱波，陈俊，许浚，等. 红芪的化学成分及抗肿瘤作用研究进展[J]. 中草药，2015，46（22）：3434-3440.

[5] 杨秀娟，邵晶，杨志军，等. 基于一测多评法测定甘肃红芪中4种黄酮类成分[J]. 中国中医药信息杂志，2017，24（08）：66-69.

川黄芪

Chuanhuangqi

ASTRAGALI ERNESTIIS RADIX

本品为豆科黄芪属植物梭果黄芪*Astragalus ernestii* Comb.、多花黄芪*Astragalus foridus* Benth.、金翼黄芪*Astragalus chrysopterus* Bge.的干燥根。春、秋二季采挖，除去须根及根头，干燥。

【性状】**梭果黄芪**　呈长圆柱形，少分枝，表面淡棕色或灰棕色，有横向突起的皮孔，外皮易剥离。质韧，不易折断，断面外部黄白色，中心淡黄色。味甜，有豆腥气。

多花黄芪　部分分枝呈扭曲状。表面灰棕色，表皮下层红棕色。质较硬，断面具放射状纹理及同心环。皮部味苦。

金翼黄芪　呈圆柱形，常二岐分支。上部有细密环纹；表面灰黄棕色至浅棕褐色，有纵皱纹。质硬略韧，粉性，断面纤维性强；气微，味甜，嚼之有豆腥味。

【鉴别】本品粉末淡黄白色或淡黄色。淀粉粒较多，类圆形。纤维成束，末端钝叉状或钝尖。具缘纹孔导管无色或黄色，偶见网纹导管。木栓细胞表面观类方形。石细胞类多角形，壁较厚。

【检查】**水分**　不得过11.0%（《中国药典》通则0832第二法）。

总灰分　不得过5.0%（《中国药典》通则2302）。

酸不溶性灰分　不得过2.0%（《中国药典》通则2302测定）。

【浸出物】照水溶性浸出物测定法（《中国药典》通则2201）项下冷浸法测定，不得少于10.0%。

【炮制】除去杂质，洗净，润透，切片，干燥。

【性味与归经】甘，温。归肺、脾经。

【功能与主治】补气固表，利尿脱毒，排脓，敛疮生肌。用于气虚乏力，食少便溏，中气下陷，久泻脱肛，便血崩漏，表虚自汗，气虚水肿，痈疽难溃，久溃不敛，血虚萎黄，内热消渴。

【用法与用量】9～30 g。

【贮藏】置通风干燥处，防潮、防蛀。

川黄芪质量标准起草说明

【名称】《四川省中药材标准》（1987年版）将豆科黄芪属植物梭果黄芪*Astragalus ernestii* Comb.、多花黄芪*Astragalus foridus* Benth.、金翼黄芪*Astragalus chrysopterus* Bge.及岩黄芪属植物中华岩黄芪*Hedysarum chinensis*（Fedtsch.）Hand.-Mazz的干燥根以黄芪为药材名进行收载。此药材名称与《中国药典》收载的黄芪药材名重复。现为与药典名称相区别，将来源于黄芪属梭果黄芪*Astragalus ernestii* Comb.、多花黄芪*Astragalus foridus* Benth.、金翼黄芪*Astragalus chrysopterus* Bge.以"川黄芪"命名，既体现基原特点又保持药材历史沿革。

【来源】四川产黄芪的记载，始见于《别录》。《别录》载："生蜀郡山谷，曰水（今四川松潘县东镜）、汉中（今陕西南郑）。"陶弘景称："第一出陇西（旧甘肃巩昌府台），洮阳（今甘肃临潭县西南），次用黑水（今四川松潘县西境的黑水），宕昌（今松潘县西北边境）者。"可见在南北朝以前，四川（松潘县）就已经是川黄芪的主要产地之一。

沿用《四川省中药材标准》（1987年版）黄芪规定：本品为豆科黄芪属植物梭果黄芪*Astragalus ernestii* Comb.、多花黄芪*Astragalus foridus* Benth.、金翼黄芪*Astragalus chrysopterus* Bge.的干燥根。

【原植物形态】**梭果黄芪**　多年生草本，主根深长，茎高30 cm。小叶7～15片，矩形，少有倒卵形，顶端圆形有细尖，基部圆形或阔楔形，两面无毛，长1～2 cm，宽4～8 cm；托叶卵形，急尖。总状花序腋生，有十余朵密生的花。总花梗长7 cm，被黑色硬毛；苞片显著，倒卵形或匙形，顶端圆形；花冠黄白色，旗瓣倒卵形，顶端圆形，下部渐狭，翼瓣、龙骨瓣和旗瓣一般长；子房被毛。荚果三棱状梭形，膨胀，密被黑色长绒毛，长2～2.2 cm。

多花黄芪　又名花生芪、豌豆叶黄芪，主要特征为茎上有黑色或白色长柔毛。小叶数目较多，通常15～53片，线性披针形，上面无毛，下面生白色长柔毛。荚果宽纺锤形，稍膨胀，两端急尖，有伏贴的黑柔毛。

金翼黄芪　主要特征为小叶矩形或阔椭圆形，顶端钝圆或微缺。荚果倒卵形，有长子房柄，被很少的白色柔毛。种子1粒，稀2粒。

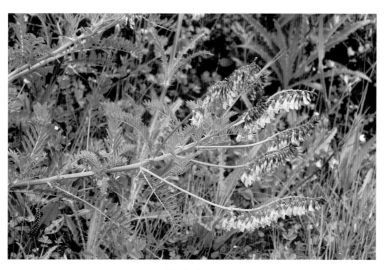

多花黄芪植物图

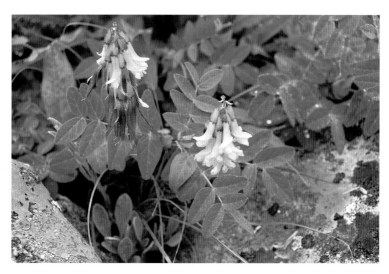

梭果黄芪植物图

【产地分布】**梭果黄芪**　分布于四川省理塘、雅江、义敦及甘孜藏族自治州各县。

多花黄芪　分布于四川省金川、理县、若尔盖、汶川、甘孜、黑水、康定、乾宁、马尔康、丹巴、德格、石渠、邓柯、色达、道孚等县。

金翼黄芪　分布于四川省茂县、理县、汶川、平武、黑水等县。

【采收加工】秋末茎叶近枯萎时至第二年发苗前均可采挖。去掉茎叶、泥沙，剔去芦头、须尾，晒干。

【化学成分】主含皂苷、多糖、黄酮、氨基酸等成分。其他还含有微量元素、维生素P、淀粉E等成分[1-3]。

【性状】沿用《四川省中药材标准》（1987年版）及实际样品情况而成。

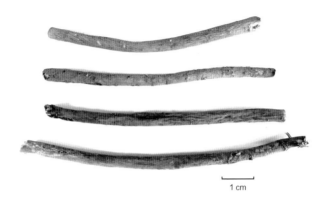

1 cm

川黄芪药材图（梭果黄芪）

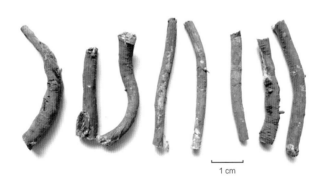

1 cm

川黄芪药材图（多花黄芪）

【鉴别】（1）**显微鉴别**　本品显微特征明显，收入标准正文。

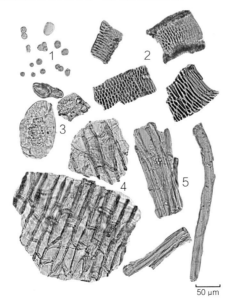

50 μm

川黄芪粉末显微特征图

1—淀粉粒；2—导管；3—石细胞；4—木栓细胞；5—纤维

（2）**薄层色谱鉴别**　取本品3 g，加乙醇30 ml，加热回流20 min，滤过，滤液蒸干，残渣加0.3%氢氧化钠溶液15 ml使溶解，滤过，滤液用稀盐酸调节pH值至5～6，用乙酸乙酯15 ml振摇提取，分取乙酸乙酯液，用铺有适量无水硫酸钠的滤纸滤过，滤液蒸干。残渣加乙酸乙酯1 ml使溶解，作为供试品溶液。取自制的川黄芪对照药材同法制备作为对照药材溶液，采用三氯甲烷-甲醇（10∶1）为展开剂，10%硫酸乙醇溶液作为显色剂。供试品色谱中，在与川黄芪对照药材色谱相应的位置上，均能检出相同颜色的斑点且R_f值适中。但考虑到本品为多基原中药材，本次收集样本偏少，且中检院未提供川黄芪对照药材，故暂未收入标准正文。

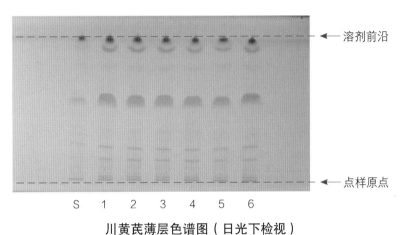

川黄芪薄层色谱图（日光下检视）

1—6.川黄芪；S—川黄芪对照药材（梭果黄芪，自制）

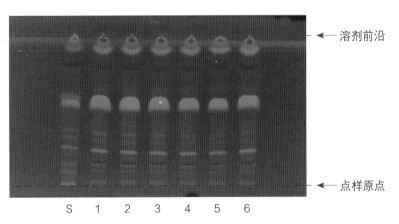

川黄芪薄层色谱图（紫外光灯365 nm下检视）

1—6.川黄芪；S—川黄芪对照药材（梭果黄芪，自制）

【**检查**】**水分**　按水分测定法（《中国药典》通则0832）第二法测定，测定结果为8.49%～8.71%，平均值为8.59%。拟规定水分不得过11.0%，收入标准正文。

总灰分　按灰分测定法（《中国药典》通则2302）测定，测定结果为3.13%～3.72%，平均值为3.43%。拟规定总灰分不得过5.0%，收入标准正文。

酸不溶性灰分　按灰分测定法（《中国药典》通则2302）测定，测定结果为0.58%～0.64%，平均值为0.61%。拟规定酸不溶性灰分不得过2.0%，收入标准正文。

二氧化硫残留量　照二氧化硫残留量测定法（《中国药典》通则2331）测定。对收集的药材样品中均未检测出二氧化硫残留，结合重庆、四川当地对于川黄芪实际干燥与贮藏方法中，鲜见使用硫黄熏制干燥过程，故二氧化硫残留测定未收入标准正文。

【**浸出物**】考虑川黄芪多煎煮使用的情况，故采用水作为溶剂进行浸出物研究，测定结果为

17.75%～20.01%，平均值为18.59%。拟规定浸出物不低于10.0%，收入标准正文。

川黄芪水分、总灰分、酸不溶性灰分、浸出物测定结果表

样品编号	来源/产地	水分/%	总灰分/%	酸不溶性灰分/%	浸出物/%
1	甘孜藏族自治州理塘县	8.71	3.15	0.63	18.15
2	重庆药材市场	8.69	3.43	0.64	19.02
3	四川茂县水溪山	8.54	3.55	0.62	18.30
4	四川茂县水溪山	8.55	3.62	0.58	17.75
5	成都荷花池中药材专业市场	8.49	3.13	0.59	18.30
6	成都荷花池中药材专业市场	8.53	3.72	0.60	20.01
平均值		8.59	3.43	0.61	18.59

【药理】具有镇痛，增强免疫，降压和利尿作用。

【性味与归经】【炮制】【功能与主治】【用法与用量】【贮藏】参照《四川省中药材标准》（1987年版）、《四川省中药材标准》（2015年版）拟订。

【备注】川黄芪常见的混淆品有下列两种：

圆叶锦葵　为锦葵科植物圆叶锦葵Malva rotundifolia L.的干燥根。商品多为切成圆形薄片，直径0.4～1.2 cm，外表面浅黄色或浅黄白色，有细纵皱纹，有的可见横长皮孔，切面黄白色，形成层环明显。皮部与木部色泽一致，各占半径的1/2，具细密的放射纹理，无裂隙。味淡，无豆腥味，嚼之起涎。

紫苜蓿　为豆科植物紫苜蓿Medicago sativa L.的干燥根。根呈长圆锥形，似牛尾状，不分枝或上部有少数侧枝，长30～40 cm，直径1.5～2 cm。根头粗大，顶端有多数茎基，表面灰棕色或灰白色，粗糙，可见黑色腺点，并具横长皮孔及纵皱纹或纵列浅沟。横切面皮部薄，白色，木心大，淡黄色，约占半径的5/6，有放射状纹理，形成层环明显，呈棕色，质坚硬而脆，折断面刺状。味苦，刺喉。

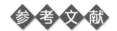

参 考 文 献

[1] 王惠康，何侃，凌罗庆，等. 黄芪属植物化学研究：Ⅱ.梭果黄芪苷A和B的结构鉴定[J]. 化学学报，1989，47（6）：583-587.

[2] 胡蓓莉，王海涛，王智华，等. 几种黄芪属植物中生物活性成分的比较研究Ⅰ. 黄芪总皂甙的含量测定[J]. 中成药，1997，19（2）：40-42.

[3] 叶福媛，毛泉明，张蕾，等.不同品种黄芪中的氨基酸和微量元素含量的比较[J]. 时珍国医国药，2005，16（9）：851-852.

川黄芩

Chuanhuangqin

SCUTELLARIAE AMOENAE RADIX

本品为唇形科植物滇黄芩*Scutellaria amoena* C.H.Wright，连翘叶黄芩*Scutellaria hypericifolia* Levl.或韧黄芩展毛变种*Scutellaria tenax* W.W.Smith var. *patentipilosa*（Hand.-Mazz.）C.Y.Wu的干燥根。春、秋二季采挖，除去须根及泥沙，及时晒或烘至外皮易脱落时撞去粗皮，再继续晒干或烘干。

【性状】**滇黄芩**　呈倒圆锥形，扭曲或微扭曲，分枝或不分枝，长7～20 cm，直径1～2.5 cm。表面棕黄色或暗黄色，有时可见粗糙的栓皮附着，有扭曲的纵皱纹或不规则的网纹，并可见残留细根痕。质硬而脆，易折断，断面不平坦，黄绿色，黄色或污黄色；老根中间呈棕褐色，枯朽状或成空洞。气微，味苦。

连翘叶黄芩　根条较平直，质坚实，断面多为黄色。

韧黄芩展毛变种　根条粗大，长5～30 cm，直径1～7 cm，很少有残存的栓皮，外表浅黄色；内面木部发达，质坚实，不易折断。

【鉴别】（1）滇黄芩和连翘叶黄芩横切面：木栓层外缘常残缺，木栓细胞扁平，呈长方形，棕黄色，木化。皮层宽广，内有石细胞散在，石细胞类圆形，类方形或长方形，壁木化。薄壁细胞中充满淀粉粒。维管束外韧型，被宽窄不一的射线分隔开。韧皮部与皮层界限不明显；木质部由导管、木纤维和木薄壁细胞组成，导管直径为20～55 μm；老根在木质部中央有栓化细胞环。韧皮部和木质部薄壁细胞中均含淀粉粒。

韧黄芩展毛变种横切面：维管束明显成束分布，木纤维发达，导管直径为15～85 μm。髓射线特别明显。

（2）取本品粉末2 g，加乙酸乙酯-甲醇（3∶1）的混合溶液30 ml，加热回流30 min，放冷，滤过，滤液蒸干，残渣加甲醇2 ml使溶解，取上清液作为供试品溶液。另取黄芩苷对照品，加甲醇制成每1 ml含1 mg的溶液，作为对照品溶液。照薄层色谱法（《中国药典》通则0502）试验，吸取上述两种溶液各2 μl，分别点于同一聚酰胺薄膜上，以醋酸为展开剂，展开，取出，晾干。置紫外光灯（365 nm）下检视。供试品色谱中，在与对照品色谱相应的位置上，显相同的暗色斑点。

【检查】**水分**　不得过13.0%（《中国药典》通则0832第二法）。

总灰分　不得过8.0%（《中国药典》通则2302）。

酸不溶性灰分　不得过1.0%（《中国药典》通则2302）。

【特征图谱】照高效液相色谱法（《中国药典》通则0512）测定。

色谱条件与系统适用性试验　以十八烷基硅烷键合硅胶为填充剂；以甲醇为流动相A，以水（0.1%三氟乙酸）为流动相B，按下表中的规定进行梯度洗脱；检测波长为280 nm，流速1 ml，柱温：30 ℃。

川黄芩梯度洗脱表

时间/min	流动相A/%	流动相B/%
0～20	37→39	63→61
20～35	39→45	61→55
35～42	45	55
42～50	45→58	55→42
50～58	58	42
58～68	58→80	42→20
68～68.1	80→90	20→10
68.1～70	90	10

对照品溶液的制备　取黄芩苷、黄芩素对照品，加85%甲醇制成别为0.4 mg/ml、0.1 mg/ml的溶液，即得。

供试品溶液的制备　取本品中粉约0.3 g，加70%甲醇40 ml，加热回流3 h，放冷，滤过，滤液置100 ml量瓶中，用少量70%甲醇分次洗涤容器和残渣，洗液滤入同一量瓶中，加70%甲醇至刻度，摇匀。精密量取5 ml，置10 ml量瓶中，加甲醇至刻度摇匀，滤过，即得。

测定法　分别精密吸取对照品溶液与供试品溶液各10 μl，注入液相色谱仪，测定。

供试品中黄芩苷和黄芩素的实测保留时间为$y1$、$y5$，由坐标点（$x1$，$y1$）、（$x5$，$y5$），得两点线性方程$y = ax+b$，将$x2$、$x3$、$x4$代入方程得两点预测保留时间$y2'$、$y3'$、$y4'$，供试品中与$y2'$、$y3'$、$y4'$，最近的色谱峰即为黄芩苷和黄芩素，其实测保留时间为$y2$、$y3$、$y4$。由坐标点（$x1$，$y1$）、（$x2$，$y2$）、（$x3$，$y3$）、（$x4$，$y4$）、（$x5$，$y5$），得多点线性回归方程$y = cx+d$，再将$x2$、$x3$、$x4$代入方程得多点验证保留时间$y2"$、$y3"$、$y4"$。各成分标准保留时间（x）及保留时间偏差见下表。

各成分保留时间及保留时间偏差

待测成分	标准保留时间/min	偏差-两点/min	偏差-多点/min
$x1$（黄芩苷）	32.66	—	—
$x2$	43.07	± 1.0	± 0.8
$x3$（千层纸素A-7-O-β-D-葡萄糖醛酸苷）	45.90	± 1.0	± 0.8
$x4$（汉黄芩苷）	47.91	± 1.0	± 0.8
$x5$（黄芩素）	53.71	—	—

供试品色谱图中应有$x1$～$x5$的特征峰，各特征峰的计算保留时间与实际保留时间的偏差应符合表2的相关要求。

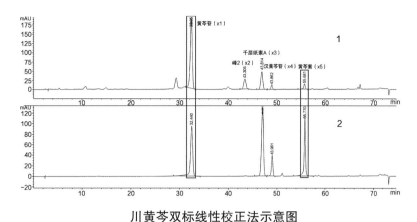

川黄芩双标线性校正法示意图

1—样品特征图谱；2—对照品特征图【取黄芩苷（x1）和黄芩素（x5）为双标】

【浸出物】照水溶性浸出物测定法（《中国药典》通则2201）项下热浸法测定，不得少于20.0%。

【炮制】除去杂质，置沸水中煮10 min，取出，闷透，切片，干燥；或蒸30 min，取出，切片，干燥。

【性味与归经】苦，寒。归肺、胆、脾、大肠、小肠经。

【功能与主治】清热燥湿，泻火解毒，止血，安胎。用于湿温，暑温胸闷呕恶，湿热痞满，泻痢，黄疸，肺热咳嗽，高热烦渴，血热吐衄痈肿疮毒，胎动不安。

【用法与用量】3～9 g。

【贮藏】置通风干燥处。

川黄芩质量标准起草说明

【名称】《四川省中药材标准》（1987年版）收载的为唇形科黄芩属植物滇黄芩*Scutellaria amoena* C. H Wight.连翘叶黄芩*Scutellaria hypericifolia* Lev I. 或韧黄芩展毛变种*Scutellaria tenax* W. W. Smith var. *patentipilosa*（Hand.Mazz）C. Y. Wu的干燥根，统称为黄芩，为了和《中国药典》收载的来源于唇形科植物黄芩*Scutellariabaicalensis* Georgi等的黄芩区别，将《四川省中药材标准》（1987年版）中的黄芩更名川黄芩。别称战芩、西南黄芩、大黄芩、滇黄芩等。

【来源】常用药材，为唇形科黄芩属植物滇黄芩*Scutellaria amoena* C.H Wight.连翘叶黄芩*Scutellaria hypericifolia* Lev I.或韧黄芩展毛变种*Scutellaria tenax* W.W.Smith var.*patentipilosa*（Hand.Man）C. Y. Wu的干燥根。滇黄芩的根药材习称西南黄芩，连翘叶黄芩习称川黄芩，韧黄芩展毛变种习称大黄芩。春，秋二季采挖，除去须根及泥沙，晒后撞去粗皮，及时晒干。

【原植物形态】**滇黄芩**　多年生草本。根茎近垂直或斜行，肥厚，直径1～2.8 cm，上部常分枝，分枝顶端生出1至数茎。茎直立，高12～30 cm，锐四棱形，略具四槽，沿棱角被倒向或伸展的微柔毛至疏柔毛，绿色或带紫红色。叶草质，长圆状卵形或椭圆形，茎下部者变小，茎中部以上渐大，长0.6～4 cm，宽0.4～1.6 cm，常对折，顶端圆、钝或微尖，基部圆形或楔形，边缘有不明显圆齿或全缘，正面绿色背面较淡，正面疏被微柔毛至几无毛，背面常沿中脉及侧脉疏被微柔毛至几无毛。总状花序具毛；花对生，花冠紫色或蓝紫色。小坚果卵球形，黑色，具瘤。花期6—9月，果期8—10月。

连翘叶黄芩　根横走或斜升，根头常有数条细圆柱形的走茎。叶多为全缘，偶有微波状，稀生少数不明显的浅齿，两面无毛或疏生柔毛。

韧黄芩展毛变种　根条粗壮肥厚，栓皮粗糙易脱落。茎高30～36 cm，棱上被灰白色长柔毛。叶三角形至三角卵圆形，顶端急尖，基部截状楔形，边缘有明显的缺刻状锯齿，两面均具灰白色柔毛。

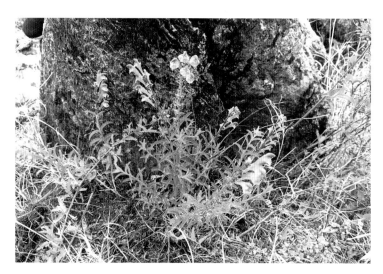

滇黄芩植物图

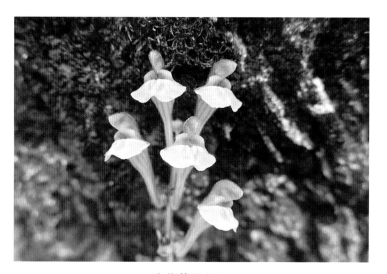

滇黄芩植物图

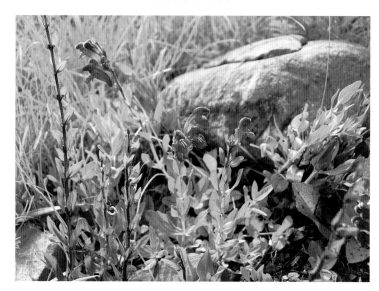

连翘叶黄芩植物图

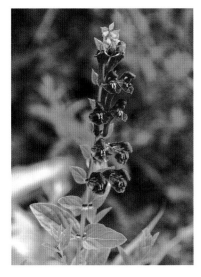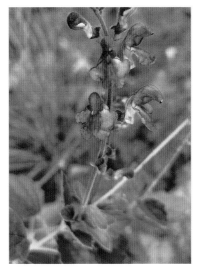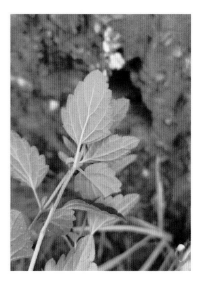

连翘叶黄芩植物图　　　　　　　　　　　　　韧黄芩展毛变种植物图

【产地分布】分布于四川西南部、西部、西北部，云南及贵州等省。滇黄芩主产凉山彝族自治州；连翘叶黄芩和韧黄芩展毛变种主产甘孜藏族自治州。

【生长环境】**滇黄芩**　生于海拔1 300～2 700 m的松林下或草坡向阳处。

连翘叶黄芩　生于海拔（900）2 600～3 200（4 000）m的山地草坡和高山栎林林缘。

韧黄芩展毛变种　生于海拔1 600 m左右的灌丛或草坪或草坡。

【化学成分】根含黄酮类化合物。即黄芩素（baicalein）、黄芩苷（baicalin）、汉黄芩素（wogonin）、滇黄芩素（hispidulin）和汉黄芩素苷（wegonoside）等。

【性状】沿用《四川省中药材标准》（1987年版）性状，并根据收集样品据实描述。

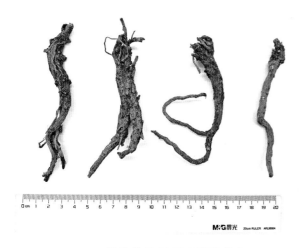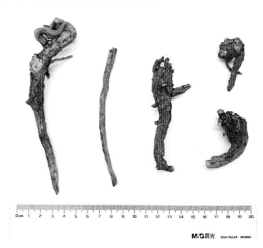

川黄芩药材图（滇黄芩）　　　　　　　　　　川黄芩药材图（连翘叶黄芩）

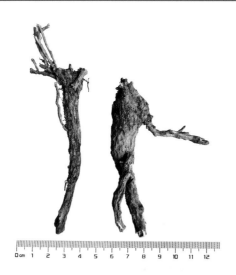

川黄芩药材图（韧黄芩展毛变种）

【鉴别】（1）**显微鉴别** 沿用《四川省中药材标准》（1987年版），收入标准正文。

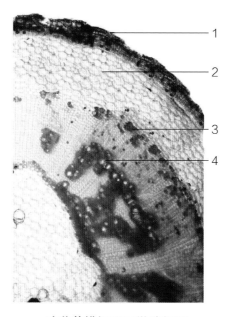

滇黄芩横切面显微特征图

1—木栓层；2—皮层；3—石细胞；4—木质部

（2）**薄层鉴别** 供试品及对照药材溶液制备、吸附剂、显色剂及检视方法同正文。分别采用醋酸和甲苯-乙酸乙酯-甲醇-甲酸（10∶3∶1∶2）为展开剂进行研究。供试品色谱中，在与对照药材色谱相应的位置上，两种展开剂均能检出相同颜色的斑点。但前者R_f值适中，分离度更好，故选用醋酸作为展开剂，收入标准正文。

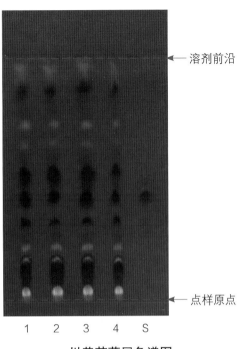

川黄芩薄层色谱图

1—4.川黄芩样品；S—黄芩苷对照品

【检查】水分　按水分测定法（《中国药典》通则0832）第二法测定，测定结果为11.96%～12.32%，平均值为12.10%。故规定水分不得过13.0%，收入标准正文。

　　总灰分　按灰分测定法（《中国药典》通则2302）测定，测定结果为6.42%～7.21%，平均值为6.90%。故规定总灰分不得过8.0%，收入标准正文。

　　酸不溶性灰分　按灰分测定法（《中国药典》通则2302）测定，测定结果为0.62%～0.90%，平均值为0.77%。故规定酸不溶性灰分不得过1.0%，收入标准正文。

【特征图谱】为更好的鉴别川黄芩，根据文献采用双标线性法建立本项目[4]-[6]。按正文所述方法试验，精密度（连续进样6针），5个成分色谱峰的保留时间和峰面积RSD均小于1.0%；重复性（各取6份），5个成分色谱峰的保留时间和峰面积RSD均小于1.5%；稳定性试验表明36 h内5个成分色谱峰的保留时间和峰面积RSD均小于2.0%；耐用性试验表明色谱柱列表中涉及色谱柱均可将5个色谱峰分离。

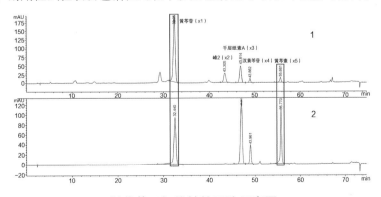

川黄芩双标线性校正法示意图

1—样品特征图谱；2—对照品特征图【取黄芩苷（x1）和黄芩素（x5）为双标】

色谱柱列表

色谱柱编号	品　牌	型　号	规　格
Column 1	Osaka Soda	Capcell pak C18	250 mm × 4.6 mm，5 μm
Column 2	Dikma	Diamonsil C18	250 mm × 4.6 mm，5 μm
Column 3	Phenomenex	Luna C18	250 mm × 4.6 mm，5 μm
Column 4	Waters	Xbridge C18	250 mm × 4.6 mm，5 μm
Column 5	TechMate	TechMate C18	250 mm × 4.6 mm，5 μm
Column 6	FLM	Titank C18	250 mm × 4.6 mm，5 μm
Column 7	Waters	Symmetry C18	250 mm × 4.6 mm，5 μm
Column 8	Waters	SunFire C18	250 mm × 4.6 mm，5 μm
Column 9	中谱红	PR-C18	250 mm × 4.6 mm，5 μm
Column 10	Agilent	ZORBAX SB C18	250 mm × 4.6 mm，5 μm
Column 11	Thermo	Syncronis C18	250 mm × 4.6 mm，5 μm
Column 12	AkzoNobel	Kromasil 100-5-C18	250 mm × 4.6 mm，5 μm
Column 13	Agilent	ZORBAX Eclipse Plus C18	250 mm × 4.6 mm，5 μm
Column 14	SHIMADZU	Shim-pack GIST C18	250 mm × 4.6 mm，5 μm
Column 15	Exmere Ltd	Exsil Mono 100 C18	250 mm × 4.6 mm，5 μm
Column 16	HALO	90A C18	250 mm × 4.6 mm，5 μm
Column 17	SHIMADZU	Inertsil ODS-3 C18	250 mm × 4.6 mm，5 μm
Column 18	Dikma	Inspire C18	250 mm × 4.6 mm，5 μm
Column 19	Agilent	ZORBAX Eclipse XDB C18	250 mm × 4.6 mm，5 μm

【浸出物】经调研，实际使用中川黄芩多为水煎煮，故选用水作为溶剂。按正文所述方法检测，测定结果为20.6%～24.2%，平均值为21.8%。故规定浸出物不得少于20.0%，收入标准正文。

【含量测定】黄芩苷为川黄芩中含量较高的成分。已有文献[1-4]报道黄芩苷采用高效液相法进行含量测定。经研究选用70%乙醇制备供试品溶液，测定波长为280 nm，色谱柱为C$_{18}$柱。流动相为甲醇-水-磷酸（40：60：02）。对收集到4批样品进行测定，测定结果为4.02%～6.16%，平均值为5.09%。由于本品为多基源，将继续收集样品进行研究，暂不收入标准正文。

川黄芩水分、总灰分、酸不溶性灰分、浸出物、含量测定结果表

样品编号	来源/产地	水分/%	总灰分/%	酸不溶性灰分/%	浸出物/%	黄芩苷含量测定/%
1	四川凉山彝族自治州	12.32	7.11	0.68	21.4	4.08
2	四川凉山彝族自治州	12.08	6.42	0.62	24.2	6.12
3	四川凉山彝族自治州	11.96	7.21	0.86	20.6	4.02
4	云南省	12.06	6.87	0.90	21.2	6.16
平均值		12.10	6.90	0.77	21.8	5.09

【性味与归经】【炮制】【功能与主治】【用法与用量】【贮藏】参照《四川省中药饮片炮制规范》（2015年版）、《四川省中药材标准》（1987年版）拟订。

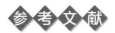

[1] 南京中医药大学. 中药大辞典：下册[Z]. 2版. 上海：上海科学技术出版社，2006.

[2] WANG Q J，YU X L，SUN L，et al. Fingerprint analysis of phenolic acid extract of Salvia miltiorrhiza by digital reference standard analyzer with one or two reference standards[J]. Chinese Medicine，2021，16（1）：8.

[3] SUN L，JIN H Y，TIAN R T，et al. A simple method for HPLC retention time prediction：Linear calibration using two reference substances[J]. Chinese Medicine，2017，12（1）：16－27.

[4] CHEN A Z，SUN L，YUAN H，et al. Simultaneous qualitative and quantitative analysis of 11 active compounds in rhubarb using two reference substances by UHPLC[J]. Journal of Separation Science，2018，41（19）：3686－3696.

川明参

Chuanmingshen

CHUANMINGSHINIS RADIX

本品为伞形科植物川明参*Chuanminshen violaceum* Sheh et Shan的干燥根。4—5月采挖，除去泥沙、须根及外皮，洗净，置沸水中煮至无白心，取出，干燥。

【性状】本品呈长圆柱形或长纺锤形，略扭曲，长7～30 cm，直径0.5～2 cm。表面黄白色或淡黄棕色，较光滑，可见不规则纵沟及微细皱纹，散在棕色或淡棕色细长横向皮孔样痕迹。质坚硬，易折断，断面淡黄色或淡黄白色，半透明，有角质样光泽，皮部约占半径的1/2，有2～3个白色断续同心环纹，可见淡黄棕色小油点，木部有放射状纹理；较粗者一侧常不规则开裂。气微，味甘淡，嚼之发黏。

【鉴别】（1）本品根横切面：木栓层为多列木栓细胞。栓内层4～8列细胞，切向延长，有少数分泌道。韧皮部较宽，约占半径的1/2，筛管群呈放射状排列，近形成层处较明显，分泌道较多，由5～8个分泌细胞围绕而成，内含淡黄棕色物，射线弯曲。形成层明显。木质部导管甚多，呈放射状排列，后生木质部不发达。薄壁细胞含糊化淀粉粒。

（2）取本品粉末2 g，加乙醚20 ml，超声处理30 min，滤过，滤液挥干，残渣加乙酸乙酯1 ml使溶解，作为供试品溶液。另取欧前胡素对照品，加乙酸乙酯制成每1 ml含1 mg的溶液，作为对照品溶液。照薄层色谱法（《中国药典》通则0502）试验，吸取上述两种溶液各10～20 μl，分别点于同一硅胶G薄层板上，以石油醚（60～90 ℃）-乙醚（1∶5）展开剂，展开，取出，晾干，置紫外光灯（365 nm）下检视。供试品色谱中，在与对照品色谱相应的位置上，显相同的荧光斑点。

【检查】**水分** 不得过12.0%（《中国药典》通则0832 第二法）。

总灰分 不得过18.0%（《中国药典》通则2302）。

酸不溶性灰分 不得过1.5%（《中国药典》通则2302）。

【浸出物】照水溶性浸出物测定法（《中国药典》通则2201）项下的热浸法测定，不得少于10.0%。

【炮制】除去杂质，洗净，润透，切段或片，干燥。

【性味与归经】甘，平。归肺、肝经。

【功能与主治】滋阴补肺，健脾和胃。用于热病伤阴，肺燥咳嗽，脾虚食少，病后体弱。

【用法与用量】9～15 g。

【贮藏】置干燥处，防潮、防蛀。

川明参质量标准起草说明

【名称】沿用《四川省中药材标准》（1987年版）名称。

【别名】明参、明沙参、土明参、沙参[1]。

【来源】川明参历代本草未见记载。川渝栽培川明参的产区习称"沙参"一名，易与"北沙参""南沙参"相混，自20世纪50年代初以来，一直称"川明参"，其植物来源为*Chuanminshen violaceum* Sheh et Shan。[2]

【原植物形态】多年生草本，高30～150 cm。野生者根细长，根圆柱形，长7～30 cm，径0.6～1.5 cm，顶部有横环纹，表面平坦，黄白色至黄棕色，断面白色，味甜。茎圆柱形，径2.5～5 mm，多分枝，有纵细条纹，基部带紫红色。基生叶多数，莲座状；叶柄长6～18 cm，基部有宽叶鞘，抱茎；叶片轮廓三角状卵形，三出式二至三回羽状分裂，一回羽片3～4对，二回羽片1～2对，末回裂片卵形或长卵形，先端渐尖，基部楔形或圆形，不规则的2～3裂或呈锯齿状分裂，长2～3 cm，宽0.6～2 cm，光滑无毛；茎上部叶很少，具长柄。复伞形花序顶生或侧生，直径3～10 cm；总苞片0～2，线形；伞辐4～8，长0.5～8 cm；小总苞片0～3，线形；花瓣长椭圆形，暗紫红色、浅紫色或白色；萼齿狭长三角形或线形；花柱向下弯曲。双悬果长卵形，长5～7 mm，宽2～4 mm，暗褐色，背棱和中棱线形突起，侧棱稍宽并增厚；棱槽内有油管2～3，合生面4～6，胚乳腹面平直。花期4—5月，果期5—6月[3、4]。

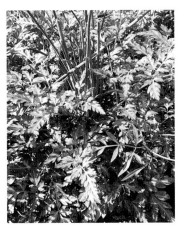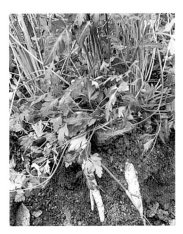

川明参地上部分　　　　　　　　　川明参（露根）

川明参植物图

【产地分布】分布四川成都、金堂、简阳、苍溪、威远、北川、平武、巴中以及湖北宜昌、当阳等地[3、4]。

【生长环境】生长于山坡草丛或沟边、林缘路旁。

【采收加工】移栽后第二年的清明前后采挖，采收后除去泥沙及须根，洗净，将根部表皮刮去或用粗糠壳搓至色白，并分大、中、小三级，在清水中洗净，再置沸水中煮至无白心，取出，浸漂，晒干或烘干[3]。

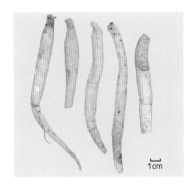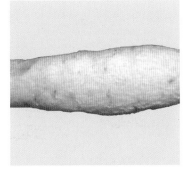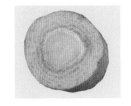

川明参药材图　　　　　　　　表面横向皮孔样痕迹　　　　　断面皮部较宽，有同心环纹

川明参药材性状及局部放大图

【化学成分】主要为多糖、香豆素类、黄酮、尚含甾体和三萜化合物等。根含5，8-二甲氧基补骨脂素（5，8-dimethoxy-psoracen）、5-异戊烯基-8-甲氧基补骨脂素（5-pentenyl-8-methoxy-psoracen）等[5、6]，须根中主含欧前胡素、5-甲氧基-8-羟基补骨脂素等[7]；槲皮素-3-O-葡萄糖醛酸苷（quecetin-3-O-β-D-glucuronide）、芦丁（rutin）、procyanidin A-2、豆甾醇（stigmasterol）、豆甾醇-葡萄糖甙（stigmasteryl 3-O-β-D-glucopyranoside）、棕榈酸、硬脂酸的混合物、多糖、甾体和三萜化合物等[6]。此外，尚含丰富的

磷脂、蛋白质[8]、氨基酸[9]。

　　另据报道，川明参茎叶尚含4-羟甲基-5-甲氧羰基乙基-6-甲氧基-苯并呋喃-7-O-β-D-葡萄糖苷、3-甲基-6-甲氧基-8-羟基-二氢异香豆素等[10]、川明参苷（chuanminshenoside）、3-甲基-6-甲氧基-8-羟基-二氢异香豆素（6-methoxymellein）、异虎耳草素（isopimpinellin）、白当归脑（byakangelicin）、氧化前胡素水合物（oxypeucedanin hydrate）、芸香瑞亭（rutaretin）和芦丁[10]。

　　【性状】参照《四川省中药材标准》（1987年版），对收集的样品据实描述，修订。

　　【鉴别】（1）**显微鉴别**　本品横切面显微特征明显，故收入标准正文。

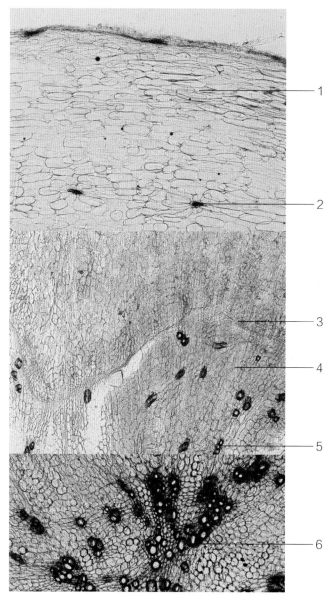

川明参横切面显微图

1—韧皮部；2—分泌道；3—形成层；4—木质部；5—导管；6—木质部中央

　　（2）**薄层色谱**　对本品进行了薄层色谱研究，确定供试品溶液、对照品溶液的制备、展开剂、检视方法同标准正文。采用石油醚（60～90 ℃）-乙醚（1∶5）为展开剂，供试品色谱中，在与欧前胡素对照品色谱相应的位置上，均能检出相同颜色的荧光斑点，R_f值适中，收入标准正文。

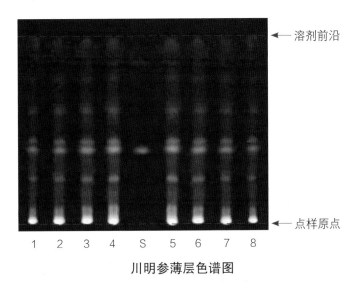

川明参薄层色谱图

1—8. 川明参药材；S—欧前胡素对照品

【检查】水分　按水分测定法（《中国药典》通则0832）第二法测定，测定结果为8.6%～12.0%，平均值为10.3%。拟规定水分不得过12.0%，收入标准正文。

总灰分　按灰分测定法（《中国药典》通则2302）测定，测定结果为13.6%～23.2%，平均值为16.9%。拟规定总灰分不得过18.0%，收入标准正文。

酸不溶性灰分　按灰分测定法（《中国药典》通则2302）测定，测定结果为0.7%～1.2%，平均值为0.9%。拟规定酸不溶性灰分不得过1.5%，收入标准正文。

二氧化硫残留量　照二氧化硫残留量测定法（《中国药典》通则2331）测定，测定结果未检出。故未收入标准正文。

【浸出物】按正文要求进行测定，测定结果为13.0%～28.6%，平均值为21.2%。拟规定浸出物不得少于10.0%，收入标准正文。

川明参水分、总灰分、酸不溶性灰分、浸出物结果表

样品编号	来源/产地	水分/%	总灰分/%	酸不溶性灰分/%	浸出物/%
1	四川金堂	10.7	17.5	1.2	28.6
2	四川崇州	10.0	16.0	1.1	13.4
3	四川攀枝花	10.6	17.1	0.8	22.6
4	四川巴中	9.1	14.0	0.7	27.8
5	成都荷花池中药材专业市场	10.0	18.8	1.0	20.9
6	四川德阳	12.0	23.2	1.1	18.7
7	四川清泉	11.2	13.6	1.0	13.0
8	四川淮口	8.6	14.9	0.7	25.0
平均值		10.3	16.9	0.9	21.2

【含量测定】川明参用药历史悠久。在相关研究报道中，已经明确了有香豆素类成分，前期研究发现，欧前胡素为川明参中香豆素类主要成分之一，所以建立了高效液相色谱法测定川明参药材中欧前胡素的含量测定方法（以甲醇提取溶液作为供试品溶液，以甲醇-水（62∶38）为流动相洗脱，在248 nm下检测欧前胡素含量），方法回收率为101.9%，RSD为1.5%，方法可行。收集的样品按该方法进行测定，结果为3.8～32 μg/g，平均值为16.2 μg/g，考虑到不同来源的川明参中欧前胡素含量波动较大、含量较低等因素，需继续积累数据，暂未收入标准正文中。

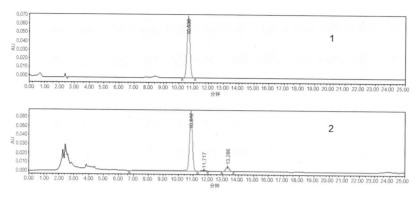

川明参高效液相色谱图

1—欧前胡素对照品；2—川明参药材样品

【**药理作用**】川明参乙醇提取物、水提取物、正丁醇提取物有明显镇咳作用，水提物具有祛痰[11]作用。川明参多糖有一定的抗诱变能力，促进细胞新陈代谢，增加受损细胞的修复能力，并参与影响机体内的一些代谢系统；无任何致突变作用[12,13]。

【**性味与归经**】参照《四川省中药饮片炮制规范》（2015年版）拟订。

【**功能与主治**】根据《四川省中药饮片炮制规范》（2015年版）进行了修订，将"滋阴补肺，健脾。用于肺热咳嗽，热病伤阴"改为"滋阴补肺，健脾和胃。用于肺阴虚证，热病伤阴，肺燥咳嗽，脾虚食少，病后体弱。"

【**用法与用量**】【**贮藏**】沿用《四川省中药材标准》（1987年版）。

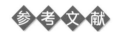

[1] 国家中医药管理局《中华本草》编委会. 中华本草：第5册[M]. 上海：上海科学技术出版社，1999.

[2] 中国科学院四川分院中医中药研究所. 四川中药志：第2册[M]. 成都：四川人民出版社，1960.

[3] 万德光. 四川道地中药材志：全彩版[M]. 成都：四川科技出版社，2005.

[4] 中国科学院《中国植物志》编委会. 中国植物志：第55卷[M]. 北京：科学出版社，1992.

[5] 周燕，彭树林，吕发强，等. 川明参根部的化学成分[J]. 天然产物研究与开发，1999，11（6）：15-17.

[6] 李帮经，彭树林，梁健，等. 川明参须根中的化学成分[J]. 中草药，2004（6）：21-23.

[7] 邵承斌，李宏，吴鹤麟，等. 川明参营养化学成分的研究[J]. 中草药，1997（10）：590-591.

[8] 邵承斌，李宏，吴鹤麟，等. 川明参与北沙参中氨基酸的测定[J]. 渝州大学学报（自然科学版），1996（4）：23-25.

[9] 王明安，彭树林，王明奎，等. 川明参茎叶中的化学成分[J]. 高等学校化学学报，2002，23（8）：1539-1541.

[10] 李帮经，周燕，王明安，等. 滋补药材川明参的化学成分分析[J]. 分析试验室，2003，22（S1）：59-60.

[11] 张梅，雨田，苏筱琳，等. 川明参镇咳祛痰药理作用研究[J]. 时珍国医国药，2006，17（7）：1121-1122.

[12] 李宏，邵承斌. 川明参醇提取物的诱变及抗诱变作用——蚕豆根尖微核试验[J]. 渝州大学学报（自然科学版），1997，（1）：34-37.

[13] 李宏，邵承斌. 川明参多糖的遗传毒理学检验——对蚕豆根尖细胞微核的影响[J]. 渝州大学学报（自然科学版），1996，（4）：31-34.

川银花

Chuanyinhua

LONICERAE SIMILIS FLOS

本品为忍冬科植物细毡毛忍冬*Lonicera similis* Hemsl. 和淡红忍冬*Lonicera acuminata* Wall. 的干燥花蕾或带初开的花。前者习称"南江银花"，后者习称"肚子银花"或"沐川银花"。夏季花开放前采收，杀青后干燥。

【性状】**细毡毛忍冬**　本品花蕾呈细长棒状，略弯曲，长3～6 cm，上部稍膨大，直径1.5～2 mm，下部直径1～1.5 mm。表面黄绿色、绿棕色或黄棕色，被开展的长、短糙毛或腺毛，有的无毛。萼齿5裂，三角形，无毛或仅边缘具毛，开放者花冠裂片二唇形。质稍硬，手捏之有弹性，气清香，味淡，微苦。杂有少量叶片，叶片纸质，背面被灰白色或灰黄色的细毡毛。

淡红忍冬　本品花蕾呈短棒状，长1～2 cm，上部膨大，直径1.8～4 mm，下部直径0.6～1.3 mm。表面黄绿色、棕黄色、淡紫色至紫棕色，疏被毛或无毛，萼筒、萼齿均无毛或萼筒上部及萼齿疏被毛。质稍硬。杂有少量幼枝及总花梗，常被卷曲的黄褐色糙毛及糙状毛。

【鉴别】（1）**细毡毛忍冬**　本品粉末黄绿色至黄棕色。腺毛头部类方形、长圆形、倒圆锥形或类圆形，顶部平坦，侧面观有6～17个细胞，排成2～3层，直径62～75 μm，柄部2～3个细胞，上部细胞短，基部细胞甚长。非腺毛为单细胞，有两种，一种壁较厚，平直或稍弯曲，长70～380 μm，直径12～20 μm，足部较宽，末端平截，表面有细微疣状突起，有时可见2个短小非腺毛足部并生；另一种非腺毛壁薄，直径17～25 μm。花粉粒极多，黄色，类圆形或三角状圆形，直径70～82 μm，外壁有细刺状及颗粒状雕纹，萌发孔3个。薄壁细胞中含细小草酸钙簇晶。

淡红忍冬　无腺毛。厚壁非腺毛长93～998 μm，直径9～38 μm。

（2）取本品粉末0.2 g，加甲醇5 ml，放置12 h，滤过。滤液作为供试品溶液。另取绿原酸对照品，加甲醇制成每1 ml含1 mg的溶液，作为对照品溶液。照薄层色谱法（《中国药典》通则0502）试验，吸取上述供试品溶液2～5 μl、对照品溶液5 μl，分别点于同一羧甲基纤维素钠为黏合剂的硅胶G薄层板上，以乙酸丁酯-甲酸-水（7∶2.5∶2.5）的上层溶液为展开剂，展开。取出，晾干。置紫外光灯（365 nm）下检视。供试品色谱中，在与对照品色谱相应的位置上，显相同颜色的荧光斑点。

【检查】**杂质**　不得过5.0%（《中国药典》通则2301第二法）。

水分　不得过13.0%（《中国药典》通则0832第二法）。

总灰分　不得过8.5%（《中国药典》通则2302）。

酸不溶性灰分　不得过1.0%（《中国药典》通则2302）。

【浸出物】照醇溶性浸出物测定法（《中国药典》通则2201）项下热浸法测定，用乙醇作溶剂，不得少于20.0%。

【含量测定】照高效液相色谱法（《中国药典》通则0512）测定。

色谱条件与系统适应性试验　以十八烷基硅烷键合硅胶为填充剂；以乙腈-0.4%磷酸（12∶88）为流动相；检测波长为327nm。理论板数按绿原酸峰计算应不低于1 000。

对照品溶液的制备　精密称取绿原酸对照品适量，置棕色瓶中，加入50%甲醇溶液制成每1 ml含40 μg

的溶液，即得。

供试品溶液的制备　取样品粉末（过四号筛）0.5 g，精密称定，置具塞锥形瓶中。精密加入50%甲醇50 ml，称定重量，超声处理（功率250 W，频率35 kHz）30 min。放冷，再称定重量。用50%甲醇补足减失的重量，摇匀，滤过。精密量取续滤液5 ml，置25 ml棕色量瓶中，加50%甲醇至刻度，摇匀，即得。

测定法　分别精密吸取对照品溶液与供试品溶液各5～10 μl，注入液相色谱仪，测定，即得。

本品按干燥品计算，含绿原酸（$C_{16}H_{18}O_9$）不得少于2.0%。

【炮制】除去杂质。

【性味与归经】甘，寒。归肺、心、胃经。

【功能与主治】清热解毒，疏散风热。用于痈肿疔疮，喉痹，丹毒，热毒血痢，风热感冒，温病发热。

【用法与用量】6～15 g。

【贮藏】置阴凉干燥处，防潮。

川银花质量标准起草说明

【名称】《四川省中药材标准》（1987年版）原名金银花，为区别于《中国药典》收载的金银花和山银花故更名为川银花。

【来源】通过对四川南江、沐川、重庆城口、巫山等地的实地调查，采集了原植物标本，并收集了产地及药材市场川银花药材商品，经鉴定为忍冬科植物细毡毛忍冬*Lonicera similis* Hemsi. 和淡红忍冬*Lonicera acuminata* Wall.的干燥花蕾或带初开的花。这两种为川银花的主流品种，故收入本标准[1]。

【原植物形态】**细毡毛忍冬**　为多年生半常绿木质藤本，幼枝、叶柄和总花梗均被开展的淡黄褐色长糙毛、短柔毛和稀疏腺毛，或完全无毛。叶纸质，卵形、卵状矩圆形至卵状披针形或披针形，长4～12 cm，顶端急尖至渐尖，基部微心形；下面被由稠密细短柔毛组成的灰白色或灰黄色细毡毛，中脉和侧脉上有长糙毛或无毛。双花单生于叶腋或少数集生枝端成总状花序，总花梗长可达4 cm；苞片三角状披针形至条状披针形，长2～4.5 mm；萼齿近三角形，5裂；花冠先白色后变成淡黄色，长4～6 cm，二唇形，筒细，外被开展的长、短糙毛和腺毛或无毛，内面被白色柔毛；花冠筒长于裂片；雄蕊5，着生于花冠上，花丝无毛，花药黄色，雄蕊与花柱稍超出花冠。浆果蓝黑色，卵圆形。花期5—6（—7）月，果熟期9—10月[2, 3]。

淡红忍冬　枝通常被卷曲的黄褐色糙毛或完全无毛。叶柄被卷曲的褐色糙毛，叶薄革质，卵状矩圆形至条状披针形，长3.5～9 cm，两面被糙毛或仅中脉有糙伏毛。萼齿无毛或仅边缘有毛，花冠类白色，有的带紫色或红色，长1.3～2.5 cm，漏斗状，外面无毛或有展开或半展开的短糙毛，花柱下部被柔毛，苞片钻形，比萼筒短或略长。

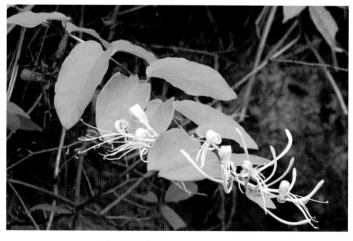

川银花植物图（细毡毛忍冬）

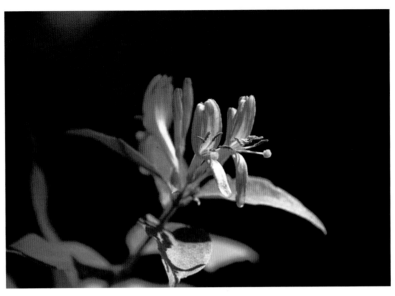

川银花植物图（淡红忍冬）

【产地分布】**细毡毛忍冬**　四川省的平武、青川等50余个市、县均匀分布，重庆城口、奉节、石柱、武隆、黔江、彭水、酉阳、江津、秀山、南川均有分布和种植。陕西、甘肃、浙江、福建、湖北、湖南、广西、贵州、云南[2,4]等地也有分布。

淡红忍冬　四川主产宜宾、沐川等地，重庆城口、巫山、巫溪、奉节、云阳、万州、石柱、武隆、黔江、酉阳、南川等地有分布和种植。甘肃、陕西、贵州、云南、西藏、湖北、湖南、安徽、江西、浙江、福建、台湾、广东、广西等地[2,4]也有分布。

【生长环境】生于山谷、溪旁、路旁、向阳山坡、灌丛或林中。

【采收加工】根据文献[5]及实验研究，采收川银花后必须在一天内将其全部干燥，否则川银花极易腐烂而影响质量。目前南江主产区常采用蒸汽杀青—晒干，蒸汽杀青—烘干，炒制杀青—晒干这三种方法。

【化学成分】**细毡毛忍冬**　含有机酸，包括咖啡酸、3，5-二咖啡酰奎尼酸、绿原酸、棕榈酸等，黄酮类成分有木樨草素、槲皮素等，另含β-谷甾醇、二十九烷醇、二十九烷等[6]。挥发油主要成分为醇、酮、酸、酯类化合物，亦有少量烃类化合物，其中含量最高的成分是棕榈酸[7-9]。

淡红忍冬　含有机酸、黄酮类及挥发油，挥发油主要成分为棕榈酸、亚油酸，二十一烷，11，14，17-1二十碳三烯酸甲酯、9，12，15-十八碳三烯酸甲酯[8]。

【性状】根据《四川省中药材标准》（1987年版）及样品的实际情况描述。

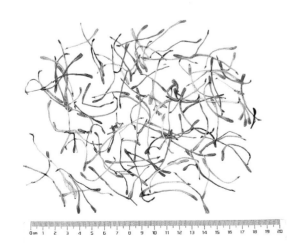

川银花药材图（细毡毛忍冬）

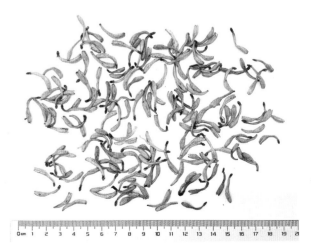

川银花药材图（淡红忍冬）

【鉴别】（1）**显微鉴别**　本品粉末显微特征明显，具有鉴别意义，故收入标准正文。

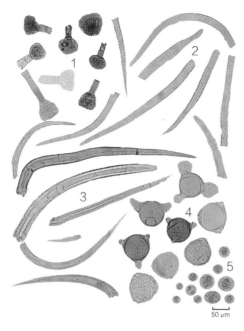

川银花粉末显微特征图（细毡毛忍冬）

1—腺毛；2—非腺毛（薄壁）；3—非腺毛（厚壁）；4—花粉粒；5—草酸钙簇晶

（2）**薄层鉴别**　对本品进行了薄层色谱研究，经查阅文献，确定以川银花中绿原酸为对照物质。供试品溶液及对照品溶液的制备、检视方法同标准正文，分别采用硅胶G板和硅胶H板、以乙酸丁酯-甲酸-水（7∶2.5∶2.5）的上层溶液为展开剂，供试品色谱中，在与对照品色谱相应的位置上，均能检出相同颜色的斑点，斑点清晰、R_f值适中，其中硅胶G板展开得到的图谱效果最好，故收入标准正文。

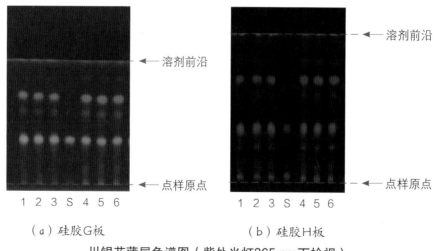

（a）硅胶G板　　　　　　　（b）硅胶H板

川银花薄层色谱图（紫外光灯365 nm下检视）

1—3.川银花（沐川银花）；4—6.川银花（南江银花）；S—绿原酸对照品

【检查】**杂质**　收集的药材样品中，均杂有叶和幼枝，对其非药用部分杂质进行了检测，杂质含量1.36%～4.26%，平均值为3.02%，继续沿用《四川省中药材标准》（1987年版），规定杂质不得过5.0%。

　　水分　按水分测定法（《中国药典》通则0832）第二法测定，测定结果为8.65%～12.10%，平均值为9.82%。拟规定水分不得过13.0%，收入标准正文。

　　总灰分　按灰分测定法（《中国药典》通则2302）测定，测定结果为5.98%～7.02%，平均值为6.34%。故规定总灰分不得过8.5%，收入标准正文。

　　酸不溶性灰分　按灰分测定法（《中国药典》通则2302）测定，测定结果为0.35%～0.51%，平均值为0.43%。拟规定酸不溶性灰分不得过1.0%。收入标准正文。

　　二氧化硫残留量　照二氧化硫残留量测定法（《中国药典》通则2331）测定。收集的药材样品均未检测出二氧化硫残留，实际考察中未发现有熏硫现象，故未收入标准正文。

　　【浸出物】采用正文所述方法检测，测定结果为27.05%～29.03%，平均值为28.41%。拟规定醇浸出物不得少于20.0%，收入标准正文。

　　【含量测定】根据文献报道及药效学研究结果，川银花中主要成分为绿原酸。参照文献，采用HPLC的方法对绿原酸的含量进行了测定。经研究选用50%甲醇超声处理制备供试品溶液，测定波长327 nm，绿原酸进样量为1.045 8～20.186 μg时，线性曲线为$Y = 28\ 379X + 84.5$（Y为峰面积，X为绿原酸含量），线性关系良好（$r = 0.999\ 7$），方法精密度RSD为0.58%，稳定性RSD为1.14%，加样回收率为98.57%，RSD为2.09%。根据收集所得样品进行测定得绿原酸含量为3.64%～3.99%，平均值为3.83%。故规定绿原酸（$C_{16}H_{18}O_9$）按干燥品计算，不得少于2.0%，收入标准正文。

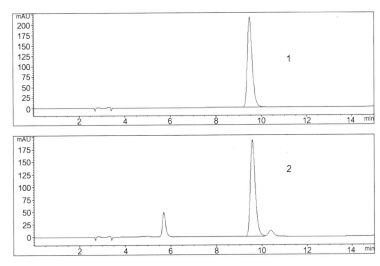

川银花高效液相色谱图

1—绿原酸对照品；2—川银花药材

川银花水分、总灰分、酸不溶性灰分、浸出物及含量测定结果表

样品编号	来源/产地	杂质/%	水分/%	总灰分/%	酸不溶性灰分/%	浸出物/%	绿原酸含量/%
1	四川宜宾（沐川银花）	1.52	9.82	6.59	0.35	29.03	3.82
2	重庆城口（沐川银花）	1.36	10.02	7.02	0.42	28.13	3.75
3	成都荷花池中药材专业市场（沐川银花）	4.26	8.98	6.32	0.51	27.05	3.64
4	成都荷花池中药材专业市场（南江银花）	3.59	12.10	5.98	0.38	28.83	3.84
5	四川南江（南江银花）	3.85	8.65	6.13	0.41	28.87	3.95
6	重庆巫山（南江银花）	3.56	9.36	5.98	0.49	28.57	3.99
平均值		3.02	9.82	6.34	0.43	28.41	3.83

　　【药理】川银花具有抗病原微生物、解热、抗炎、利胆、保肝、降脂、止血、抗肿瘤、抗氧化、抗生育、免疫调节等作用[10]。细毡毛忍冬水提物对金黄色葡萄球菌、枯草芽孢杆菌、福氏志贺氏菌、变形杆菌

均具有显著的抑菌作用；对百白破疫苗致发热家兔有良好的解热作用；对二甲苯致老鼠耳肿胀和角叉莱胶致大鼠足跖肿胀模型有一定的抑制作用。

【备注】几种忍冬属植物主要区别检索如下[11]：

1. 花冠筒多少呈漏斗状，其顶端的直径约为其基部的3倍淡红忍冬*Lonicera acuminate* Wa.

1. 冠筒多少呈筒状，其顶端的直径最多为其基部的2倍。

  2. 萼齿完全无毛，宽三角形、半圆形至卵形，顶端顿或圆形；苞片三角形，极小，远比萼筒短……

                  ……水忍冬*Lonicera dasystyla* Rehd.

  2. 萼齿外面和边缘都有短糙毛，卵形、卵形三角形至三角形披针形，顶端尖或钝；苞片带披针形。

    3. 萼齿卵形、卵形三角形，至长三角形，远比萼筒短。

      4. 苞片极短，长1～2 mm，不超过萼筒；花柱远高于雄蕊……

             ……峨眉忍冬*Lonicera similis* Hemsl. var. *omeiensis* Hsu et H.J. Wang

      4. 苞片长5～15 cm，有时呈叶状，高于萼齿；花柱略高于雄蕊或近相等……

             ……短柄忍冬*Lonicera pampaninii* Lévl.

    3. 萼齿钻形，长等于或超过萼筒……皱叶忍冬*Lonicera rhytidophylla* Hand.-Mazz.

【性味与归经】【炮制】【功能与主治】【用法与用量】【贮藏】参照《四川省中药材标准》（2010年版）拟订。

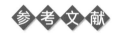

参 考 文 献

[1] 国家药典委员会. 中华人民共和国药典（2015年版）：一部和四部[S]. 北京：中国医药科技出版社，2015.

[2] 中国科学院《中国植物志》编委会. 中国植物志：第40卷[M]. 北京：科学出版社，1994.

[3] 苟占平，万德光. 米子银花的分类学鉴定与质量分析[J]. 中国现代应用药学，2008，25（4）：303-305.

[4] 苟占平，万德光. 四川南江县中药金银花植物资源调查[J]. 云南中医学院学报，2005，28（1）：22-23.

[5] 杨苗，马逾英，周娟，等. 细毡毛忍冬采收期动态研究[J]. 时珍国医国药，2009，20（1）34-35.

[6] 肖培根. 新编中药志：第2卷[M]. 北京：化学工业出版社，2002.

[7] 苟占平，万德光. 米子银花挥发油成分分析[J]. 时珍国医国药，2008，19（2）：417-418.

[8] 周漩，宋粉云，钟兆健. 微乳液在中药黄酮类成分薄层色谱分析中的应用[J]. 色谱，2006，24（3）：324.

[9] 芦绪芳. 金银花的研究现状[J]. 时珍国医国药，2006，17（5）843-844.

[10] 万德光，彭成，赵军宁，等. 四川道地中药材志[M]. 成都：四川科学技术出版社，2005.

[11] 徐炳声. 中药金银花原植物的研究[J]. 药学学报，1979，（01）：25-36.

川紫菀

Chuanziwan

LIGULARIAE RADIX ET RHIZOMA

本品为菊科植物川鄂橐吾*Ligularia wilsoniana*（Hemsl.）Greenm.、狭苞橐吾*Ligularia intermedia* Nakai.、鹿蹄橐吾*Ligularia hodgsonii* Hook.的根及根茎。秋季采挖，除去泥土，干燥。以上三种未除去须根者习称"毛紫菀"；前两种除去须根的根茎，习称"光紫菀"。

【性状】**毛紫菀（川鄂橐吾、狭苞橐吾）** 本品根茎呈不规则块状或葫芦形，大小不等；顶端有较硬的茎基和纤维状叶柄残基，较大的根茎部分被切去而露出切面。根茎上簇生多数弯曲的须根，须根长短不一，长可达25 cm，直径1～3 mm，表面灰褐色或黑褐色，有纵皱纹。质硬，须根较脆，易折断，断面色较浅，中央有一小木心。气香，味微苦、辛。

毛紫菀（鹿蹄橐吾） 本品须根较粗，直径2～3 mm，质硬脆，商品中常有多数断根。无香气，味淡。

光紫菀 本品呈葫芦状、不规则疙瘩状，长椭圆形。表面棕黄色或棕褐色；顶端有未除净的茎基及叶柄残基，纤维状；全体有许多凹凸不平的点状根痕，质坚实。气微，味淡。

【鉴别】本品根横切面：**川鄂橐吾** 表皮细胞多为径向延长的类长方形，壁稍厚。下皮细胞多径向延长或类方形，壁薄。皮层为25～35列薄壁细胞；油管位于内皮层外侧8～10列细胞处，类圆形或椭圆形，直径80～175 μm，周围分泌细胞7～11个，细胞长条形或不规则形，大小不一，有时2个油管并生；内皮层细胞扁椭圆形，凯氏点明显。中柱初生木质部为四、五、六原型，每束具导管22～32个；韧皮部束发达，与初生木质部互生，位于次生木质部外测；形成层不甚明显；无明显的髓部，中央充满了导管。

狭苞橐吾 皮层为15～30列薄壁细胞；石细胞散在；油管位于内皮层外测3～4列细胞处，直径35～140 μm，周围分泌细胞5～8个；髓部为类多角形的厚壁细胞组成。

鹿蹄橐吾 表皮细胞多脱落。皮层为20～30列薄壁细胞；油管内侧的1～2个分泌细胞兼为内皮层细胞；幼根的髓部明显，为类多角形薄壁或厚壁细胞组成。

【检查】**水分** 不得过15.0%（《中国药典》通则0832第二法）。

总灰分 不得过8.0%（《中国药典》通则2302）。

酸不溶性灰分 不得过3.0%（《中国药典》通则2302）。

【浸出物】照水溶性浸出物测定法（《中国药典》通则2201）项下的热浸法测定，不得少于35.0%。

【炮制】**川紫菀** 除去泥沙杂质，洗净稍润，切片或段，干燥。

蜜川紫菀 取净紫菀片（段），照蜜炙法（《中国药典》通则0213）炒至棕褐色、不黏手。

【性味与归经】辛、苦，温。归肺经。

【功能与主治】润肺下气，化痰止咳。用于外感咳嗽，咳痰不利，肺虚久咳，痰中带血。

【用法与用量】5～10 g。

【贮藏】置阴凉干燥处，防潮。

川紫菀质量标准起草说明

【名称】沿用《四川省中药材标准》（1987年版）名称。

【来源】紫菀之名始载于《神农本草经》[1]。我市习用为菊科橐吾属植物川鄂橐吾*Ligularia wilsoniana*（Hemsl.）Greenm.、狭苞橐吾*Ligularia intermedia* Nakai.、鹿蹄橐吾*Ligularia hodgsonii* Hook.的根及根茎。

《中国植物志》已将《四川省中药材标准》（1987年版）收载的宽戟橐吾*Ligularia latihastata*（W. W. Sm.）Hand.-Mazz.更名为毛苞橐吾*Ligularia sibirica*（L.）Cass. var. *araneosa* DC.[1, 2]，因分布面窄，产量小，近年来市场以鲜见商品药材，故删去。

【原植物形态】川鄂橐吾　多年生草本。根肉质，多数。茎直立，粗壮，高60～100 cm，被有节短柔毛，基部直径达1 cm。丛生叶与茎下部叶具柄，柄粗壮，长19～51 cm，被有节短柔毛，基部具鞘，叶片肾形，长6.5～13.5 cm，宽11～24 cm，先端圆形，边缘具密而尖的齿，基部心形，弯缺宽，长为叶片的1/3，上面被有节短柔毛，下部光滑，叶脉掌状，网脉在下面明显；茎中部叶与下部者同形，较小；茎上部叶减缩。总状花序长15～34 cm；苞片丝状，下部者长达2.5 cm，向上渐短；花序梗长10～15 mm；头状花序多数，辐射状；小苞片丝状钻形，极小或不显；总苞钟状陀螺形，长7～8 mm，宽6～7 mm，总苞片7～8，2层，长圆形或披针形，宽2～4 mm，先端急尖或三角形，背部光滑，内层边缘膜质。舌状花5～6，舌片长圆形，长7～9 mm，宽3～4 mm，先端钝圆；管状花多数，长6～7 mm，管部长2.5～3 mm，冠毛白色与花冠等长。瘦果（未熟）光滑。花期7—9月[1]。

狭苞橐吾　根茎椭圆形或葫芦形，须根较细，微有香气。基生叶心形至卵状心形，顶端有尖头，总状花序有头状花59～70。

鹿蹄橐吾　根茎较小，须根较粗，2～3 mm，稀短，无香气。基生叶肾形，边缘仅有浅锯齿或浅粗齿。复伞房花序有头状花5～15，头状花大。

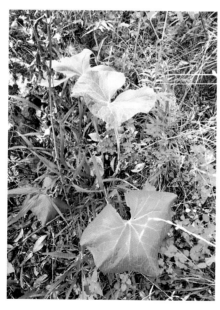

鹿蹄橐吾植物图

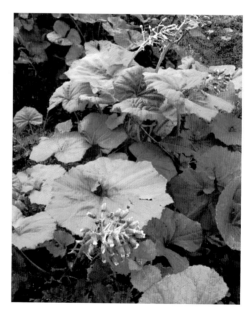

川鄂橐吾植物图

【产地分布】川鄂橐吾及狭苞橐吾主产于重庆万州、武隆、南川、丰都、石柱、秀山以及四川东部、湖北西部等地；鹿蹄橐吾产云南东部、四川北部至东北部、湖北西部、贵州西北部、广西西部、甘肃西南部、陕西南部等地[1, 2]。

【生长环境】常生于海拔850～2 800 m的河边、山坡草地及林中[1]。

【采收加工】沿用《四川省中药材标准》（1987年版）。

【化学成分】主含单萜、倍半萜、二萜、三萜、苯并呋喃类、吡咯里西啶生物碱（pyrrolizidine alkaloids，PAs）、有机酸、多聚炔类及挥发油等[1]。

【性状】根据商品药材，并参照文献[1]据实描述。

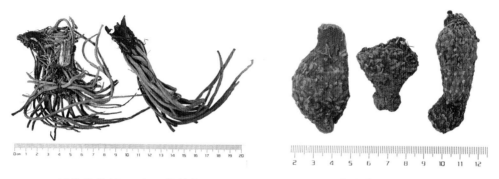

川紫菀药材图（毛紫菀）　　　　　　　　　　川紫菀药材图（光紫菀）

【鉴别】本品根横切面特征较为明显，故收入标准正文。

【检查】水分　按水分测定法（《中国药典》通则0832）第二法测定，测定结果为10.1%～13.4%，平均值为11.4%，故规定水分不得过15.0%，收入标准正文。

总灰分　按灰分测定法（《中国药典》通则2302）测定，测定结果为3.5%～9.5%，平均值为6.3%，故规定总灰分不得过8.0%，收入标准正文。

酸不溶性灰分　按灰分测定法（《中国药典》通则2302）测定，测定结果为0.3%～4.8%，平均值为2.0%。故规定酸不溶性灰分不得过3.0%，收入标准正文。

二氧化硫残留量　照二氧化硫残留量测定法（《中国药典》通则2331）测定，测定结果均未检出。实际考察中未发现有熏硫现象，故未收入标准正文。

【浸出物】参照正文所述方法检测，测定结果为38.4%～75.5%，平均值为59.3%，最低测定结果为38.4%，故规定浸出物不得少于35.0%，收入标准正文。

川紫菀水分、总灰分、酸不溶性灰分、浸出物测定结果表

样品编号	来源/产地	水分/%	总灰分/%	酸不溶性灰分/%	浸出物/%
1	重庆泰尔森制药有限公司	12.0	3.5	0.3	75.5
2	成都新鑫药业有限公司	13.1	7.7	2.3	68.3
3	成都荷花池中药材专业市场	13.4	5.8	1.0	67.2
4	重庆中药材市场	10.1	4.3	0.5	71.4
5	重庆中药材市场	11.0	8.8	3.2	45.6
6	重庆西阳	10.4	3.9	0.3	39.3
7	重庆	11.1	9.5	4.8	38.4
8	四川	10.4	6.8	2.9	70.2
9	重庆泰尔森制药有限公司	11.1	6.6	2.4	58.2
平均值		11.4	6.3	2.0	59.3

【炮制】【性味与归经】【功能与主治】【用法与用量】【贮藏】参照《四川省中药饮片炮制规范》（2015年版）拟订。

参 考 文 献

[1] 中国科学院《中国植物志》编委会. 中国植物志：第77卷[M]. 北京：科学出版社，1989.

[2] 徐国钧. 常用中药材品种整理和质量研究.南方协作组：第3册[M]. 福州：福建科学技术出版社，
1999.

大菟丝子

Datusizi

CUSCUTAE JAPONICAE SEMEN

本品为旋花科植物金灯藤Cuscuta japonica Choisy.的干燥成熟种子。秋季果实成熟时采收，干燥，打下种子，除去杂质。

【性状】本品呈类圆球形或三棱形，直径2～3 mm。表面黄棕色、棕褐色或淡黄色，微凹陷，种脐圆形，色稍淡。质坚硬，不易以指甲压碎。气微，味微涩，嚼之微有黏滑感。

【鉴别】（1）本品粉末黄褐色或深褐色。种皮表皮细胞断面观呈棱形或不规则多角形，侧壁增厚，径向长60～75 μm；表面观呈类长方形，角隅处壁明显增厚。种皮栅状细胞成片，断面观1列，具光辉带；表面观呈多角形，皱缩。胚乳细胞呈多角形或类圆形，胞腔内含糊粉粒。子叶细胞含糊粉粒及脂肪油滴。

（2）取本品少量，加沸水浸泡后，表面有黏性；加热煮至种皮破裂时，可露出黄白色卷旋状的胚（俗称吐丝）。

【检查】杂质　不得过3%（《中国药典》通则2301第二法）。

水分　不得过13.0%（《中国药典》通则水分测定法0832第二法）。

总灰分　不得过3.0%（《中国药典》通则2302）。

酸不溶性灰分　不得过1.0%（《中国药典》通则2302）。

【炮制】大菟丝子　除去杂质。

炒大菟丝子　取大菟丝子，按清炒法（《中国药典》通则0213）炒至微黄。

盐大菟丝子　取大菟丝子，按盐炙法（《中国药典》通则0213）炒至有爆声。

【性味与归经】甘、辛，平。归肝、肾、脾经。

【功能与主治】补肝肾，益精髓，明目，安胎。用于腰膝酸软，遗精，目昏，尿频，小便淋漓，妇女流产，胎动不安。

【用法与用量】6～12 g。

【贮藏】置通风干燥处。

大菟丝子质量标准起草说明

【名称】沿用《四川省中药材标准》（1987年版）。

【别名】吐丝，无娘藤子，川菟丝子。

【来源】据郭澄、张芝玉等[1]本草考证认为：本草中提到的赤纲（小菟丝子Cuscuta chinensis Lam.），是古代使用的主流品种，兔藟即为大菟丝子Cuscuta japonica Choisy。从本草考证看，大、小菟丝子并用历史悠久。四川为大菟丝子主产区之一，经鉴定为旋花科菟丝子属植物金灯藤Cuscuta japonica Choisy.的干燥成熟种子。

【原植物形态】一年生缠绕寄生草本。茎肉质，直径1～2 mm，有分枝，呈淡黄绿色、橘红色或淡黄色，上有紫色斑纹。花序密集或短穗状，基部常多分枝；苞片及小苞片鳞片状，卵圆形，顶端尖；花萼杯状，常有紫红色瘤状突起；花冠钟状，白色带红晕，长3～5 mm，顶端5浅裂，裂片卵状三角形；雄蕊5，每枚雄蕊下面近花冠基部有一鳞片，花药长卵圆形；子房2室，花柱1，柱头2裂。蒴果长圆状卵形，近基部盖裂。种子1～2枚，光滑，褐色。常寄生于矮灌木及多年生草本植物上。

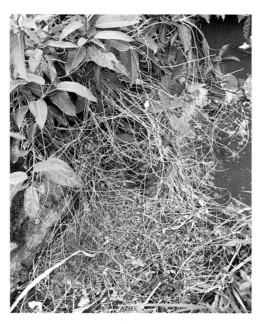

金灯藤植物图

【产地分布】我国大部分地区。

【采收加工】沿用《四川省中药材标准》（1987年版）。

【化学成分】含多糖、氨基酸[3]、糖苷[2]等成分。

【性状】根据药材样品据实描述。

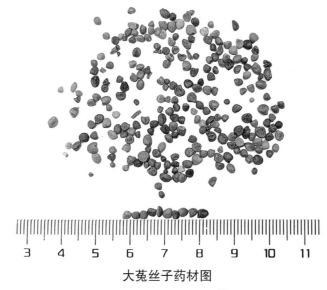

大菟丝子药材图

【鉴别】（1）显微鉴别　显微特征明显，收入标准正文。[4]

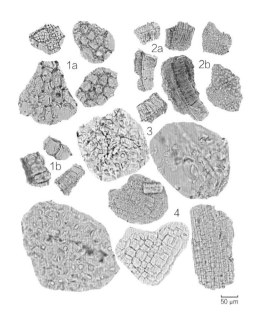

大菟丝子粉末显微特征图

1—种皮表皮细胞断面观（1a表面观，1b侧面观）；2—种皮栅状细胞（2a侧面观，2b表面观）；

3—胚乳细胞；4—子叶细胞

（2）理化鉴别　沿用《四川省中药材标准》（1987年版）。

（3）拟增订糖的化学反应　取本品1 g，加水10 ml，冷浸12 h，滤过，取滤液2 ml，加α-萘酚试液3滴，沿管壁加硫酸1 ml，与硫酸的接触面应产生紫红色环。结果：5批样品中，只有2批样品显色明显，另3批样品隐约有点紫红色环，但不明显。故未收入正文。

（4）拟增订黄酮类的化学反应　取品粉末1 g，加甲醇10 ml，冷浸12 h，滤过。取滤液2 ml，加盐酸5滴，再加镁粉少许，微热，溶液呈桃红色。结果：5批样品中，只有2批样品显色明显，另3批样品稍微有点变色，但不明显。加热沸腾后，颜色反而变浅。故未收入正文。

【检查】**杂质**　收集的药材样品中，均有非药用部分杂质。对杂质进行检测，杂质含有量为1.3%～2.3%，平均值为1.6%。拟规定杂质不得过3%，收入标准正文。

水分　按水分测定法（《中国药典》通则0832）第二法测定，测定结果为9.3%～12.8%，平均值为11.6%。拟规定水分不得过13.0%，收入标准正文。

总灰分　按灰分测定法（《中国药典》通则2302）测定，测定结果为2.3%～3.4%，平均值为2.7%。拟规定总灰分不得过3.0%，收入标准正文。

酸不溶性灰分　按灰分测定法（《中国药典》通则2302）测定，测定结果为0.11%～0.49%，平均值为0.31%。拟规定酸不溶性灰分不得过1.0%，收入标准正文。

二氧化硫残留量　照二氧化硫残留量测定法（《中国药典》通则2331）测定，测定结果均未检出。实际考察中未发现有熏硫现象，故未收入标准正文。

大菟丝子杂质、水分、总灰分、酸不溶性灰分测定结果表

样品编号	来源/产地	杂质/%	水分/%	总灰分/%	酸不溶性灰分/%
1	重庆中药材市场	1.7	12.7	2.3	0.11
2	重庆中药材市场	1.3	12.0	2.9	0.49
3	重庆中药材市场	1.5	11.3	2.7	0.38
4	四川广元	2.3	9.3	3.4	0.39
5	吉林	1.3	12.8	2.3	0.16
平均值		1.6	11.6	2.7	0.31

【浸出物】分别以水、50%乙醇、乙醇为溶剂进行试验，结果分别为33.8%、17.8%、10.9%。以水和50%乙醇为溶剂时，提取后的溶液非常黏稠，不易操作，以乙醇为溶剂，提取出来的成分明显减少。该项目不收入标准正文。

【性味与归经】参照《四川省中药饮片炮制规范》（2015年版）拟订。

【炮制】【功能与主治】【用法与用量】【贮藏】沿用《四川省中药材标准》（1987年版）。

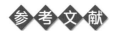

参 考 文 献

[1] 郭澄，张芝玉，郑汉臣，等. 中药菟丝子的本草考证和原植物调查[J]. 中国中药杂志，1990，15
　　（3）：10-12.

[2] 南京中医药大学. 中药大辞典：下册[Z]. 2版. 上海：上海科学技术出版社，2006.

[3] 叶苹. 大菟丝子与菟丝子化学成分的比较研究[J]. 中医药研究资料，1990（17）：27-29.

[4] 肖培根. 新编中药志：第2卷[M]. 北京：化学工业出版社，2002.

大叶茜草

Dayeqiancao

RUBIAE SCHUMANNIANAE RHIZOMA

本品为茜草科植物大叶茜草*Rubia schumanniana* Pritz.的干燥根茎。春、秋二季采挖，除去须根及泥沙，干燥。

【性状】本品呈细长圆柱形，弯曲，结节状，长10~30 cm，直径1~3 mm；节上有时残存细小须根。表面红褐色或紫红色，有纵沟。质脆易折断，断面平坦，红色。皮层薄，木部较宽，淡红色或黄色。具髓。气微，味微甜。

【鉴别】（1）本品横切面：木栓层为数列类方形细胞。皮层细胞2~4列，类圆形。韧皮部细胞较小。形成层不明显。木部占根的主要部分，全部木化，射线不明显。髓部薄壁细胞较大，类圆形，常破裂成空洞。薄壁细胞含草酸钙针晶束。

（2）取本品粉末0.2 g，加乙醚5 ml，振摇数分钟，滤过，滤液加氢氧化钠试液1 ml，振摇，静置，分层后，水层显红色；置紫外光灯（365 nm）下观察，醚层显天蓝色荧光。

（3）取本品粉末0.5 g，置锥形瓶中，加甲醇10 ml，超声处理30 min，滤过，滤液浓缩至约1 ml，作为供试品溶液。另取大叶茜草素对照品，加甲醇制成每1 ml含2.5 mg的溶液，作为对照品溶液。照薄层色谱法（《中国药典》通则0502）试验，吸取上述两种溶液各10 μl，分别点于同一硅胶G薄层板上，以石油醚（60~90 ℃）-丙酮（4∶1）为展开剂，展开，取出，晾干，喷以10%硫酸乙醇溶液，在105 ℃加热至斑点显色清晰。供试品色谱中，在与对照品色谱相应的位置上，显相同颜色的斑点。

【检查】**水分** 不得过14.0%（《中国药典》通则0832第二法）。

总灰分 不得过13.0%（《中国药典》通则2302）。

酸不溶性灰分 不得过5.0%（《中国药典》通则2302）。

【含量测定】照高效液相色谱法（《中国药典》通则0512）测定。

色谱条件与系统适用性试验 以十八烷基硅烷键合硅胶为填充剂；以甲醇-水（80∶20）为流动相；检测波长为250 nm；理论板数按大叶茜草素峰计算应不低于4 000。

对照品溶液的制备 精密称取大叶茜草素对照品适量，加甲醇制成每1 ml含80 μg的溶液，即得。

供试品溶液的制备 取本品细粉约0.5 g，精密称定，置具塞锥形瓶中。精密加甲醇25 ml，称定重量，浸泡过夜，超声处理（功率250 W，频率33 kHz）30 min，放冷。再称定重量，用甲醇补足减失的重量，摇匀，滤过，取续滤液，即得。

测定法 分别精密吸取对照品溶液10 μl与供试品溶液10~20 μl，注入液相色谱仪，测定，即得。

本品按干燥品计算，含大叶茜草素（$C_{17}H_{16}O_4$）不得少于0.15%。

【炮制】**大叶茜草** 除去杂质，洗净，润透，切段，干燥。

大叶茜草炭 取净大叶茜草，照炒炭法（《中国药典》附录0 213）炒至表面焦黑色。

【性味与归经】苦，寒。归肝经。

【功能与主治】凉血，止血，祛瘀，通经。用于吐血，衄血，崩漏出血，外伤出血，经闭瘀阻，关节痹痛，跌扑肿痛。炒炭后增加止血功效。

【用法与用量】6~9 g。

【贮藏】置干燥处。

大叶茜草质量标准起草说明

【别名】土茜草、川茜草、西南茜草。

【名称】《四川省中药材标准》（1987年版）原名茜草，为了与《中国药典》收载的茜草相区别，故更名为大叶茜草。

【来源】通过资源调查，在四川和云南等省销售使用的一种茜草，经鉴定为大叶茜草 *Rubia schumanniana* Pritz. 的干燥根茎。

【原植物形态】草本，通常近直立，高1 m左右；茎和分枝均有4直棱和直槽，有时在棱上亦可见直槽，近无毛，平滑或有微小倒刺。叶4片轮生，厚纸质至革质，披针形、长圆状卵形或卵形，有的阔卵形，长通常4~10 cm，宽2~4 cm，顶端渐尖或近短尖，基部阔楔形，近钝圆，乃至浅心形，边稍反卷而粗糙，通常仅上面脉上生钩状短硬毛，有的上面或两面均被短硬毛，粗糙；基出脉3条，如为5条则靠近叶缘的一对纤细而不明显，通常在上面凹陷，在下面凸起，网脉两面均不明显；叶柄近等长或2长2短，0.5~1.5 cm，有的可达3 cm。聚伞花序多具分枝，排成圆锥花序式，顶生和腋生，腋生的通常比叶稍短，顶生的较长，总花梗长可达3~4 cm，有直棱，通常无毛；小苞片披针形，长3~4 mm，有缘毛；花小，直径约3.5~4 mm；花冠白色或绿黄色，干后常变褐色，裂片通常5，很少4或6（原记载），近卵形，渐尖或短尾尖，顶端收缩，常内弯。浆果小，球状，直径5~7 mm，黑紫色[1, 2]。

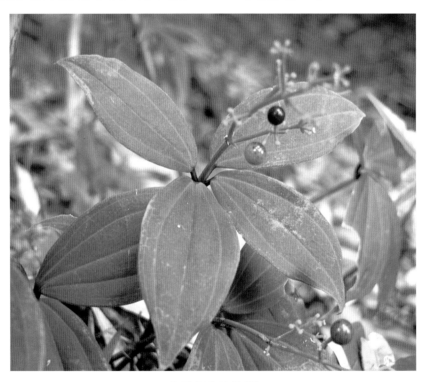

大叶茜草植物图

【产地分布】分布于四川、云南和贵州等省。

【生长环境】生于海拔2 600~3 000 m。

【采收加工】春、秋二季采挖，除去须根及泥沙，干燥[2]。

【化学成分】据文献记载[3]，大叶茜草主要成分为蒽醌及其苷类、萘醌及其苷类和环己肽类化合物。

【性状】沿用《四川省中药材标准》（1987年版），并结合样品据实描述。

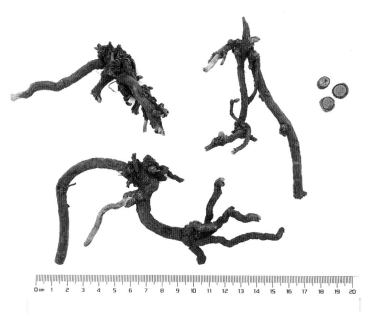

大叶茜草药材图

【鉴别】（1）**显微鉴别**　沿用《四川省中药材标准》（1987年版）。

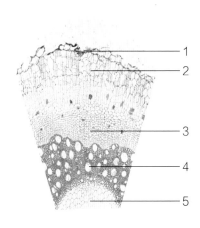

大叶茜草根横切面显微

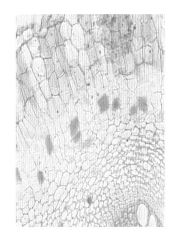

薄壁细胞含草酸钙针晶

1—木栓层；2—皮层；3—韧皮部；

4—木部；5—髓部

（2）**理化鉴别**　沿用《四川省中药材标准》（1987年版）。

（3）**薄层色谱鉴别**　沿用《四川省中药材标准》（1987年版）。

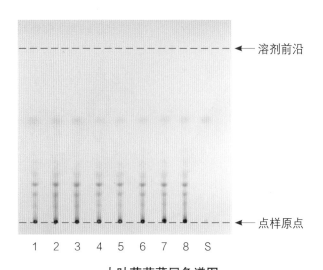

大叶茜草薄层色谱图

1—8. 大叶茜草；S—大叶茜草素

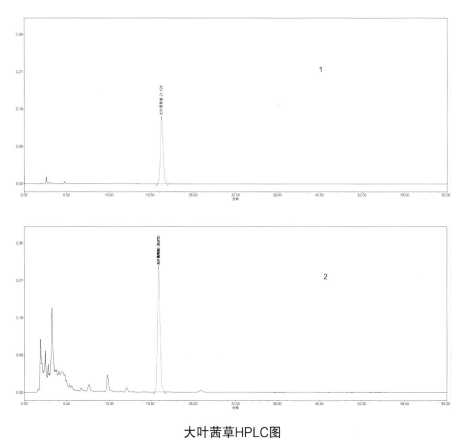

大叶茜草HPLC图

1—大叶茜草素对照品；2—大叶茜草样品

【检查】**水分**　按水分测定法（《中国药典》通则0832）第二法测定，测定结果为11.83%～13.61%，平均值为12.6%。拟规定水分不得过14.0%，收入标准正文。

总灰分　按灰分测定法（《中国药典》通则2302）测定，测定结果为6.42%～11.40%，平均值为10.0%。故规定总灰分不得过13.0%，收入标准正文。

酸不溶性灰分　按灰分测定法（《中国药典》通则2302）测定，测定结果为0.62%～2.40%，平均值为1.3%。故规定酸不溶性灰分不得过5.0%，收入标准正文。

【含量测定】参照文献[4-10]方法，采用HPLC法测定大叶茜草素的含量。经方法学研究：选用甲醇为提取溶剂，制备供试品溶液，检测波长为250 nm，色谱柱为C_{18}柱，流动相为甲醇—水（80∶20）。大叶茜草素进样量为0.060 4～4.828 μg，与峰面积线性关系良好（$r = 0.999$ 99），方法回收率为99.0%，RSD = 0.75%。对收集到的8批样品进行测定，含量为0.211%～0.878%，平均值为0.52%。故规定本品按干燥品计算，含大叶茜草素（$C_{17}H_{15}O_4$）不得少于0.15%。

大叶茜草水分、总灰分、酸不溶性灰分、含量测定的测定结果表

样品编号	产　地	水分/%	总灰分/%	酸不溶性灰分/%	大叶茜草素含量/%
1	四川攀枝花	13.05	11.40	2.40	0.211
2	四川西昌	13.61	9.80	1.35	0.317
3	重庆市丰都	12.03	6.42	0.62	0.869
4	四川西昌	12.22	10.92	0.95	0.878
5	四川凉山彝族自治州	12.41	9.90	0.96	0.533
6	云南省	13.32	9.93	0.82	0.358
7	贵州省	11.83	10.62	1.63	0.440
8	四川西昌	12.30	11.05	1.75	0.538
平均值		12.6	10.0	1.3	0.52

【重金属及有害元素】考虑土壤和环境因素带入重金属残留，对大叶茜草的重金属进行测定，结果如下表所示。测定结果显示在大叶茜草中重金属的量相对较少，故不将重金属收入标准正文。

大叶茜草重金属及有害元素量的测定结果表

样品编号	来源/产地	铅/（mg·kg⁻¹）	镉/（mg·kg⁻¹）	汞/（mg·kg⁻¹）	砷/（mg·kg⁻¹）	铜/（mg·kg⁻¹）
1	成都药材市场/攀枝花	4.93	0.62	0.022	0.40	6.1
2	成都药材市场/西昌	1.69	3.52	0.040	0.78	9.2
3	成都药材市场/西昌	1.87	0.85	0.025	0.53	6.1
4	成都药材市场/西昌	1.40	0.39	0.007	0.63	6.6
5	成都药材市场/西昌	2.71	1.18	0.028	0.47	10.4
6	成都药材市场/西昌	4.77	1.47	0.074	0.50	7.5
7	成都药材市场/西昌	5.52	0.95	0.032	0.70	6.4
8	成都药材市场/西昌	3.52	0.85	0.024	0.42	6.7
平均值		3.3	1.2	0.03	0.6	7.4

【药理】主要用于痢疾、肠炎、气管炎及急性扁桃体炎。具有抑菌、解热作用，对心血管系统亦有作用[1]。

【性味与归经】【炮制】【功能与主治】【用法与用量】参照《四川省中药材标准》（1987年版）、《四川省中药饮片炮制规范》（2015年版）拟订。

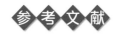

参考文献

[1] 肖培根. 新编中药志：第1卷[M]. 北京：化学工业出版社，2002.

[2] 中国科学院四川分院中医中药研究所. 四川中药志[M]. 四川人民出版社，1960.

[3] 王素贤，华会明，吴立军，等. 中药茜草的研究进展[J]. 沈阳药学院学报，1990，7（4）：303.

[4] 郭桂明，蔡乐，梁小雨，等. HPLC法测定茜草饮片中大叶茜草素和羟基茜草素的含量[J]. 北京中医药，2011，30（7）：541-543.

[5] 薛丽，陈世忠，索菲娅，等. HPLC法测定茜草饮片中大叶茜草素的含量[J]. 药物分析杂志，2009，29（3）：363-366.

[6] 黄巧巧. 茜草与大叶茜草比较鉴别[J]. 实用中医药杂志，2013，29（1）：66.

[7] 张琳，彭亮，胡本祥. 茜草的化学成分研究进展[J]. 现代中医药，2008，（02）：52-54.

[8] 康文艺，贺光东，郅妙利. RP-HPLC测定不同产地茜草中大叶茜草素含量[J]. 中成药，2009，31（12）：1960-1962.

[9] 李鹏，胡正海. 陕西省9个地市产茜草药材中大叶茜草素含量比较研究[J]. 西北药学杂志，2014，29（5）：458-460.

[10] 于瑞，高明洁，崔彬彬，等. HPLC法测定中药茜草中茜草素、羟基茜草素和大叶茜草素的含量[J]. 哈尔滨医科大学学报，2017，51（3）：195-199.

地丁草

Didingcao

VIOLAE INCONSPICUAE HERBA

本品为堇菜科植物长萼堇菜*Viola inconspicua* Bl.、戟叶堇菜*Viola betonicifolia* Sm.或浅圆齿堇菜*Viola schneideri* W.Beck.的干燥全草。春、秋二季采收，除去杂质，干燥。

【性状】**长萼堇菜**　本品多皱缩成团。根茎长0.5～20 cm，直径0.1～0.6 cm，节密生，常被残留的褐色托叶所包被。主根长圆锥形，直径0.1～0.2 cm；单生或成束，浅黄棕色，有细皱纹。叶基生，灰绿色，展平后叶片呈三角形、三角状卵形或戟形，长1.5～8 cm，宽1～4 cm，最宽处在叶的基部；先端渐尖或尖，基部宽心形，弯缺呈宽半圆形，两侧垂片发达，稍下延于叶柄成狭翅，边缘具圆锯齿，两面常无毛，下面叶脉偶有短毛；叶柄长1.5～8 cm；托叶3/4与叶柄合生。花茎纤细，常与叶片近等长；萼片5；花瓣5，花瓣长圆状倒卵形，紫色；花距长0.2～0.3 cm。蒴果椭圆形或3裂果，内有多数棕褐色或棕红色种子。气微，味微苦而涩，嚼之显黏性。

戟叶堇菜　叶片呈狭披针形、长三角状戟形或三角状卵形，基部戟形、截形；叶柄上半部具明显而狭长的翅；萼附属物长约0.1 cm，末端钝圆。

浅圆齿堇菜　根茎具短而明显节，密生细根；匍匐枝长10～30 cm，散生叶及花。叶近基生，棕绿色，叶片呈卵形，宽卵形或近卵圆形，先端圆或钝，基部深心形，边缘每侧具6～8个浅圆齿；托叶大部分离生。

【鉴别】本品粉末灰棕色至灰绿色。草酸钙簇晶较多，直径20～60 μm，棱角钝尖或锐尖，多存于叶肉组织中。非腺毛单细胞，细胞壁呈微波状或平直。下表皮细胞长方形或类多角形，垂周壁波状弯曲，呈串珠状增厚，局部可见角质纹理。气孔不等式，副卫细胞3～4个。上表皮细胞多角形，可见细小串珠状增厚。导管多为梯纹、螺纹、网纹。

【检查】**水分**　不得过12.0%（《中国药典》通则0832第二法）。

总灰分　不得过19.0%（《中国药典》通则2302）。

酸不溶性灰分　不得过4.0%（《中国药典》通则2302）。

【浸出物】照水溶性浸出物测定法（《中国药典》通则2201）项下的热浸法测定，不得少于10.0%。

【炮制】除去杂质，切段，干燥。

【性味与归经】苦、辛，寒。归心、肝经。

【功能与主治】清热解毒，凉血消肿。用于疮疡肿毒，咽喉肿痛，乳痈，肠痈，湿热黄疸，目赤肿痛，腮腺炎，宫颈糜烂，支气管炎以及毒蛇咬伤，跌打损伤，外伤出血。

【用法与用量】9～15 g；外用适量。

【注意】孕妇慎用。

【贮藏】置阴凉干燥处。

地丁草质量标准起草说明

【名称】《四川省中药材标准》（1987年版）以紫花地丁为名收载本品，现为与《中国药典》收载的紫花地丁区别，故改名为地丁草。

【别名】犁头草，铧头草。

【来源】在我市除《中国药典》收载品种作紫花地丁使用外，还习用堇菜科堇菜属植物长萼堇菜*Voila iconspicna* Bl.戟叶堇菜*Voila betonifolia* Sm.和浅圆齿堇菜*Viola schneideri* W.Beck.。其功效用途与紫花地丁基本相同，故将此三种收入本标准。

【原植物形态】**长萼堇菜**　草本，近无毛，主根粗壮，长可达7 cm，直径2～3 mm。叶全部基生，叶片三角状卵形或舌状三角形，长2.5～5 cm，亦可达8 cm，基部宽心形，稍下延于叶柄，具两垂片，连垂片宽5 cm；顶端钝或急尖至长渐尖，边缘具有小锯齿，两面通常无毛，少有短柔毛，上面有乳头状白点；叶脉下面比上面明显，每边有侧脉4～5条；叶柄比叶片长；托叶对生，膜质，近中部以下与叶柄合生，其分离部分狭披针形，全缘或有疏齿。花基生，紫色；花葶略长于叶，近中部以上有小苞片2枚对生或互生；萼片披针形，附属物长2～3 mm，末端具缺刻状浅齿；花瓣卵圆状形或长圆形，长约1 cm，距长2～3 mm，花药2室，纵裂，花药附属物黄褐色，膜质；子房长圆形，花柱棍棒状，稍弯曲。果椭圆形，长5 mm，夏季闭合花的果实较大。种子较小，卵圆形，褐色。花期1—2月，果期3—4月。

浅圆齿堇菜　植株有匍匐枝，叶片卵形或卵状圆形，顶端钝或圆，基部心形，边缘有浅圆齿，叶背常带红色，托叶草质，边缘撕裂状，顶端长尾尖。

戟叶堇菜　植株无匍匐枝，叶无毛或只被疏毛，叶长条形或条状戟形。叶基部截形或略带心形，有时呈戟形，花开后叶片增大，其基部才有显著的垂片，萼片基部附属器长约1 mm，顶端圆钝[1, 2]。

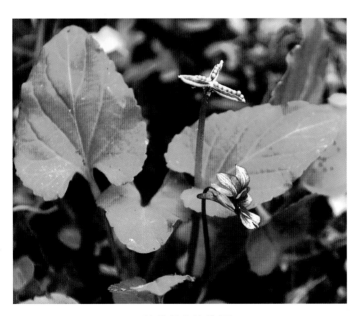

长萼堇菜植物图

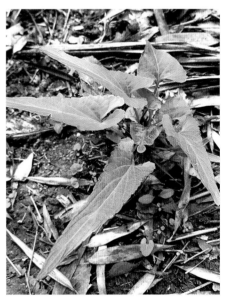

戟叶堇菜植物图

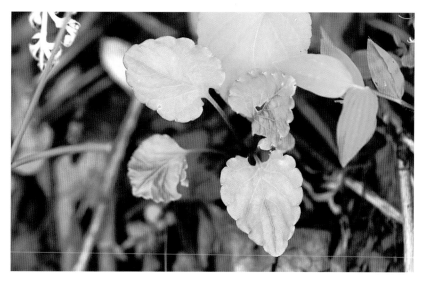

浅圆齿堇菜植物图

【产地分布】分布于长江流域各省。重庆市内各地均产，主产奉节、云阳、万州、丰都、南川、江津等地。

【生长环境】生于海拔100～3 000 m的田野、路边、山坡草地、灌丛、林缘。

【采收加工】根据实际拟订。

【性状】分别根据长萼堇菜、戟叶堇菜及浅圆齿堇菜的药材性状据实描述。

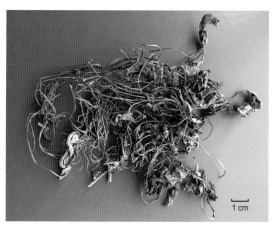

地丁草药材图（长萼堇菜）

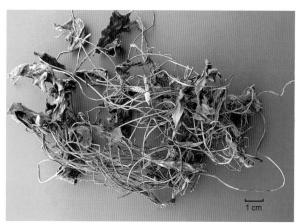

地丁草药材图（戟叶堇菜）

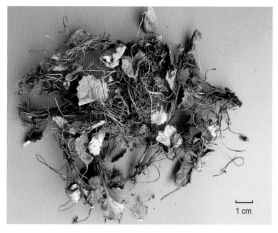

地丁草药材图（浅圆齿堇菜）

【鉴别】**显微鉴别**　如正文所示，粉末显微特征明显易见，故收入标准正文。

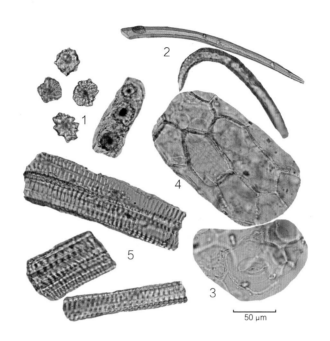

地丁草粉末显微特征图

1—草酸钙簇晶；2—非腺毛；3—下表皮细胞及气孔；4—上表皮细胞；5—导管

【检查】**水分**　按水分测定法（《中国药典》通则0832）第二法测定，测定结果为9.6%～11.8%，平均值为10.6%。拟规定水分不得过12.0%，收入标准正文。

总灰分　按灰分测定法（《中国药典》通则2302）测定，测定结果为13.3%～25.4%，平均值为17.4%。拟规定总灰分不得过19.0%，收入标准正文。

酸不溶性灰分　按灰分测定法（《中国药典》通则2302）测定，测定结果为2.0%～13.7%，平均值为5.2%。拟规定酸不溶性灰分不得过4.0%，收入标准正文。

【浸出物】按正文所述方法检测，测定结果为11.8%～39.2%，平均值为21.8%。拟规定浸出物不得少于10.0%，收入标准正文。

地丁草水分、总灰分、酸不溶性灰分及浸出物结果表

样品编号	来源/产地	水分/%	总灰分/%	酸不溶性灰分/%	浸出物/%
1	重庆市中药材市场	10.8	14.8	3.7	32.6
2	重庆南川	10.7	13.3	2.0	39.2
3	重庆万州	11.8	25.4	13.7	21.3
4	重庆市中药材市场	10.4	16.2	4.0	13.5
5	重庆云阳	9.6	15.9	3.9	12.6
6	重庆市中药材市场	10.5	18.9	4.1	11.8
	平均值	10.6	17.4	5.2	21.8

【性味与归经】【炮制】【功能与主治】【注意】【用法与用量】【贮藏】参照《四川省中药材标准》（1987年版）、《四川省中药饮片炮制规范》（2015年版）拟订。

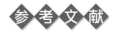

参 考 文 献

[1] 中国科学院植物研究所. 中国高等植物图鉴：第2册[M]. 北京：科学出版社，1972：904.

[2] 中国科学院植物研究所. 中国高等植物图鉴：补编第2册[M]. 北京：科学出版社，1983：511.

峨 参

Eshen

ANTHRISCI RADIX

本品为伞形科植物峨参*Anthriscus sylvestris*（L.）Hoffm.的干燥根。秋后采挖，刮去粗皮，蒸透，干燥。

【性状】本品呈圆锥形，略弯曲，多分叉，长3～12 cm，上部较粗，直径1～1.5 cm，下部渐细，半透明。表面黄棕色或灰褐色，有不规则的纵皱纹，上部可见细密环纹及突起的横长皮孔，有的侧面有疗疤。质坚实，沉重，断面黄白色或黄棕色，角质样。气微，味微辛、微麻。

【鉴别】本品粉末呈淡灰棕色。导管为网纹、梯纹和环纹导管，直径10～45 μm，壁木化。木栓细胞多角形，壁淡棕色。薄壁细胞中有时可见块状物。纤维少见，多单个散在，或成断节，直径15～20 μm，壁不甚厚，木化。

【检查】水分　不得过16.0%（《中国药典》通则0832第二法）。

总灰分　不得过3.5%（《中国药典》通则2302）。

酸不溶性灰分　不得过1.0%（《中国药典》通则2302）。

二氧化硫残留量　照二氧化硫残留量测定法（《中国药典》通则2331）测定，不得过400 mg/kg。

【浸出物】照醇溶性浸出物测定法（《中国药典》通则2201）项下热浸法测定，用60%乙醇作溶剂，不得少于11.0%。

【炮制】除去杂质，洗净，润透，切片，干燥。

【性味与归经】甘、辛，微温。归脾、胃、肺经。

【功能与主治】补中益气，祛瘀生新。用于脾虚腹胀，四肢无力，肺虚咳喘，老人夜尿，水肿，跌打损伤，腰痛。

【用法与用量】10～15 g；外用适量。

【注意】孕妇慎用。

【贮藏】置通风干燥处，防潮。

峨参质量标准起草说明

【名称】沿用《四川省中药材标准》（1987年版）。

【别名】冷峨参、金山田七、土田七。

【来源】峨参始载于《峨眉山药用植物调查报告》，因主产于四川峨眉山，根形似参类药，故名峨参[1]。植物来源为伞形科峨参属植物峨参*Anthriscus sylvestris*（L.）Hoffm.的根。

【原植物形态】二年生或多年生草本。主根粗大，长圆锥形，有时有分枝。茎较粗壮，高0.6～1.5 m，多分枝，近无毛或下部有细柔毛。基生叶有长柄，柄长5～20 cm，基部有长约4 cm，宽约1 cm的鞘；叶片轮廓呈卵形，二回羽状分裂，长10～30 cm，一回羽片有长柄，卵形至宽卵形，长4～12 cm，宽2～8 cm，有二回羽片3～4对，二回羽片有短柄，轮廓卵状披针形，长2～6 cm，宽1.5～4 cm，羽状全裂或深裂，末回裂片卵形或椭圆状卵形，有粗锯齿，长1～3 cm，宽0.5～1.5 cm，背面疏生柔毛；茎上部叶有短柄或无柄，基部呈鞘状，边缘偶见毛。复伞形花序直径为2.5～8 cm，伞辐4～15，不等长；小总苞片5～8，卵形至披针形，顶端尖锐，反折，边缘有睫毛或近无毛；花白色，通常带绿或黄色；花柱较花柱基长2倍。双悬果长卵形至线状长圆形，长5～10 mm，宽1～1.5 mm，光滑或疏生小瘤点，顶端渐狭成喙状，合生面明显收缩，果柄顶端常有一环白色小刚毛，分生果横剖面近圆形，油管不明显，胚乳有深槽。花果期4—5月[2]。

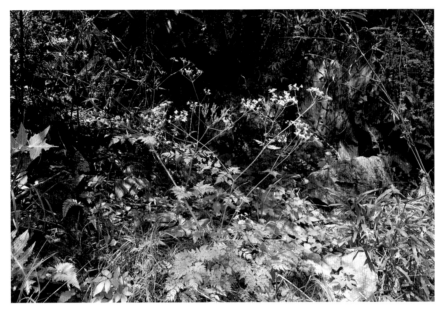

峨参植物生境

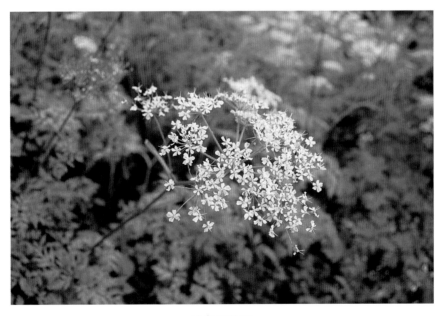

峨参植物图

　　【产地分布】常分布于四川省乐山市、峨眉山市；重庆市涪陵区、城口县、巫溪县、石柱县、彭水县、南川区、武隆区、黔江区、巫山县、奉节县、开州区、云阳县等地[3]。

　　【生长环境】生于海拔700～2 550 m的山坡林下、路旁、山谷溪边石缝中[3]。

　　【采收加工】在8—9月地上部变黄时挖取根，剪去须尾，刮去粗皮，置沸水中略烫，蒸透，晒干，或微火炕干[2]。

【**化学成分**】本品含峨参内酯、异峨参内酯等木脂素类，峨参醇甲醚、峨参醇、峨参新素等苯丙素类，以及黄酮类、挥发油类、香豆素类、有机酸类、甾醇类等[4]。

【**性状**】根据对收集药材的实际观察，并结合《四川省中药材标准》（1987年版）及《重庆市中药饮片炮制规范》（2006年版）峨参项进行描述。

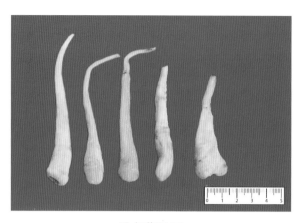

峨参药材图

【**鉴别**】《四川省中药材标准》（1987年版）收载了根横切面及粉末的显微鉴别，此次标准修订删除根横切面显微特征，保留了粉末显微鉴别项并进行了修订。

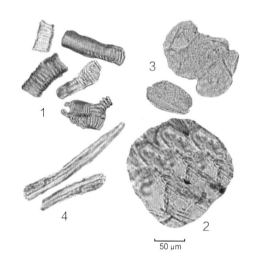

峨参粉末显微特征图

1—导管；2—木栓细胞；3—块状物；4—纤维

【**检查**】**水分**　按水分测定法（《中国药典》通则0832）第二法测定，测定结果为11.2%～14.8%，平均值为13.5%。拟规定水分不得过16.0%，收入标准正文。

总灰分　按灰分测定法（《中国药典》通则2302）测定，测定结果为2.8%～3.6%，平均值为3.1%。拟规定总灰分不得过3.5%，收入标准正文。

酸不溶性灰分　按灰分测定法（《中国药典》通则2302）测定，测定结果为0.20%～0.24%，平均值为0.22%。拟规定酸不溶性灰分不得过1.0%，收入标准正文。

二氧化硫残留量　照二氧化硫残留测定法（《中国药典》通则2331）进行测定，测定结果为159.7～882.6 mg/kg，平均值为593.9 mg/kg。经调研，峨参在产地加工中有二氧化硫熏蒸的传统，故参照中国药典中山药、白芍等允许产地硫熏药材的标准要求，规定二氧化硫残留量不得过400 mg/kg，收入标准正文。

【浸出物】按正文所述方法测定，测定结果为11.5%～12.7%，平均值为12.1%。拟规定浸出物不得少于11.0%，收入标准正文。

峨参中水分、总灰分、酸不溶性灰分、二氧化硫残留量、浸出物的含量

样品编号	来源/产地	水分/%	总灰分/%	酸不溶性灰分/%	二氧化硫残留量/（mg·kg^{-1}）	浸出物/%	备注
1	四川省峨眉山市	13.0	3.6	0.22	800.0	12.7	药材
2	四川省峨眉山市	14.8	2.8	0.24	417.0	11.8	药材
3	四川省峨眉山市	13.2	3.4	0.22	882.6	12.2	药材
4	四川省峨眉山市	14.2	2.9	0.20	428.6	11.5	药材
5	成都荷花池中药材专业市场	14.8	2.9	0.20	159.7	11.8	药材
6	云南景洪	11.2	3.1	0.21	875.4	12.6	药材
平均值		13.5	3.1	0.22	593.9	12.1	

【性味与归经】参照《四川省中药饮片炮制规范》（2015年版）拟订。

【炮制】【功能与主治】【用法与用量】【贮藏】沿用《四川省中药材标准》（1987年版）。

【注意】参照文献[2]和《湖南省中药材标准》（2009年版）拟订。

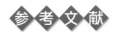

参 考 文 献

[1] 国家中医药管理局《中华本草》编委会. 中华本草：精选本（上、下册）[M]. 上海：上海科学技术出版社，1998.

[2] 中国科学院《中国植物志》编委会. 中国植物志：第27卷[M]. 北京：科学出版社，1979：74-76.

[3] 钟国跃，秦松云. 重庆中草药资源名录[M]. 重庆：重庆出版社，2010：449.

[4] 张欢. 峨参化学成分及其抗癌作用初步研究[D]. 成都：西南交通大学，2016.

鹅管石

Eguanshi

BALANOPHYLLIAE OS

本品为枇杷珊瑚科动物丛生盔形珊瑚*Galaxea fascicularis*（L.）的石灰质骨骼。主含碳酸钙（CaCO₃）。采收后，除去杂质，洗净，干燥。

【性状】本品多呈单一圆管状，有的稍弯曲，一端细而尖，另一端稍粗，状如鹅毛管。长3～5 cm，直径4～7 mm。表面乳白色或灰白色，具突起的节状环纹及纵直棱线，其间有细的横棱线交互成小方格状。偶见数个相连的群体。质硬而脆，断面具隔，自中心呈放射状排列。无臭，味微咸。

【鉴别】（1）取本品粉末1 g，加稀盐酸10 ml，即泡沸。将此气体通入氢氧化钙试液中，即生成白色沉淀。

（2）取铂丝，用盐酸湿润后，蘸取供试品，在无色火焰中燃烧，火焰即显砖红色。

（3）取供试品1 g，加水20 ml，超声20 min，滤过，滤液加甲基红指示液2滴，用氨试液中和，再滴加盐酸至恰呈酸性，加草酸铵试液，即生成白色沉淀；分离，沉淀不溶于醋酸，但可溶于稀盐酸。

【含量测定】取本品细粉约0.1 g，精密称定。置锥形瓶中，加稀盐酸5 ml，加热使溶解。加水50 ml与甲基红指示液1滴，滴加氢氧化钾试液至显黄色。继续多加10 ml，再加钙黄绿素指示剂约20 mg，用乙二胺四乙酸二钠滴定液（0.05 mol/L）滴定至溶液由黄绿荧光色消失而显橙色。每1 ml乙二胺四乙酸二钠滴定液（0.05 mol/L）相当于5.004 mg的碳酸钙（CaCO₃）。

本品含碳酸钙（CaCO₃）不得少于85%。

【炮制】**鹅管石**　除去杂质。

煅鹅管石　取净鹅管石，照明煅法（《中国药典》通则0213）煅至红透，取出，放凉，捣碎。

【性味与归经】甘，温。归肺、肾经。

【功能与主治】补肺，壮阳，通乳。用于肺痨咳喘，吐血，阳痿，腰膝无力，乳汁不通。

【用法与用量】9～15 g。

【贮藏】置干燥处。

鹅管石质量标准起草说明

【名称】沿用《四川省中药材标准》（1987年版）增补本。

【别名】珊瑚鹅管石[1]。

【来源】鹅管石一名始见于《本草纲目》，系重庆市民间习用药材，《四川省中药材标准》（1987年版）增补本等标准中收载的鹅管石为腔肠动物树珊瑚科栎珊瑚*Balanophyllia* sp.的石灰质骨骼。经参考《中国动物药志》[2]，修订为本品为腔肠动物枇杷珊瑚科盔形珊瑚属动物丛生盔形珊瑚*Galaxea fascicularis*（Linnaeus）的石灰质骨骼。

【原动物形态】骨骼个体呈长柱状，单一圆管状，状如鹅毛管。长3～5 cm，直径4～7 mm。表面乳白色或灰白色，具突起的节状环纹及纵直棱线，有细的横棱线交互成小方格状。质硬而脆，断面具隔，自中心呈放射状排列。内部的横隔三列以上，轴部微呈海绵状构造。生活时单色为黄色、绿色或灰白色；复色为咖啡色加白色或条纹黄色夹白色。

【产地分布】分布于广东、广西、海南、台湾等沿海各省区。主产广东、广西、海南。

【生长环境】生活在热带海域造礁平台上或暖海浅水中，约在10 m以下暖海潜水带的珊瑚丛中。

【采收加工】全年可采集，敲去杂石部分，取条状物。

【化学成分】根据参考文献及试验研究情况：主含碳酸钙（$CaCO_3$），此外尚有微量的Fe^{3+}。

【性状】沿用《四川省中药材标准》（1987年版）增补本。

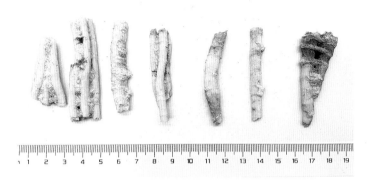

鹅管石药材图

【鉴别】（1）为保留原标准中收载的碳酸盐理化鉴别反应。

（2）（3）为本次修订中增订的钙盐理化鉴别反应。

【浸出物】照水溶性浸出物测定法（《中国药典》通则2201）项下的热浸法测定，浸出物测定结果为0.8%～2.2%，平均值为1.2%。由于浸出物测定结果较低，故暂未收入标准正文。

【含量测定】碳酸钙（$CaCO_3$）为鹅管石的主要成分。已有资料显示碳酸钙（$CaCO_3$）可采用直接滴定的方法进行含量测定。本研究在充分参考文献资料的基础上，采用直接滴定法测定鹅管石中碳酸钙（$CaCO_3$）的含量[1, 2]。该方法空白试剂无干扰，具有较好的重现性，样品含量测定结果为83.2%～92.0%，平均值为89.4%（6批次在90.0%以上）。故暂定本品含总钙按碳酸钙（$CaCO_3$）计算，不得少于85%，收入标准正文。

鹅管石浸出物、含量测定测定结果表

样品编号	来源/产地	浸出物/%	碳酸钙含量测定/%
1	广东	0.8	88.9
2	广东	0.9	89.2
3	广东	1.0	83.2
4	广东	0.9	87.6
5	广东	1.0	90.4
6	广东	2.0	90.3
7	广东	1.1	91.1
8	广东	0.8	91.5
9	广东	1.2	90.0
10	广东	2.2	92.0
平均值		1.2	89.4

【炮制】参照《重庆市中药饮片炮制规范》（2006年版）拟订。

　　【性味与归经】【功能与主治】【用法与用量】【贮藏】参照《四川省中药饮片炮制规范》（2015年版）增补本。

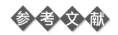

[1] 国家中医药管理局《中华本草》编委会. 中华本草：第25卷[M]. 上海：上海科技出版社，1999.

[2] 高士贤. 中国动物药志[M]. 长春：吉林科学技术出版社，1996.

风寒草

Fenghancao

LYSIMACHIAE CONGESTIFLORAE HERBA

本品为报春花科植物聚花过路黄*Lysimachia congestiflora* Hemsl.的干燥全草。夏初采收，除去杂质，干燥。

【性状】本品常缠结成团，茎有分枝，直径1～2 mm，被柔毛，表面紫红色、红棕色或灰棕色，有纵纹，有的茎节上具须根，断面中空。叶对生，多皱缩，展平后呈卵形至阔卵形，长1.5～2.8 cm，宽1～2 cm，先端钝尖，基部楔形，全缘；上表面绿色或紫绿色，下表面颜色较淡或紫红色，两面疏被柔毛，用水浸后，对光透视可见棕红色腺点，近叶缘处多而明显；叶柄长约1 cm。花有时可见，2～8朵集生于茎端叶腋处，花梗极短。气微，味微涩。

【鉴别】（1）本品茎横切面：表皮细胞1列，外被角质层，可见非腺毛和腺毛，非腺毛3～7个细胞，腺毛头部为单细胞，内有红棕色分泌物，柄部2～4个细胞。皮层较宽；内皮层明显。中柱鞘纤维断续排列成环。韧皮部狭窄。形成层不明显。木质部导管3～5个径向排列。髓部大，有时中空。薄壁组织中散有分泌细胞，内含红棕色分泌物。薄壁细胞含淀粉粒。

叶表面观：上表皮细胞垂周壁微弯曲；下表皮细胞垂周壁呈波状弯曲。气孔不定式，副卫细胞3～5个。非腺毛较多，由4～10个细胞组成，有的中部溢缩；可见腺毛，头部单细胞，柄部1～3个细胞，脱落后留有圆形基部。

（2）取本品粉末0.5 g，加甲醇-25%盐酸溶液（4：1）混合液25 ml，加热回流30 min，立即冷却，加甲醇25 ml，摇匀，经0.45 μm微孔滤膜滤过，作为供试品溶液。另取槲皮素对照品，加甲醇制成每1 ml含20 μg的溶液，作为对照品溶液。照液相色谱法（《中国药典》通则0512）试验，以十八烷基硅烷键合硅胶为填充剂，以甲醇-0.4%磷酸溶液（50：50）为流动相；检测波长为370 nm。分别吸取上述对照品溶液与供试品溶液各5 μl，注入液相色谱仪。供试品色谱中应呈现与对照品色谱峰保留时间相同的色谱峰。

【检查】**水分**　不得过13.0%（《中国药典》通则0832第二法）。

总灰分　不得过15.0%（《中国药典》通则2302）。

酸不溶性灰分　不得过6.0%（《中国药典》通则2302）。

【浸出物】照醇溶性浸出物测定法（《中国药典》通则2201）项下的热浸法测定，用50%乙醇作溶剂，不得少于16.0%。

【炮制】除去杂质，切段，干燥。

【性味与归经】辛、甘，微温。入肺、大肠经。

【功能与主治】祛风散寒，化痰止咳，解毒利湿，消积排石。用于风寒头痛，咳嗽痰多，咽喉肿痛，痈疽疔疮，黄疸，小儿疳积，尿路结石等。

【用法与用量】10～30 g。

【贮藏】置干燥处。

风寒草质量标准起草说明

【名称】沿用《四川省中药材标准》（1987年版）增补本。

【别名】风寒草，小过路黄。

【来源】《植物名实图考》："名'临时救'，江西、湖南田塍山足皆有之，春发弱茎，就地平铺，厚叶绿软，尖圆微似杏叶而无齿，茎端攒聚二四对生，下大上小，花生叶际，黄瓣五出红心，颇似磬口蜡梅中有黄白一缕吐出，土医以治跌损云伤重垂毙灌敷皆可活故名。"该文献描述及附图均与《四川省中药材标准》（1987年版）增补本收载的风寒草相符。经鉴定为报春花科珍珠菜属植物聚花过路黄*Lysimachia congestiflora* Hemsl.的干燥全草。

【原植物形态】多年生匍匐草本，长6～50 cm。茎具短柔毛，常分枝，下部匍匐，节间短，节处生不定根。叶对生，茎端的2对间距短，近密集；叶片卵形至阔卵形，长1.5～3.5 cm，宽1～2 cm，先端钝尖，基部楔形，全缘，上面浅绿色或紫红色，两面疏生柔毛，叶面可见紫红色腺点（鲜时橘红色），侧脉2～4对，在下面稍隆起。花2～8朵集生于茎端叶腋，苞片近圆形，花萼5，深裂，裂片披针形，被短柔毛；花冠黄色，辐射状，下部合生，裂片5，先端具紫红色小腺点；雄蕊5枚，长短不一，花丝基部连合成筒；子房上位，花柱基部及子房上部具长柔毛。蒴果球形。花期5—6月，果期7—10月[1]。

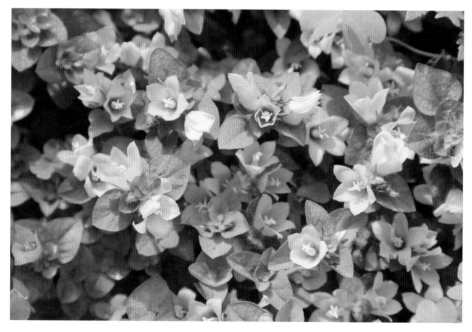

聚花过路黄植物图

【产地分布】分布于我国长江以南各省以及陕西、甘肃南部和台湾，我市各地均有分布。

【生长环境】生于低山丘陵或平坝地边、路旁的向阳处。

【化学成分】根据参考文献[2-5]：全草主要含黄酮类化合物和三萜皂苷类化合物。黄酮类化合物主要为黄酮醇类，槲皮素，山柰酚，杨梅树皮素，杨梅树皮苷，3'-甲基杨梅黄酮，柽柳素，珍珠菜苷，牡荆苷，芹菜素-6-木糖苷，异鼠李素，异鼠李素-3-O-（α-D-吡喃葡萄糖苷），仙客来D-3-O-β-D-吡喃木糖基-（1→2）-β-D-吡喃木糖基-（1→4）-[β-D-吡喃葡萄糖基-（1→2）]-α-L-吡喃阿拉伯糖苷；三萜类为β-谷甾醇，豆甾醇。

【性状】收集了重庆市黔江、南川等地8批风寒草药材样品，通过对其外观性状的观察，结合《四川省中药材标准》（1987年版）增补本进行描述。

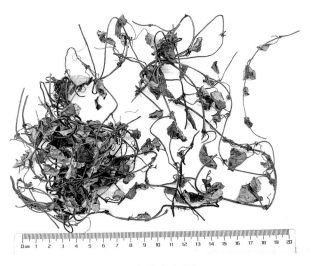

风寒草药材图

【鉴别】（1）**显微鉴别**　茎横切面和叶表面观显微鉴别特征明显，收入标准正文。

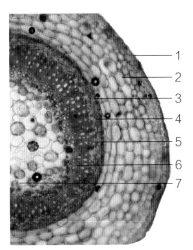

风寒草茎横切面显微图

1—表皮；2—皮层；3—内皮层；4—中柱鞘纤维；5—韧皮部；6—木质部；7—髓部

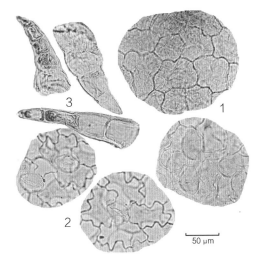

风寒草叶表面观

1—上表皮细胞；2—下表皮细胞；3—非腺毛

（2）**液相色谱鉴别**　供试品及对照品溶液的制备、色谱适应性条件同标准正文，在与对照品色谱相应的位置上，8批样品均呈现与对照品色谱峰保留时间相同的色谱峰。故收入标准正文。

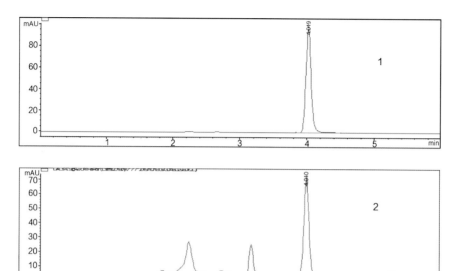

风寒草HPLC图

1—槲皮素对照品；2—风寒草样品

【检查】水分　按水分测定法（《中国药典》通则0832）第二法测定，测定结果为10.24%～13.69%，平均值为12.3%。拟规定水分不得过13.0%，收入标准正文。

总灰分　按灰分测定法（《中国药典》通则2302）测定，测定结果为9.87%～13.05%，平均值为11.4%。拟规定总灰分不得过15.0%，收入标准正文。

酸不溶性灰分　按灰分测定法（《中国药典》通则2302）测定，测定结果为1.38%～5.57%，平均值为3.5%。拟规定酸不溶性灰分不得过6.0%，收入标准正文。

【浸出物】按正文要求测定，测定结果为12.07%～23.78%，平均值为18.4%。拟规定浸出物不得少于16.0%，收入标准正文。

风寒草水分、总灰分、酸不溶性灰分及浸出物结果表

样品编号	来源/产地	水分/%	总灰分/%	酸不溶性灰分/%	浸出物/%
1	重庆市中药材市场	13.35	10.47	2.05	23.25
2	重庆南川区南坪镇	13.69	9.87	1.38	23.78
3	重庆黔江区水市乡	11.89	12.25	5.57	17.95
4	重庆市中药材市场	10.24	10.25	2.32	13.57
5	重庆涪陵区营盘村	12.55	12.57	4.51	15.21
6	重庆南川区三泉镇	13.05	13.05	5.06	12.07
7	重庆巴南区一品镇	12.47	12.17	4.23	20.22
8	重庆市中药材市场	10.81	10.25	2.66	21.01
平均值		12.3	11.4	3.5	18.4

【性味与归经】【功能与主治】【用法与用量】【贮藏】参照《四川省中药饮片炮制规范》（2015年版）拟订。

【备注】风寒草常混入金钱草（过路黄*Lysimacia christinae* Hance的全草）中，在收购和商品中时常发生混淆，应注意区别。

风寒草：茎、叶均被柔毛，茎断面中空。叶主脉、侧脉均明显，叶柄长约1 cm，花通常2～8朵集生茎端叶腋，花冠裂片先端及叶片水浸后，对光透视，可见棕红色至紫色腺点，近叶缘处尤为明显。

金钱草：茎、叶均无毛或被疏毛，叶主脉明显，侧脉不明显，叶柄长1～4 cm，花单生于叶腋，花冠裂片具紫色条纹，叶片水浸后对光透视可见紫色条纹[6-8]。

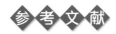

[1] 中国科学院《中国植物志》编委会. 中国植物志：第59卷[M]. 北京：科学出版社，1990.

[2] 中国科学院植物研究所. 中国高等植物图鉴：第2册[M]. 北京：科学出版社，1972.

[3] 郭剑，徐丽珍，杨世林. 聚花过路黄的化学成分研究[J]. 天然产物研究与开发，1998（4）：12-14.

[4] 张晓，彭树林，王明奎，等. 聚花过路黄化学成分的研究[J]. 药学学报，1999（11）：835-838.

[5] 王定勇，刘恩桂，冯玉静. 聚花过路黄化学成分研究[J]. 亚热带植物科学，2007（2）：19-21.

[6] 冉先德. 中华药海[M]. 哈尔滨：哈尔滨出版社，1993.

[7] 国家中医药管理局《中华本草》编委会. 中华本草：第6卷[M]. 上海：上海科技出版社，1999.

[8] 李飞艳，刘群群，赵月珍. 金钱草与聚花过路黄的微性状比较研究[J]. 内蒙古中医药，2018，37（11）：97-98.

赶黄草

Ganhuangcao

HERBA PENTHORT

本品为虎耳草科植物扯根菜 *Penthorum chinense* Pursh 的干燥地上部分。夏、秋季采收，除去杂质，干燥。

【性状】本品茎呈圆形，全株长达100 cm，直径0.2～0.8 cm。表面黄红色或绿色，较光滑，叶痕两侧有两条微隆起向下延伸的纵向褐色条纹。易折断，断面纤维性，黄白色，中空。单叶互生，常卷曲易碎，完整叶片展开后呈披针形，长3～10 cm，宽约0.8 cm，两面无毛，上表面黄红色或暗绿色，下表面红黄色或灰绿色。气微，味微苦。

【鉴别】（1）本品茎横切面：表皮细胞一列，含棕黄色块状物。表皮下方由多列厚角细胞组成，气室约3列，被单列厚角细胞隔开。韧皮部较窄，形成层可见。木质部由导管、纤维组成，射线平直由1～2列细胞组成。髓部细胞类圆形。厚角细胞和韧皮薄壁细胞均含草酸钙簇晶，簇晶直径20～50 μm。

本品叶粉末黄绿色。上表皮细胞多角形，垂周壁略呈连珠状增厚，部分细胞含有棕色黄色物质，气孔长圆形或类圆形，突出于叶表面，副卫细胞4～6个，不定式；下表皮细胞呈不规则形，垂周壁波状弯曲，有些细胞含有棕黄色物质，气孔较密集，副卫细胞4～6个，不定式；纤维多成束或单个散在，细长，直径20～40 μm，壁厚5～9 μm，部分纤维外侧细胞含有草酸钙簇晶，含晶细胞类圆形，壁稍厚，散列或3～7个沿纤维方向成列形成晶鞘纤维，草酸钙簇晶晶角短钝，直径20～50 μm；螺纹导管直径25～50 μm，螺纹紧密。

（2）取本品粉末1 g，加乙醚20 ml，加热回流30 min，弃去乙醚液，药渣挥干溶剂，加80%甲醇20 ml，加热回流1 h，取出，放冷，滤过，滤液蒸干，残渣加水10 ml使溶解，加盐酸2 ml，置水浴中加热回流30 min，取出，迅速冷却，用乙醚提取2次，每次10 ml，合并乙醚液，挥干，残渣加乙醇1 ml使溶解，作为供试品溶液。另取槲皮素对照品，加乙醇制成每1 ml含0.5 mg的溶液，作为对照品溶液。照薄层色谱法（《中国药典》通则0502）试验，吸取上述两种溶液各5 μl，分别点于同一硅胶G薄层板上，以甲苯-乙酸乙酯-甲酸（5∶4∶1）为展开剂，展开，取出，晾干，喷以3%三氯化铝乙醇溶液，置紫外光灯（365 nm）下检视。供试品色谱中在与对照品色谱相应的位置上，显相同颜色的荧光斑点。

【检查】水分　不得过13.0%（《中国药典》通则0832第二法）。

总灰分　不得过9.0%（《中国药典》通则2302）。

酸不溶性灰分　不得过1.5%（《中国药典》通则2302）。

【浸出物】照水溶性浸出物测定法（《中国药典》通则2201）项下的热浸法测定，不得少于14.0%。

【含量测定】照高效液相色谱法（《中国药典》通则0512）测定。

色谱条件与系统适用性试验　以十八烷基硅烷键合硅胶为填充剂；以甲醇-0.4%磷酸溶液（50∶50）为流动相；检测波长为360 nm。理论板数按槲皮素峰计算应不低于3 000。

对照品溶液的制备　精密称取槲皮素对照品适量，加80%甲醇制成每1 ml含40 μg的溶液，即得。

供试品溶液的制备　取本品粉末（过3号筛）约1.0 g，精密称定，精密加入80%甲醇溶液20 ml，称定重量，加热回流60 min，放冷，再称定重量，用80%甲醇补足减失的重量，摇匀，滤过，精密量取续滤液

10 ml，精密加入15%盐酸溶液4 ml，85 ℃水浴中回流20 min，取出，迅速冷却，转移至25 ml量瓶中，加甲醇至刻度，摇匀，滤过，取续滤液，即得。

　　测定法　分别精密吸取对照品溶液10 μl、供试品溶液5 ~ 20 μl，注入液相色谱仪，测定，即得。

　　本品按干燥品计算，含槲皮素（$C_{15}H_{10}O_7$）不得少于0.10%。

　　【炮制】除去杂质，切段，干燥。

　　【性味与归经】甘，微寒。归肝经。

　　【功能与主治】除湿利水，祛瘀止痛。用于黄疸，经闭，水肿，跌打损伤。

　　【用法与用量】15 ~ 30 g；外用适量。

　　【贮藏】置干燥处。

赶黄草质量标准起草说明

　　【名称】根据民间习用名称拟订。

　　【别名】扯根菜、水泽兰、水杨柳。

　　【来源】在川渝使用历史悠久，目前泸州市古蔺县有大面积种植，为中成药肝苏制剂等的原料药材。经调研确定本品来源为虎耳草科扯根菜属植物扯根菜 *Penthorum chinense* Pursh的干燥地上部分。

　　【原植物形态】多年生草本，高达1 m。茎圆形，紫色或黄褐色，无毛，少有分枝。叶无柄或几无柄，披针形至窄披针形，长3 ~ 10 cm，宽约1 cm，先端长渐尖或渐尖，基部楔形，边缘有细锯齿，两面无毛。蝎尾聚伞花序成长穗状数枝顶生，分枝疏生短腺毛。苞片小，卵形或钻形；花梗长0.5 ~ 2 mm。花萼黄绿色，筒宽钟形，长约2 mm，5深裂，裂片三角形，先端微尖或微钝，无花瓣；雄蕊10；心皮5，基部合生；子房5室，胚珠细小多数，花柱5，柱头盾状。蒴果红紫色，直径达6 mm，5短喙星状斜展，盖裂。

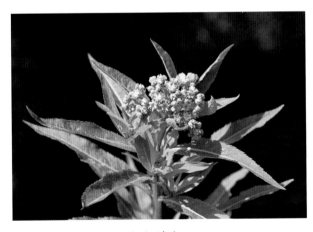
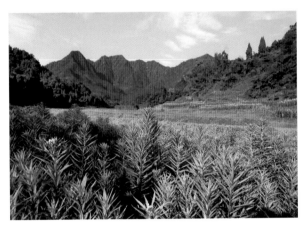

（a）花期　　　　　　　　　　　　　　　　　　　（b）生境

扯根菜植物图

　　【产地分布】主要分布于华北、华东、中南及陕西、四川、贵州等地。

　　【生长环境】赶黄草喜温暖潮湿环境，忌干旱，较耐寒。

　　【化学成分】赶黄草主要含黄酮类、萜类、甾醇类、酯类、有机酸等类型的化合物，有乔松素-7-O-β-D-葡萄糖苷，槲皮素，槲皮素-3-O-β-D-葡萄糖苷（quercetin-3-O-β-D-glucoside），槲皮素-3-O-α-L-吡喃鼠李糖苷（quercetin-3-O-α-L-rhamnopyranoside），乔松素（pinocembrin），芹菜素（apigenin），木犀草素（luteolin），山奈酚（kaempferol），羽扇豆醇（lupeol），熊果酸（ursolic acid），白桦脂酸（betulinic acid），丁香树脂醇（syringaresinol），2β，3β，23-trihydroxy-urs-12-ene-28-oic acid，没食子酸（gallic acid），2，6-二羟基苯乙酮-4-O-β-D-吡喃葡萄糖苷（2，6-digydroxyacetophenon-4-O-β-D-glucoside），2，4，6-三羟基苯甲酸，棕榈酸（palmiticacid），甘油单月桂酸酯（glyceryl monolaurate），单棕榈酸甘油酯（glycerol monopalmitate），东莨菪内酯（scopoletin），β-谷甾醇（β-sltosterol），胡萝卜苷（β-daucosterol），（7'E)-2'，4，8-trihydroxy-3-memethoxy-2，4'-epoxy-8，5'-neolign-7'-en-7-on，9，9'-O-diferuloyl-（-）-secoisolariciresionl，1-O-（β-D-glucopyranosyl)-（2S，2'R，3R，4E，8E）-2-（2'-hydroxyhexadecanoyamino)-4，8-octdecadiene-1，3-diol，扯根菜苷，芒果苷，十六烷酸，诃子次酸，短叶苏木酚酸等[1-2]。

【性状】按收集的样品据实描述。

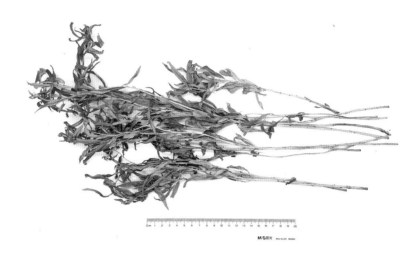

赶黄草药材图

【鉴别】（1）**显微特征** 根据文献，对茎横切面、叶片粉末显微特征进行研究，茎横切面、叶片粉末显微特征均明显，故收入标准正文。

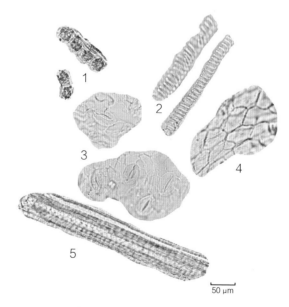

赶黄草叶粉末显微特征图

1—草酸钙簇晶；2—螺纹导管；3—叶片上表皮细胞及气孔；4—叶片下表皮；5—纤维

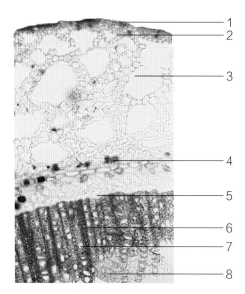

赶黄草茎横切面显微图

1—表皮；2—厚角组织；3—空隙；4—草酸钙簇晶；5—韧皮部；6—木纤维；7—导管；8—髓

（2）**薄层色谱鉴别**　经研究，供试品溶液和对照品溶液的制备、显色剂及检验方法同标准正文，分别采用甲苯-乙酸乙酯-甲酸（5∶4∶1）和甲苯-乙酸乙酯-甲酸（5∶4∶0.2）为展开剂，供试品色谱中，在与对照品色谱相应的位置上，均能检出显相同颜色的斑点，前者斑点分离度较差，在与槲皮素相应的位置上，供试品溶液有干扰，后者分离度好，斑点清晰，故收入标准正文。

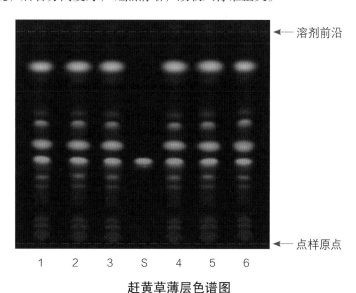

赶黄草薄层色谱图

1—6.赶黄草样品；S—槲皮素对照品

【检查】**水分**　按水分测定法（《中国药典》通则0832）第二法测定，测定结果为7.5%～12.1%，平均值为10.5%。拟规定水分不得过13.0%，收入标准正文。

总灰分　按灰分测定法（《中国药典》通则2302）测定，测定结果为2.3%～9.8%，平均值为7.0%。拟规定总灰分不得过9.0%，收入标准正文。

酸不溶性灰分　按灰分测定法（《中国药典》通则2302）测定，测定结果为0.22%～2.5%，平均值为0.8%。拟规定酸不溶性灰分不得过1.5%，收入标准正文。

二氧化硫残留量　照二氧化硫残留量测定法（《中国药典》通则2331）测定，测定结果均未检出。实际考察中未发现有熏硫现象，故未收入标准正文。

【浸出物】按正文所述浸出物方法检测，测定结果为12.5%～29.0%，平均值为20.4%。拟规定浸出物限度不得少于14.0%，收入标准正文。

赶黄草水分、总灰分、酸不溶性灰分、浸出物、含量测定结果表

样品编号	来源/产地	水分/%	总灰分/%	酸不溶性灰分/%	浸出物/%	含量测定/%
1	云南	11.7	6.5	0.51	20.4	0.29
2	安徽亳州	7.5	2.3	0.22	19.8	0.30
3	四川1	10.8	9.8	2.5	12.5	0.28
4	四川2	12.1	7.9	0.37	29.0	0.29
5	重庆1	9.8	8.5	0.65	24.9	0.27
6	重庆2	10.9	7.1	0.54	15.8	0.25
平均值		10.5	7.0	0.8	20.4	0.28

【含量测定】赶黄草中主要化学成分为黄酮类等化合物[3-5]。槲皮素为赶黄草中含量较高的苷元成分，故研究测定其中槲皮素的含量。经实验研究确定采用80%甲醇为提取后加酸水解后提取槲皮素制备供试品溶液的方法，色谱条件为检测波长为360 nm，色谱柱为C_{18}柱，流动相为甲醇-0.4%磷酸溶液（50∶50）。槲皮素进样量为0.094 8～0.948 4 μg与峰面积呈良好的线性关系，方法回收率为100.1%，RSD为1.4%。收集的样品按该方法进行测定，结果为0.25%～0.30%，平均值为0.28%，参考本次样品收集批次数及四川省等省区收载赶黄草的限度要求，故暂规定本品按干燥品计算含槲皮素（$C_{15}H_{10}O_7$）不得少于0.10%。

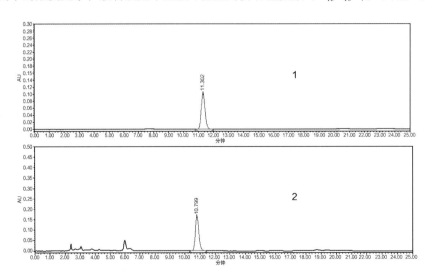

赶黄草高效液相色谱图
1—槲皮素对照品；2—赶黄草样品

【炮制】【性味与归经】【功能与主治】【用法与用量】【贮藏】参照重庆市食品药品监督管理局渝食药监函〔2013〕186号文附发质量标准拟订。

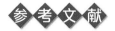

[1] 冯浩，王智民，董歌扬，等. 赶黄草化学成分的研究[J]. 中国中药杂志，2001，26（4）：260-261.

[2] 张旭，杨明. 赶黄草有效成分的研究[J]. 成都中医药大学学报，2002，25（4）：46，51.

[3] 汪洪武，任启生，冯长根，等. 赶黄草中黄酮提取方法的研究[J]. 中国药学杂志，2002，37（7）：551.

[4] 冯长根，汪洪武，任启生. 赶黄草挥发油化学成分的气相色谱-质谱分析[J]. 中国药学杂志，2003（5）：20-21.

[5] 冯长根，汪洪武，任启生. RP-HPLC测定赶黄草中槲皮素的含量[J]. 中国药学杂志，2004（2）：24-25.

隔山撬

Geshanqiao

CYNANCHI AURICULATI RADIX

本品为萝藦科植物牛皮消*Cynanchum auriculatum* Royle. ex Wight.的干燥块根。秋末、初春采挖，干燥；或趁鲜切片，干燥。

【性状】本品呈长椭圆形、类圆柱形、长纺锤形或结节状圆柱形，稍弯曲，大小不等，表面黄褐色或淡黄色。切片微翘，边缘内卷，残留栓皮棕色或棕褐色，有纵皱纹及横长皮孔，切面类白色，粉性，有放射状略突起的筋脉点或筋脉纹。质脆。气微，味甘、微苦。

【鉴别】（1）本品粉末棕黄色或黄白色。石细胞呈长方形、类圆形或纺锤形。淀粉粒甚多，单粒圆球形、盔帽形，脐点裂缝状、人字状、星状或点状；复粒由2～3分粒组成。草酸钙簇晶众多，棱角稍钝。导管为具缘纹孔导管或网纹导管。纤维单个散在或数个成束，呈长梭形，孔沟明显。

（2）取本品粉末2 g，加三氯甲烷-甲醇（2∶1）混合溶液振摇提取2次，每次5 ml，滤过。合并滤液，蒸干。残渣加少量三氯甲烷使溶解，加石油醚（30～60 ℃）3 ml，使沉淀析出。弃去石油醚液，沉淀物加三氯甲烷溶解。再加石油醚（30～60 ℃）3 ml使沉淀，分离沉淀：

①取沉淀少许，滴加三氯化锑的三氯甲烷饱和溶液，即呈紫红色。

②取沉淀少许，加冰醋酸1 ml使溶解，加醋酐1 ml摇匀，再加浓硫酸2滴，先呈红紫色，后渐变成墨绿色。

【检查】**水分** 不得过13.0%（《中国药典》通则0832第二法）。

总灰分 不得过5.0%（《中国药典》通则2302）。

【浸出物】照醇溶性浸出物测定法（《中国药典》通则2201）项下热浸法测定，用60%乙醇作溶剂，不得少于10.0%。

【炮制】除去杂质；未切片者洗净，润透，切厚片，干燥。

【性味与归经】甘、微苦，平。归脾、胃、肝经。

【功能与主治】消食健胃，理气止痛。用于宿食不消，脘腹胀满疼痛，呕吐腐秽。

【用法与用量】12～30 g。

【贮藏】置阴凉干燥处，防蛀。

隔山撬质量标准起草说明

【名称】沿用《四川省中药材标准》（1987年版）。

【别名】牛皮消、耳叶牛皮消、隔山消、白首乌。

【来源】本品系民间草药，植物来源为萝藦科鹅绒藤属植物牛皮消*Cynanchum auriculatum* Royle. ex Wight.的块根。

【原植物形态】蔓性半灌木；宿根肥厚，呈块状；茎圆形，被微柔毛。叶对生，膜质，被微毛，宽卵形至卵状长圆形，长4～12 cm，宽4～10 cm，顶端短渐尖，基部心形。聚伞花序伞房状，着花30朵；花萼裂片卵状长圆形；花冠白色，辐状，裂片反折，内面具疏柔毛；副花冠浅杯状，裂片椭圆形，肉质，钝头，在每裂片内面的中部有1个三角形的舌状鳞片；花粉块每室1个，下垂；柱头圆锥状，顶端2裂。蓇葖双生，披针形，长8 cm，直径1 cm；种子卵状椭圆形；种毛白色绢质。花期6—9月，果期7—11月[1, 2]。

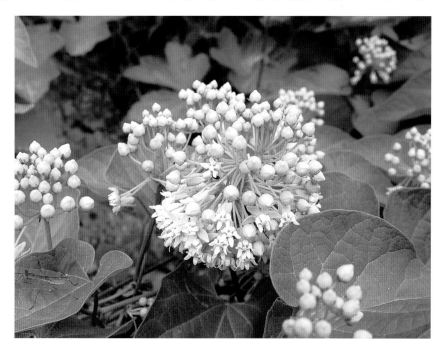

牛皮消植物图

【产地分布】分布于重庆、四川、西藏、云南等地[1, 2]。

【生长环境】生于海拔1 450 m以下的山坡岩石缝中、灌木丛中或路旁、河流或水沟潮湿地[2]。

【采收加工】早春幼苗未萌发前或秋末地上部分枯萎时采收块根，洗净，除去残茎和须根，干燥；或趁鲜切成顺片或斜片，干燥。

【化学成分】本品含白首乌苷A、白首乌苷B、隔山消苷C_1G、隔山消苷K_1N、隔山消苷C_1N等C_{21}甾体皂苷类，以及磷脂、多糖、苯酮类等[3]。

【性状】根据对收集药材的实际观察，并结合《四川省中药材标准》（1987年版）进行描述。

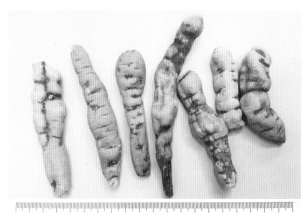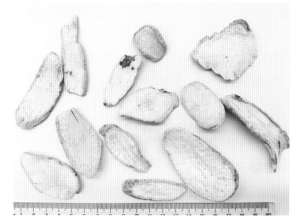

隔山撬药材图

【鉴别】（1）显微鉴别　《四川省中药材标准》（1987年版）未收载显微鉴别，此次标准修订增加了本品的粉末显微鉴别项。显微特征明显，收入标准正文。

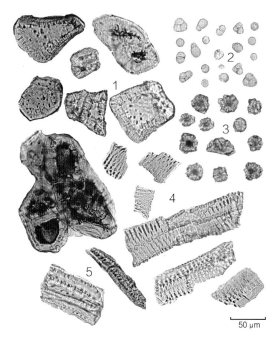

隔山撬粉末显微特征图

1—石细胞；2—淀粉粒；3—草酸钙簇晶；4—导管；5—纤维

（2）**化学鉴别**　文献[3]记载本品含C_{21}甾体皂苷类化合物，用正文所述方法检验，呈正反应，故收入标准正文。

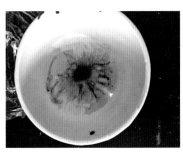
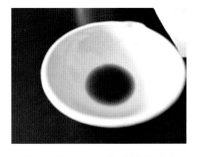

（a）显色反应①（紫红色）　　　　（b）显色反应②（墨绿色）

隔山撬化学鉴别实验结果

【检查】**水分**　按水分测定法（《中国药典》通则0832）第二法测定，测定结果为8.5%～12.2%，平均值为10.3%。拟规定水分不得过13.0%，收入标准正文。

总灰分　按灰分测定法（《中国药典》通则2302）测定，测定结果为2.2%～4.1%，平均值为3.2%。拟规定总灰分不得过5.0%，收入标准正文。

二氧化硫残留量　照二氧化硫残留测定法（《中国药典》通则2331）测定，测定结果为82.4～141.1 mg/kg，平均值为97.0 mg/kg。故按照药材和饮片检定原则（《中国药典》通则0212）规定二氧化硫残留量不得过150 mg/kg。未写入标准正文。

隔山撬中水分、总灰分、酸不溶性灰分、二氧化硫残留量、浸出物的含量

样品编号	来源/产地	水分/%	总灰分/%	二氧化硫残留量/ （mg·kg⁻¹）	浸出物/%	备注
1	重庆市开州区临江镇	8.5	3.7	119.3	18.7	自采（药材）
2	成都荷花池中药材专业市场	9.2	3.4	141.1	15.4	
3	重庆万州汽车南站药材市场	10.1	4.1	84.0	19.5	
4	重庆中药材市场	12.2	2.2	82.4	24.2	
5	重庆泰尔森制药有限公司	11.8	3.6	88.6	21.2	
6	重庆泰尔森制药有限公司	9.8	2.3	66.8	23.2	
	平均值	10.3	3.2	97.0	20.4	

【浸出物】按正文要求测定，测定结果为15.4%～24.2%，平均值为20.4%。拟规定浸出物不得少于10.0%，收入标准正文。

【炮制】【性味与归经】【功能与主治】【用法与用量】【贮藏】参照《四川省中药饮片炮制规范》（2015年版）拟订。

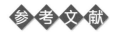

参 考 文 献

[1] 中国科学院《中国植物志》编委会. 中国植物志：第66卷[M]. 北京：科学出版社，1977：318-320.

[2] 钟国跃，秦松云. 重庆中草药资源名录[M]. 重庆：重庆出版社，2010：505.

[3] 印鑫，丁永芳，邵久针，等. 白首乌的研究进展[J]. 中草药，2019，50（4）：992-1000.

官 桂

Guangui

CINNAMOMI MAIREI CORTEX

本品为樟科植物银叶桂 *Cinnamomum mairei* Levl.的干燥树皮。多于秋季剥皮，阴干。

【性状】本品呈板片状、槽状或卷筒状，厚2～6 mm。外表面灰褐色或棕褐色，有斜皮孔，有时具灰白色地衣斑；内表面棕褐色，较平滑，有细纵纹。质硬而脆，易折断，断面不平坦，微显颗粒性。气微香，味辛、凉，嚼之起涎。

【鉴别】（1）本品粉末黄棕色。厚壁细胞类多角形，木化，细胞内含大量方晶。木纤维壁极厚，多碎断，长100～350 μm，直径10～30 μm，胞腔狭窄。油细胞类圆形或长圆形。石细胞成群或散在，类方形、多角形或不规则形，壁厚，孔沟明显。淀粉粒较少，单粒类圆形、半圆形或多角形，直径20～45 μm，脐点明显，为点状、裂缝状、人字形或星状，复粒由2～3分粒组成。

（2）取本品粉末0.5 g，加乙醇10 ml，冷浸20 min，时时振摇，滤过，滤液作为供试品溶液。另取桂皮醛对照品，加乙醇制成每1 ml含10 μg的溶液，作为对照品溶液。照薄层色谱法（《中国药典》通则0502）试验，吸取供试品溶液5～10 μl、对照品溶液2 μl，分别点于同一硅胶G薄层板上，以石油醚（60～90 ℃）-乙酸乙酯（17∶3）为展开剂，展开，取出，晾干，喷以二硝基苯肼乙醇溶液。供试品色谱中，在与对照品色谱相应的位置上，显相同颜色的斑点。

【检查】**水分** 不得过15.0%（《中国药典》通则0832第四法）。

总灰分 不得过5.0%（《中国药典》通则2302）。

酸不溶性灰分 不得过3.0%（《中国药典》通则2302）。

【浸出物】照醇溶性浸出物测定法（《中国药典》通则2201）项下的热浸法测定，用70%乙醇作溶剂，不得少于15.0%。

【含量测定】**挥发油** 照挥发油测定法（《中国药典》通则2204，甲法测定），本品含挥发油不得少于0.5%（ml/g）。

【炮制】除去杂质，洗净，润透，切丝或块，干燥；或用时捣碎。

【性味与归经】苦、辛，温。归脾、胃、大肠经。

【功能与主治】散寒止痛。用于胸腹冷痛。

【用法与用量】3～9 g。

【贮藏】置阴凉干燥处。

官桂质量标准起草说明

【名称】沿用《四川省中药材标准》（1987年版）。

【别名】川桂皮。

【来源】从主产区云阳、城口和凉山等地采集的植物标本经鉴定为樟科植物银叶桂 *Cinnamomum mairei* Levl.和川桂 *Cinnamomum wilsonti* Gambie.。前者皮厚，辛凉味较强，嚼之有黏滑感；后者皮较薄，辛凉味较弱，嚼之有黏滑感，质量较次。故将樟科植物银叶桂*Cinnamomum mairei* Levl.的干燥树皮收入标准。

【原植物形态】乔木，高6～16 m，胸径30～80 cm。树皮灰褐色，厚2～6 mm。枝圆柱形，紫褐色，小枝多少具棱角，芽卵形，被白色绢毛。叶互生或近对生，革质，椭圆形或披针形，长7～13 cm，宽2.5～4.5 cm，顶端渐尖，具钝头。基部楔形，上面绿色，有光泽，无毛，下面苍白色，幼时密被银白色绢状毛，离基3出脉，中脉及侧脉在上面几不明显，下面凸起，中脉直贯叶端，横脉多数，弧曲，不明显；叶柄长1～1.5 cm，腹凹背凸，无毛。圆锥花序着生当年生枝基部，长6～10 cm；总花梗纤细，被细短伏毛；花梗丝状，长4～8 mm，被短伏毛。花被白色，长约5 mm。两面被绢状短柔毛，花被筒极短，倒锥形，花被裂片6，近等长，倒卵形，长约3.5 mm，顶端锐尖。能育雄蕊9枚，3轮列，花丝基部微被柔毛或近无毛。退化雄蕊3枚。位于最内轮，心形，具短柄；花柱粗壮，柱头不规则盾状。浆果椭圆形，长13 mm，宽7～8 mm果托杯状，顶端近全缘；果梗纤细，长不过8 mm。花期4—5月，果期8—10月。

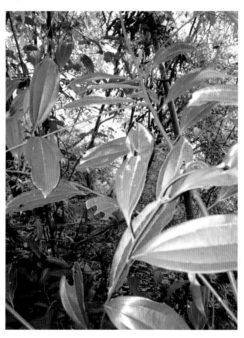

银叶桂植物图

【产地分布】分布于重庆、云南东北部、四川西部。重庆主产于云阳、南川、北碚、江津、城口等区县[1-2]。

【生长环境】生于海拔400～1 800 m林中[1, 2]。

【采收加工】夏至前后植物生长旺盛期时树皮易剥离，剥下后直接阴干[1]。

【性状】沿用《四川省中药材标准》（1987年版）描述。

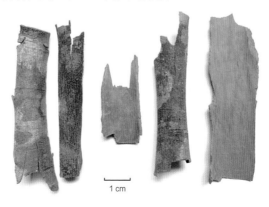

1 cm

官桂药材

【鉴别】（1）**显微鉴别**　如正文所示，粉末显微特征明显，故收入标准正文。

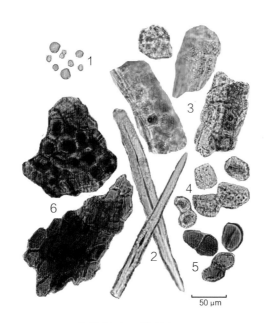

官桂粉末显微特征图

1—淀粉粒；2—木纤维；3—含草酸钙方晶的厚壁细胞；4—石细胞；5—油细胞；6—木栓细胞

（2）**薄层鉴别**　按照正文所述薄层色谱鉴别方法，以桂皮醛为指标成分，供试品色谱中，在与桂皮醛对照品色谱相应的位置上，显相同颜色的斑点，方法分离度好，斑点清晰，故收入标准正文。

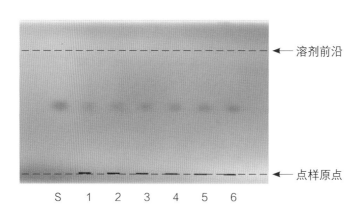

官桂薄层色谱图

1—6.官桂药材；S—桂皮醛

【检查】**水分**　按水分测定法（《中国药典》通则0832）第四法测定，测定结果为10.58%～12.42%，平均值为11.56%。拟规定水分不得过15.0%，收入标准正文。

总灰分　按灰分测定法（《中国药典》通则2302）测定，测定结果为3.46%～4.12%，平均值为3.73%。拟规定总灰分不得过5.0%，收入标准正文。

酸不溶性灰分　按灰分测定法（《中国药典》通则2302）测定，测定结果为1.20%～1.63%，平均值为1.46%。拟规定酸不溶性灰分不得过3.0%，收入标准正文。

二氧化硫残留量　照二氧化硫残留量测定法（《中国药典》通则2331）测定，测定结果均未检出。实际考察中未发现有熏硫现象，故未收入标准正文。

【浸出物】按正文要求进行测定，测定结果为16.18%～19.87%，平均值为18.29%。拟规定浸出物不得少于15.0%，收入标准正文。

【含量测定】**挥发油**　照挥发油测定法（《中国药典通则2204，甲法》测定，测定结果为0.58%～0.72%，平均值为0.64%。拟规定挥发油含量不得少于0.5%（ml/g），收入标准正文。

　　桂皮醛　照高效液相色谱法（《中国药典》通则0512）测定。参考《中国药典》（2020年版）肉桂中桂皮醛含量测定方法，进样量为0.015 2～10.248 μg，线性曲线为$Y = 49\ 151X + 856.25$（Y为峰面积，X为桂皮醛含量），线性关系良好（$r = 0.999\ 8$）。该方法的精密度RSD为1.58%，稳定性RSD为1.69%，加样回收率为98.52%，RSD为2.12%。对收集样品进行含量测定，测定结果为0.01%～0.04%，平均值为0.02%，考虑到药材含量差异较大及桂皮醛不稳定，需继续积累数据，故暂不收入标准正文。

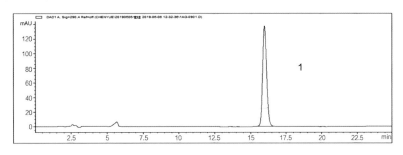

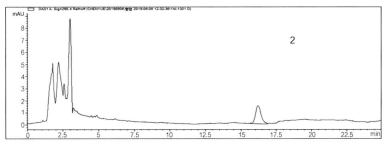

官桂高效液相色谱图

1—桂皮醛对照品；2—官桂药材

官桂水分、总灰分、酸不溶性灰分、浸出物及含量测定结果表

样品编号	来源/产地	水分/%	总灰分/%	酸不溶性灰分/%	浸出物/%	桂皮醛含量/%	挥发油/%
1	重庆云阳	10.82	3.46	1.20	18.78	0.04	0.65
2	重庆南川	11.23	3.61	1.63	17.08	0.03	0.59
3	重庆城口	12.30	3.54	1.55	19.06	0.02	0.63
4	重庆市场	10.58	4.12	1.48	18.78	0.01	0.58
5	重庆江津	12.42	4.05	1.59	16.18	0.01	0.67
6	四川凉山彝族自治州	11.98	3.59	1.30	19.87	0.01	0.72
平均值		11.56	3.73	1.46	18.29	0.02	0.64

　　【性味与归经】【炮制】【功能与主治】【用法与用量】【贮藏】参照《四川省中药饮片炮制规范》（2015年版）拟订，部分沿用《四川省中药材标准》（1987年版）。

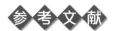

[1] 中国科学院《中国植物志》编委会. 中国植物志：第31卷[M]. 北京：科学出版社，1990.

[2] 钟国跃，秦松云. 重庆中草药资源名录[M]. 重庆：重庆出版社，2010.

光前胡

Guangqianhu

PEUCEDANI MEDICI RADIX

本品为伞形科植物华中前胡*Peucedanum medicum* Dunn.的干燥根。冬季茎叶枯萎至次春未抽花茎时采挖，除去茎叶、须根及泥沙，干燥。

【性状】本品呈不规则长圆柱形，长5～15 cm，直径0.5～2 cm，有的可达3 cm，表面灰褐色，支根偶见暗红色。根头圆锥形或钝圆形，有叶鞘残基，主根上部有多数粗细不等的环纹和深陷的纵沟及钉疱，支根环纹较少，具钉疱，偶见残存的须根。质硬脆，断面粗糙显纤维性，皮部淡褐色，有裂隙，中部淡黄色。气香，味苦、辛，微麻。

【检查】**水分** 不得过15.0%（《中国药典》通则0832第二法）。

总灰分 不得过6.0%（《中国药典》通则2302）。

酸不溶性灰分 不得过1.0%（《中国药典》通则2302）。

【浸出物】照醇溶性浸出物测定法（《中国药典》通则2201）项下的热浸法测定，用稀乙醇作溶剂，不得少于25.0%。

【炮制】除去杂质，洗净，润透，切片，干燥。

【性味与归经】苦、辛，微寒。归肝、脾经。

【功能与主治】疏散风热，降气化痰。用于痰热喘满，咯痰黄稠，风热咳嗽痰多。

【用法与用量】3～10 g。

【贮藏】置阴凉干燥处，防蛀。

光前胡质量标准起草说明

【名称】沿用《四川省中药材标准》（1987年版）。

【别名】光头前胡、光头独活、岩棕。

【来源】根据收集样品考证其植物来源与《四川省中药材标准》（1987年版）描述的基原一致，为伞形科前胡属植物华中前胡*Peucedanum medicum* Dunn.的干燥根。

【原植物形态】多年生草本，高约1 m。根茎粗壮，分枝，茎无毛。叶为二回羽状分裂或全裂；叶片厚，近革质；未回裂片宽大，长和宽在2 cm以上，下部叶卵形，长10～15 cm，顶端3小叶宽卵形，长2～5 cm，宽2～3.5 cm，常3裂，侧生小叶菱形，长2～3 cm，宽1～3 cm，浅裂或不裂，两面无毛；中部叶柄长4～7 cm，有长叶鞘；上部分裂较少。复伞形花序，直径4～12 cm，有微柔毛；无总苞；伞幅8～30；小总苞片多数，条形；花白色。双悬果短矩圆形，长6～7 mm，宽3～4 mm，无毛或微有柔毛，扁平。

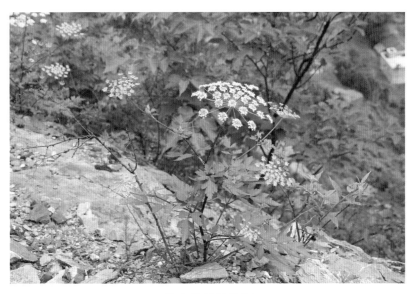

华中前胡植物图

【**产地分布**】分布于重庆、四川、贵州、湖北、湖南、广西、江西、广东等地。主产于重庆的秀山、南川、丰都、酉阳等地[1, 2]。

【**生长环境**】野生于海拔700～2 000 m的山坡草丛中和湿润的岩石上。

【**化学成分**】据文献[1]记载，从华中前胡根中分得3'-当归酰基-4'羟基-凯林酮，（3'-Angeloy-L-4'-hydroxyhellactone）和D-甘露醇。

【**性状**】沿用《四川省中药材标准》（1987年版）相关描述。

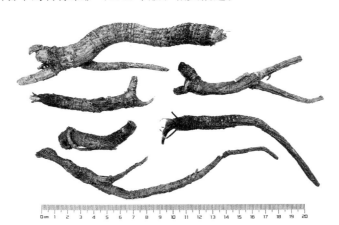

光前胡药材图

【**检查**】**水分**　按水分测定法（《中国药典》通则0832）第二法测定，测定结果为10.6%～12.8%，平均值为11.8%。拟规定水分不得过15.0%，收入标准正文。

总灰分　按灰分测定法（《中国药典》通则2302）测定，测定结果为5.0%～5.7%，平均值为5.4%。拟规定总灰分不得过6.0%，收入标准正文。

酸不溶性灰分　按灰分测定法（《中国药典》通则2302）测定，测定结果为0.5%～0.7%，平均值为0.6%。拟规定酸不溶性灰分不得过1.0%，收入标准正文。

二氧化硫残留量　照二氧化硫残留测定法（《中国药典》通则2331）测定，测定结果均未检出。实际考察中未发现有熏硫现象，故未收入标准正文。

【**浸出物**】按正文要求测定，测定结果为30.2%～40.6%，平均值为36.0%。拟规定浸出物不得少于25.0%，收入标准正文。

光前胡水分、总灰分、酸不溶性灰分、二氧化硫残留量、浸出物测定结果表

样品编号	来源/产地	水分/%	总灰分/%	酸不溶性灰分/%	二氧化硫残留量/（mg·kg⁻¹）	浸出物/%
1	重庆秀山	10.6	5.7	0.7	未检出	30.2
2	重庆丰都	12.2	5.1	0.6	未检出	40.6
3	重庆南川	11.5	5.6	0.7	未检出	35.7
4	成都国际商贸城	12.8	5.0	0.5	未检出	38.7
5	亳州中药材交易中心	11.4	5.7	0.6	未检出	34.8
平均值		11.8	5.4	0.6	未检出	36.0

【炮制】【性味与归经】【功能与主治】【用法与用量】【贮藏】参照《四川省中药饮片炮制规范》（2015年版）拟订。

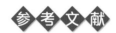

参 考 文 献

[1] 肖培根. 新编中药志：第1卷[M]. 北京：化学工业出版社，2002.

[2] 黎跃成. 道地药和地方标准药原色图谱[M]. 成都：四川科技出版社，2002.

红毛五加皮

Hongmaowujiapi

ACANTHOPANACIS GIRALDII CORTEX

本品为五加科植物红毛五加*Acanthopanax giraldii* Harms.或毛梗红毛五加*Acanthopanax giraldii* Harms var.*hispidus* Hoo.密生刺毛的干燥茎皮。春末、夏初剥取茎皮，干燥。

【性状】本品呈长条形卷筒状，节部有突起的芽痕或叶柄残基。直径0.5～1.5 cm，厚约1 mm，节间长4～13 cm。外表面黄白色、黄色或黄棕色，密被黄褐色或红褐色毛状针刺，长3～10 mm，倒向一端；内表面黄绿色或黄棕色，具浅纵条纹。皮薄，质轻，折断面纤维性，外侧黄棕色，内侧绿白色或黄白色。气微，味淡。

【鉴别】（1）本品粉末淡黄色、黄色或黄棕色。分泌道碎片含淡黄色或橘黄色分泌物。草酸钙簇晶直径15～70 μm，多具小而锐尖的棱角。木栓细胞黄棕色，表面观长方形或类多角形。

（2）取本品粉末0.5 g，加50%甲醇30 ml，加热回流1 h，滤过，滤液蒸干，残渣加50%甲醇2 ml使溶解，作为供试品溶液。另取刺五加苷E对照品，加50%甲醇制成每1 ml含1 mg的溶液，作为对照品溶液。照薄层色谱法（《中国药典》通则0502）试验，吸取上述两种溶液各5 μl，分别点于同一硅胶G薄层板上，以三氯甲烷-甲醇-水（6∶3∶1）的下层溶液为展开剂，展开，取出，晾干，喷以10%硫酸乙醇溶液，在105 ℃加热至斑点显色清晰。供试品色谱中，在与对照品色谱相应的位置上，显相同颜色的斑点。

【检查】水分　不得过12.0%（《中国药典》通则0832第二法）。

总灰分　不得过9.0%（《中国药典》通则2302）。

酸不溶性灰分　不得过1.0%（《中国药典》通则2302）。

【浸出物】照水溶性浸出物测定法（《中国药典》通则2201）项下热浸法测定，不得少于12.0%。

【含量测定】照高效液相色谱法（《中国药典》通则0512）测定。

色谱条件与系统适用性试验　以十八烷基硅烷键合硅胶为填充剂；以甲醇-0.5%磷酸溶液（28∶72）为流动相；检测波长为207 nm。理论板数按刺五加苷E峰计算应不低于3 000。

对照品溶液的制备　取刺五加苷E对照品适量，精密称定，加50%甲醇制成每1 ml含50 μg的溶液，即得。

供试品溶液的制备　取本品粉末（过四号筛）约1.0 g，精密称定，置具塞锥形瓶中，精密加入50%甲醇50 ml，称定重量，加热回流提取1 h，放冷，再称定重量，用50%甲醇补足减失的重量，摇匀，滤过，取续滤液，即得。

测定法　分别精密吸取上述对照品溶液与供试品溶液各10 μl，注入液相色谱仪，测定，即得。

本品按干燥品计算，含刺五加苷E（$C_{34}H_{46}O_{18}$）不得少于0.030%。

【炮制】除去杂质，淋润，切段，干燥。

【性味与归经】辛，温。归肝、肾经。

【功能与主治】祛风湿，通关节，强筋骨。用于痿痹，拘挛疼痛，风寒湿痹，腰膝无力，阳痿，囊湿。

【用法与用量】3～12 g。

【贮藏】置通风干燥处。

红毛五加皮质量标准起草说明

【名称】沿用《四川省中药材标准》（1987年版）。

【别名】五加皮、红毛五加、刺五加、刺加皮、刺五加皮。

【来源】红毛五加皮在历代本草中未见记载。但红毛五加皮在我市在内的原四川省地区使用历史悠久。通过对主产区的调研及对药材的鉴定，红毛五加皮的植物来源分别为五加科五加属植物红毛五加 *Acanthopanax giraldii* Harms.或毛梗红毛五加 *Acanthopanax giraldii* Harms var. *hispidus* Hoo.。

【植物原形态】**红毛五加**　落叶灌木，高1～3 m。1～2年生枝黄棕色，密被刚毛状红褐色刺毛，刺向下，随生长时间的增长，枝条及刺毛颜色逐渐变浅，刺毛渐稀或近无刺。掌状复叶，小叶5，稀3，叶柄长3～22 cm，疏生刺毛，叶柄基部稍膨大，近枝处具一轮红褐色刺毛，刺向上；顶端1片小叶较大，两侧小叶逐渐细小；小叶片薄纸质，倒卵状至长椭圆形，长4～13 cm，宽2～6 cm，先端尖或短渐尖，边缘有不规则细重锯齿，基部狭楔形，侧脉约5对，两面无毛，叶背主脉上疏生细刺，小叶近于无柄，近基部背面刺毛簇生，刺向下。伞形花序单个顶生，直径1.5～5 cm；总花梗长0.2～3.7 cm，花梗长0.3～1.5 cm，总花梗与花梗上被锈色刺毛与绒毛或近光滑无毛；小花绿白色，先端不明显5齿裂；花瓣5～6，三角状卵形。雄蕊5，花丝长约0.2 cm。花柱5，基部合生，子房下位，5室，每室胚珠1枚。浆果状核果卵圆形，具明显5棱，直径5～9 mm，顶端具5枚宿存展开的花柱。花期6—7月，果期7—10月。

毛梗红毛五加　嫩枝密被贴生绒毛，总花序梗生硬毛或粗毛，总梗有长柔毛[1, 2]。

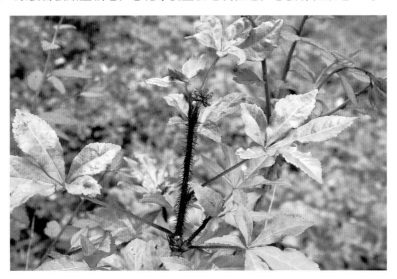

红毛五加植物图

【产地分布】分布于四川、陕西、甘肃、湖北、河北、山西、青海等省。主产于四川的茂县、汶川、理县、马尔康、小金、黑水、红原、平武、青川、天全、宝兴、泸定、康定、丹巴、道孚等县[1, 2]。

【生长环境】野生于海拔1 300～3 500 m的灌丛、林缘、林下或水沟边。

【采收加工】5—6月为最佳采收期。采得生长1年密生刺毛的新枝，切成70 cm左右的节，用木棒轻轻敲打，使皮部与木心分离，抽去木心，取茎皮，干燥。

【化学成分】红毛五加皮中含有苷类、多糖、萜类、有机酸、挥发油、氮杂环化合物、烷烃等成分。其中苷类有刺五加苷B（紫丁香苷syringin）、刺五加苷D（eleutheroside D）、刺五加苷E（紫丁香树脂苷eleutheroside E）、常春藤皂苷元（hederagenin）及其皂苷、齐墩果酸（oleanolic acid）及其皂苷、紫丁香酚葡萄苷、胡萝卜苷（daucosterol）、l-芝麻脂素、鸟苷、腺苷、核苷等。挥发油中存在α、β-芹子烯、β-榄香烯等多种倍半萜。氮杂环化合物有胸腺嘧啶、尿嘧啶、黄嘌呤、腺嘌呤、次黄嘌呤、尿囊素、6-异次黄嘌呤核苷等。烷烃及有机酸，如1-二十六碳烯、C_{22}～C_{28}脂肪酸等。

【性状】参照《四川省中药材标准》（1987年版）并按药材情况进行描述。

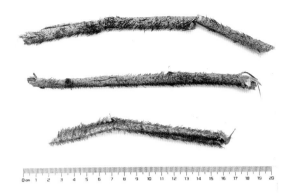

红毛五加皮药材图

【鉴别】（1）**显微鉴别**　样品粉末显微特征明显，具有鉴别意义，故收入标准正文。

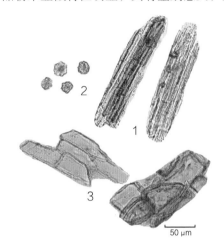

红毛五加皮粉末显微特征图

1—分泌道；2—草酸钙簇晶；3—木栓细胞

（2）**薄层鉴别**　对本品进行了薄层色谱研究，供试品溶液及对照品溶液的制备、吸附剂、检视方法同标准正文，用三氯甲烷-甲醇-水（6∶3∶1）的下层溶液为展开剂，供试品色谱中，在与对照品色谱相应的位置上，均能检出相同颜色的斑点，且斑点清晰、R_f值适中，耐用性好，收入标准正文。

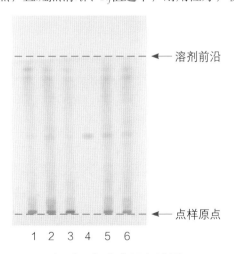

红毛五加皮薄层色谱图

1，2，3，5，6—红毛五加皮样品；4—刺五加苷E对照品

　　【检查】水分　按水分测定法（《中国药典》通则0832）第二法测定，测定结果为9.0%～10.6%，平均值为10.0%。拟规定水分不得过12.0%，收入标准正文。

　　总灰分　按灰分测定法（《中国药典》通则2302）测定，测定结果为5.2%～7.8%，平均值为6.6%。拟规定总灰分不得过9.0%，收入标准正文。

　　酸不溶性灰分　按灰分测定法（《中国药典》通则2302）测定，测定结果为0.21%～0.70%，平均值为0.40%。拟规定酸不溶性灰分不得过1.0%，收入标准正文。

　　【浸出物】分别以水、50%乙醇、乙醇为溶剂，按热浸法进行试验，平均测定结果分别为17.6%、17.1%、9.5%。以水为溶剂时，浸出物含量最高，考虑临床上本品也以煎煮为主，故以水为溶剂。按浸出物测定法（《中国药典》通则2201）热浸法进行测定，测定结果为15.7%～17.6%，平均值为16.4%。拟规定浸出物不得少于12.0%，收入标准正文。

红毛五加皮水分、总灰分、酸不溶性灰分、浸出物、含量测定结果表

样品编号	样品来源/产地	水分/%	总灰分/%	酸不溶性灰分/%	浸出物/%	刺五加苷E含量/%
1	重庆泰尔森制药有限公司	10.4	5.2	0.21	17.6	0.130
2	河北	9.0	7.8	0.52	16.4	0.192
3	四川阿坝藏族羌族自治州	10.0	5.8	0.28	16.2	0.056
4	成都新鑫	10.6	6.6	0.30	16.2	0.193
5	—	10.1	7.4	0.70	15.7	0.130
平均值		10.0	6.6	0.40	16.4	0.140

　　【含量测定】红毛五加皮中含有苷类、多糖、萜类、有机酸、挥发油、氮杂环化合物、烷烃等成分。其中苷类有刺五加苷B（紫丁香苷syringin）、刺五加苷D（eleutheroside D）、刺五加苷E（紫丁香树脂苷eleutheroside E）、常春藤皂苷元（hederagenin）及其他皂苷等，故测定其中含量较高的刺五加苷E。经研究选用50%甲醇为提取溶剂制备供试品溶液，检测波长为207 nm，色谱柱为C_{18}柱，流动相为甲醇-0.5%磷酸溶液（28∶72）。刺五加苷E进样量为0.01 966～0.98 292 μg，与峰面积呈良好的线性关系，方法回收率为104.5%，RSD为2%。收集的样品按该方法进行测定，结果为0.056%～0.193%，平均值为0.140%，根据不同来源的红毛五加皮中刺五加苷E含量实测数据，暂定本品按干燥品计算含刺五加苷E（$C_{34}H_{46}O_{18}$）不得少于0.030%。

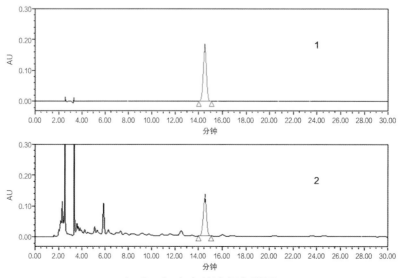

红毛五加皮高效液相色谱图

1—刺五加苷E对照品；2—红毛五加皮样品

【药理】（1）抗炎作用：能抑制动物足跖肿胀及耳部炎症，具有抗急、慢性炎症作用。

（2）镇静、镇痛作用：红毛五加醇浸物能显著抑制小鼠的自发活动；对小鼠戊巴比妥钠睡眠时间有显著的协同作用；能明显对抗安钠咖和苯丙胺所引起的小鼠中枢兴奋作用，红毛五加总苷（TGA）具有中枢镇静作用。红毛五加醇提液对化学刺激及物理刺激引起的疼痛有对抗作用，TGA能明显降低大鼠足跖炎症组织中PGE的含量。

（3）免疫调节作用：红毛五加多糖（AGP）可激发T、B淋巴细胞的生物学效应。红毛五加茎水提物具有抑制细胞免疫、增强体液免疫的双重效应。

（4）对心血管系统的作用：红毛五加的水提取物和正丁醇提取物都有增加冠脉流量作用。

（5）抗肿瘤作用：红毛五加多糖（AGP）对体外胃癌细胞、人白血病粒细胞具显著抑制作用。

（6）保肝作用：红毛五加多糖（AGP）有保肝降酶作用。

（7）抗病毒作用：红毛五加多糖（AGP）对水泡性口炎病毒、单纯疱疹病毒I形和柯萨基病毒B_3三种病毒均有明显的抑制作用。

（8）耐缺氧：红毛五加水提物、红毛五加总苷均具有明显的抗缺氧作用。

（9）促进造血：红毛五加多糖（AGP）具促进造血功能，能提高放射损伤小鼠体内造血因子的活性；对马利兰所致小鼠骨髓衰竭有促其恢复造血功能作用；可通过刺激骨髓粒-单系祖细胞的增殖而促进小鼠外周血白细胞的回升。

【性味与归经】【炮制】【功能与主治】【用法与用量】【贮藏】参照《四川省中药饮片炮制规范》（2015年版）拟订。

【备注】五加属约有37种，分布于亚洲，我国有28种，分布几遍及全国，我市所在的原四川地区产17种[1]。红毛五加*Acanthopanax giraldii* Harms与云南五加*Acanthopanax yui* Li的植物形态相似，应注意区别。红毛五加的小叶片侧脉约5对，伞形花序直径1.5～5 cm；云南五加的小叶片侧脉8对以上，伞形花序直径3～4 cm。

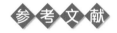

参 考 文 献

[1]《四川植物志》编辑委员会. 四川植物志：第16卷[M]. 成都：四川人民出版社，1981.

[2]《四川中药志》协作编写组. 四川中药志：第1册[M]. 成都：四川人民出版社，1978.

红娘子

Hongniangzi

HUECHYS

本品为蝉科昆虫黑翅红娘子*Huechys sanguinea* De Geer或褐翅红娘子*Huechys philaemata* Fabricius的干燥虫体。夏、秋二季捕捉，蒸死或焖死，干燥。

【性状】**黑翅红娘子** 本品呈长圆形，似蝉而形较小，全体具蜡样光泽。体长1.5~2.5 cm，宽0.5~0.7 cm。头黑嘴红，复眼1对，浅褐色至黑褐色，大而突出；单眼3只，淡红色，头部有黑色毛，颈部棕黑色。背部两侧各有1较大的血红色斑块，背部有2对膜质翅，前翅黑褐色；后翅淡褐色，较薄而透明，均有明显的黑褐色翅脉，质脆而易碎。胸部棕黑色，足3对，多残存不全。腹部塔形，红色具8个环节，尾部尖。雄虫的腹部相接处可见2片椭圆形半透明薄膜（鸣器），雌虫尾部可见棕褐色的产卵管。体轻，质松脆，折断体内呈淡黄色。气特异。

褐翅红娘子 前翅为灰褐色，翅脉为褐色。

【检查】**水分** 不得过12.0%（《中国药典》通则0832第二法）。

总灰分 不得过7.0%（《中国药典》通则2302）。

【炮制】**红娘子** 除去头、足、翅及杂质。

炒红娘子 取净红娘子，与米拌炒，至米呈焦黄色，虫体表面带火色时，取出，放凉。

【性味与归经】苦，平；有大毒。入心、肝、胆经。

【功能与主治】破血逐瘀，攻毒散结。用于血瘀经闭，瘀滞腹痛，癥瘕积聚；外治恶疮，瘰疬，疥癣。

【用法与用量】0.15~0.3 g。外用适量。

【注意】本品有大毒，内服宜慎。气血虚弱者及孕妇忌服。

【贮藏】置阴凉干燥处，防蛀。

红娘子质量标准起草说明

【名称】沿用《四川省中药材标准》（1987年版）。

【别名】红娘虫、红女、红姑娘、红蝉[1]。

【来源】沿用《四川省中药材标准》（1987年版）红娘子为蝉科红蝉属昆虫黑翅红娘子*Huechys sanguinea* De Geer 或褐翅红娘子*Huechys philaemata* Fabricius的干燥体。

【原动物形态】**黑翅红娘子** 体长1.7~2.5 cm（至翅端2.4~3.2 cm），全体具蜡样光泽。头黑色，有长短不等的黑毛；复眼1对，大而突出，浅褐色至黑褐色；单眼3只，淡红色；额部突然向下与颜面几乎成直角。颜面隆起，朱红色，中央有条纵沟，两侧有脊状隆起。触角1对，由5节组成，位于复眼间前方，胸部黑色，中胸背两侧各有1较大的血红色大斑块。雄虫后胸腹板两侧有鸣器。足3对，黑色，被毛，翅2对，长大，膜质；前翅黑褐色，半透明，翅面有阶梯形的脉纹；后翅淡褐色，透明，翅脉黑褐色，明显。腹部全为红色，有重叠的环纹；雌虫有棕褐色的产卵管，腹基部宽，向末端渐窄成塔形。

褐翅红娘子　与前种基本相同，唯一区别在于本种前翅为灰褐色。

【**产地分布**】黑翅红娘子在我国主要产于江苏、浙江、福建、广东、广西、四川、台湾等省区。褐翅红娘子主产于江苏、浙江、安徽、山西、四川、福建、广东、广西、海南、云南等地[1-4]。我市江北区、南岸区有分布，常栖于草间或低矮的树丛中[7]，野生或人工养殖。

【**生长环境**】多生于中山区未开垦的荒地上，常栖于草间、矮树上。

【**采集加工**】有记载5月下旬—7月下旬捕捉，有记载7—10月捕捉[1]，故本标准记录为夏、秋两季捕捉。

【**化学成分**】红娘子主要含有多种氨基酸、斑蝥素、红黑色素、蜡及油脂、酸性黏多糖、黏蛋白、脂蛋白等化学成分[1-7]。

【**性状**】沿用《四川省中药材标准》（1987年版）。

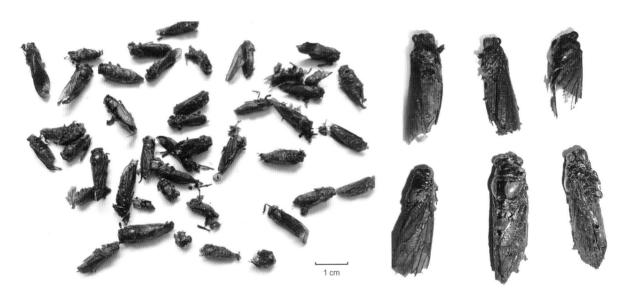

红娘子药材图（黑翅红娘子）　　　　　　　　　红娘子药材图（褐翅红娘子）

【**检查**】**水分**　按水分测定法（《中国药典》通则0832）第二法测定，测定结果为9.58%～9.92%，平均值为9.72%。拟规定水分不得过12.0%，收入标准正文。

总灰分　按灰分测定法（《中国药典》通则2302）测定，测定结果为5.22%～5.40%，平均值为5.30%。拟规定总灰分不得过7.0%，收入标准正文。

红娘子水分、总灰分测定结果表

样品编号	来源/产地	水分/%	总灰分/%
1	四川德阳市	9.92	5.39
2	重庆江北区	9.85	5.40
3	四川成都市	9.62	5.25
4	重庆南岸区	9.65	5.37
5	四川南充市	9.58	5.22
平均值		9.72	5.30

二氧化硫残留量　照二氧化硫残留量测定法（《中国药典》通则2331）测定。在收集的药材样品中均未检测出二氧化硫残留，结合重庆、四川当地对于红娘子实际干燥与贮藏方法中，鲜见使用硫黄熏制干燥过程，故二氧化硫残留测定未收入标准正文。

【炮制】【性味与归经】【功能与主治】参照《四川省中药饮片炮制规范》（2015年版）拟订。

【用法与用量】参照《重庆市中药饮片炮制规范》（2006年版）拟订。

【注意】【贮藏】沿用《四川省中药材标准》（1987年版）。

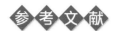

参考文献

[1] 南京中医药大学. 中药大辞典：上册[Z]. 上海：上海科学技术出版社，2006.

[2] 李时珍. 本草纲目：下册[M]. 北京：人民卫生出版社，1982.

[3] 黎跃成. 道地药和地方标准药原色图谱[M]. 成都：四川科学技术出版社，2002.

[4] 胡梅素，应钶. 红娘子和樗鸡的化学成分探讨[J]. 现代应用药学，1990（1）：19-21.

[5] 丁瑞，郭培元，李惠云，等. 中药樗鸡、红娘子与斑蝥毒性的比较研究[J]. 北京中医，1990（3）：33-35.

[6] 王兆基，刘秋铭，粟晓黎，等. 斑蝥、青娘子、红娘子鉴别研究[J]. 药物分析杂志，2011，31（9）：1785-1789.

[7] 钟国跃，秦松云. 重庆中草药资源名录[M]. 重庆：重庆出版社，2010.

琥 珀

Hupo

SUCCINUM

本品为古代松科植物的树脂埋藏地下经年久转化而成。从地下挖出的称为"琥珀"或从煤中选出的称为"煤珀"。全年均可采收，除去泥沙或煤屑等杂质。

【性状】**琥珀** 本品呈不规则的块状、颗粒状或多角形。表面黄棕色、血红色及黑褐色，有的具光泽。质硬而脆、断面光亮，有的颜色不一；手捻不黏手，稍涩；嚼之沙沙有声，但无沙砾感，有松脂芳香味，味淡。燃之易熔，稍冒黑烟，刚熄灭时冒白烟，微有松香气。

煤珀 本品呈不规则多角形块状或颗粒状，少数滴乳状，大小不一。表面淡黄色、黄棕色、红褐色及黑褐色，有的具光泽。质硬，不易碎。断面有玻璃样光泽。燃之冒黑烟，刚熄灭时冒白烟，有似煤油的臭气。

【鉴别】取本品粉末3 g，加水50 ml煮沸，搅拌数分钟，冷却，离心，取上清液1 ml，加水1 ml摇匀，加碘试液1滴，即显黄色；另取上清液5 ml，加乙醇5 ml，摇匀，应无沉淀产生。

【检查】**松香** 取本品粉末1 g，加石油醚（60~90 ℃）10 ml，振摇，过滤，取滤液5 ml，加醋酸铜试液10 ml，振摇，石油醚层不得显蓝绿色。

【炮制】除去杂质。

【性味与归经】甘，平。归心、肝经。

【功能与主治】安神镇惊，活血利尿。用于心悸失眠，惊风抽搐，癫痫，小便不利，尿血，尿痛。

【用法与用量】1~2 g，研末冲服或入丸散服。

【贮藏】置干燥处。

琥珀质量标准起草说明

【名称】沿用《四川省中药材标准》（1987年版）增补本。

【来源】本品为古代松科松属植物的树脂埋藏地下，经久凝结而成的化石样物质。始载于《名医别录》。《本草纲目》转引"别录曰"：琥珀是海松木中津液，初若桃胶，后乃凝结。"保昇曰"：枫脂入地千年变为琥珀，不独松脂变也。大抵木脂入地千年皆化，但不及枫、松有脂而多经年岁耳。"敩曰"：凡用须分红松脂、石珀、水珀、花珀、物象珀、瑿珀、琥珀。其红松脂如琥珀，只是浊，太脆，文横。水珀多无红，色如浅黄，多皱纹。石珀如石重，色黄不堪用。花珀文似新马尾松心文，一路赤一路黄。物象珀其内自有物命，如用神妙。瑿珀是众珀之长。琥珀如血色，以布拭热，吸得芥子者，真也。综上所述，古代所指琥珀虽然形状多样，但均来自古代松科等植物的树脂，埋藏地下经久凝结而成。与现代文献所记和商品药材基本相符。我市有历史使用习惯。另市场上有一部分称为橄榄珀的样本，其来源尚不清楚。本次收集15批次样品，8批次为此橄榄珀，经薄层色谱研究，此8批次橄榄珀与琥珀薄层色谱不一致，故未将此类收入标准。

【矿物形态】常呈各种粒径的圆粒状、团块状或滴乳状分散在煤层、沉积岩或沙质黏土中。有时内部包裹植物或昆虫的化石。颜色为黄色、棕黄色及红黄色。条痕白色或淡黄色。具松脂光泽。透明至不透明。断口贝壳状极为显著。硬度2~2.5。相对密度1.05~1.09。质极脆。摩擦带电[1]。

【产地分布】主产我国陕西、广西、云南、河南、福建、贵州等地[1]。

【采收加工】从地下挖出后，除去砂石、泥土等杂质[1]。

【化学成分】琥珀主要含树脂和挥发油；也含有树脂中二松香醇酸聚酯化合物的分解物，如琥珀氧松香酸（succoxyabietic acid）、琥珀松香酸（succinoabietinolic acid）、琥珀银松酸（succinosilvic acid）、琥珀脂醇（succinoresinol）、琥珀松香醇（succinoabietol）及琥珀酸等[1]。

【性状】参照《四川省中药材标准》（1987年版）增补本等文献，依样品据实描述。

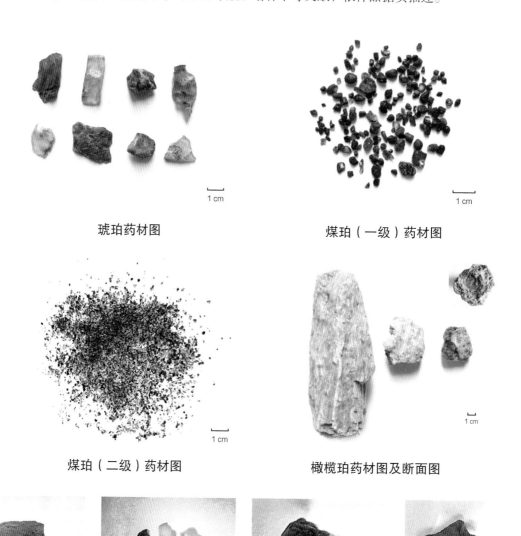

琥珀药材图　　　　　　　　　　　　　　　　　煤珀（一级）药材图

煤珀（二级）药材图　　　　　　　　　　　　　橄榄珀药材图及断面图

透光图

1—琥珀；2—煤珀（一级）；3—橄榄珀；4—琥珀与橄榄珀对比

【检查】松香　沿用《四川省中药材标准》（1987年版）增补本。

总灰分　煤珀测定结果为0.5%~16.7%，考虑到收集样品总灰分测定结果差异大，暂不收入标准正文。

琥珀样品来源信息及总灰分测定结果表

样品编号	药材名	提供单位	总灰分/%
1	煤珀	重庆华奥药业有限公司	0.7
2	煤珀	重庆华奥药业有限公司	2.0
3	煤珀	重庆华奥药业有限公司	0.6
4	煤珀	重庆市中药材市场	0.8
5	琥珀	江苏省食品药品监督检察研究院	16.7
6	煤珀（一级）	江苏省食品药品监督检察研究院	3.3
7	煤珀（二级）	江苏省食品药品监督检察研究院	0.5

【鉴别】在《四川省中药材标》（1987年版）增补本基础上，参照文献[1]拟订。

此次还收集到8批橄榄珀，充当琥珀，因此对橄榄珀进行性状和薄层色谱研究。取样品粉末0.2 g，加乙酸乙酯15 ml，超声处理20 min，滤过，将滤液蒸干，残渣加乙酸乙酯1 ml使溶解，作为供试品溶液。吸取供试品溶液4 μl，点于同一硅胶G薄层板上，以环己烷-乙酸乙酯（10∶1）为展开剂展开，取出，晾干，喷以2%香草醛硫酸溶液，105 ℃加热至斑点显色清晰，置日光灯下检视。在R_f值为0.2～0.8，正品琥珀几乎无斑点，而橄榄珀有较多斑点。但由于橄榄珀来源尚不明确，因此未收入标准正文中。

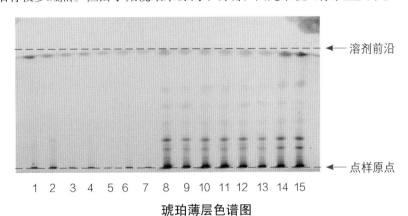

←溶剂前沿

←点样原点

1　2　3　4　5　6　7　8　9　10　11　12　13　14　15

琥珀薄层色谱图

1—7. 琥珀样品；8—15. 橄榄珀样品

【性味与归经】参照《重庆市中药饮片炮制规范及标准》（2006年版）拟订。

【炮制】【用法与用量】【贮藏】【功能与主治】沿用《四川省中药材标准》（1987年版）增补本。

琥珀、煤珀与橄榄珀性状区别

区别点	琥　珀	煤珀（一级）	煤珀（二级）	橄榄珀
颜色	黄棕色、血红色及黑褐色，有的具光泽	淡黄色、黄棕色、红褐色及黑褐色	淡黄色、黄棕色、红褐色及黑褐色	黄色、棕色
断面	光亮	玻璃样光	玻璃样光	乳脂样光
质地	硬，不易碎	硬，不易碎	较硬，不易碎	酥脆，一捏即碎
透光性	好	好	好	较差

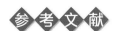
参考文献

[1] 李家实. 中药鉴定学（供中药类专业用）[M]. 上海：上海科学技术出版社，2014.

黄瓜子

Huangguazi

CUCUMIS SATIVI SEMEN

本品为葫芦科植物黄瓜*Cucumis sativus* L.的干燥成熟种子。夏、秋季果实成熟时，采收种子，洗净，干燥。

【**性状**】本品呈扁梭形或狭长卵形，长6～12 mm，宽3～6 mm；顶端较狭平截，中央有尖凸，下端尖，有淡色种脐；表面黄白色，平滑，略具光泽；种皮较薄，从上端破开后可见膜状胚乳，内包2片白色子叶，富油性。气微，味淡微甘。

【**鉴别**】本品粉末类白色。种皮石细胞成群，大多延长呈类长方形、长条形或长圆形，壁甚厚，壁深波状弯曲，层纹明显。星状细胞，成群或单个散在，形状不规则，具多个短分枝突起，壁稍厚，木化。种皮下皮细胞表面观长方形、类圆形，扁平，波状弯曲，或呈短小突起。子叶细胞含糊粉粒及油滴。胚乳细胞中亦含糊粉粒和油滴。导管多为螺纹。

【**检查**】**水分**　不得过12.0%（《中国药典》通则0832第二法）。

总灰分　不得过10.0%（《中国药典》通则2302）。

黄曲霉毒素　照黄曲霉毒素测定法（《中国药典》通则2351）测定。

本品每1 000 g含黄曲霉毒素B_1不得过5 μg，黄曲霉毒素G_2、黄曲霉毒素G_1、黄曲霉毒素B_2、黄曲霉毒素B_1的总量不得过10 μg。

【**炮制**】**黄瓜子**　除去杂质。

炒黄瓜子　取净黄瓜子，按清炒法（《中国药典》通则0213）炒至颜色加深，有爆裂声，并有香气逸出，取出，摊凉。

【**性味与归经**】甘，平。归肝、肺经。

【**功能与主治**】清肺止咳，舒筋活络，接骨止痛。用于劳伤咳嗽，骨折，跌打损伤。

【**用法与用量**】15～25 g。

【**贮藏**】置通风干燥处。

黄瓜子质量标准起草说明

【**名称**】黄瓜子，沿用通用名称。

【**来源**】根据《中药大辞典》等文献[1]，确定本品为葫芦科植物黄瓜*Cucumis sativus* L.的干燥成熟种子。夏、秋季果实成熟时，摘下果实，剖取种子，洗净，晒干。

【**原植物形态**】一年生蔓生草本。茎枝长，具纵沟及棱，被白色硬糙毛。卷须细。单叶互生；叶柄稍粗糙；叶片三角状宽卵形，膜质，两面粗糙，掌状3～5裂，裂片三角形并具锯齿，有时边缘具缘毛。花单性，雌雄同株；雄花常数朵簇生于叶腋，花梗细，被柔毛，花萼筒狭钟状圆筒形，密被白色长柔毛，花萼裂片钻形，花冠黄白色，花冠裂片长圆状披针形，急尖；雄蕊3，花丝近无；雌花单生，或稀簇生，子房纺锤形，柱头3。果实长圆形或圆柱形，长10～30（～50）cm，熟时黄绿色，表面粗糙，具有刺尖的瘤状凸起。种子小，狭卵形，白色。花、果期为夏、秋季[1]。

【采收与加工】夏、秋季果实成熟时，摘下果实，剖取种子，洗净，晒干。

【性状】对黄瓜子药材样品实际性状进行观察，并参考《中药大辞典》《卫生部药品标准·维吾尔药分册》等文献进行描述。

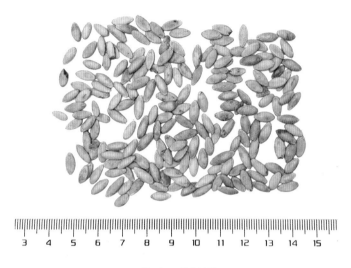

黄瓜子药材图

【鉴别】（1）**显微鉴别**　本品粉末显微特征明显，具有鉴别意义；故收入标准正文。

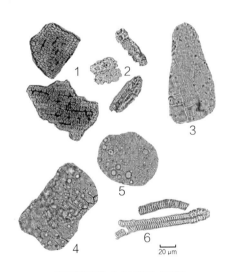

黄瓜子粉末显微特征图

1—种皮石细胞；2—星状细胞；3—种皮下皮细胞；4—子叶细胞；5—胚乳细胞；6—导管

（2）**薄层鉴别**　对本品进行了薄层色谱研究。取本品粉末0.2 g。加2 ml甲醇振摇后浸渍2～3 h，滤过，滤液作为供试品溶液。照薄层色谱法［中国药典（2020年版）通则0502］试验，吸取供试品溶液10 μl，点于硅胶G薄层板上，以石油醚-甲醇（10∶2）为展开剂，展开，取出，晾干，喷以10%硫酸乙醇溶液，于105 ℃烘干。供试品色谱取得较好的效果。但因中检院无黄瓜子对照药材供应，故暂未收入标准正文。

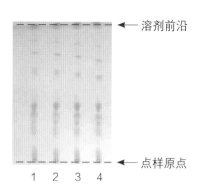

黄瓜子薄层色谱图

1—4. 黄瓜子样品

【检查】水分　按水分测定法（《中国药典》通则0832）第二法测定，测定结果为8.9%～10.1%，平均值为9.6%。拟规定水分不得过12.0%，收入标准正文。

总灰分　按灰分测定法（《中国药典》通则2302）测定，测定结果为5.8%～10.4%，平均值为8.0%。拟规定总灰分不得过10.0%，收入标准正文。

酸不溶性灰分　按灰分测定法（《中国药典》通则2302）测定，测定结果均低于0.40%。故暂未收入标准正文。

黄曲霉毒素　本品为种子类药材，虽然收集的样品照黄曲霉毒素测定法（《中国药典》通则2351）测定，未检出黄曲霉毒素，但考虑到我市环境湿度高，本品易发生霉变情况，故仍此项目收入标准正文，并参照《中国药典》其他设有本项目的品种限度要求，规定其限度为本品每1 000 g含黄曲霉毒素B_1不得过5 μg，黄曲霉毒素G_2、黄曲霉毒素G_1、黄曲霉毒素B_2、黄曲霉毒素B_1的总量不得过10 μg，收入标准正文。

【浸出物】按照浸出物测定法（《中国药典》通则2201），以乙醇、75%乙醇、稀乙醇、水为溶剂按冷浸法、热浸法分别测定，结果表明，以稀乙醇为溶剂，采用热浸法测定所得浸出物含量较高，浸出物也仅为5.1%～6.9%，还需要进一步考察，积累数据，故暂未列入质量标准中。

【炮制】【性味与归经】【功能与主治】【用法与用量】【贮藏】参照《辽宁省中药材标准（第一册）》及《湖南省中药材标准》（2009年版）拟订。

黄瓜子水分、总灰分、酸不溶灰分、浸出物测定结果表

样品编号	来源/产地	水分/%	总灰分/%	酸不溶性灰分/%	浸出物/%
1	重庆中药材市场	9.8	8.5	0.40	5.1
2	四川/慧远药业	9.6	5.8	0.29	5.7
3	四川/华奥药业	8.9	7.3	0.23	5.4
4	重庆/重庆泰尔森制药有限公司	10.1	10.4	0.38	6.9
平均值		9.6	8.0	0.32	5.8

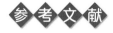

[1] 南京中医药大学. 中药大辞典：上册[Z]. 2版. 上海：上海科学技术出版社，2006.

黄花白及

Huanghuabaiji

BLETILLAE OCHRACEAE RHTZOMA

本品为兰科植物黄花白及*Bletilla ochracea* Schltr.的干燥块茎。秋末春初采挖，除去鳞叶、残茎及须根，洗净，用沸水煮至透心或趁鲜切纵片，干燥。

【性状】本品呈不规则扁斜卵形，有2～3个爪状分叉，长1.5～3.5 cm，厚约5 mm。表面黄白色或淡黄棕色，有1～2圈同心环节和棕色点状须根痕，上面有一斜歪凸起的茎痕，下面有连接另一块茎的痕迹。质坚硬，不易折断，断面类白色，微角质。切片呈不规则的块片，厚2～3 mm，切面有点状或短线状凸起（维管束）。气微，味苦，嚼之有黏性。

【鉴别】（1）本品粉末淡黄白色。表皮细胞表面观垂周壁波状弯曲，略增厚，木化，孔沟明显。草酸钙针晶束存在于大的类圆形黏液细胞中，或散在，针晶长15～40 μm。纤维成束，直径5～20 μm，壁木化，具人字形或椭圆形纹孔。螺纹及梯纹导管直径10～50 μm。糊化淀粉粒团块无色。

（2）取本品粉末5 g，加水50 ml，在水浴上热浸30 min，滤过，滤液进行下列实验：

①取滤液1 ml，加入新配制的碱性酒石酸铜试液5～6滴，在水浴中加热5 min，即产生红棕色沉淀。

②取滤液1 ml，加入5% α-萘酚乙醇溶液3滴，摇匀，沿试管壁缓缓加入浓硫酸0.5 ml，在两液接界处形成紫红色环。

【检查】**水分** 不得过15.0%（《中国药典》通则0832第二法）。

总灰分 不得过5.0%（《中国药典》通则2302）。

酸不溶性灰分 不得过1.5%（《中国药典》通则2302）测定。

【浸出物】照水溶性浸出物测定法《中国药典》通则2201）项下的热浸法测定，不得少于40.0%。

【炮制】洗净，润透，切片，干燥。

【性味与归经】苦、甘、涩、微寒。归肺、肝、胃经。

【功能与主治】收敛止血，消肿生肌。用于咯血、吐血、外伤出血等多种出血症，疮疡肿毒，皮肤皲裂。

【用法与用量】6～15 g，打粉冲服3～6 g；外用适量。

【注意】不宜与乌头类药材同用。

【贮藏】置通风干燥处。

黄花白及质量标准起草说明

【名称】《四川省中药材标准》（1987年版）的收载名称为白芨，为了与《中国药典》（2020年版）收载的白及相区别，更名为黄花白及。

【别名】白鸡儿、白芨。

【来源】黄花白及系原四川地区（含重庆）习用药材，有较长使用历史，为兰科白及属植物黄花白及*Bletilla ochidacea* Schltr.的干燥块茎。

【原植物形态】多年生草本，高25～50 cm，块茎扁斜卵形，分岔，具荸荠似的环带。茎直立，粗壮。

叶多为4枚，基部抱茎，舌状披针形，长达35 cm，宽0.5～5 cm。总状花序顶生，具3～8朵花，苞片在开花时凋落；花较大，黄色或黄白色，花被片矩圆形，长1.8～2.3 cm，顶端钝或稍尖，背面有细紫色点；唇瓣长1.5～2 cm，中部以上3裂，侧裂片斜矩圆形，顶端钝，几不伸至中裂片，直立；中裂片远比侧裂片长，近正方形，前端微凸，唇瓣上有5条褶片，褶片仅在唇瓣的前部为波状；蕊柱弯拱，长1.5～1.8 cm。蒴果圆柱形，有纵棱。

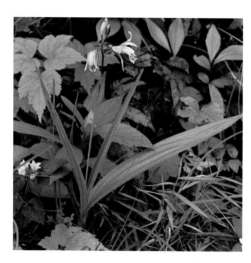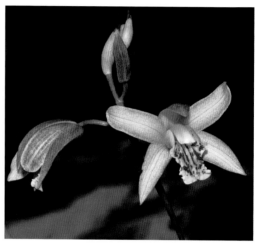

黄花白及植物图（花期）

【产地分布】分布于华东、华南及四川、重庆、贵州、云南、陕西等地。主产于四川成都、绵阳、德阳、资阳等地。目前有栽培。

【生长环境】常生于山坡草丛或沟谷边石上。

【化学成分】黄花白及块茎含白及胶质［黏液质之一为白及甘露聚糖（Bletilla mannan）］，由4份甘露糖和1份葡萄糖组成的葡配甘露聚糖。新鲜块茎中含淀粉约30.48%，葡萄糖1.5%，黏液质约55%和蒽醌类化合物大黄素甲醚（Physcion）[1-6]。

【性状】沿用《四川省中药材标准》（1987年版）描述。

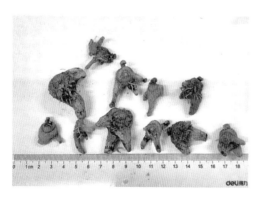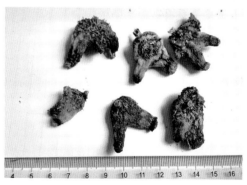

黄花白及药材图

【鉴别】（1）显微鉴别　　沿用《四川省中药材标准》（1987年版）标准收载内容。

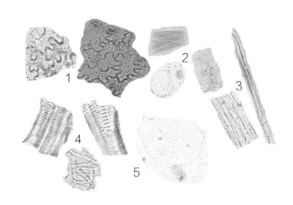

黄花白及粉末显微特征图

1—表皮细胞；2—草酸钙针晶束；3—纤维束；4—梯纹导管及螺纹导管；5—糊化淀粉粒团块

（2）**化学鉴别**　沿用《四川省中药材标准》（1987年版）标准收载内容：①检查还原糖。②检查糖类成分和苷类。

【检查】**水分**　按水分测定法（《中国药典》通则0832）第二法测定，测定结果为12.3%～14.1%，平均值为13.4%。拟规定水分不得过15.0%，收入标准正文。

总灰分　按灰分测定法（《中国药典》通则2302）测定，测定结果为2.5%～5.3%，平均值为3.8%。拟规定总灰分不得过5.0%，收入标准正文。

酸不溶性灰分　按灰分测定法（《中国药典》通则2302）测定，测定结果为0.2%～0.9%，平均值为0.5%。拟规定酸不溶性灰分不得过1.5%，收入标准正文。

二氧化硫残留量　照二氧化硫残留量测定法（《中国药典》通则2331）测定，测定结果为4～194 mg/kg，平均值为52.2 mg/kg。平均值低于《中国药典》通则0212药材和饮片检定通则，故保持与药典要求一致，不收入标准正文。

重金属及有害元素　考虑土壤和环境因素带入重金属残留，对黄花白及的重金属残留量参照《中国药典》（通则2321）测定，结果如下表。测定结果显示重金属在黄花白及中的残留量相对较少，故不将重金属残留量收入标准正文。

黄花白及重金属及有害元素测定结果表

样品编号	来源/产地	铅/（mg·kg⁻¹）	镉/（mg·kg⁻¹）	汞/（mg·kg⁻¹）	砷/（mg·kg⁻¹）	铜/（mg·kg⁻¹）
1	重庆涪陵区	0.22	0.32	未检出	0.22	4.4
2	成都荷花池中药材市场	0.89	0.34	0.006	0.56	3.2
3	四川马尔康市	0.36	0.36	0.011	0.33	3.2
4	重庆丰都县	0.27	0.22	0.003	0.19	3.7
5	四川凉山彝族自治州	0.29	0.21	未检出	0.22	3.0
平均值		0.41	0.29	0.004	0.30	3.5

【浸出物】采用正文所述方法，测定结果为30.8%～51.1%，平均值为42.7%。拟规定浸出物不得少于40.0%，收入标准正文。

黄花白及水分、总灰分、酸不溶性灰分、浸出物、二氧化硫残留量的测定结果表

样品编号	来源/产地	水分/%	总灰分/%	酸不溶性灰分/%	浸出物/%	二氧化硫残留量/（mg·kg⁻¹）
1	重庆涪陵区	13.4	5.3	0.9	51.1	4
2	成都荷花池中药材专业市场	13.7	3.9	0.6	30.8	5
3	四川马尔康市	13.6	4.7	0.5	45.7	194
4	重庆丰都县	14.1	2.5	0.3	42.3	8
5	四川凉山彝族自治州	12.3	2.5	0.2	43.8	50
平均值		13.4	3.8	0.5	42.7	52.2

【炮制】【性味与归经】【功能与主治】【用法与用量】【贮藏】参照《四川省中药饮片炮制规范》（2015年版）拟订。

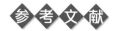

参 考 文 献

[1] 肖培根. 新编中药志：第1卷[M]. 北京：化学工业出版社，2002.

[2] 国家中医药管理局《中华本草》编委会. 中华本草：精选本（下册）[M]. 上海：上海科学技术出版社，1998.

[3] 中华人民共和国卫生部药政管理局，中国药品生物制品检定所. 现代实用本草：上册[M]. 北京：人民卫生出版社，2002.

[4] 仇硕，赵健，唐凤鸾，等. 白及与黄花白及假鳞茎产量及品质差异分析[J]. 南方农业学报，2017，48（9）：1648-1652.

[5] 陈美君，李峰庆，陈鸿平，等. 中药白及与黄花白及的UPLC指纹图谱研究[J]. 中药与临床，2017，8（5）：8-14.

[6] 陶永生，李美红，董文茜，等. 黄花白及化学成分研究（英文）[J]. 昆明医科大学学报，2018，39（3）：1-4.

黄荆子

Huangjingzi

VITICIS NEGUNDINIS FRUCTUS

本品为马鞭草科植物黄荆*Vitex negundo* L.或牡荆*Vitex negundo* L. var. *cannabifolia*（Sieb.et Zucc.）Hand.-Mazz.的干燥成熟果实。9—10月采收，干燥。

【性状】本品呈倒卵状类圆形或近梨形，长2～5.5 mm，直径1.5～3 mm。宿萼钟形，密被灰白色短茸毛，包被果实的2/3或更多，基部具果梗。除去宿萼，果实表面棕褐色，较光滑，微显细纵纹。果实质坚硬，不易破碎，断面黄棕色，4室，每室有黄白色或黄棕色种子1颗或无。气香，味微苦、涩。

【鉴别】（1）本品粉末棕褐色。内果皮石细胞众多，单个散在或成群，呈类方形、类圆形、多角形或纺锤形，有的略呈分支状，有的胞腔内含草酸钙方晶。中果皮细胞呈长方形或多角形，具纹孔。种皮网纹细胞呈多角形，壁呈梯纹或螺纹状增厚。非腺毛由1～3个细胞组成，多弯曲，壁厚，具疣状突起。

（2）取本品粉末1 g，加甲醇20 ml，超声处理20 min，滤过，滤液浓缩至1 ml，作为供试品溶液。另取黄荆子对照药材1 g，同法制成对照药材溶液。照薄层色谱法（《中国药典》通则0502）试验，吸取上述两种溶液各5 μl，分别点于同一硅胶G薄层板上，以甲苯-乙酸乙酯-甲酸（5∶2∶0.2）为展开剂，展开，取出，晾干，置紫外光灯（365 nm）下检视。供试品色谱中，在与对照药材色谱相应的位置上，显相同颜色的荧光斑点。

【检查】**水分** 不得过13.0%（《中国药典》通则0832 第二法）。

总灰分 不得过5.0%（《中国药典》通则2302）。

【浸出物】照醇溶性浸出物测定法（《中国药典》通则2201）项下的热浸法测定，用乙醇作溶剂，不得少于6.0%。

【炮制】除去杂质。

【性味与归经】辛、苦，温。归肺、脾、肝经。

【功能与主治】祛风解表，散寒止痛。用于风寒感冒，咳喘，胃寒呃逆，食积腹痛，寒疝疼痛等。

【用法与用量】5～9 g。

【贮藏】置干燥处。

黄荆子质量标准起草说明

【名称】沿用《四川省中药材标准》（1987年版）。

【别名】布荆子、黄金子。

【来源】《图经本草》记载牡荆的别名为黄荆，又据《本草纲目》记载："牡荆处处山野多有，樵采为薪，年久不樵者，其树大如碗也。其木心方，其枝对生，一枝五叶或七叶，叶如榆叶，长而尖，有锯齿，五月间开花或穗，红紫色，其子大如菱子，而有白膜皮裹之。"黄荆和牡荆形态相似。古代所用药材其原植物与现在所用的黄荆子相似。根据商品药材和实地考察鉴定为马鞭草科植物黄荆*Vitex negundo* L.或牡荆*Vitex negundo* L. var. *cannabifolia*（sieb. et Zucc.）Hand.-Mazz.的干燥成熟果实[1]。

【原植物形态】黄荆 直立灌木，植株高1～3 m。小枝四棱形，与叶及花序通常被灰白色短柔毛。叶柄长2～5.5 cm；掌状复叶，小叶5，稀为3，小叶片长圆状披针形至披针形，基部楔形，全缘或有少数粗锯齿，先端渐尖，表面绿色，背面密生灰白色绒毛，中间小叶长4～13 cm，宽1～4 cm，两侧小叶渐小，若为5小叶时，中间3片小叶有柄，最外侧2枚无柄或近无柄，侧脉9～20对。聚伞花序排列成圆锥花序式顶生，长10～27 cm；花萼钟状，先端5齿裂，外面被灰白色绒毛；花冠淡紫色，外有柔毛，先端5裂，二唇形；雄蕊伸于花冠管外；子房近无毛。核果褐色，近球形，直径约2 mm。花期4—6月，果期7—10月[2]。

牡荆 叶缘有粗锯齿[2]。

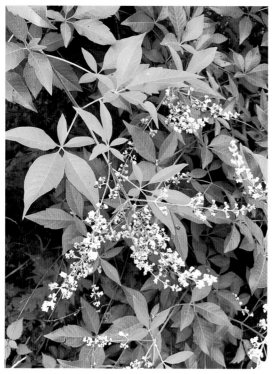 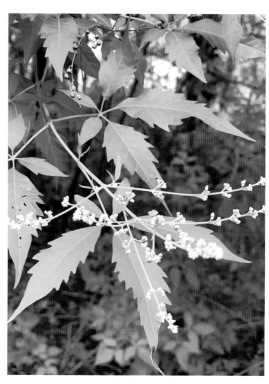

黄荆植物图（花期） 牡荆植物图（花期）

【产地分布】全国各地均有分布。生于山坡、路旁或灌丛中[1, 2]。

【化学成分】含对-羟基苯甲酸（p-hydroxy-benzoicacid），5-氧异酞酸（5-oxyisophthalic acid），3β-乙酰氧基-12-齐墩果烯-27-羧酸（3β-acetoxyolean-12-en-27-oic acid），2α，3α二羟基-5，12-齐墩果二烯-28-羧酸（2α，3α-dihydroxyoleana-5，12-dien-28-oic acid），2β，3α-二乙酰氧基-5，12-齐墩果二烯-28-羧酸（2β，3α-diacetoxyoleana-5，12-dien-28-oic acid），2α，3β-二乙酰氧基-18-羟基-5，12-齐墩果二烯-28-羟酸（2α，3β-diacetoxy-18-hydroxyoleana-5，12-dien-28-oic acid），6-羟基-4-（4-羟基-3-甲氧基苯基）-3-羟基甲基-7-甲氧基-3，4-二氢-2-萘甲醛（6-hydroxy-4-（4-hydroxy-3-methoxyphenyl）-3-hydroxymethyl-7-methoxy-3，4-dihydro-2-naphthaldehyde），还含蒿黄素（artemetin）及葡萄糖（glucose），以及5，7，3'-trihydroxy-6，8，4'-trimethoxy flavone。种子油非皂化成分有：5β-氢-8，11，13-松香三烯-6α-醇（5β-hydro-8，11，13-abietatrien-6α-ol），8，25-羊毛甾二烯-3β-醇（lanostan-8，25-dien-3β-ol），β-谷甾醇（β-sitosterol）及正-三十三烷（n-titriacontane），正-三十一烷（n-hentriacontane），正-三十五烷（n-pentatriacontane），正-二十九烷（n-nonacosane）等C₃₆-C₃₇烷烃；其脂肪酸成分有：棕榈酸（palmitic acid），油酸（oleic acid），亚油酸（linoleic acid）及硬脂酸（stearic acid）等。黄荆浸析液含阿魏酸（ferulic acid），对-香豆酸（p-coumaric acid），香草酸（vanillic acid）及丁香酸（syringic acid）。黄荆挥发油含桉叶素（cineole），左旋-香桧烯（sabinene），α-蒎

烯（α-pinene），樟烯（camphene），β-丁香烯（β-caryophellene），珀（王巴）烯（copaene），薁
（azulene）及柠檬醛（citral）等。脂肪酸、有机酸、挥发油[1, 3]。

【性状】参照《四川省中药材标准》（1987年版）及样品实际情况进行描述。

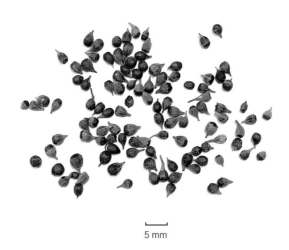

5 mm

黄荆子药材图

【鉴别】（1）**显微鉴别**　参照《四川省中药材标准》（1987年版），多批次样品表明粉末显微特征明
显，故将其列入标准正文。

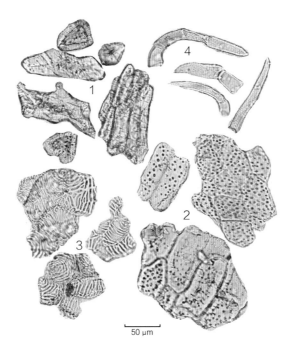

50 μm

黄荆子粉末显微特征图

1—内果皮石细胞（有的胞腔内含草酸钙方晶）；2—中果皮细胞；3—种皮网纹细胞；4—非腺毛

（2）**薄层色谱**　经实验，取本品粉末与对照药材分别加甲醇提取后，以甲苯-乙酸乙酯-甲酸
（5∶2∶0.2）为展开剂展开，置紫外光灯（365 nm）下检视。供试品色谱与对照药材色谱显相同颜色的
荧光斑点，且分离度较好，值范围合理。多批样品实验结果表明该方法可行，专属性强，故将其列入标
准正文。

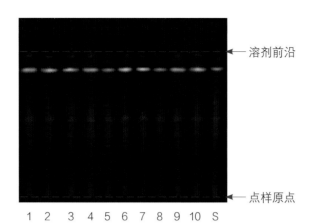

→ 溶剂前沿

→ 点样原点

1 2 3 4 5 6 7 8 9 10 S

黄荆子薄层色谱图

1—10. 黄荆子样品；S. 黄荆子对照药材

【检查】水分　按水分测定法（《中国药典》通则0832）第二法测定，测定结果为10.1%～12.8%，平均值为11.1%。拟规定水分不得过13.0%，收入标准正文。

总灰分　按灰分测定法（《中国药典》通则2302）测定，测定结果为3.0%～4.5%，平均值为3.5%。拟规定总灰分不得过5.0%，收入标准正文。

酸不溶性灰分　按灰分测定法（《中国药典》通则2302）测定，测定结果为0.04%～1.02%，平均值为0.2%。暂不收入标准正文。

【浸出物】按正文要求测定，测定结果为6.2%～10.7%，平均值为8.7%。拟规定限度为浸出物不得少于6.0%，收入标准正文。

黄荆子水分、总灰分、酸不溶性灰分和浸出物测定结果

样品编号	样品来源/产地	水分/%	总灰分/%	酸不溶性灰分/%	浸出物/%
1	重庆市中药材市场	10.9	3.6	0.05	8.0
2	重庆市中药材市场	11.1	3.0	0.04	8.8
3	重庆市中药材市场	10.4	3.6	0.05	9.7
4	重庆市中药材市场	10.1	3.8	0.07	9.3
5	四川省	12.1	3.1	0.08	6.7
6	四川省	11.1	3.1	0.07	10.7
7	四川省	10.2	4.5	1.02	8.7
8	四川省	10.3	3.8	0.68	9.5
9	四川省	12.0	3.1	0.04	6.2
10	四川省	12.8	3.2	0.15	9.2
平均值		11.1	3.5	0.2	8.7

【性味与归经】【功能与主治】参照《四川省中药饮片炮制规范》（2015年版）拟订。

【炮制】【用法与用量】【贮藏】沿用《四川省中药材标准》（1987年版）。

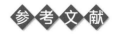

参 考 文 献

[1] 四川省食品药品监督管理局.四川省中药材标准（2010年版）[S]. 成都：四川出版集团，四川科学

技术出版社，2011.

[2] 中国科学院《中国植物志》组委会. 中国植物志：第65卷[M]. 北京：科学出版社，1982.

[3] 郑承剑. 黄荆子的抗炎活性物质基础及其品质评价[D]. 上海：第二军医大学，2010.

火把花根

Huobahuagen

TRIPTERYGII HYPOGLAUCI RADIX

本品为卫矛科植物昆明山海棠 *Tripterygium hypoglaucum*（Lévl.）Hutch. 去皮的干燥根。全年可采挖，除去杂质，去根皮，破碎，干燥。

【性状】 本品大小不一，呈不规则块、片或段。表面棕黄色至棕色，少见外皮残存。质硬，不易折断，横切面淡棕色或淡黄色。气微，味淡，嚼之发苦。

【鉴别】（1）本品粉末黄白色。淀粉粒甚多，单粒圆形、类圆形，脐点多呈点状、裂缝状、少数呈十字状、三叉状、人字状。木纤维众多，成束或离散，呈长条形或梭形，有时略弯曲，直径为10～40 μm，纹孔明显。具缘纹孔导管大小不一，直径可达100 μm。草酸钙晶体呈双锥形或方形，直径为13～50 μm。

（2）取【含量测定】（表儿茶素）项下的滤液25 ml，蒸干，残渣加甲醇1 ml使溶解，作为供试液。另取表儿茶素对照品，加甲醇制成1 ml含1 mg的溶液，作为对照品溶液。照（《中国药典》通则0502）薄层色谱法试验，吸取供试品溶液10～20 μl和对照品溶液10 μl，分别点于同一以羧甲基纤维素钠为黏合剂的硅胶G薄层板上，以三氯甲烷-丙酮-甲醇-冰醋酸（7：2：1.5：0.5）为展开剂，展开，取出，晾干，喷以2%的三氯化铁溶液，加热至斑点显色清晰，日光下检视。供试品色谱中，在与对照品色谱相应的位置上，显相同颜色的斑点。

【检查】 水分　不得过13.0%（《中国药典》通则0832 第二法）。

总灰分　不得过6.0%（《中国药典》通则2302）。

酸不溶性灰分　不得过2.0%（《中国药典》通则2302）。

【浸出物】 照水溶性浸出物测定法项下（《中国药典》通则2201）热浸法测定，不得少于5.0%。

【含量测定】 表儿茶素　照高效液相色谱法（《中国药典》通则0512）测定。

色谱条件与系统适用性试验　以十八烷基硅烷键合硅胶为填充剂；以乙腈-0.1%磷酸水溶液（15：85）为流动相；检测波长为280 nm。理论板数按表儿茶素峰计算应不低于5 000。

对照品溶液的制备　取表儿茶素对照品适量，精密称定，加70%甲醇溶液制成每1 ml含50 μg的溶液，即得。

供试品溶液的制备　取本品粉末（过四号筛）约2.0 g，精密称定，精密加入70%甲醇50 ml，称定重量，加热回流提取0.5 h，放冷，再称定重量，用70%甲醇补足减失的重量，摇匀，滤过，取续滤液，即得。

测定法　分别精密吸取对照品溶液10 μl与供试品溶液20 μl，注入液相色谱仪，测定，即得。

本品按干燥品计算，每1 g含表儿茶素（$C_{15}H_{14}O_6$）不得少于0.10 mg。

雷公藤甲素　照高效液相色谱法（《中国药典》通则0512）测定。

色谱条件与系统适用性试验　以十八烷基硅烷键合硅胶为填充剂；以乙腈-[0.025 mol/L磷酸二氢钠溶液（0.5%磷酸）]（20：80）为流动相；检测波长为220 nm。理论板数按雷公藤甲素峰计算应不低于5 000。

对照品溶液的制备　取雷公藤甲素对照品适量，精密称定，加甲醇制成每1 ml含10 μg的溶液，即得。

供试品溶液的制备　取本品粉末（过四号筛）约5.0 g，精密称定，加入甲醇100 ml，超声提取1 h，滤过，滤渣再用甲醇10 ml洗涤2次，收集所有滤液和洗涤液，蒸干得到残渣，用丙酮-甲醇（2∶1）混合溶液约5 ml分次全部转移至中性氧化铝层析柱（内径1.5 cm，100～200目，10 g，干法装柱）上，用丙酮100 ml洗脱，收集洗脱液，蒸干，残渣加甲醇适量使完全溶解，转移至5 ml的量瓶中，加甲醇至刻度，摇匀，滤过，取续滤液，即得。

测定法　分别精密吸取上述对照品溶液20 μl与供试品溶液10～20 μl，注入液相色谱仪，测定，即得。

本品按干燥品计算，每1 g含雷公藤甲素（$C_{20}H_{24}O_6$）不得少于10 μg。

【性味与归经】苦、温，有毒。归脾、肾经。

【功能与主治】祛风除湿，舒筋活络，清热解毒。用于风湿痹症（类风湿性关节炎、风湿性关节炎），慢性肾炎，红斑狼疮，跌打损伤，皮肤瘙痒等。

【用法与用量】3～6 g。

【注意】有毒，不可服过量。孕妇慎用。

【贮藏】置干燥处。

火把花根质量标准起草说明

【名称】沿用我市习惯药用名称。

【别名】火把花、断肠草、紫金皮、紫金藤、雷公藤、掉毛草、胖关藤、红毛山藤。

【来源】本品为卫矛科植物昆明山海棠*Tripterygium hypoglaucum*（Lévl.）Hutch.去皮的干燥根，与《中国药典》收载的昆明山海棠所用的药用部位（干燥根）不一致。本品为我市常用药，经重庆市中药研究院根据现代药理研究，肯定除去根皮将有利于降低毒性，故将本品收入本标准。

【原植物形态】藤本灌木，高1～4 m，小枝常具4～5棱，密被棕红色毡毛状毛，老枝无毛。叶薄革质，长方卵形、阔椭圆形或窄卵形，长6～11 cm，宽3～7 cm，大小变化较大，先端长渐尖、短渐尖，偶为急尖而钝，基部圆形、平截或微心形，边缘具极浅疏锯齿，稀具密齿，侧脉5～7对，疏离，在近叶缘处结网，三生脉常与侧脉近垂直，小脉网状，叶面绿色偶被厚粉，叶背常被白粉呈灰白色，偶为绿色；叶柄长1～1.5 cm，常被棕红色密生短毛。圆锥聚伞花序生于小枝上部，呈蝎尾状多次分枝，顶生者最大，有花50朵以上，侧生者较小，花序梗、分枝及小花梗均密被锈色毛；苞片及小苞片细小，被锈色毛；花绿色，直径4～5 mm；萼片近卵圆形；花瓣长圆形或窄卵形；花盘微4裂，雄蕊着生近边缘处，花丝细长，长2～3 mm，花药侧裂；子房具三棱，花柱圆柱状，柱头膨大，椭圆状。翅果多为长方形或近圆形，果翅宽大，长1.2～1.8 cm，宽1～1.5 cm，先端平截，内凹或近圆形，基部心形，果体长仅为总长的1/2，宽近占翅的1/4或1/6，窄椭圆线状，直径3～4 mm，中脉明显，侧脉稍短，与中脉密接。

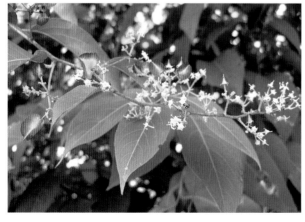

昆明山海棠植物图

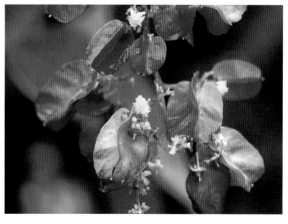

昆明山海棠植物图（花、果）

【产地分布】主产于贵州、云南、四川，浙江、江西、湖南等地区也少量分布。

【生长环境】生于山野向阳的灌木丛中或疏林下。

【采收加工】秋、冬采挖，除去泥土，干燥。

【化学成分】火把花根有效成分为生物碱、萜类、内酯、酚酸类等。

【性状】根据收集药材据实描述。

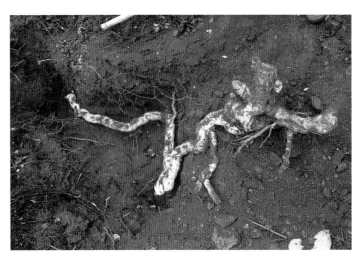

火把花根药材图（鲜）

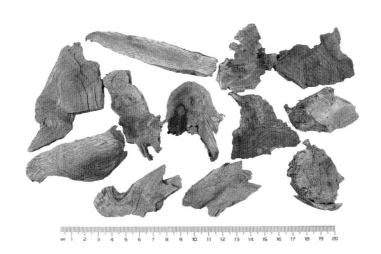

火把花根药材图

【鉴别】（1）**显微鉴别**　本品粉末各显微特征明显，故收入标准正文。

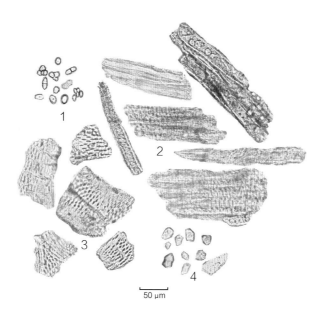

火把花根粉末显微特征图

1—淀粉粒；2—木纤维；3—导管；4—草酸钙方晶

（2）**薄层鉴别**　对本品进行了薄层色谱研究，供试品溶液及对照品溶液的制备、展开剂、检视方法同标准正文，供试品色谱中，在与表儿茶素对照品色谱相应的位置上，检出相同颜色的斑点，R_f值适中，收入标准正文。

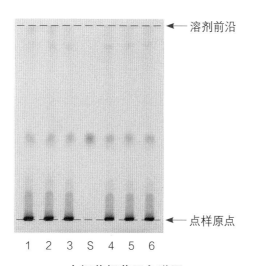

火把花根薄层色谱图

1—6.火把花根样品；S—表儿茶素对照品

（3）**化学鉴别**　本品含生物碱，曾提取生物碱后采用化学反应进行测定，均能呈正反应，但由于化学反应专属性不强，考虑到含量测定已收载了雷公藤甲素，故未将生物碱化学反应收入本标准正文。

【检查】**水分**　按水分测定法（《中国药典》通则0832）第二法测定，测定结果为5.91%～10.84%，平均值为8.38%。拟规定水分不得过13.0%，收入标准正文。

总灰分　按灰分测定法（《中国药典》通则2302）进行测定，测定结果为1.53%～2.53%，平均值为1.91%。拟规定总灰分不得过6.0%，收入标准正文。

酸不溶性灰分　按灰分测定法（《中国药典》通则2302）进行测定，测定结果为0.04%～0.26%，平均值为0.09%。拟规定酸不溶性灰分不得过2.0%，收入标准正文。

【浸出物】按正文要求进行测定，测定结果为5.82%～12.61%，平均值为9.10%。拟规定浸出物不低于

5.0%，收入标准正文。

【含量测定】**表儿茶素**　经实验研究确定采用70%甲醇加热回流提取0.5 h，制得供试品溶液。色谱条件为：检测波长为280 nm，色谱柱为C_{18}柱，流动相为乙腈-0.1%磷酸水溶液（15∶85）。表儿茶素进样量在0.2 157～1.7 258 μg与峰面积呈良好的线性关系，方法回收率为98.1%，RSD为1.3%。收集的样品按该方法进行测定，结果为0.11～2.53 mg/g，平均值为1.06 mg/g，参考本次样品收集批次数，暂规定本品按干燥品计算表儿茶素（$C_{15}H_{14}O_6$）不得少于0.10 mg/g，收入标准正文。

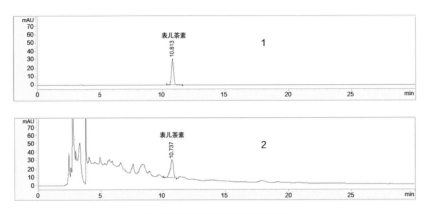

火把花根高效液相色谱图

1—表儿茶素对照品；2—火把花根样品

雷公藤甲素　经实验研究确定采用甲醇超声提取1 h，滤过，滤渣再用甲醇10 ml洗涤2次，收集所有滤液和洗涤液，蒸干得到残渣，用丙酮-甲醇（2∶1）混合溶液5 ml分次全部转移至中性氧化铝层析柱（内径1.5 cm，100～200目，10 g，干法装柱），用丙酮100 ml洗脱，收集洗脱液，蒸干，残渣加甲醇适量溶解转移至5 ml的容量瓶中，超声处理使其完全溶解，取出，放冷，加甲醇至刻度，摇匀，滤过，取续滤液，即得供试品溶液。色谱条件为检测波长为220 nm，色谱柱为C_{18}柱，流动相为乙腈-[0.025 mol/L磷酸二氢钠溶液（0.5%磷酸）]（20∶80）为流动相。雷公藤甲素进样量为0.013 3～0.798 3 μg与峰面积呈良好的线性关系，方法回收率为94.8%，RSD为3.8%。收集的样品按该方法进行测定，结果为10.12～44.05 μg/g，平均值为23.17 μg/g，参考本次样品收集批次数，暂规定本品按干燥品计算雷公藤甲素（$C_{20}H_{24}O_6$）不得少于10 μg/g，收入标准正文。

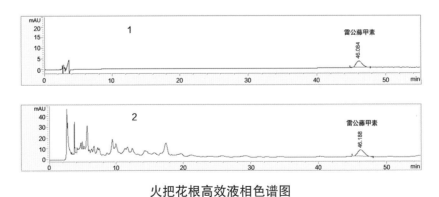

火把花根高效液相色谱图

1—雷公藤甲素对照品；2—火把花根样品

火把花根水分、总灰分、酸不溶性灰分、表儿茶素、雷公藤甲素含量测定测定结果表

样品编号	产　地	水分/%	浸出物/%	总灰分/%	酸不溶灰分/%	表儿茶素/（mg·kg⁻¹）	雷公藤甲素/（μg·kg⁻¹）
1	云南	10.84	5.82	2.14	0.04	0.11	31.22
2	云南	10.74	6.05	2.53	0.26	0.19	16.06
3	云南	9.90	6.00	2.18	0.08	0.36	20.99
4	贵州	7.93	9.64	1.88	0.04	0.71	14.02
5	贵州	5.91	8.50	1.69	0.09	0.68	10.12
6	贵州	7.99	9.61	1.74	0.06	0.86	10.66
7	四川	7.36	12.61	1.69	0.09	2.53	44.05
8	四川	8.19	9.77	2.03	0.18	1.20	18.18
9	四川	8.53	8.95	1.58	0.04	1.44	17.68
10	四川	8.65	11.03	1.53	0.06	1.65	20.15
11	四川	7.93	10.48	2.03	0.05	1.77	43.10
12	四川	6.64	10.76	1.92	0.05	1.25	31.76
平均值		8.38	9.10	1.91	0.09	1.06	23.17

【性味与归经】参照《四川省中药饮片炮制规范》（2015年版）拟订。

【功能与主治】【用法与用量】【注意】【贮藏】】参照文献[1-3]拟订。

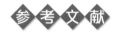
参 考 文 献

[1]《全国中草药汇编》编写组.全国中草药汇编：下册[M].北京：人民卫生出版社，1975.

[2] 高学敏.中药学[M].北京：人民卫生出版社，1999.

[3] 姚逸，杨清林.昆明山海棠的研究概况[J].时珍国医国药，2001，12（12）：1129-1131.

鸡眼睛

Jiyanjing

CACUMEN EUSCAPHIS FRUCTUS

本品为省沽油科植物野鸦椿*Euscaphis japonica*（Thunb.）Dippel.的干燥成熟果实。果实成熟时采收，除去杂质，干燥。

【性状】本品呈椭圆形、半心形或尖球形，鼓起，长0.65～1.5 cm。表面呈棕黄色或棕红色，具纵脉纹，基部稍宽略钝，具残存果梗，顶部较尖，轻重不一。其质微硬而脆，易迸裂破开，内表皮浅棕色或棕红色，具纵纹，种子近扁圆形、黑色，略鼓起，有光泽，质微软。气微，味淡。

【鉴别】取本品粗粉1 g，加90%乙醇20 ml，加热回流30 min，放冷，滤过，滤液蒸干，残渣加甲醇1 ml使之溶解，作为供试品溶液。另取鸡眼睛对照药材1 g，同法制成对照药材溶液。照薄层色谱法（《中国药典》通则0502）试验，吸取供试品溶液10～20 μl、对照药材溶液10 μl，分别点于同一以羧甲基纤维素钠为黏合剂的硅胶G薄层板上，以三氯甲烷-甲醇-乙酸乙酯-水（27：6：2：0.5）为展开剂，展开，取出晾干，置紫外光灯（365 nm）下检视。供试品薄层色谱中，在与对照药材色谱相应的位置上，显相同颜色的荧光斑点。

【检查】**水分**　不得过15.0％（《中国药典》通则0832第二法）。

总灰分　不得过6.0%（《中国药典》通则2302）。

酸不溶性灰分　不得过1.0%（《中国药典》通则2302）。

【浸出物】**水溶性浸出物**　按照水溶性浸出物测定法（《中国药典》通则2201）项下的冷浸法测定，不得少于14.0%。

醇溶性浸出物　按照醇溶性浸出物测定法（《中国药典》通则2201）项下的热浸法测定，用50%乙醇作溶剂，不得少于20.0%。

【性味与归经】辛、甘、平。归心、肺、膀胱经。

【功能与主治】理气止痛，消肿散结，祛风止痒。用于头痛，眩晕，胃痛，脱肛，子宫下垂，阴痒。

【用法与用量】9～15 g；外用适量。

【贮藏】置通风干燥处。

鸡眼睛质量标准起草说明

【名称】经实地调查药材市场及商品使用情况，目前，我市药材市场和民间使用多将野鸦椿*Euscaphis japonica*（Thunb.）Dippel.的干燥成熟果实以鸡眼睛为名，故采用鸡眼睛作为药名。

【别名】山海椒（云南）、小山辣子、开口椒、鸡肫子、淡椿子、狗椿子、乌眼睛、鸡聆花、鸡眼睛（四川、重庆）、鸡肾果（广西）、芽子木（湖南）、红椋（湖北、四川）[1, 2]。

【来源】野鸦椿始载于《植物名实图考》木类，并附图，云："野鸦椿生长沙山阜。丛生，高可盈丈，绿条对节，节上发小枝，对叶密排，似椿而短，亦圆；似檀而有尖，细齿疏纹，赭根旁出，略有短须。俚医以为达表之药。秋结红实，壳似赭桐花而微硬，迸裂时，子着壳如梧桐子，遥望似花瓣上粘黑子。"

目前收载于《贵州省中药材、民族药材质量标准》（2010年版）、《中国植物志》[1]、《中药大辞典》、《全国中草药汇编》[3]，在重庆、四川、贵州等西南地区的民间有较长的药用历史。

经实地调查商品使用情况和采集原植物标本鉴定，西南各地民间较广泛习用的鸡眼睛药材为省沽油科野鸦椿属植物野鸦椿*Euscaphis japonica*（Thunb.）Dippel.的果实、嫩枝等多部位作为药用部位。而我市多使用干燥成熟果实，故将此药用部位收入标准。

【原植物形态】落叶小乔木或灌木，高2~8 m，树皮灰褐色，具纵条纹，小枝及芽紫红色，树叶揉碎后发出恶臭气味。叶对生，奇数羽状复叶，长8~32 cm，叶轴淡绿色，小叶5~9，稀3~11，厚纸质，长卵形或椭圆形，稀为圆形，长4~9 cm，宽24 cm，先端渐尖，基部钝圆，边缘具疏短锯齿，齿尖有腺体，两面除背面沿脉有白色小柔毛外无余毛，主脉在上面明显，在背面突出，侧脉8~11，在两面可见；小叶柄长1~2 mm，小托叶线形，基部较宽，先端尖，有微柔毛。圆锥花序顶生，花梗长达21 cm，花多，较密集，黄白色，径4~5 mm，花瓣与萼片均5，椭圆形，萼片宿存，花盘盘状，心皮3，分离。蓇葖果长1~2 cm，每一花发育为1~3个蓇葖，果皮软革质，紫红色，有纵脉纹；种子近圆形，径约5 mm，假种皮肉质，黑色，有光泽。花期5—6月，果期8—9月[2]。

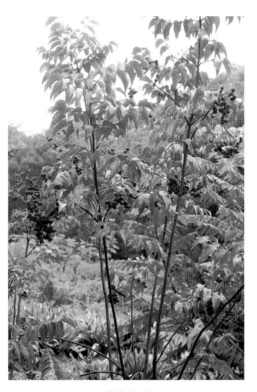

野鸦椿植物图

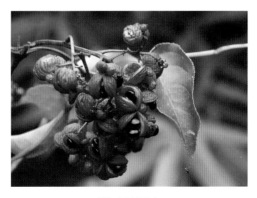

野鸦椿果实

【原植物分布】分布于重庆、四川、贵州、福建、湖南、广西等地[1]。

【生长环境】生于山坡、山谷、河边的丛林或者灌木丛中。

【化学成分】本品含熊果酸、胡萝卜苷、没食子酸、齐墩果酸、香草醛、马斯里酸、紫云英苷、佛手苷内酯、5-羟甲基糠醛、原儿茶酸、鞣花酸等[4, 5]。

【性状】在参考相关文献的基础上，根据观察收集的药材样品，进行描述拟订。

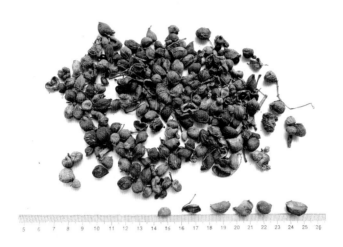

鸡眼睛药材

【鉴别】**薄层色谱**　对本品进行了薄层色谱研究，供试品溶液及对照药材溶液的制备、展开剂、检视方法同标准正文，供试品色谱中，在与对照药材色谱相应的位置上，均能检出相同颜色的斑点，前者斑点清晰、R_f值适中，收入标准正文。

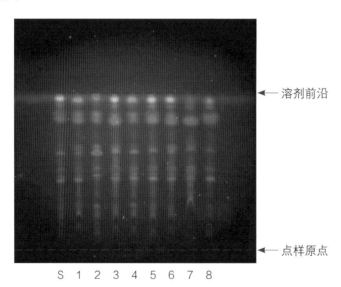

鸡眼睛薄层色谱图

1—8. 鸡眼睛样品；S—鸡眼睛对照药材

【检查】**水分**　按水分测定法（《中国药典》通则0832）第二法测定，测定结果为12.26%～14.12%，平均值为13.20%。拟规定水分不得过15.0%，收入标准正文。

总灰分　按灰分测定法（《中国药典》通则2302）测定，测定结果为4.54%～6.35%，平均值为5.40%。拟规定总灰分不得过6.0%，收入标准正文。

酸不溶性灰分　按灰分测定法（《中国药典》通则2302）测定，测定结果为0.08%～0.33%，平均值为0.18%。拟规定酸不溶性灰分不得过1.0%，收入标准正文。

二氧化硫残留量 照二氧化硫残留量测定法（《中国药典》通则2331）测定，测定结果均未检出。实际考察中未发现有熏硫现象，故未收入标准正文。

【浸出物】本品分别就水、醇作为溶剂进行浸出物测定考察。经实验，发现本品水溶性成分和醇溶性成分在冷浸和热浸提取中相差较大，故分别按正文所述方法进行测定。

水溶性浸出物 照水溶性浸出物测定法项下的冷浸法（《中国药典》通则2201第二法）对样品进行测定，结果为12.27%～21.37%，平均值为16.39%，故暂定水溶性浸出物（冷浸法）限度为不得少于14.0%.

醇溶性浸出物 照醇溶性浸出物测定法项下的热浸法（《中国药典》通则2201第二法）对样品进行测定，结果为21.15%～27.23%，平均值为24.58%，故暂定醇溶性浸出物（热浸法）限度为不得少于20.0%。

鸡眼睛水分、总灰分、酸不溶性灰分、浸出物测定结果表

样品编号	收集地/产地	水分/%	总灰分/%	酸不溶性灰分/%	浸出物/% 水、冷浸	浸出物/% 醇、热浸	浸出物/% 醇、冷浸
1	成都荷花池中药材专业市场/四川	14.12	5.18	0.08	21.37	27.23	22.80
2	安徽亳州/四川	13.65	5.51	0.33	14.36	22.79	13.65
3	安徽亳州/广西	12.96	5.41	0.29	21.09	25.38	15.16
4	成都荷花池中药材专业市场/云南	14.07	4.54	0.14	12.85	25.73	14.33
5	成都荷花池中药材专业市场/四川	13.62	6.35	0.25	12.71	21.49	12.54
6	成都荷花池中药材专业市场/云娜	12.26	4.96	0.08	17.57	27.18	19.77
7	安徽亳州/湖南	12.95	5.74	0.12	18.90	25.67	20.72
8	安徽亳州/安徽	12.26	5.60	0.12	12.27	21.15	15.52
平均值		13.2	5.4	0.18	16.39	24.58	16.81

【性味与归经】【功能与主治】【用法与用量】【贮藏】参照《贵州省中药材民族药材质量标准》（2003年版）及文献[3]拟订。

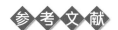

参考文献

[1] 中国科学院《中国植物志》编委会. 中国植物志：第46卷[M]. 北京：科学出版社，1981.

[2] 南京中医药大学. 中药大辞典[Z]. 2版. 上海：上海科学技术出版社，2006：2979-2980.

[3] 王国强. 全国中草药汇编[M]. 北京：人民卫生出版社，2014.

[4] 周雯，刘智，王海军，等. 鸡眼睛正丁醇部位化学成分[J]. 中国实验方剂学杂志，2013，19（17）：93-96.

[5] 周雯，刘智，王海军，等. 鸡眼睛乙酸乙酯部位化学成分研究[J]. 中国实验方剂学杂志，2013，19（6）：121-123.

见血清

Jianxueqing

LIPARIS NERVOSAE HERBA

本品为兰科植物脉羊耳兰*Liparis nervosa*（Thunb.）Lindl.的干燥全草。夏、秋二季采收，除去杂质，干燥。

【性状】本品根状茎上着生细长的须根数条。假鳞茎圆柱形，长2.5～7 cm，具节，基部有灰白色膜质叶柄残基。单叶互生，2～5片，黄绿色，质薄，略皱缩；展平后呈卵形或卵状椭圆形，长5～12 cm，宽2.5～6 cm，先端渐尖，基部成鞘状抱茎，脉3～7条。总状花序顶生，常可见宿存的蒴果；蒴果纺锤形，黄白色，长0.8～1.5 cm，宽0.4～0.6 cm。气微，味苦。

【鉴别】叶表面观：表皮细胞多角形、不规则长方形、类圆形。气孔不定式，副卫细胞3～5个。小腺毛单细胞。草酸钙针晶束存在于长椭圆形黏液细胞，或散在，黏液细胞可长达220 μm，针晶长25～80 μm。

【检查】**水分** 不得过13.0%（《中国药典》通则0832第二法）。

总灰分 不得过13.0%（《中国药典》通则2302）。

酸不溶性灰分 不得过6.0%（《中国药典》通则2302）。

【浸出物】照水溶性浸出物测定法（《中国药典》通则2201）项下的热浸法测定，不得少于14.0%。

【炮制】除去杂质，切段，干燥。

【性味与归经】苦、寒。归心、肝、胃、肺经。

【功能与主治】凉血止血，清热解毒。用于胃热吐血，肺热咯血，热毒疮疡，蛇咬伤。

【用法与用量】9～15 g；外用适量。

【贮藏】置通风干燥处。

见血清质量标准起草说明

【名称】根据我市民间习用名称拟订。

【别名】羊耳蒜、立地好、肉螃蟹[1]。

【来源】川渝地区均有使用习惯，形成商品规模。经鉴定为兰科植物脉羊耳兰*Liparis nervosa*（Thunb.）Lindl.的干燥全草。

【原植物形态】多年生草本。根状茎发达，其上着生细长的根数条；假鳞茎圆柱形，肉质，高2.5～7 cm，表面有节。叶2～5枚，质薄，卵形至卵状椭圆形，长5～12 cm，宽2.5～6 cm，先端渐尖，全缘，基部鞘状抱茎。总状花序通常具数朵至10余朵花；花苞片细小，三角形，长约1 mm；萼片和花瓣淡紫色或黄绿色，长约8 mm，侧面2枚萼片狭矩圆形，背面1枚和花瓣线形；唇瓣紫色或紫红色，倒卵形，先端钝或凹入，基部有2个小瘤体；蕊柱白色，内弯，有翅。蒴果纺锤形[1-4]。

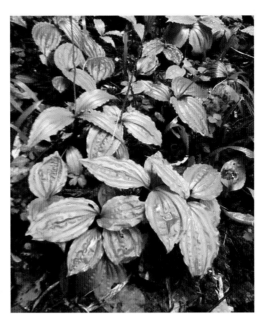

脉羊耳兰植物图

【**产地分布**】分布于江西、湖南、广东、广西、浙江、湖北、四川、贵州等省[1-3]。

【**生长环境**】生于溪边或林下阴湿处[2, 3]。

【**化学成分**】含脉羊耳兰碱（nervosine）[1]等化学成分。

【**性状**】根据收集的样品据实描述。

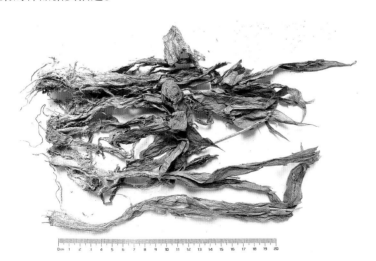

见血清药材图

【**鉴别**】（1）**显微鉴别**　本品叶表面观显微特征明显，具鉴别意义，收入标准正文。

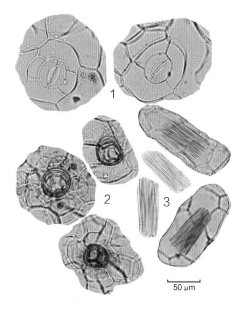

见血清粉末显微特征图

1—叶下表皮细胞及气孔；2—小腺毛；3—黏液细胞及草酸钙针晶

（2）**薄层鉴别**　对本品进行薄层色谱鉴别的研究：取见血清全草粉末0.5 g，加乙醇20 ml，用超声提取法提取1 h，滤过，水浴干燥至浸膏状，加乙醇2 ml使溶解，制成供试品溶液。吸取供试品溶液5 μl，分别点于同一硅胶G薄层板上，以乙酸乙酯-甲醇-浓氨（17：2：1）为展开剂展开，取出，晾干，喷以稀碘化铋钾溶液，置日光灯下检视。本方法斑点清晰，方法成立。但考虑本品夏秋两季均可采收全草入药，本实验未收集到来源确切的不同时间段样品，未对全草中各部位进行研究，故暂未收入标准正文。

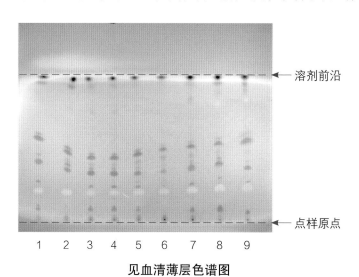

见血清薄层色谱图

1—9. 见血清样品

【检查】**水分**　按水分测定法（《中国药典》通则0832）第二法测定，测定结果为9.5%～14.3%，平均值为10.6%。拟规定水分不得过13.0%，收入标准正文。

总灰分　按灰分测定法（《中国药典》通则2302）测定，测定结果为6.2%～13.9%，平均值为11.3%。拟规定总灰分不得过13.0%。

酸不溶性灰分　按灰分测定法（《中国药典》通则2302）测定，测定结果为1.2%～7.6%，平均值为5.5%。拟规定酸不溶性灰分不得少于6.0%。

二氧化硫残留量　照二氧化硫残留量测定法（《中国药典》通则2331）测定，测定结果均未检出。实际考察中未发现有熏硫现象，故未收入标准正文。

【浸出物】考虑到实际使用中多为煎煮，故照水溶性浸出物测定法（《中国药典》通则2201）项下的热浸法测定，测定结果为18.0%～28.2%，平均值为20.7%。拟规定浸出物不得少于14.0%。

见血清水分、灰分、酸不溶灰分、浸出物测定结果表

样品编号	采集地/产地	水分/%	灰分/%	酸不溶性灰分/%	浸出物/%
1	重庆中药材市场/江西	10.7	13.7	7.6	20.7
2	成都荷花池中药材专业市场	14.3	6.2	1.2	19.2
3	重庆市泰尔森制药有限公司/四川	9.7	11.9	6.1	19.7
4	重庆市中药材市场/雅安	9.5	8.8	3.5	28.2
5	重庆市泰尔森制药有限公司/江西	9.8	13.9	7.5	20.7
6	重庆市中药材市场	10.0	12.6	6.5	18.0
7	重庆市泰尔森制药有限公司/四川	10.2	11.8	5.6	20.7
8	重庆中药材市场/江西	10.5	11.2	5.8	19.5
9	重庆中药材市场/江西	10.9	11.8	6.1	19.5
平均值		10.6	11.3	5.5	20.7

【药理】止血作用：用活性炭处理过的水煎剂（1∶1）敷于局部，对切断狗、猴股动脉或截断麻醉狗后肢引起的出血，有止血作用。动物下台后，活动、食欲正常，48 h内无继发出血。对兔肝、脾切口，4 min止血，4～12 d后无继发出血，切口上有一层薄膜覆盖，药物已被吸收，基本上无粘连。体外试验，能使人和兔抗凝血液的红细胞凝集，缩短全血凝时间[1]。

毒性：大鼠每天腹腔注射上述制剂1 ml，前10 d体重逐日增加，后10 d体重稍减轻，未有死亡。肌肉注射1 ml后2 d解剖，局部肌肉呈微红色，6 d后即无[1]。

【炮制】【性味与归经】【功能与主治】【用法与用量】【贮藏】参照《四川省中药饮片炮制规范》（2015年版）及文献[1-3]拟订。

【备注】同属植物风帽羊耳兰*Liparis cucullata* Chien.在浙江全省山区有分布，易与见血清混淆，与见血清原植物脉羊耳兰的主要区别：叶2片，顶端钝，总状花序的花较多（8～9朵），萼片顶端呈僧帽状[2]。

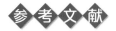

参考文献

[1] 国家中医药管理局《中华本草》编委会. 中华本草：第8册[M]. 上海：上海科学技术出版社，1999.

[2] 南京中医药大学. 中药大辞典：上册[Z]. 2版. 上海：上海科学技术出版社，2006.

[3] 《全国中草药汇编》编写组. 全国中草药汇编：上册[M]. 北京：人民卫生出版社，1975.

[4] 中国科学院《中国植物志》编委会. 中国植物志：第18卷[M]. 北京：科学出版社，1999.

椒 目

Jiaomu

ZANTHOXYLI SEMEN

本品为芸香科植物花椒 *Zanthoxylum bungeanum* Maxim.的干燥成熟种子。立秋前后果熟时采收，除去果壳及杂质，干燥。

【性状】本品呈类圆球形、半球形或卵形，种脐斜平。直径3～4 mm。表面黑色具光泽，置放大镜下观察可见细密的鱼鳞状纹理，有的部分表皮脱落，露出黑色网状纹理。质坚硬，剖开可见淡黄白色的胚乳及两枚子叶，显油性。气香，味微麻、辣。

【鉴别】（1）本品粉末棕褐色。外种皮细胞呈碎块状，红棕色，细胞表面观多角形，直径20～70 μm，壁厚。内种皮细胞壁增厚，呈不规则网状。条纹散乱，淡黄色。油滴随处可见。色素块呈不规则块状，大小不等，棕褐色。

（2）取本品粉末5 g，加80%甲醇50 ml，加热回流1 h，放冷，滤过。滤液蒸干，残渣加水30 ml使溶解，滤过。滤液用乙醚振摇提取2次，每次30 ml，弃去乙醚液，水液加盐酸5 ml，加热回流1 h，取出，立即冷却。用乙醚振摇提取两次，每次30 ml，合并乙醚液，用水20 ml洗涤，弃去水液。乙醚液挥干，残渣加乙醇1 ml使溶解，作为供试品溶液。另取槲皮素对照品，加乙醇制成每1 ml含0.5 mg的溶液，作为对照品溶液。照薄层色谱法（《中国药典》通则0502）试验，吸取上述供试品溶液10 μl，对照品溶液5 μl，分别点于同一硅胶G薄层板上，以甲苯-乙酸乙酯-甲酸（5∶4∶1）为展开剂，展开，取出，晾干。喷以5%三氯化铝乙醇溶液，置紫外光灯（365 nm）下检视。供试品色谱中，在与对照品色谱相应的位置上，显相同颜色的斑点。

【检查】水分　不得过13.0%（《中国药典》通则0832 第二法）。

总灰分　不得过10.0%（《中国药典》通则2302）。

酸不溶性灰分　不得过1.0%（《中国药典》通则2302）。

【浸出物】照水溶性浸出物测定法（《中国药典》通则2201）项下的热浸法测定，不得少于10.0%。

【炮制】椒目　筛去灰屑，除去杂质。

炒椒目　取净椒目，照清炒法（《中国药典》通则0213）炒至表面显油性，有香气。

【性味与归经】苦、辛，平；有小毒。归肺、膀胱经。

【功能与主治】利水，平喘。用于水肿胀满，痰饮喘息。

【用法与用量】3～9 g。

【贮藏】置阴凉干燥处。

椒目质量标准起草说明

【名称】沿用《四川省中药材标准》（1987年版）。

【别名】川椒目[1, 2]。

【来源】《本草纲目》记载："蜀椒肉厚皮皱，其子光黑，如人之瞳仁，故谓之椒目"。据文献记载："芸香科植物花椒*Zanthoxylum bungeanum* Maxim.或青椒*Zanthoxylum schinifolium* Sieb. et Zucc.的种子均可作椒目使用。"经调查青椒目在重庆境内未形成商品。故只收载花椒*Zanthoxylum bungeanum* Maxim.干燥成熟种子。

【原植物形态】落叶灌木或小乔木，有香气。高1～3 m。枝、干外皮灰色或紫褐色，具细小皮孔或皮刺。单数羽状复叶互生，叶轴边缘有狭翅，背面着生向上的小皮刺，腹面位于对生的两小叶片基部着生小皮刺；小叶5～11，长7～9，纸质或厚纸质，近于无柄，卵形或卵状长圆形，长1.5～7 cm，宽0.8～3 cm，顶端急尖或短渐尖，基部圆形或钝，有时两侧略不对称，边缘具钝齿，齿缝处有粗大透明的腺点，背面中脉基部两侧常被一簇长柔毛；嫩叶及其小叶柄常有不规则圆形的红棕色小鳞片。聚伞状圆锥花序顶生，花轴被短柔毛；花单性，雌雄异株；被4～8，雄蕊5～7，花丝与花被等长；雌花子房上位，无柄，心皮2～4，花柱分离，侧生而外弯，柱头头状。蓇葖果球形，红色或紫红色，密生大而凸起的腺点，成熟心皮常2～3或少为1，果基部有1～2个未发育的颗粒状离生心皮。种子类圆形，直径约3～4 mm，黑色有光泽。花期3—5月。果期7—10月。通常栽培。

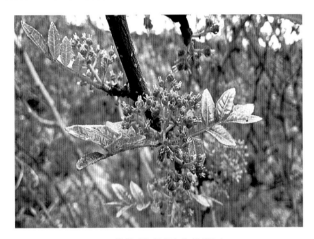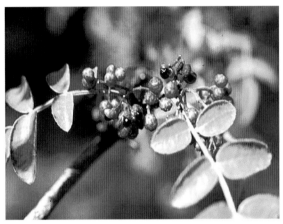

花椒植物图（花期）　　　　　　　　　　　　　　花椒植物图（果期）

【产地分布】全国大部分地区均有分布。

【生长环境】生于林缘、灌丛，坡地石旁或栽培于路旁、庭院中。

【采收加工】立秋前后果熟时采收，除去果壳和杂质，干燥。

【化学成分】主要含α-亚麻酸、亚油酸、棕榈酸、棕榈油酸、硬脂酸、油酸等脂肪酸类，另含维生素、氨基酸、槲皮素、表儿茶素、24-烯环阿尔廷酮、辛二酸等[3]。

【性状】根据商品药材实际性状描述。

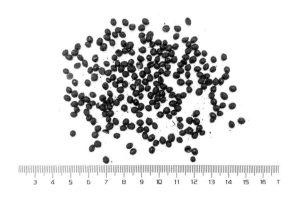

椒目药材图

【鉴别】（1）**显微鉴别**　显微鉴别特征明显，收入标准正文。

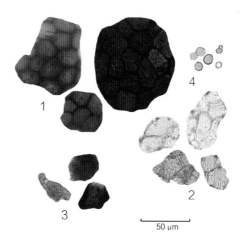

椒目粉末显微特征图

1—外种皮细胞；2—内种皮细胞；3—色素块；4—油滴

（2）**薄层鉴别**　供试品溶液及对照品溶液的制备、展开剂、显色剂及检视方法同标准正文。分别采用甲苯-乙酸乙酯-甲酸（5：4：1）、三氯甲烷-甲醇-甲酸（8：2：1）为展开剂，结果供试品色谱中，在与对照品色谱相应的位置上，均能检出相同颜色的斑点。经比较前者R_f值适中，收入标准正文。

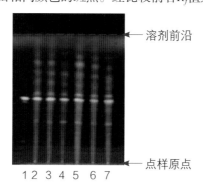

椒目薄层色谱图

1—槲皮素对照品；2—7. 椒目样品

【**检查**】**水分**　按水分测定法（《中国药典》通则0832）第二法测定，测定结果为8.0%～11.5%，平均值为9.7%。拟规定水分不得过13.0%，收入标准正文。

总灰分　按灰分测定法（《中国药典》通则2302）测定，测定结果为5.6%～9.0%，平均值为7.1%。拟规定总灰分不得过10.0%，收入标准正文。

酸不溶性灰分　按灰分测定法（《中国药典》通则2302）测定，测定结果为0.1%～0.6%，平均值为0.4%。拟规定酸不溶性不得过1.0%，收入标准正文。

二氧化硫残留量　照二氧化硫残留量测定法（《中国药典》通则2331）测定，测定结果未检出。实际考察中未发现有熏硫现象，故未收入标准正文。

【**浸出物**】经实验，本品醇溶性浸出物测定结果为22.3%～30.8%，平均值为26.9%。水溶性浸出物测定结果为10.6%～15.7%，平均值为13.4%。考虑本标准中将收载脂溶性成分α-亚麻酸的含量，故选取水溶性浸出物收入标准正文，规定水溶性浸出物限度为不得少于10.0%。

【**含量测定**】文献报道椒目主要含脂肪酸类化合物如α-亚麻酸等，因此，在充分考虑各种因素的基础上，采用HPLC法测定椒目中α-亚麻酸的含量。经研究选用测定波长为205 nm，色谱柱为C_{18}柱，流动相为乙腈-0.3%磷酸（85：15），进样量在0.663～7.952 μg的范围内时，线性关系良好（$r=0.9995$），方法回收率为100.9%，RSD为2.2%，对收集到的样品进行测定，结果为2.9%～4.7%。今后继续积累数据进行研究，暂不收入标准正文。

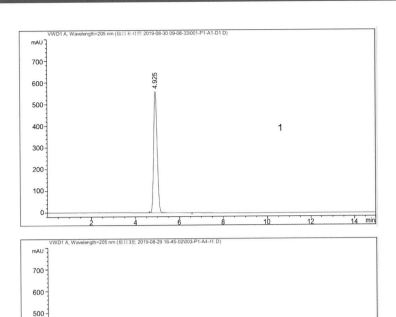

椒目高效液相色谱图

1—α-亚麻酸对照品；2—椒目样品

椒目水分、总灰分、酸不溶性灰分、浸出物、含量测定结果表

样品编号	来源/产地	水分/%	总灰分/%	酸不溶性灰分/%	醇溶性浸出物/%	水溶性浸出物/%	α-亚麻酸含量/%
1	四川汉源	8.0	5.6	0.6	28.2	10.6	4.3
2	四川汉源	9.6	6.6	0.6	30.8	11.7	3.8
3	四川汉源	9.3	6.7	0.5	22.3	12.5	4.4
4	重庆中药材市场	11.5	5.8	0.1	28.0	15.7	4.7
5	重庆中药材市场	10.7	8.7	0.3	29.0	15.1	2.9
6	重庆中药材市场	8.9	9.0	0.6	22.9	14.7	3.8
平均值		9.7	7.1	0.4	26.9	13.4	4.0

【炮制】【性味与归经】【功能与主治】参照《四川省中药饮片炮制规范》（2015年版）拟订。

【用法与用量】【贮藏】沿用《四川省中药材标准》（1987年版）。

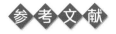

参考文献

[1] 南京中医药大学. 中药大辞典：上册[Z].2版. 上海：上海科学技术出版社，2006.

[2] 国家中医药管理局《中华本草》编委会. 中华本草：第4册[M]. 上海：上海科学技术出版社，1999.

[3] 李卿，秦剑，欧燕. 椒目化学成分及药理作用研究进展[J]. 中国中医急症，2012，21（5）：762-764.

绞股蓝

Jiaogulan

GYNOSTEMMAE HERBA

本品为葫芦科植物绞股蓝*Gynostemma pentaphyllum*（Thunb.）Makino的干燥全草。夏、秋二季采收，除去杂质，洗净，干燥。

【性状】本品常卷曲成团。茎纤细，直径1~3 mm，表面黄绿色或褐绿色，具细纵棱线，被短柔毛或近无毛，质柔，不易折断。卷须侧生于叶柄基部。叶互生，黄绿色或褐绿色，薄纸质或膜质，皱缩易碎，完整者湿润展平后呈鸟足状，通常5~7小叶，小叶卵状长圆形或披针形，中间者较长，边缘有锯齿。气微，味苦、微甘。

【鉴别】取本品粉末2 g，加乙酸乙酯20 ml，超声处理30 min，滤过，滤液蒸干，残渣加甲醇1 ml使溶解，作为供试品溶液。另取绞股蓝对照药材2 g，同法制成对照药材溶液。照薄层色谱法（《中国药典》通则0502）试验，吸取上述两种溶液各5 μl，分别点于同一硅胶G薄层板上，以三氯甲烷-甲醇（20∶1）为展开剂，展开，取出，晾干，喷以10%硫酸乙醇溶液，在105 ℃加热至斑点显色清晰，置紫外光灯（365 nm）下检视。供试品色谱中，在与对照药材色谱相应的位置上，显相同颜色的荧光主斑点。

【检查】**水分**　不得过12.0%（《中国药典》通则0832第二法）。

总灰分　不得过18.0%（《中国药典》通则2302）。

酸不溶性灰分　不得过4.0%（《中国药典》通则2302）。

【浸出物】照醇溶性浸出物测定法（《中国药典》通则2201）项下的热浸法测定，用稀乙醇作溶剂，不得少于12.0%。

【炮制】除去杂质，洗净，切段，干燥。

【性味与归经】苦、甘，微寒。归脾、肺经。

【功能与主治】益气健脾，化痰止咳，清热解毒，化浊降脂。用于脾胃气虚，倦怠食少，肺虚燥咳，咽喉疼痛等。

【用法与用量】15~30 g。

【贮藏】置干燥处。

绞股蓝质量标准起草说明

【名称】我市市场沿用植物名为习用名，故以此为名。

【别名】七叶胆。

【来源】本品始载于《救荒本草》，是民间常用草药。样品经鉴定为葫芦科绞股蓝属植物绞股蓝*Gynostemma pentaphyllum*（Thunb.）Makino的干燥全草。

【原植物形态】草质攀援植物；茎细弱，具分枝，具纵棱及槽，无毛或疏被短柔毛。叶膜质或纸质，鸟足状，具3~9小叶，通常5~7小叶，叶柄长3~7 cm，被短柔毛或无毛；小叶片卵状长圆形或披针形，中央小叶长3~12 cm，宽1.5~4 cm，侧生小叶较小，先端急尖或短渐尖，基部渐狭，边缘具波状齿或圆齿状牙齿，上面深绿色，背面淡绿色，两面均疏被短硬毛，侧脉6～8对，上面平坦，背面凸起，细脉网状；小叶柄略叉开，长1～5 mm。卷须纤细，2歧，稀单一，无毛或基部被短柔毛。花雌雄异株。雄花圆锥花序，花序轴纤细，多分枝，长10～15（～30）cm，分枝广展，长3～4（～15）cm，有时基部具小叶，被短柔毛；花梗丝状，长1～4 mm，基部具钻状小苞片；花萼筒极短，5裂，裂片三角形，长约0.7 mm，先端急尖；花冠淡绿色或白色，5深裂，裂片卵状披针形，长2.5～3 mm，宽约1 mm，先端长渐尖，具1脉，边缘具缘毛状小齿；雄蕊5，花丝短，联合成柱，花药着生于柱之顶端。雌花圆锥花序远较雄花之短小，花萼及花冠似雄花；子房球形，2～3室，花柱3枚，短而叉开，柱头2裂；具短小的退化雄蕊5枚。果实肉质不裂，球形，径5～6 mm，成熟后黑色，光滑无毛，内含倒垂种子2粒。种子卵状心形，径约4 mm，灰褐色或深褐色，顶端钝，基部心形，压扁，两面具乳突状凸起。花期3—11月，果期4—12月[1]。

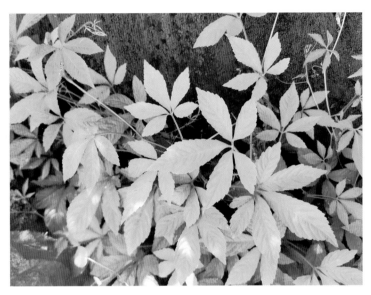

绞股蓝植物图

【产地分布】分布于陕西南部和长江以南各省区[1]。

【生长环境】生于海拔300～3 200 m的山谷密林中、山坡疏林、灌丛中或路旁草丛中[1]。

【采收加工】夏、秋季采集，洗净，晒干。

【化学成分】绞股蓝中除了含有皂苷和多糖外，还含有黄酮类化合物、萜类、有机酸、生物碱、多糖、蛋白质等以及锌、铜、铁、锰、硒等微量元素。迄今发现的绞股蓝皂苷总共达136种，其中绞股蓝皂苷Ⅲ、Ⅳ、Ⅷ、Ⅻ与人参皂苷Rb$_1$、Rb$_3$、Rd完全相同，其余为人参皂苷的类似物[2]。

【性状】根据药材商品实际情况拟订。

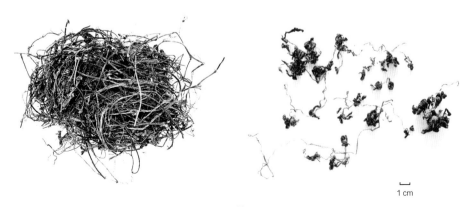

绞股蓝药材图

【鉴别】对本品进行了薄层色谱研究，分别采用正丁醇-冰醋酸-水（4：1：1）、三氯甲烷-甲醇-水（13：7：2）于10 ℃以下放置分层的下层溶液、三氯甲烷-乙酸乙酯-甲醇-水（15：40：22：10）于10 ℃以下放置分层的下层溶液和三氯甲烷-甲醇（20：1）为展开剂，后者斑点清晰、R_f值适中、耐用性好，故收入标准正文。

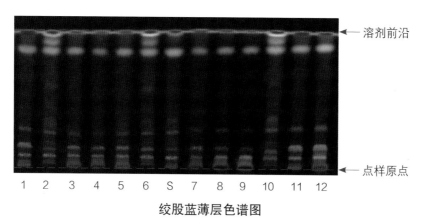

绞股蓝薄层色谱图

1—12.绞股蓝样品；S—绞股蓝对照药材

【检查】水分　按水分测定法（《中国药典》通则0832）第二法测定，测定结果为7.1%～11.1%，平均值为9.5%。拟规定水分不得过12.0%，收入标准正文。

总灰分　按灰分测定法（《中国药典》通则2302）测定，测定结果为4.0%～17.5%，平均值为13.3%。拟规定总灰分不得过18.0%，收入标准正文。

酸不溶性灰分　按灰分测定法（《中国药典》通则2302）测定，测定结果为0.2%～3.4%，平均值为2.2%。拟规定酸不溶性灰分不得过4.0%，收入标准正文。

二氧化硫残留量　照二氧化硫残留量测定法（《中国药典》通则2331）测定，测定结果均未检出。故此项暂不列入质量标准。

【浸出物】按正文所述方法，测定结果为15.8%～28.3%，平均值为21.8%。拟规定浸出物不得少于12.0%，收入标准正文。

绞股蓝水分、总灰分、酸不溶性灰分和浸出物测定结果

样品编号	收集地/产地	水分/%	总灰分/%	酸不溶性灰分/%	浸出物/%
1	福建	10.2	15.0	2.2	19.8
2	福建	8.6	16.1	3.2	19.4
3	福建	8.7	8.8	1.4	23.1
4	福建	10.0	15.0	2.3	20.7
5	福建	10.3	14.1	1.1	28.3
6	湖北	9.8	17.5	3.4	27.8
7	湖北	10.1	14.8	3.2	26.5
8	陕西	9.7	16.1	2.4	15.8
9	陕西	9.0	17.4	3.4	17.6
10	四川	11.1	15.6	3.3	19.7
11	四川	9.3	4.0	0.2	22.4
12	四川	7.1	4.7	0.4	20.8
平均值		9.5	13.3	2.2	21.8

【炮制】【性味与归经】【功能与主治】【用法与用量】【贮藏】参照《四川省中药饮片炮制规范》（2015年版）拟订。

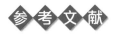

参 考 文 献

[1] 中国科学院《中国植物志》编委会. 中国植物志[M]. 北京：科学出版社，1986，73（1）：269.

[2] 沈宏伟，肖彦春，车仁国，等. 绞股蓝化学成分研究的现状[J]. 时珍国医国药，2008（7）：1561-
　　1564.

九眼独活

Jiuyanduhuo

ARALIAE RHIZOMA ET RADIX

本品为五加科植物食用土当归*Aralia cordata* Thunb.或柔毛龙眼独活*Aralia henryi* Harms.的干燥根茎及根。春、秋二季采挖，除去茎叶、泥土，干燥。

【性状】本品根茎呈圆柱形，弯曲扭转，直径3～9 cm。表面黄褐色至棕褐色，粗糙，其上有多个凹窝，成串排成结节状，凹窝直径1.5～2.5 cm，深约1 cm，内有残留的茎痕。底部和侧面散生多数圆柱状的根，长2～15 cm，直径4～10 mm，有纵皱纹，根的横断面有木心。体稍轻，质硬脆，断面黄白色，有裂隙，显纤维性。气微香，味微苦、辛。

【鉴别】本品粉末呈黄棕色或棕色。淀粉粒较多，以单粒为主，直径5～20 μm，类圆形、肾形等多种形状，复粒多为2～5分粒组成，较单粒大，有时可见大量淀粉粒呈团状。导管多为网状、具缘纹孔、螺纹、环纹导管少见。厚壁细胞表面观为长多角形，排列整齐，壁呈连珠状增厚。石细胞多角形、直径37～50 μm，壁厚约8 μm。薄壁细胞多见。草酸钙簇晶多见，直径15～35 μm，晶瓣尖锐。

【检查】**水分**　不得过13.0%（《中国药典》通则0832第四法）。

总灰分　不得过10.0%（《中国药典》通则2302）。

酸不溶性灰分　不得过2.0%（《中国药典》通则2302）。

【浸出物】照水溶性浸出物测定法（《中国药典》通则2201）项下的热浸法测定，不得少于25.0%。

【炮制】除去杂质，洗净，润透，切片，干燥。

【性味与归经】辛、苦，微温。归肝、肾经。

【功能与主治】祛风除湿，通痹止痛。用于风寒湿痹、腰膝疼痛、头风疼痛。

【用法与用量】3～9 g。

【贮藏】置阴凉干燥处，防蛀。

九眼独活质量标准起草说明

【名称】沿用《四川省中药材标准》（1987年版）。

【来源】《本草纲目》独活项下："……时珍曰：独活是极大羌活有白如鬼眼者……近时江淮山中出一种土当归，长近尺许，白肉黑皮，气亦芳香，如白芷气……用充独活，解散亦或用之……"[1]《滇南本草》对独活的附注中载有："药材部门使用的'独活'为五加科植物食用土当归*Aralia cordata* Thunb.的干燥根茎，又称九眼独活，效用与本品相似。"[2]根据调查和资料[3、4]记载并经鉴定，九眼独活的原植物为五加科楤木属植物食用土当归*Aralia cordata* Thunb.和柔毛龙眼独活*Aralia henryi* Harms.。

【原植物形态】**食用土当归**　多年生草本。根茎粗壮，横生，地上茎高0.5～3 m。叶互生，2～3回羽状复叶，长约3 mm，边缘有纤毛；羽片有小叶3～5；小叶片纸质，长卵形至长圆状卵形，长4～15 cm，宽3～7 cm，顶端突尖，基部圆形至心形，侧生小叶基部偏斜，上面无毛，下面脉上疏生短柔毛，边缘有细锯齿，中脉有侧脉6～8对，上面不甚明显，下面隆起而明显，网脉在上面不明显，下面明显；小叶柄长达

2.5 cm，顶生的长可达5 cm。圆锥形花序大型，顶生或腋生，长达50 cm，由多个伞形花序组成，分枝总状斜生，较稀疏。伞形花序直径1.5～2.5 cm，有花多数或少数；总花梗长1～5 cm，有短柔毛；苞片线形，长3～5 mm；花梗通常丝状，长1～1.2 cm，有短柔毛；小苞片长约2 mm；花白色，萼无毛，长1.2～1.5 mm，顶端5齿裂，裂片三角形；花瓣5，卵状三角形，紫黑色，直径约3 mm，有5棱；宿存花柱长约2 mm，离生或仅基部合生。花期7—8月，果期9—10月[5]。

　　柔毛龙眼独活　小叶片两面脉上有长柔毛，顶端长渐尖，边缘有钝锯齿；圆锥花絮顶生，第一次分枝在主轴上呈指状或伞房状排列；萼齿长圆形，顶端钝圆[5]。

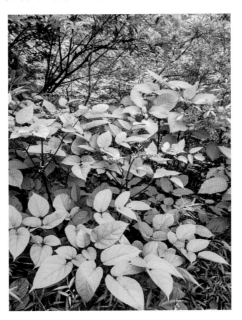

食用土当归植物图

　　【**产地分布**】**食用土当归**　分布于四川、广西、湖北、安徽、江西、江苏、福建和台湾。日本亦有。

　　柔毛龙眼独活　分布于重庆、四川、陕西、湖北、安徽等省市。

　　【**生长环境**】常野生于海拔1 300～2 300 m的山坡草丛中或林下。也有栽培。

　　【**化学成分**】含有二萜羧酸、挥发油、三萜、香豆素、内酯、油脂等。二萜羧酸主要为栲利烯酸、海松酸（又称东北土当归酸 continentalic acid）、海松醇、二羟栲利烯酸、7-羟基海松酸、7α-酮海松酸、7β-羟基海松酸、15α-羟基栲利烯酸、17-羟基栲利烯酸[6]。此外，还有木质素、维生素、氨基酸、微量元素Cu、Zn、Fe、Mn、Cr、Co、Sr等[7]。

　　【**性状**】据样品实际情况描述。

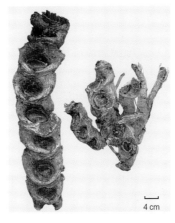

4 cm

九眼独活药材图

【鉴别】（1）**显微鉴别**　显微特征明显，故收入标准正文。

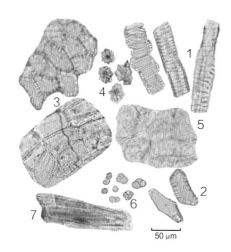

九眼独活粉末显微特征图

1—导管；2—石细胞；3—厚壁细胞；4—草酸钙簇晶；5—薄壁细胞；6—淀粉粒；7—分泌道

（2）**薄层色谱鉴别研究**　取本品两个基原粉末各1 g，加乙醇10 ml，超声提取1 h，滤过，滤液挥干，残渣加甲醇5 ml使溶解，作为供试品溶液。以石油醚（60～90 ℃）-丙酮（3：1）为展开剂展开，以10%硫酸乙醇溶液为显色剂，于105 ℃加热至斑点显色清晰。供试品色谱中各样品略有差别，考虑到本品中检院尚未提供对照物质等问题，故暂未收入标准正文。

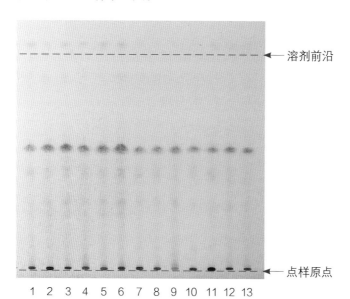

九眼独活薄层色谱图

1—4，7，8.柔毛龙眼独活；5，6，9—13.食用土当归

【检查】**水分**　按水分测定法（《中国药典》通则0832）第四法测定，测定结果为6.24%～11.2%，平均值为8.15%。拟规定水分不得过13.0%，收入标准正文。

总灰分　按灰分测定法（《中国药典》通则2302）进行测定，测定结果为5.1%～10.7%，平均值为7.8%。拟规定总灰分不得过10.0%，收入标准正文。

酸不溶性灰分　按灰分测定法（《中国药典》通则2302）测定，测定结果为0.4%～2.1%，平均值为1.0%。拟规定酸不溶性灰分不得过2.0%，收入标准正文。

二氧化硫残留量　照二氧化硫残留测定法（《中国药典》通则2331）测定，测定结果均未检出。故此项暂不列入质量标准。

【浸出物】按正文所述方法，考虑到该品种在日常使用中多为水煎，故采用热浸法测定水溶性浸出物，测定结果为19.5%～43.1%，平均值为31.3%。拟规定浸出物不得少于25.0%，收入标准正文。

九眼独活水分、总灰分、酸不溶性灰分、浸出物测定结果表

样品编号	来源/产地	水分/%	总灰分/%	酸不溶性灰分/%	浸出物/%
1	四川甘孜藏族自治州（柔毛龙眼独活）	9.73	6.6	0.7	34.7
2	四川阿坝藏族羌族自治州（柔毛龙眼独活）	6.90	5.9	0.8	27.8
3	成都荷花池中药材专业市场（柔毛龙眼独活）	8.25	10.7	2.1	33.0
4	四川阿坝藏族羌族自治州（柔毛龙眼独活）	7.50	8.7	1.0	34.9
5	四川峨边（食用土当归）	9.69	6.2	0.4	43.1
6	四川乐山金口河（食用土当归）	6.78	5.1	0.6	31.1
7	成都荷花池中药材专业市场（柔毛龙眼独活）	7.45	8.8	1.2	28.2
8	四川阿坝藏族羌族自治州（柔毛龙眼独活）	6.24	7.3	1.0	26.9
9	四川北川县（食用土当归）	11.2	9.5	0.9	32.3
10	四川汉源县（食用土当归）	6.30	9.2	1.3	36.6
11	成都荷花池中药材专业市场（食用土当归）	6.65	5.3	0.5	19.5
12	四川峨眉山（食用土当归）	11.1	10.4	1.4	28.0
平均值		8.15	7.8	1.0	31.3

【药理】实验表明，采用热板法、醋酸扭体法、二甲苯法所致小鼠耳廓肿胀的实验动物模型使用食用土当归提取物，有不同程度的抗炎镇痛药理作用。[8]

【性味与归经】【炮制】【功能与主治】【用法与用量】【贮藏】参照《四川省中药饮片炮制规范》（2015年版）拟订。

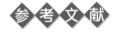

参考文献

[1] 李时珍. 本草纲目（校点本）：第2册[M]. 北京：人民卫生出版社，1977.

[2] 兰茂. 滇南本草：第2卷[M]. 昆明：云南人民出版社，1977.

[3] 肖培根. 新编中药志：第1卷[M]. 北京：化学工业出版社，2002.

[4] 《全国中草药汇编》编写组. 全国中草药汇编：上册[M]. 北京：人民卫生出版社，1975.

[5] 中国科学院《中国植物志》编委会. 中国植物志：第54卷[M]. 北京：科学出版社，1978.

[6] 彭腾，董小萍，邓赟，等. 栽培食用土当归根的化学成分研究[J]. 中药材，2005，28（11）996-998

[7] 包柏林. 中药九眼独活的研究[J]. 药学实践杂志，1998，16（1）：34-38.

[8] 彭腾，涂永勤，董小萍，等. 栽培食用土当归抗炎镇痛有效部位的实验研究[J]. 海峡药学，2007，19（11）：27-29.

苦丁茶

Kudingcha

LIGUSTRI FOLIUM

本品为木樨科植物变紫女贞*Ligustrum Purpurascens* Yang.或兴山蜡树*Ligustrum henryi* Hemsl.的干燥叶。夏季采收，除去枝、梗，加热闷透或蒸透，干燥。

【性状】本品多破碎，部分数片黏合，呈绿褐色、茶褐色或棕褐色。完整叶片展平后呈卵圆形、卵状披针形或类圆形，长3~5 cm，宽1~3 cm，顶端渐尖或锐尖，基部楔形或近圆形。表面平滑光亮，背面主脉微突起；叶纸质或薄革质。质脆，半透明或微透明。气清香，味苦回甜。

【鉴别】（1）本品粉末灰绿色。上表皮细胞呈类方形或类多角形，气孔不定式，副卫细胞3~5个；下表皮细胞垂周壁呈波状弯曲。纤维成束，微木化，壁较厚，纹孔不明显。非腺毛壁厚，多碎断，完整者长至50 μm。

（2）取本品粉末0.5 g，精密称定，加甲醇-25%盐酸溶液（4∶1）混合液25 ml，加热回流30 min，立即冷却，加甲醇25 ml，摇匀，经0.45 μm微孔滤膜滤过，作为供试品溶液。另取槲皮素对照品，加甲醇制成每1 ml含20 μg的溶液，作为对照品溶液。照液相色谱法（《中国药典》通则0512）试验，以十八烷基硅烷键合硅胶为填充剂，以甲醇-0.4%磷酸溶液（50∶50）为流动相；检测波长为360 nm。分别吸取上述对照品溶液与供试品溶液各10 μl，注入液相色谱仪。供试品色谱中应呈现与对照品色谱峰保留时间相同的色谱峰。

【检查】杂质　不得过10%。

水分　不得过11.0%（《中国药典》通则0832第二法）。

总灰分　不得过9.0%（《中国药典》通则2302）。

酸不溶性灰分　不得过3.0%（《中国药典》通则2302）。

【浸出物】照醇溶性浸出物测定法（《中国药典》通则2201）项下的热浸法测定，用稀乙醇为溶剂，不得少于40.0%。

【炮制】除去杂质。

【性味与归经】甘、苦，凉。归肝、胆、胃经。

【功能与主治】清头目，解暑热。用于暑热烦渴，头痛，目赤。

【用法与用量】3~10 g。

【贮藏】置干燥处，防霉。

苦丁茶质量标准起草说明

【名称】沿用《四川省中药材标准》（1987年版）。

【来源】经调查了解，重庆使用的苦丁茶主要为变紫女贞*Ligustrum Purpurascens* Yang.和兴山蜡树*Ligustrum henryi* Hemsl.的干燥叶[1]，与《四川省中药材标准》（1987年版）收载的苦丁茶来源一致。

【原植物形态】变紫女贞　灌木或小乔木，高1~7m，小枝紫红色。叶椭圆状披针形或披针形，长

2.5～8 cm，宽1.5～3 cm，先端渐尖。圆锥花序顶生，花萼杯状；花冠白色，高脚碟状，4裂，裂片卵形，管部约为裂片长度的两倍；雄蕊2，着生于花冠喉部。果实长圆状卵形，弯曲[2]。

　　兴山蜡树　灌木，高1.5～3 m。叶较大，卵形至卵状披针形，长1.5～4.5 cm，宽1～2.5 cm。圆锥花序较长，5～10 cm[2]。

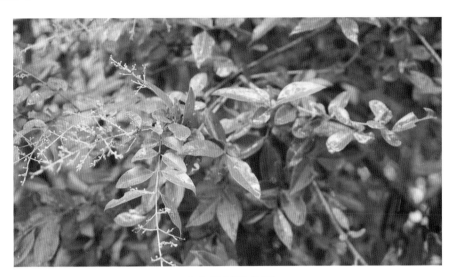

兴山蜡树植物图

【**产地分布**】分布于川南、川东、川东北和重庆等地[2]。

【**生长环境**】生于海拔1 000～1 500 m山坡灌丛或山地密、疏林中[2]。

【**化学成分**】文献[3, 4]报道主要含黄酮类、蒽醌类、皂苷、多糖、鞣质、酚类、氨基酸及多种无机元素。

【**性状**】根据收集的药材实际进行描述。

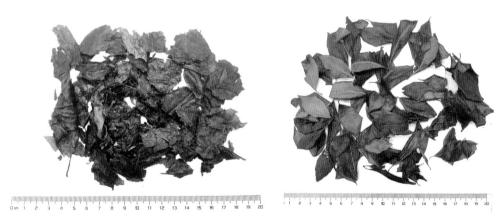

苦丁茶药材图（变紫女贞）　　　　　　　　苦丁茶药材图（兴山蜡树）

　　【**鉴别**】（1）**显微鉴别**　将原标准的表面观修订为粉末鉴别，以便更全面地观察本品显微特征，粉末显微特征明显，故收入标准正文。

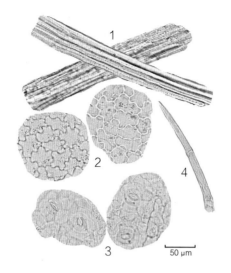

苦丁茶粉末显微特征图

1—纤维；2—下表皮细胞；3—上表皮细胞；4—非腺毛

（2）**液相色谱鉴别** 采用薄层色谱鉴别法，以槲皮素对照品作对照，得到的色谱图分离度差，色带干扰严重，故采用液相色谱鉴别。供试品及对照品溶液的制备、色谱适应性条件同标准正文，在与对照品色谱相应的位置上，14批样品均呈现与对照品色谱峰保留时间相同的色谱峰，故收入标准正文。

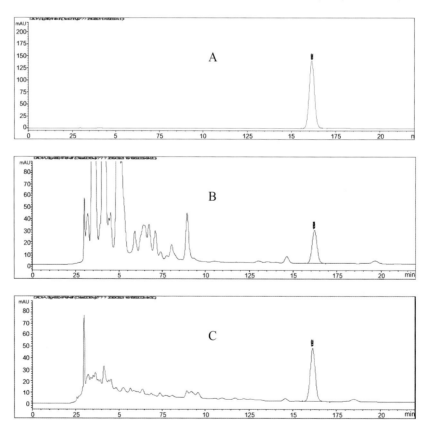

苦丁茶高效液相色谱图

A—槲皮素对照品；B—苦丁茶样品（变紫女贞）；C—苦丁茶样品（兴山蜡树）

【检查】**水分** 按水分测定法（《中国药典》通则0832）第二法测定，测定结果为6.8%～9.5%，平均值为8.2%。拟规定水分不得过11.0%，收入标准正文。

总灰分 按灰分测定法（《中国药典》通则2302）进行测定，测定结果为3.6%～7.9%，平均值为

4.9%。拟规定灰分不得过9.0%，收入标准正文。

酸不溶性灰分　　按灰分测定法（《中国药典》通则2302）测定，测定结果为0.3%～2.9%，平均值为0.9%。拟规定酸不溶性灰分不得过3.0%，收入标准正文。

二氧化硫残留量　　照二氧化硫残留测定法（《中国药典》通则2331）测定，测定结果均未检出。实际考察中未发现有熏硫现象，故未收入标准正文。

【浸出物】按正文所述方法测定，测定结果为40.8%～57.4%，平均值为51.1%。拟规定浸出物不得少于40.0%，收入标准正文。

苦丁茶水分、总灰分、酸不溶性灰分、浸出物测定结果表

样品编号	来源/产地	水分/%	总灰分/%	酸不溶性灰/%	浸出物/%
1	重庆泰尔森制药有限公司/重庆（变紫女贞）	6.8	4.2	0.7	56.3
2	重庆慧远药业有限公司/四川（变紫女贞）	6.9	6.4	2.9	52.7
3	重庆市中药材市场（变紫女贞）	8.4	4.0	1.2	50.6
4	重庆慧远药业有限公司/四川（变紫女贞）	6.8	3.8	0.6	51.3
5	重庆市中药材市场（变紫女贞）	6.9	3.8	0.3	53.3
6	成都荷花池中药材专业市场（变紫女贞）	8.9	3.8	0.6	55.6
7	重庆市中药材市场（变紫女贞）	8.8	4.7	0.4	41.5
8	四川青城山（变紫女贞）	8.3	3.8	0.4	40.8
9	重庆泰尔森药业有限公司/重庆（变紫女贞）	8.7	3.8	0.7	57.2
10	重庆华奥药业有限公司/四川（变紫女贞）	8.6	3.6	0.5	57.4
11	重庆华奥药业有限公司/四川（变紫女贞）	8.0	3.7	0.7	55.4
12	重庆南川（兴山蜡树）	9.0	7.9	2.4	48.2
13	重庆南川（兴山蜡树）	9.5	7.9	0.7	47.2
14	重庆南川（兴山蜡树）	9.3	7.1	0.6	48.4
	平均值	8.2	4.9	0.9	51.1

【炮制】【性味与归经】【功能与主治】【用法与用量】【贮藏】参照《四川省中药材标准》（2010年版）拟订。

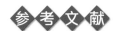

参　考　文　献

[1] 中国科学院《中国植物志》编委会. 中国植物志：第61卷[M]. 北京：科学出版社，1992.

[2] 黄林芳，万德光，万仁英. 川产女贞属苦丁茶的资源调查及鉴别[J]. 现代中药研究与实践，2003（1）：56-57.

[3] 唐茜，单虹丽，杨安. 四川苦丁茶化学成分的初步研究[J]. 四川农业大学学报，2003（3）：237-240.

[4] 叶善蓉，唐茜，杜晓. 四川粗壮女贞苦丁茶中黄酮的提取、分离与初步鉴定[J]. 四川农业大学学报，2004（2）：157-160，164.

苦石莲

Kushilian

CAESALPINIAE MINACIS SEMEN

本品为豆科植物喙荚云实 *Caesalpinia minax* Hance的干燥成熟种子。秋季采收，干燥。

【性状】本品呈椭圆形或长圆形，长1.5~2.5 cm，直径0.7~1.2 cm。表面乌黑色，棕黑色或黑褐色，略具光泽，具环形横纹。两端钝圆，一端（基部）有一棕褐色凸出的珠柄残痕，其旁有一圆形合点。质坚硬，不易破开。种皮厚约1 mm。子叶两片肥厚，浅棕色，富油质，中间有浅棕色胚芽及胚根。气微，味极苦。

【鉴别】本品粉末灰黑色。种皮栅状细胞多见，外被角质层，细胞狭长，壁厚，胞腔狭细，近中部有一条明显的光辉带。子叶细胞类圆形，直径 24~70 μm，壁稍厚，细胞间有时可见念珠状空隙，细胞内含淀粉粒。草酸钙方晶呈多面体形、正方形、双锥形或长方形。淀粉粒较多，单粒呈类圆形，直径 3~7 μm，脐点点状、裂缝状或星状，层纹不明显；复粒由2~3分粒组成。

【检查】**水分**　不得过13.0%（《中国药典》通则0832第二法）。

总灰分　不得过6.0%（《中国药典》通则2302）。

酸不溶性灰分　不得过3.0%（《中国药典》通则2302）。

【含量测定】**脂肪油**　取本品粗粉1 g，精密称定，置索氏提取器中，加乙醚适量，加热回流至脂肪油提尽，收集提取液，置已干燥至恒重的蒸发皿中，在水浴上低温蒸干，在100 ℃干燥1 h，移置干燥器中，冷却30 min，精密称定，计算，即得。

本品按干燥品计算，含脂肪油不得少于8.0%。

【炮制】除去杂质。

【性味与归经】苦，寒。归肝、肾经。

【功能与主治】散瘀，止痛，清热，除湿。用于呃逆，痢疾，淋浊，尿血，跌打损伤。

【用法与用量】3~6 g；外用适量，用时砸碎。

【贮藏】置阴凉干燥处。

苦石莲质量标准起草说明

【名称】沿用《四川省中药材标准》（1987年版）增补本。

【别名】南蛇簕、石莲子、老鸦枕头（永德、保山），打鬼棒（梁河）、鬼棒头（腾冲）、南蛇簕（经济植物志）。

【来源】喙荚云实载于《生草药性备要》[1]。《四川中药志》《中华本草》《中药大辞典》《中国植物志》《全国中草药汇编》《广西中药志》等均有收载[2-7]。经实地调查商品使用情况和采集原植物标本鉴定，各地民间较广泛习用的喙荚云实（学名：*Caesalpinia minax* Hance）为主流品种，故将其收入标准。

【原植物形态】有刺藤本，各部被短柔毛。二回羽状复叶长可达45 cm；托叶锥状而硬；羽片5~8对；小叶6~12对，椭圆形或长圆形，长2~4 cm，宽1.1~1.7 cm，先端圆钝或急尖，基部圆形，微偏斜，两面沿中脉被短柔毛。总状花序或圆锥花序顶生；苞片卵状披针形，先端短渐尖；萼片5，长约13 mm，密生黄色绒毛；花瓣5，白色，有紫色斑点，倒卵形，长约18 mm，宽约12 mm，先端圆钝，基部靠合，外面和边缘有毛；雄蕊10，较花瓣稍短，花丝下部密被长柔毛；子房密生细刺，花柱稍超出于雄蕊，无毛。荚果长圆形，长7.5～13 cm，宽4～4.5 cm，先端圆钝而有喙，喙长5～25 mm，果瓣表面密生针状刺，有种子4～8颗；种子椭圆形与莲子相仿，其一侧稍洼，有环状纹，长约18 mm；宽约10 mm，种子在狭的一端。花期4—5月；果期7月。

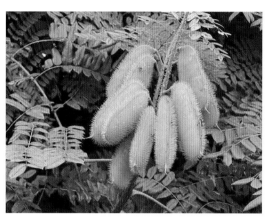

喙荚云实植物图

【**产地分布**】分布于广东、广西、云南、贵州、四川。福建有栽培。

【**生长环境**】生于山沟、溪旁或灌丛中，海拔400～1 500 m。

【**化学成分**】苦石莲乙醇提取物中分离的成分为5-羟甲基-2-呋喃醛、胡萝卜苷、蔗糖、β-谷甾醇、硬脂酸、咖啡酸十八醇酯、2，5-二羟基苯甲酸乙酯；槲皮素，（＋）-3，3'，5'，5，7-五羟基双氢黄酮，5，7，4'-三羟基-黄烷-4-醇，木犀草素，3-甲氧基-5，7，3'，4'-四羟基-黄酮；β-香树脂醇，β-谷甾醇，胡萝卜苷，没食子酸，反式-9，12，13-三羟基-十八碳-10-烯酸[9]。

【**性状**】据实描述。

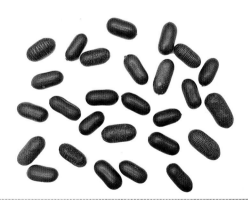

苦石莲药材

【**鉴别**】**显微鉴别**　参照《四川省中药材标准》（1987年版）增补本及文献[1]拟订，收入标准正文。

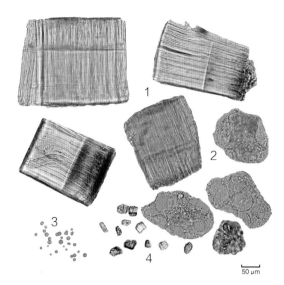

苦石莲粉末显微特征图

1—种皮栅状细胞；2—子叶细胞；3—淀粉粒；4—草酸钙方晶

【检查】水分　按水分测定法（《中国药典》通则0832）第二法测定，测定结果为9.2%～11.2%，平均值为9.8%。拟规定水分不得过13.0%，收入标准正文。

总灰分　按灰分测定法（《中国药典》通则2302）测定，测定结果为3.2%～4.2%，平均值为3.8%。拟规定灰分不得过6.0%，收入标准正文。

酸不溶性灰分　按《灰分测定法（中国药典）通则2302》测定，测定结果为1.3%～2.1%，平均值为1.7%。拟规定酸不溶性灰分不得过3.0%，收入标准正文。

二氧化硫残留量　按照二氧化硫残留量测定法（《中国药典》通则2331）测定，未检测出二氧化硫残留。未收入标准正文。

【脂肪油】按正文要求测定，测定结果为10.9%～14.1%，平均值为12.5%。拟规定脂肪油不得少于8.0%，收入标准正文。

苦石莲水分、总灰分、酸不溶性灰分、二氧化硫残留量、浸出物测定结果表

样品编号	来源/产地	水分/%	总灰分/%	酸不溶性灰分/%	二氧化硫残留量/（mg·kg⁻¹）	脂肪油/%
1	成都国际商贸城	9.5	3.7	1.6	未检出	10.9
2	成都国际商贸城	10.8	3.2	1.3	未检出	12.5
3	成都国际商贸城	9.8	3.9	1.9	未检出	11.6
4	安徽亳州中药材交易中心	9.2	4.1	2.1	未检出	13.7
5	河北安国中药材专业市场	9.7	3.6	1.8	未检出	12.9
6	河北安国中药材专业市场	9.2	3.8	1.6	未检出	14.1
7	云南昆明螺蛳湾中药材专业市场	9.2	3.9	1.7	未检出	12.8
8	重庆中药材市场	11.2	4.2	1.9	未检出	11.7
平均值		9.8	3.8	1.7	—	12.5

【炮制】【性味与归经】【功能与主治】【用法与用量】【贮藏】参照《重庆市中药饮片炮制规范及标准》（2006年版）及文献[1-7]拟订。

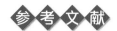

[1] 何克谏. 生草药性备要[M]. 广州：广东科技出版社，2009：3.

[2] 《四川中药志》协作编写组. 四川中药志[M]. 成都：四川科学技术出版社，1979：12.

[3] 国家中医药管理局《中华本草》编委会. 中华本草[M]. 上海：上海科学技术出版社，1999：9.

[4] 谢宗万. 全国中草药汇编[G]. 北京：人民卫生出版社，1975：9.

[5] 陈德昭. 中国植物志：第39卷[M]. 北京：科学出版社，1988：5.

[6] 广西壮族自治区卫生厅. 广西中药志[M]. 南宁：广西壮族自治区人民出版社，1959.

[7] 袁经权，冯洁，杨峻山，等. 苦石莲脂肪酸及挥发油成分的气相色谱-质谱分析研究[J]. 中草药，2007（12）：1797-1798.

[8] 韦玮，金日显，陈燕军. 二萜类化合物的提取与纯化工艺研究进展[J]. 中国实验方剂学杂志，2007，13（12）：66-70.

[9] 袁经权，邹忠杰，杨新洲，等. 苦石莲化学成分研究[J]. 药物分析杂志，2008，28（9）：1489-1493.

藜 芦

Lilu

VERATRI RHIZOMA ET RADIX

本品为百合科植物藜芦*Veratrum nigrum* L.或毛叶藜芦*Veratrum grandiflorum*（Maxim. ex Baker）Loes.f.的干燥根及根茎。秋季采挖，除去泥沙及杂质，干燥。

【性状】本品根茎粗短，长圆锥形或类圆柱形。外表面黑褐色。顶端残留有叶基和棕毛状纤维，形如蓑衣，四周簇生多数须根。须根长5～25 cm，直径2～4 mm，表面灰黄色或灰褐色，有横纵纹，下部纵纹明显。体轻，质脆，易折断。断面白色或黄白色，粉性。气微，味苦。

【检查】水分　不得过14.0%（《中国药典》通则0832 第二法）。

总灰分　不得过8.0%（《中国药典》通则2302）。

酸不溶性灰分　不得过2.0%（《中国药典》通则2302）。

【含量测定】取本品粉末（过三号筛）10 g，精密称定，置具塞锥形瓶中，加氨试液适量使润湿，密塞，放置30 min，加三氯甲烷100 ml，超声提取30 min，滤过，滤液置干燥至恒重的蒸发皿中，滤液挥干，残渣置干燥箱中减压干燥3 h，称定重量，计算，即得。

按干燥品计算，含总生物碱不得少于0.50%。

【炮制】除去杂质，洗净，切段，干燥。

【性味与归经】辛、苦，寒；有毒。归肺、胃、肝经。

【功能与主治】涌吐风痰，杀虫疗癣。用于中风痰壅，癫痫，喉痹，恶疮，疥癣。

【用法与用量】1～3 g；外用适量。

【注意】身体虚弱及孕妇禁用。反诸参、细辛、芍药等。

【贮藏】置干燥处，防霉。

藜芦质量标准起草说明

【名称】沿用《四川省中药材标准》（1987年版）增补本。

【别名】人头发、棕包头、披麻草。

【来源】本品始载于《神农本草经》，列为下品。《本草纲目》引用历代主要本草的记载，陶弘景曰："根下极似葱而多毛"。韩保升曰："叶似郁金、秦艽、囊荷等，根若龙胆，茎下多毛。夏生东涧，八月采根"。苏颂曰："三月生苗，叶青，似初出棕心，又似车前。茎似葱白，青紫色，高五六寸。上有黑色裹茎，似棕皮。有花肉红色。根似马场跟，长四五寸许，黄白色"。以上说明古代使用的藜芦为百合科藜芦属植物。川渝使用的藜芦主要来源为百合科藜芦属植物藜芦*Veratrum nigrum* L.或毛叶藜芦*Veratrum grandiflorum*（Maxim.）Loes.f.的干燥根及根茎。因毛叶藜芦在《中国植物志（FRPS）》已更名为毛叶藜芦（*Veratrum grandiflorum*（Maxim.）Loes.f.）。本标准植物命名按《中国植物志（FRPS）》修订其植物学名。

【原植物形态】藜芦　多草本，高60～100 cm。鳞茎不明显膨大，基部残存叶鞘撕裂成黑褐色网状纤维。叶4～5枚，椭圆形至矩圆状披针形，长12～25 cm，宽4～18 cm。圆锥花序长30～50 cm，下部苞片甚小，主轴至花梗密生丛卷毛，花梗长3～5 mm，生于主轴上的花常为两性，余则为雄性；花被片6，黑紫色，椭圆形至卵状椭圆形，长5～7 mm；雄蕊6，花药肾形，背着，合为1室；子房长宽近相等，长2.5 mm，花柱3，平展而似偏向心皮外角生出，3室，每室具胚珠10～12（22）颗，蒴果长1.5～2 cm；种子具翅[1]。

毛叶藜芦　基部枯死叶鞘撕裂成直纤维；叶下面密生毛；子房生丛卷毛。每室具较多胚珠，花柱由心皮顶端生出，花被片绿白色[1]。

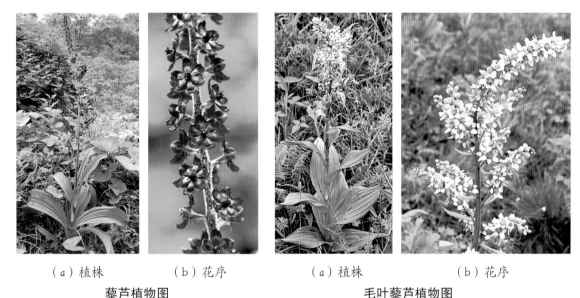

（a）植株　　　（b）花序　　　　　　　（a）植株　　　　（b）花序

藜芦植物图　　　　　　　　　　毛叶藜芦植物图

【**产地分布**】分布于东北、河北、山东、河南、湖北、山西、陕西、四川、内蒙、甘肃、新疆等地[1]。我市的南川、万州、黔江等地有产。

【**生长环境**】生于山谷、山地阴坡或灌木林下。

【**化学成分**】藜芦根状茎及根含多种甾体生物碱：原藜芦碱A，B（protoveratrineA，B）、藜芦碱[介芬碱（jervine）]、伪藜芦碱[伪介芬碱（pseudojervine）]、红藜芦碱（rubijervine）、计莫林碱（germerine）。以根部含量较高，总生物碱含量为1%～2%。藜芦根或根茎中还含秋水仙碱（colchicine）、根茎中含藜芦酰棋盘花碱（veratroyl zygadenine）。毛叶藜芦根状茎含毛叶藜芦碱[2, 3]。

【**性状**】沿用《四川省中药材标准》（1987年版）增补本。

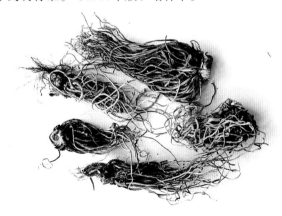

藜芦药材

【**检查**】**水分**　按水分测定法（《中国药典》通则0832）第二法测定，测定结果为8.9%～13.3%，平均值为11.8%。拟规定水分不得过14.0%，收入标准正文。

总灰分　按灰分测定法（《中国药典》通则2302）进行测定，测定结果为3.7%～7.7%，平均值为

6.0%。拟规定总灰分不得过8.0%，收入标准正文。

　　酸不溶性灰分　　按灰分测定法（《中国药典》2020年版通则2302）测定，测定结果为0.5%～1.6%，平均值为0.9%。拟规定酸不溶性灰分不得过2.0%，收入标准正文。

　　二氧化硫残留量　　照二氧化硫残留测定法（《中国药典》2020年版通则2331）测定，测定结果均未检出。实际考察中未发现有熏硫现象，故未收入标准正文。

　　【含量测定】因藜芦与毛叶藜芦所含的生物碱成分完全不一致，故含量测定以其总生物碱含量为指标。参考文献[3]拟订提取方法。测定结果为0.70%～0.83%，平均值为0.75%。故规定含量测定含总生物碱不得少于0.50%。

藜芦水分、总灰分、酸不溶性灰分、二氧化硫残留以及含量测定结果表

样品编号	产　地	水分/%	总灰分/%	酸不溶性灰分/%	二氧化硫残留量/（mg·kg⁻¹）	含量测定/%	备注
1	重庆开县	13.3	3.7	0.7	未检出	0.83	藜芦
2	重庆南川金佛山	11.0	5.2	1.6	未检出	0.70	
3	重庆中药材市场	12.9	5.3	1.0	未检出	0.71	
4	安徽亳州中药材交易中心	9.9	7.1	1.1	未检出	0.75	
5	河北安国中药材专业市场	13.1	4.7	0.5	未检出	0.70	
6	成都国际商贸城	8.9	5.7	0.9	未检出	0.71	
7	重庆石柱黄水	13.0	7.7	1.0	未检出	0.78	毛叶藜芦
8	重庆丰都	11.5	6.3	0.7	未检出	0.80	
9	河北安国中药材专业市场	10.9	6.9	0.7	未检出	0.77	
10	成都荷花池中药材专业市场	13.0	7.6	1.1	未检出	0.79	
平均值		11.8	6.0	0.9	—	0.75	

　　【药理】藜芦生物碱具有降血压、强心、影响血流动力学、改善脑循环、影响神经肌肉、抗血吸虫、抗真菌及杀螨等作用[2]。

　　【性味与归经】【功能与主治】参照《四川省中药饮片炮制规范》（2015年版）拟订。

　　【炮制】【用法与用量】【注意】【贮藏】沿用《四川省中药材标准》（1987年版）增补本。

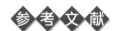

[1] 肖培根. 新编中药志：第1卷[M]. 北京：化学工业出版社，2002.

[2] 赵瑜，陆国才，张卫东，等. 藜芦甾体生物碱药理毒理学研究进展[J]. 毒理学杂志，2007（4）：310-311.

[3] 张谨. 毛叶藜芦根部化学成分研究[D]. 武汉：华中科技大学，2016.

李 仁

Liren

PRUNI SALICINAE SEMEN

本品为蔷薇科植物李*Prunus salicina* Lindl.或杏李*Prunus simonii* Carr.的干燥成熟种子。前者习称"小李仁"，后者习称"大李仁"。初夏果实成熟后收集果核，除去核壳，取出种子，干燥。

【性状】**小李仁** 呈扁长椭圆形，不甚饱满，长6～10 mm，宽4～6 mm，厚约3 mm。表面棕黄色或黄褐色，一端尖，另一端稍钝。尖端一侧有一凸出的线形种脐，钝端有一浅棕色椭圆形合点，自合点处向上具数条纵向凹陷的脉纹（维管束）和纵皱纹。种皮薄，子叶2，黄白色，具油性。气微，味微苦、略甘。

大李仁 呈倒卵形，稍扁，体较大，饱满，长8～12 mm，厚约5 mm。表面浅黄棕色，无纵纹或微有纵纹。

【检查】**黄曲霉毒素** 照黄曲霉毒素测定法（《中国药典》通则2351）测定。

本品每1 000 g含黄曲霉毒素B_1不得过5 μg，黄曲霉毒素G_2、黄曲霉毒素G_1、黄曲霉毒素B_2、黄曲霉毒素B_1的总量不得过10 μg。

【含量测定】照高效液相色谱法（《中国药典》通则0512）测定。

色谱条件与系统适用性试验 以十八烷基硅烷键合硅胶为填充剂；以乙腈-0.2%磷酸溶液（14∶86）为流动相；检测波长为210 nm。理论板数按苦杏仁苷峰计算应不低于2 000。

对照品溶液的制备 精密称取苦杏仁苷对照品适量，用50%甲醇制成每1 ml含20 μg的溶液，即得。

供试品溶液的制备 取本品粉末（过二号筛）0.5 g，精密称定，置具塞锥形瓶中，精密加入70%乙醇100 ml，称定重量，加热回流提取30 min，放冷，再称定重量，用70%乙醇补足减失重量，摇匀，滤过，精密量取续滤液5 ml，置25 ml量瓶中，加水稀释至刻度，摇匀，即得。

测定法 分别精密吸取对照品溶液与供试品溶液各10 μl，注入液相色谱仪，测定，即得。

本品按干燥品计算，含苦杏仁苷（$C_{20}H_{27}NO_{11}$）不得少于1.0%。

【炮制】除去杂质。

【性味与归经】苦，平。归脾、大肠、小肠经。

【功能与主治】润肠通便，利水消肿。用于津少肠枯，大便秘结，水肿胀满。

【用法与用量】6～12 g。

【贮藏】置阴凉干燥处，防蛀。

李仁质量标准起草说明

【名称】沿用《四川省中药材标准》（1987年版）名称。

【别名】李核仁、李子仁。

【来源】本品载于《名医别录》《本草纲目》等多部文献中，在本市作为药用的使用历史较长。根据调研及收集的药材样品，确定基原为蔷薇科李属植物李*Prunus salicina* Lindl.和杏李*Prunus simonii* Carr.。

【原植物形态】**李** 乔木，高达9～12 m。树皮灰褐色，粗糙；小枝无毛，紫褐色，有光泽。叶互生，矩圆状倒卵形或倒卵状披针形，长5～12 cm，宽2～4 cm，顶端较尖或急尖，基部渐狭，边缘有细密浅圆钝重锯齿，两面无毛或下面脉腋间有短柔毛；叶柄长1～1.5 cm，无毛，近顶端有2～3个腺体，托叶早落。花先叶开放，通常3朵簇生；花梗长1～1.5 cm，无毛，萼筒钟状，无毛，裂片5，卵形，边缘有细齿；花瓣5，白色，矩圆状倒卵形；雄蕊多数，约与花瓣等长；心皮1，无毛。核果球形或卵球形，直径3～6 cm，顶端常尖，基部凹陷，有深沟，绿色或黄绿色，有光泽，被蜡粉；成熟后果肉与果核分离，核具皱纹。花期3月，果期6—8月。

杏李　与李的主要区别：叶基部较宽，核果直径约6 cm，红紫色，果肉红褐色，与果核紧贴，果期7—9月。

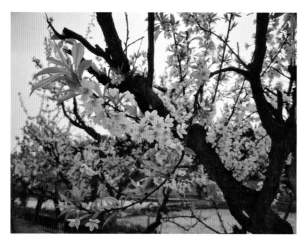

李植物图（花期）

【产地分布】重庆、甘肃、四川、云南、贵州、广西、河南等地多有栽培。

【生长环境】生于山沟路旁及疏林下。亦可栽培于庭院。

【采收加工】果实成熟后采收果核，洗净，击破外壳，取种子晒干。

【化学成分】种子含苦杏仁苷等成分。

【性状】沿用《四川省中药材标准》（1987年版）描述。

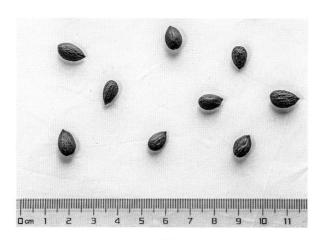

李仁药材图

【鉴别】李仁中含活性成分为苦杏仁苷，考虑到【含量测定】中已经测定苦杏仁苷含量，故未将苦杏仁苷鉴别收入标准正文。

【检查】**黄曲霉毒素**　李仁作为种子类药材易产生霉变现象，故设立此项目进行控制。收集样品按黄曲霉毒素测定法（《中国药典》通则2351）进行检测，均未检出黄曲霉毒素，故参照中国药典限度要求进行控制，收入标准正文。

　　二氧化硫残留量　照二氧化硫残留测定法（《中国药典》通则2331）进行测定，测定结果均未检出，故未收入标准正文。

　　【**含量测定**】李仁中含有有效成分苦杏仁苷，故参考其他含苦杏仁苷成分的含量测定进行研究，测定其苦杏仁苷含量。经研究确定选用70%乙醇为提取溶剂，制备供试品溶液，测定波长为210 nm，色谱柱为C$_{18}$柱，流动性为乙腈-0.2%磷酸溶液（14∶86），苦杏仁苷进样量为0.0 377～0.3 770 μg，与峰面积线性关系良好（r = 0.999 4），方法回收率为100.1%，RSD为1.4%。收集的样品按该方法进行测定，结果为2.3%～2.6%，平均值为2.5%，考虑到苦杏仁苷有一定的不稳定性，故规定按干燥品计算，含苦杏仁苷（C$_{20}$H$_{27}$NO$_{11}$）不得少于1.0%。

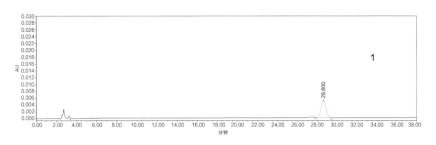

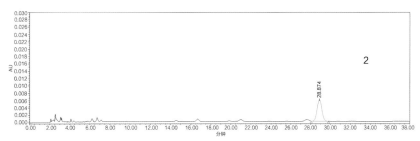

李仁药材HPLC图

1—苦杏仁苷对照品；2—李仁样品

李仁样品来源信息及含量测定结果表

样品编号	来源/产地	苦杏仁苷含量/%
1	重庆泰尔森制药有限公司（河南）	2.6
2	重庆泰尔森制药有限公司（河南）	2.6
3	重庆泰尔森制药有限公司（河南）	2.4
4	凉山新鑫中药饮片有限公司（四川）	2.5
5	凉山新鑫中药饮片有限公司（四川）	2.5
6	凉山新鑫中药饮片有限公司（四川）	2.6
7	凉山新鑫中药饮片有限公司（四川）	2.3
8	重庆华奥药业股份有限公司（四川）	2.4
9	重庆华奥药业股份有限公司（四川）	2.5
10	重庆华奥药业股份有限公司（成都）	2.6

　　【**炮制**】【**性味与归经**】【**功能与主治**】【**用法与用量**】【**贮藏**】参照《四川省中药材标准》（2015年版）拟订。

蓼子草

Liaozicao

POLYGONI HERBA

本品为蓼科植物水蓼*Polygonum hydropiper* L.或伏毛蓼*Polygonum pubescens* Blume的新鲜或干燥全草。夏、秋二季花开时采挖，除去杂质，鲜用或干燥。

【性状】**鲜蓼子草** 本品茎呈圆柱形，直立，多分枝，长40～90 cm；表面绿色或带红色，疏生短硬伏毛或无毛，节部明显膨大，下部节上生有须根。叶互生，叶片披针形或宽披针形，长4～10 cm，宽0.5～2.5 cm；先端渐尖，全缘；两面无毛或密被短硬伏毛，有褐色斑点；叶柄长4～8 mm；托叶鞘筒状，膜质，长1～1.5 cm，具硬伏毛，顶端截形，具缘毛。总状花序顶生或腋生，长3～15 cm，常下垂。气微，味辛辣。

干蓼子草 本品茎呈圆柱形或扁圆柱形，有分枝，表面灰绿色、红棕色或淡紫红色，具纵棱线，节膨大；质脆，易折断，断面中空。叶片多皱缩或破碎，展平后呈披针形或宽披针形，浅绿色或褐绿色，有黑色斑点及细小半透明的腺点。总状花序淡绿色或淡红紫色。气微，味辛辣。

【鉴别】（1）本品粉末灰绿色至黄绿色。叶表皮细胞类多角形或垂周壁微波状弯曲。气孔多平轴式，少有不定式。副卫细胞2～4个。非腺毛黄绿色，壁木化增厚，常多根重叠。草酸钙簇晶散在，多见，直径30～90 μm。花粉粒圆球形，表面有网状雕纹，外壁齿状突出，直径约40 μm。纤维成束，壁增厚。

（2）取干蓼子草1 g（鲜蓼子草5 g）剪碎，加稀乙醇30 ml，水浴回流1 h，滤过，滤液蒸干，残渣加水20 ml使溶解，加入乙酸乙酯20 ml振摇提取，分取乙酸乙酯液，蒸干，残渣加甲醇1 ml使溶解，作为供试品溶液。另取金丝桃苷对照品，加甲醇制成每1 ml含0.1 mg的溶液，作为对照品溶液。照薄层色谱法（《中国药典》通则0502）试验，吸取上述两种溶液各2 μl，分别点于同一羧甲基纤维素钠为黏合剂的硅胶G板上，以三氯甲烷-甲醇-甲酸（8∶2∶0.3）的下层溶液为展开剂，展开，取出，晾干。喷以三氯化铝试液，晾干，在105 ℃加热5 min，置紫外光灯（365 nm）下检视。供试品色谱中，在与对照品色谱相应的位置上，显相同颜色的荧光斑点。

【检查】**水分（干蓼子草）** 不得过13.0%（《中国药典》通则0832第二法）。

总灰分（干蓼子草） 不得过12.0 %（《中国药典》通则0302）。

酸不溶性灰分（干蓼子草） 不得过2.0%（《中国药典》通则0302）。

【浸出物】**干蓼子草** 照醇溶性浸出物测定法（《中国药典》通则2201）项下的冷浸法测定，用稀乙醇作溶剂，不得少于5.0%。

【含量测定】照高效液相色谱法（《中国药典》通则0512）测定。

色谱条件与系统适用性试验 以十八烷基硅烷键合硅胶为填充剂；以甲醇-0.4%磷酸溶液（55∶45）为流动相；检测波长为360 nm。理论板数按槲皮素峰计算应不低于2 500。

对照品溶液的制备 取槲皮素对照品适量，精密称定，加甲醇制成每1 ml含30 μg的溶液，即得。

供试品溶液的制备 取本品（鲜品干燥后粉碎）粉末（过三号筛）约1 g，精密称定，置具塞锥形瓶中，加甲醇-25%盐酸溶液（4∶1）的混合溶液25 ml，精密称定，加热回流1 h，放冷，再称定重量，用甲醇-25%盐酸溶液（4∶1）的混合溶液补足减失的重量，摇匀，滤过，取续滤液，即得。

测定法　分别精密吸取对照品溶液与供试品溶液各10 μl，注入液相色谱仪，测定，即得。

按干燥品计算，含槲皮素（$C_{15}H_{10}O_7$）不得少于0.060%。

【炮制】除去杂质，洗净，切段，干燥。

【性味与归经】辛，温。归大肠经。

【功能与主治】解毒，除湿，散瘀，止血。用于痈肿疔疮，瘰疬，乳蛾，痢疾，泄泻，湿疹，风湿痹痛，跌打肿痛，崩漏，外伤出血。

【用法与用量】15～30 g（鲜品30～60 g）；外用适量。

【注意】孕妇慎用。

【贮藏】置通风干燥处。

蓼子草质量标准起草说明

【名称】沿用《四川省中药材标准》（1987年版）增补本。

【别名】辣蓼。

【来源】辣蓼始载于《唐本草》。《四川省中药材标准》（1991年版）增补本记载蓼科多种植物做辣蓼药用，强调"味不辣不用，有辣味者可用"的经验，我市沿用四川省主流商品为水辣蓼和旱辣蓼的干燥全草，故收入标准。因水辣蓼（*Polygonum hydropiper* L.）在《中国植物志（FRPS）》已更名为水蓼（*Polygonum hydropiper* L.）；旱辣蓼（*Polygonum flaccidum* Meisn.）在《中国植物志（FRPS）》已更名为伏毛蓼（*Polygonum pubescens* Blume）。本标准植物命名按《中国植物志（FRPS）》修订其植物学名。

【原植物形态】**水蓼**　一年生草本，高40～70 cm，茎直立，多分枝，无毛，节部膨大。叶片披针形或椭圆状披针形，长4～8 cm，宽0.5～2.5 mm，顶端渐尖，基部楔形，边缘全缘，具缘毛，两面无毛，被褐色小点，有时沿中脉具短硬伏毛，具辛辣味，叶腋具闭花受精花；叶柄长4～8 mm；托叶鞘筒状，膜质，褐色，长1～1.5 cm，疏生短硬伏毛，顶端截形，具短缘毛。总状花序呈穗状，顶生或腋生，长3～8 cm，通常下垂，花稀疏，下部间断；苞片漏斗状，长2～3 mm，绿色，边缘膜质，疏生短缘毛，每苞内具3～5花；花梗比苞片长；花被5深裂，稀4裂，绿色，上部白色或淡红色，被黄褐色透明腺点，花被片椭圆形，长3～3.5 mm；雄蕊6，稀8，比花被短；花柱2～3，柱头头状。瘦果卵形，长2～3 mm，双凸镜状或具3棱，密被小点，黑褐色，无光泽，包于宿存花被内。花期5—9月，果期6—10月[1]。

伏毛蓼　一年生草本。茎直立，高60～90 cm，疏生短硬伏毛，带红色，中上部多分枝，节部明显膨大。叶卵状披针形或宽披针形，长5～10 cm，宽1～2.5 cm，顶端渐尖或急尖，基部宽楔形，上面绿色，中部具黑褐色斑点，两面密被短硬伏毛，边缘具缘毛；无辛辣味，叶腋无闭花受精花，叶柄稍粗壮，长4～7 mm，密生硬伏毛；托叶鞘筒状，膜质，长1～1.5 cm，具硬伏毛，顶端截形，具粗壮的长缘毛。总状花序呈穗状，顶生或腋生，花稀疏，长7～15 cm，上部下垂，下部间断；苞片漏斗状，绿色，边缘近膜质，具缘毛，每苞内具3～4花；花梗细弱，比苞片长；花被5深裂，绿色，上部红色，密生淡紫色透明腺点，花被片椭圆形，长3～4 mm；雄蕊8，比花被短；花柱3，中下部合生。瘦果卵形，具3棱，黑色，密生小凹点，无光泽，长2.5～3 mm，包于宿存花被内。花期8—9月，果期8—10月[1-6]。

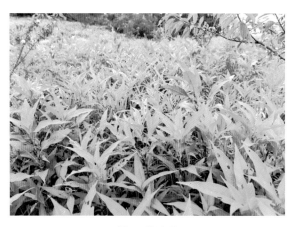 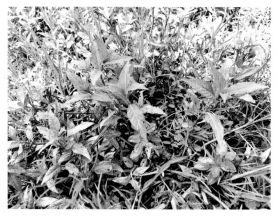

伏毛蓼植物图   水蓼植物图

【产地分布】水蓼分布于东北、华北、河南、陕西、甘肃及长江以南各省区；伏毛蓼分布于东北、江西、福建、广东等地[2]。重庆市各地均产。

【生长环境】生长于低山和平坝半阴的潮湿处或浅水中，在肥沃的黏土和沙土里生长较好[1]。

【采收加工】在播种当年的7—8月花期，挖取全草，除去杂质，晒干。

【化学成分】本品含水蓼素（persicarin）、水蓼素-7-甲醚（persicarin-7-methyl ether）、3'-甲基鼠李素（rhamnazin）、金丝桃苷（hyperin）、槲皮黄苷（quercimeritrin）、槲皮苷、槲皮素、芦丁、山奈素（kaempferide）、水蓼二醛（tadeonal）、异水蓼二醛（isotadeonal）、蓼酸（polygonic acid）、维生素K、蒽醌及其衍生物、鼠李欣素酸性甲酯、挥发油、β-谷甾醇-葡萄糖苷[3]。

【性状】参照《四川省中药材标准》（1987年版）增补本并依样品据实描述。

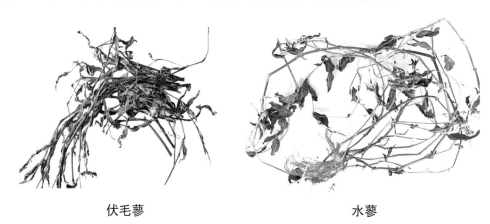

伏毛蓼   水蓼

蓼子草药材图

【鉴别】（1）显微鉴别   参照文献[3、4]拟订，两种来源的蓼子草粉末显微特征无明显差异，故合并描述，收入标准正文。

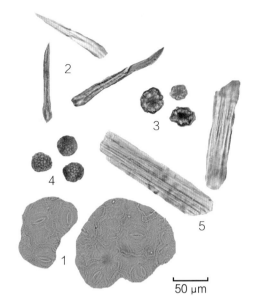

蓼子草粉末显微特征图

1—气孔；2—非腺毛；3—草酸钙簇晶；4—花粉粒；5—纤维

（2）**薄层鉴别**　供试品溶液及对照品溶液的制备、展开剂、显色剂及检视方法同标准正文，供试品色谱中，在与对照品色谱相应的位置上，均能检出相同颜色的斑点，且斑点显色清晰。收入标准正文。

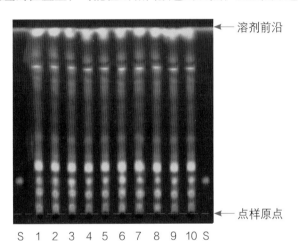

蓼子草薄层色谱图

S—金丝桃苷；1—7. 干蓼子草；8—10. 鲜蓼子草

【检查】**水分**　按水分测定法（《中国药典》通则0832）第二法测定，测定结果为7.6%～10.6%，平均值为9.2%。拟规定水分不得过13.0%，收入标准正文。

总灰分　按灰分测定法（《中国药典》通则2302）测定，测定结果为6.1%～10.4%，平均值为8.0%。拟规定总灰分不得过12.0%，收入标准正文。

酸不溶性灰分　按灰分测定法（《中国药典》通则2302）测定，测定结果为0.4%～1.1%，平均值为0.7%。拟规定酸不溶性灰分不得过2.0%，收入标准正文。

二氧化硫残留量　照二氧化硫残留测定法（《中国药典》通则2331）测定，测定结果均未检出。实际考察中未发现有熏硫现象，故未收入标准正文。

【浸出物】按正文所述方法检测，测定结果为5.4%～8.8%，平均值为6.7%。拟规定浸出物不得少于5.0%，收入标准正文。

【含量测定】文献报道蓼子草中含黄酮类化合物如槲皮素等[6-9]，预试验显示蓼子草中槲皮素的含量较高，槲皮素的HPLC含量测定方法较成熟，因此，在充分考虑各种因素的基础上，参考《中国药典》银杏叶（总黄酮醇苷）测定方法，采用HPLC法测定中槲皮素的含量。经研究选用甲醇-25%盐酸溶液（4∶1）混合溶液加热回流1 h制备供试品溶液。以十八烷基硅烷键合硅胶为填充剂；流速为1.0 ml/min，以甲醇-0.4%磷酸（55∶45）为流动相；检测波长为360 nm。槲皮素为1.424～71.203 μg/ml时呈现良好的线性关系（r = 0.999 9），方法回收率为93.0%，RSD为0.8%，对收集到的样品进行测定，结果为0.069%～0.106%，平均值为0.086%，故规定本品含槲皮素（C$_{15}$H$_{10}$O$_7$）按干燥品计算，不得少于0.060%。

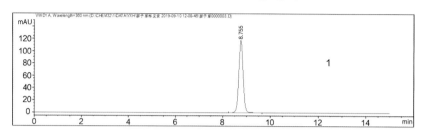

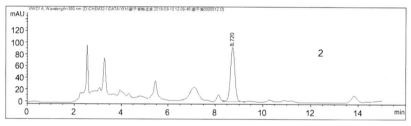

蓼子草HPLC图

1—槲皮素对照品；2—蓼子草样品

蓼子草水分、总灰分、酸不溶性灰分、二氧化硫残留量、浸出物、含量测定结果表

样品编号	来源/产地	水分/%	总灰分/%	酸不溶性灰分/%	二氧化硫残留量/（mg·kg^{-1}）	浸出物/%	含量测定/%
1	成都荷花池中药材专业市场（旱辣蓼、干）	10.6	10.4	1.1	未检出	6.2	干：0.069
2	重庆丰都（水辣蓼）	干：7.6	干：6.1	干：0.4	未检出	干：7.0	干：0.105 鲜：0.106
3	重庆巫山（旱辣蓼）	干：8.6	干：7.8	干：0.6	未检出	干：5.4	干：0.076 鲜：0.076
4	重庆黔江（水辣蓼）	干：9.4	干：8.6	干：0.7	未检出	干：8.8	干：0.087 鲜：0.088
5	安徽亳州中药材交易中心（旱辣蓼、干）	8.7	7.4	0.7	未检出	6.7	干：0.084
6	成都荷花池中药材专业市场（旱辣蓼、干）	9.5	6.8	0.5	未检出	7.2	干：0.079
7	河北安国中药材专业市场（旱辣蓼、干）	10.2	9.0	0.8	未检出	5.8	干：0.089
平均值		9.2	8.0	0.7	/	6.7	0.086

【炮制】【性味与归经】【功能与主治】【用法与用量】【注意】【贮藏】参照《四川省中药饮片炮制规范》（2015年版）拟订。

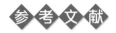

参考文献

[1] 中国科学院《中国植物志》编委会. 中国植物志：第25卷[M]. 北京：科学出版社，1998.

[2] 国家中医药管理局《中华本草》编委会. 中华本草：第2册[M]. 上海：上海科学技术出版社，1999.

[3] 徐国均. 中国药材学：下册[M]. 中国医药科技出版社，1996.

[4] 韦群辉，邹海舰，李文军，等. 民族药水蓼的生药学研究[J]. 云南中医学院学报，2004（4）：34-37.

[5] 张国英，曾韬. 辣蓼主要化学成分的研究[J]. 林产化学与工业，2005（3）：21-24.

[6]《全国中草药汇编》编写组. 全国中草药汇编[M]. 2版. 北京：人民卫生出版社，1996.

[7] 黎跃成. 道地药和地方标准药原色图谱[M]. 成都：四川科学技术出版社，2002.

[8] 刘亮，潘年松，刘英波，等. 蓼子草的研究进展[J]. 中国民族民间医药，2016，25（1）：27-28.

[9] 张宏武，任恒春，丁刚，等. 水辣蓼中2种黄酮类成分含量测定[J]. 药学实践杂志，2012，30（5）：378-379，389.

灵香草

Lingxiangcao

LYSIMACHIAE FOENI-GRAECI HERBA

本品报春花科植物灵香草*Lysimachia foenum-graecum* Hance.的干燥地上部分。夏、秋二季采收，除去杂质，洗净，低温干燥。

【性状】 本品全体多扭曲，呈灰绿色至棕绿色。茎具棱或狭翅，棱边常向内卷，有纵纹；质脆，易折断，断面不齐，黄白色。叶互生，具柄，多皱褶，完整者卵形至椭圆形，全缘，先端渐尖，基部楔形具狭翅，羽状叶脉明显。花黄色，单生于叶腋。蒴果球形，果皮甚薄，淡黄色，具宿存的花萼和花柱。种子细小，具翅，黑褐色。气香浓，味微苦、微辛。

【鉴别】 本品粉末绿黄色。草酸钙方晶、簇晶、棱晶或不规则晶体存在于叶肉薄壁细胞中。纤维单个或成束，壁厚，有时可见晶纤维。导管为网纹和螺纹导管。可见非腺毛。

【检查】 水分　不得过12.0%（《中国药典》通则0832第四法）。

总灰分　不得过12.0%（《中国药典》通则2302）。

酸不溶性灰分　不得过3.0%（《中国药典》通则2302）。

【浸出物】 照醇溶性浸出物测定法（《中国药典》通则2201）项下的热浸法测定，用稀乙醇作为溶剂，不得少于18.0%。

【炮制】 除去杂质，洗净，切段，低温干燥。

【性味与归经】 辛、甘，平。归肝经。

【功能与主治】 解表，止痛，行气，驱蛔。用于感冒头痛，喉咙肿痛，牙痛，胸腹胀满，蛔虫病。

【用法与用量】 3～9 g。

【贮藏】 置阴凉干燥处，防霉。

灵香草质量标准起草说明

【名称】 沿用《四川省中药材标准》（1987年版）增补本名称。

【别名】 零陵香、陵草。

【来源】 本品始载于《名医别录》，原名熏草。零陵香之名见于《开宝本草》。商品药材主要为报春花科珍珠菜属植物灵香草*Lysimachia foenum-graecum* Hance.的干燥地上部分，该种与《证类本草》中所附之蒙州零陵香图相符，我市与原四川省其他地区一致，历来将此种作灵香草入药，故收入本标准中。

【原植物形态】 多年生草本，全体无毛，有浓烈香气。具多数须状根。茎柔弱，直立或匍匐生长，具棱或狭翅。单叶互生，叶片卵形、卵状披针形或椭圆形，长4～10 cm，宽1.5～5 cm，先端锐尖，基部楔形，两侧边缘沿叶柄下延成翼状，全缘或微波状，侧脉3～4对；叶柄长5～12 mm，具狭翅。花单生于茎上部叶腋；花梗柔弱，长2～3 cm；花萼5深裂至基部，裂片卵状披针形至披针形，长0.8～1 cm；花冠黄色，5深裂，裂片长圆形，长1.2～1.6 cm，宽约9 mm；雄蕊5，等长，着生于花冠管上，花丝极短；子房上位，1室，特立中央胎座，具多数胚珠。蒴果球形，直径约8 mm，具宿存萼片及花柱，果皮灰白色或浅黄色，不规则开裂。种子细小，黑褐色，有棱角。花期5—6月，果期7—8月[1, 2]。

【产地分布】分布于重庆、湖北、广东、广西、云南、贵州、四川等省区[1-3]。

【生长环境】生于海拔800～1 700 m的河边、山谷或林下阴湿处。

【化学成分】含皂苷、挥发油、生物碱、多糖、氨基酸、甾醇、有机酸、还原糖等成分。挥发油中共鉴定出59种成分，主要有邻甲酚（o-cresol），芳樟醇（linalool），薁（azulene），愈创木薁（guaiazulene），麝香草酚（thymol），香荆芥酚（carvacrol），香叶醇（geraniol），榄香酯素（elemicin），β-紫罗兰酮（β-ionone），六氢金合欢烯酰丙酮（hexahydrofarnesyl acetone），酞酸二丁酯（dibutyl phthalate），辛酸（octanoic acid），壬酸（nonanoic acid），癸酸（decanoic acid），十一酸（undecanoic acid），十二酸（dodecanoic acid），十三酸（tridecanoic acid），十四酸（tetradecanoic acid）及十六酸（hexadecanoic acid）等[2]。

【性状】参照《四川省中药材标准》（1987年版）增补本并结合商品药材描述。

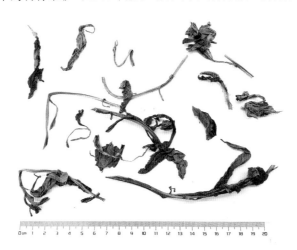

灵香草药材图

【鉴别】参照《四川省中药材标准》（1987年版）增补本，以粉末的显微鉴别作鉴别项目收入标准正文。

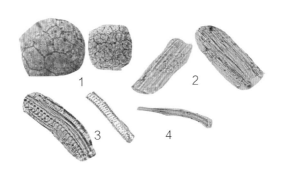

灵香草的粉末显微特征图

1—叶肉薄壁细胞（含草酸钙方晶、簇晶、棱晶）；2—纤维；3—导管；4—非腺毛

另可以灵香草茎的横切面显微特征为参考鉴别特征。其茎的横切面特征为有3～7个由数列薄壁细胞组成的突起。表皮细胞外壁具角质层。层纹明显，腺毛偶见。皮层为5～8列椭圆形或类圆形薄壁细胞，长40～60 μm，宽20～40 μm；内皮层为一列稍小的长方形细胞，径向壁增厚并木质化。韧皮部薄，外侧纤维断续连成环。木质部呈狭窄的环状，导管、木薄壁细胞、射线细胞均木化，木纤维散列。髓甚大，由直径达150 μm的多角形薄壁细胞组成。

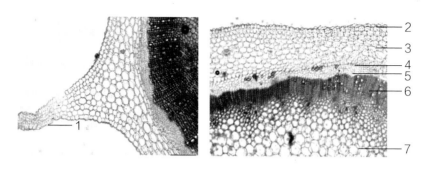

灵香草的茎横切面特征图

1—薄壁细胞组成的突起；2—表皮细胞；3—皮层；4—内皮层；5—韧皮部；6—木质部；7—髓

【检查】**水分**　按水分测定法（《中国药典》通则0832）第四法测定，测定结果为8.2%~10.8%，平均值为9.7%。拟规定水分不得过12.0%，收入标准正文。

总灰分　按灰分测定法（《中国药典》通则2302）测定，测定结果为9.2%~10.5%，平均值为9.8%。拟规定总灰分不得过12.0%，收入标准正文。

酸不溶性灰分　按灰分测定法（《中国药典》通则2302）测定，测定结果为0.5%~1.7%，平均值为1.1%。拟规定酸不溶性灰分不得过3.0%，收入标准正文。

二氧化硫残留量　照二氧化硫残留量测定法（《中国药典》通则2331）测定，测定结果为0~5.96 mg/kg。故采用药材和饮片检定原则（《中国药典》通则0212）规定二氧化硫残留量不得过150 mg/kg。未写入标准正文。

【浸出物】照正文所述方法测定，测定结果为23.7%~31.3%，平均值为27.3%，最低测定结果为23.7%。拟规定浸出物不得少于18.0%，收入标准正文。

灵香草水分、总灰分、酸不溶性灰分和浸出物测定结果表

样品编号	来源	水分/%	总灰分/%	酸不溶性灰分/%	浸出物/%
1	重庆慧远药业有限公司	8.8	9.5	1.3	23.7
2	重庆泰尔森制药有限公司	10.6	9.9	0.7	31.3
3	重庆泰尔森制药有限公司	10.0	9.2	0.5	26.9
4	重庆药材市场	8.2	10.5	1.5	25.8
5	重庆药材市场	10.8	10.1	1.7	28.6
平均值		9.7	9.8	1.1	27.3

根据文献[2]，灵香草还含有挥发油，考虑到收集的样品每批数量少，未进行挥发油含量的研究，留待以后继续收集样品进行考察。

【炮制】【性味与归经】【功能与主治】【用法与用量】【贮藏】参照《四川省中药饮片炮制规范》（2015年版）拟订。

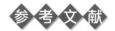

[1] 中国医学科学院药物研究所. 中药志：第4册[M]. 北京：人民卫生出版社，1988.

[2] 中国科学院植物研究所. 中国高等植物图鉴：第3册[M]. 北京：科学出版社，1974.

[3] 南京中医药大学. 中药大辞典：下册[Z]. 2版. 上海：上海科学技术出版社，2006.

灵芝孢子

Lingzhibaozi

GANODERMAE SPORA

本品为多孔菌科真菌赤芝 *Ganoderma lucidum* （Leyss.ex Fr.） Karst. 或紫芝 *Ganoderma sinense* Zhao. Xu et Zhang.的干燥成熟孢子。在子实体开始弹射孢子时收集，除去杂质。

【性状】本品呈粉末状，黄褐色至紫褐色。体轻，手捻有细腻感。气微，味淡。

【鉴别】（1）取本品，置显微镜下观察：卵形、卵圆形，一端平截或微凹入，长6~12 μm，宽4~8 μm，具双层壁，外壁平滑，无色，内壁具疣状突起，褐色。

（2）取本品粉末2 g，加乙醇30 ml，超声处理30 min，滤过，滤液蒸干，残渣加甲醇2 ml使溶解，作为供试品溶液。另取灵芝孢子对照药材2 g，同法制成对照药材溶液。照薄层色谱法（《中国药典》通则0502）试验，吸取上述两种溶液各5 μl，分别点于同一硅胶G薄层板上，以石油醚（60~90 ℃）-甲酸乙酯-甲酸（15：5：1）10 ℃以下放置过夜的上层溶液为展开剂，展开，取出，晾干，置紫外光灯（365 nm）下检视。供试品色谱中，在与对照药材色谱相应的位置上，显相同颜色的荧光主斑点。

【检查】**水分** 不得过13.0%（《中国药典》通则0832第二法）。

总灰分 不得过3.0%（《中国药典》通则2302）。

【浸出物】照水溶性浸出物测定法（《中国药典》通则2201）项下的热浸法测定，不得少于5.0%。

【炮制】除去杂质。

【性味与归经】甘，平。归心、肺、肾经。

【功能与主治】补肾益肺，养心安神，止血化痰。用于病后体虚，肾虚腰软，健忘失眠，心悸怔忡，久咳虚喘，虚劳咯血。

【用法与用量】3~6 g。

【贮藏】置通风干燥处。

灵芝孢子质量标准起草说明

【名称】沿用通用名称。

【来源】灵芝始载于《神农本草经》，列为上品，另《本草经集注》《本草纲目》《本草原始》均有较为详细记载，沿用至今。植物来源同《中国药典》（2020年版）灵芝项，野生稀见，近代多以人工种植，子实体供药用，孢子粉广泛用于民间用药，故收入标准。

【真菌形态】**赤芝** 子实体有柄。菌盖肾形、半圆形或近圆形，直径10~18 cm，厚1~2 cm。皮壳质坚硬，黄褐色至红褐色，有光泽，具环状棱纹和辐射状皱纹，边缘薄而平截，常稍内卷。菌肉白色至淡棕色，厚0.2~1 cm。菌柄圆柱形，侧生，少偏生，长7~15 cm，直径1~3.5 cm，红褐色至紫褐色，光亮[1、2]。

紫芝 子实体有柄。菌盖半圆形、近圆形至近匙形，直径2.5~9.5 cm，宽2.2~8 cm。皮壳质坚硬，表面紫黑色至近黑色，或呈紫褐色，表面具漆样光泽，具同心环沟和纵皱，边缘薄或钝。菌柄常侧生，长

7～19 cm，粗0.5～1 cm，圆柱形或略扁平，皮壳坚硬，与菌盖同色或具更深的色泽和光泽。菌肉褐色至深褐色，厚0.1～0.3 cm；菌管长0.3～1 cm，褐色，深褐色或灰褐色[1, 2]。

栽培品 子实体较粗壮、肥厚，直径12～22 cm，厚1.5～4 cm。皮壳外常被有大量粉尘样的黄褐色孢子。

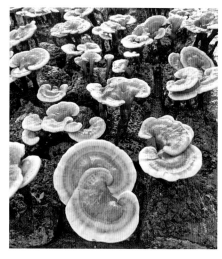
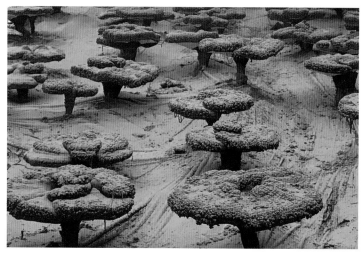

赤芝栽培品　　　　　　　　　　　　　赤芝栽培品（被孢子粉）

【产地分布】分布于河北、河南、山东、山西、江苏、安徽、浙江、江西、福建、台湾、广东、海南、广西、四川、贵州、云南等地[1]。我国很多地区已人工栽培。

【生长环境】腐生于栎树或其他阔叶树的根部枯干或腐朽的木桩旁，有时也生于竹类的枯死部分[1]。

【采收加工】子实体开始释放孢子时收集，除去杂质。

【化学成分】富含多糖和寡糖；甾醇类有麦角甾-7，22-二烯-3β-醇（ergosta-7，22-diene-3β-ol）及β-谷甾醇；三萜化合物有赤芝孢子酸A，B，C和E（ganosporeic acid A，B，C，E）和灵芝萜酮三醇（ganodermanontriol）；内酯有五环三萜内酯赤芝孢子内酯（ganosporelactone）A及B；生物碱类有胆碱（choline）、甜菜碱（betaine）和硫组氨酸甲基内铵盐；无机元素有钙、磷、铁、镁、钠、锌、锗、硒等。并含蛋白质和氨基酸类、糖肽类、维生素类、胡萝卜素、甾醇类、三萜类、生物碱类、脂肪酸类、内酯和无机离子等[1]。

【性状】根据商品药材，并参照文献进行描述，紫芝孢子颜色较赤芝略浅，两者其余性状特征无明显区别，故合并描述[1, 2]。

【鉴别】（1）**显微鉴别** 取本品直接用稀甘油装片处理、观察，粉末显微鉴别特征明显。故收入标准正文。

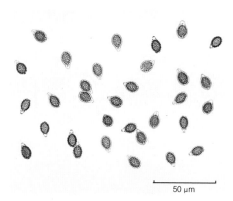

50 μm

灵芝孢子显微图

（2）**薄层鉴别** 对本品进行了薄层色谱研究。供试品、对照药材分别用乙醇、石油醚（30～60 ℃）

等溶剂超声处理进行制备，检视方法同标准正文，展开剂分别采用石油醚（60～90 ℃）-甲酸乙酯-甲酸（15∶5∶1）10 ℃以下放置过夜的上层溶液和采用环己烷-三氯甲烷-乙酸乙酯（4∶1∶2）。供试品色谱中，在与对照药材色谱相应的位置上，均能检出相同颜色的斑点。以正文所述薄层鉴别方法，赤芝孢子与紫芝孢子主斑点基本一致且清晰、R_f值适中、耐用性好，故将收入标准正文。

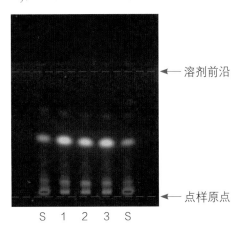

灵芝孢子薄层色谱图

1—3.灵芝孢子样品；S—灵芝孢子对照药材

【检查】**水分**　按水分测定法（《中国药典》通则0832）第二法测定，测定结果为7.34%～11.82%，平均值为9.60%。拟规定水分不得过13.0%，收入标准正文。

总灰分　按灰分测定法（《中国药典》通则2302）测定，测定结果为0.53%～0.87%，平均值为0.70%。拟规定总灰分不得过3.0%，收入标准正文。

酸不溶性灰分　按灰分测定法（《中国药典》2020年版通则2302）测定，测定结果为0～0.25%，平均值为0.08%。暂不收入标准正文。

【浸出物】按正文所述方法测定，测定结果为8.17%～11.09%，平均值为9.71%。参照其他省市灵芝孢子浸出物限度，暂规定浸出物不得少于5.0%，收入标准正文。

灵芝孢子水分、总灰分、酸不溶性灰分、浸出物测定结果表

样品编号	来源/产地	水分/%	总灰分/%	酸不溶性灰分/%	浸出物/%
1	吉林	9.00	0.53	0	9.91
2	山东	9.79	0.62	0.01	9.40
3	山西	7.89	0.82	0.18	8.17
4	云南	9.92	0.80	0.13	9.88
5	重庆	11.71	0.74	0.14	10.40
6	重庆	11.82	0.87	0.25	9.18
7	安徽	9.69	0.63	0.03	11.09
8	安徽	9.82	0.59	0	9.76
9	安徽	7.34	0.68	0.04	9.92
10	安徽	10.38	0.76	0.07	9.38
11	自采（赤芝）	8.40	0.65	0	9.71
12	自采（紫芝）	9.46	0.70	0.07	9.69
平均值		9.60	0.70	0.08	9.71

【**性味与归经**】【**功能与主治**】参照《四川省中药饮片炮制规范》（2015年版）及中医专家临床用药经验拟订。

【**用法与用量**】【**贮藏**】参照文献[3, 4]拟订。

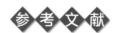

参 考 文 献

[1] 肖培根. 新编中药志：第3卷[M]. 北京：化学工业出版社，2002.

[2] 应建浙. 中国药用真菌图鉴[M]. 北京：科学出版社，1987.

[3] 中国医学科学院药用植物资源开发研究所. 中药志：第5册[M]. 北京：人民卫生出版社，1994.

[4] 姚仲青，李文林，周俊，等. 灵芝孢子粉的质量研究[J]. 中药材，2007，30（5）：607-611.

刘寄奴

Liujinu

ARTEMISIAE SELENGENSIS HERBA

本品为菊科植物蒌蒿*Artemisia selengensis* Turcz.的地上部分。夏、秋二季枝叶繁茂时收割，除去杂质，可切成段，干燥。

【性状】本品多弯曲或折断，茎基部圆柱形，直径3～4 mm，无毛；上部枝有棱，微有白柔毛，表面紫褐色，有粗的纵纹，叶痕明显，黄褐色，稍突起。叶多皱缩，中下部叶3～5深裂，上部叶不分裂，叶面黄褐色，无毛，叶背密被白色绒毛，有细小点；叶脉在叶面稍突起。有的可见花序，头状花序集成狭长圆锥花丛；花序轴密被白色绒毛。气香，味苦。

【鉴别】本品粉末棕色。纤维单个散在或成束。壁薄。草酸钙砂晶散在或集结成团，存在于薄壁细胞中。叶肉组织含大量油滴。导管多为网纹导管。非腺毛壁薄，细长、弯曲。

【检查】**水分** 不得超过13.0%（《中国药典》通则0832第二法）。

总灰分 不得过10.0%（《中国药典》通则2302）。

酸不溶性灰分 不得过3.0%（《中国药典》通则2302）。

【浸出物】照醇溶性浸出物测定法（《中国药典》通则2201）项下的热浸法测定，用稀乙醇作溶剂，不得少于12.0%。

【炮制】**刘寄奴** 除去杂质，淋润，切段，干燥。

酒刘寄奴 取净刘寄奴，照酒炙法（《中国药典》通则0213），炒干。

【性味与归经】苦、辛，温。归心、肝经。

【功能与主治】破血通经，散寒止痛，消食化积。用于经闭，痛经，产后腹痛，癥瘕，跌打损伤，外伤出血，食积腹痛，赤白痢疾。

【用法与用量】9～15 g。

【贮藏】置通风干燥处。

刘寄奴质量标准起草说明

【名称】沿用《四川省中药材标准》（1987年版）名称。

【别名】红陈艾、撬杆草。

【来源】刘寄奴始载于《唐本草》，《本草纲目》亦记载，以治金疮治效为世人所知，为菊科蒿属植物蒌蒿*Ariemisia selengensis* Trucz.的地上部分，在川渝地区历史习用。经查阅中国植物志76卷，《四川省中药材标准》（1987年版）收载的植物名"蒌蒿"已改为"蒌蒿"[1]。

【原植物形态】多年生草本，有地下茎。茎直立，高0.6～1.5 m，直径4～8 mm，无毛或有疏绒毛，常带紫红色。叶互生，下部叶在花期枯萎；中部叶密集，羽状深裂，长10～18 cm，宽约为长的1/2，侧裂片2对或1对，条状披针形或条形，顶端渐尖，有疏锯齿；上面近无毛，下面被白色绒毛，基部渐狭成楔形，具短柄，无假托叶；上部3裂或不裂，或条形，全缘。头状花序直立或稍下倾，有短梗，多密集成狭长的复总状花序，有条形苞片；总苞片近钟状，长2.5～3 mm，约4层，外层卵形，黄褐色，被短绵毛，内层边缘宽膜质。花黄色，全为管状花，外层雌性，内层两性。瘦果小，无毛。花期8—10月，果期9—11月。

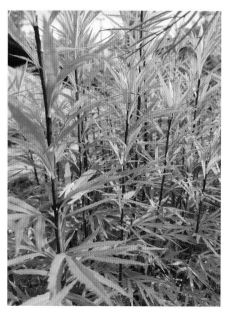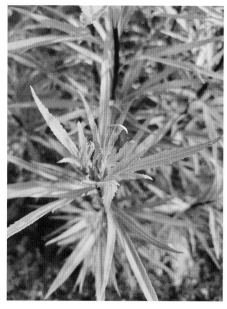

萎蒿植物图

【产地分布】西南地区、东北、华北、西北、华东均有分布。

【生长环境】多生于低海拔地区的河湖岸边与沼泽地带，也见于湿润的山坡林边、疏林中，荒地或路边[1]。

【化学成分】以黄酮和倍半萜内酯为主，同时还含有挥发油、有机酸、甾醇、醌、长链烷烃等化合物[2, 3]。

【性状】沿用《四川省中药材标准》（1987年版）描述，根据收集样品描述略有改动。

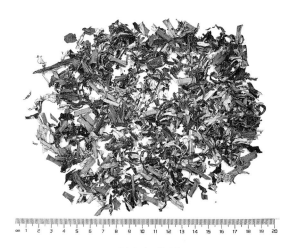

刘寄奴药材

【鉴别】本品粉末具以下显微特征，故收入标准正文。

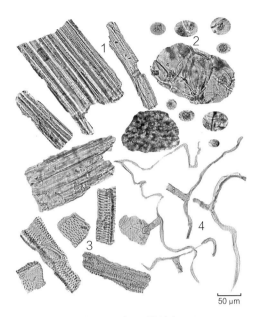

刘寄奴粉末显微特征图

1—纤维；2—草酸钙结晶；3—导管；4—非腺毛

【检查】水分　按水分测定法（《中国药典》通则0832）第二法测定，测定结果为7.8%～12.0%，平均值为10.9%。拟规定水分不得过13.0%，收入标准正文。

总灰分　按灰分测定法（《中国药典》通则2302）测定，测定结果为5.9%～7.7%，平均值为6.6%。拟规定总灰分不得过10.0%，收入标准正文。

酸不溶性灰分　按灰分测定法（《中国药典》通则2302）测定，测定结果为0.8%～1.4%，平均值为1.0%。拟规定酸不溶性灰分不得过3.0%，收入标准正文。

二氧化硫残留量　测定结果为未检出。本底无干扰，故此项暂不列入质量标准。

【浸出物】按正文所述方法检测，测定结果为38.9%～50.5%，平均值为44.5%。拟规定浸出物不得少于12.0%，收入标准正文。

刘寄奴水分、总灰分、酸不溶性灰分、浸出物测定结果表

样品编号	来源/产地	水分/%	总灰分/%	酸不溶性灰分/%	浸出物/%
1	重庆	11.8	6.1	1.0	50.5
2	重庆	12.0	6.4	1.0	38.9
3	重庆	11.4	5.9	0.8	46.1
4	重庆	11.7	6.7	0.8	44.1
5	重庆	7.8	7.7	1.4	43.1
平均值		10.9	6.6	1.0	44.5

【炮制】【性味与归经】【功能与主治】【用法与用量】【贮藏】参照《四川省中药饮片炮制规范》（2015年版）拟订。

【备注】该品种存在混乱现象，经市场调研，刘寄奴的混淆品种达3科8种之多，如菊科的奇蒿、白苞蒿，金丝桃科的地耳草、湖南连翘、元宝草、水香柴，玄参科的阴行草等。

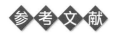

参 考 文 献

[1] 中国科学院《中国植物志》编委会. 中国植物志. 第76卷[M]. 北京：科学出版社，1991.

[2] 田富饶. 南刘寄奴的化学成分研究[D]. 咸阳：西北农林科技大学，2008.

[3] 罗文艳，段和祥，杨毅生，等. 一测多评法测定蒌蒿药材中10种成分的含量[J]. 中药材，2016，39（4）：822-825.

龙胆草

Longdancao

GENTIANAE CEPHALANTHAE HERBA

本品为龙胆科植物头花龙胆Gentiana cephalantha Franch.的干燥全草。秋末、冬初采收，除去泥沙及杂质，干燥。

【性状】本品根茎较粗，微弯曲，长0.5～7 cm，直径0.5～1 cm，表面灰褐色，粗糙，有疣状突起的茎痕和须根茎。下面具多条须根，长5～20 cm，直径1～3 mm，外表灰棕色或黄棕色，断面有淡黄色的木心。茎近丛生，直径1～3 mm，紫色或黄绿色带紫晕，质脆，断面中空。叶对生，皱缩，稍厚，边缘微向背面反卷，上面绿色或黄绿色，下面色稍淡。完整的叶为宽披针形或倒披针形，长2～17 cm，宽0.5～2.5 cm。花簇生枝端，绿黄色或淡蓝紫色。气微清香，茎叶味微苦，根味极苦。

【鉴别】（1）本品粉末黄褐色。木栓细胞类方形。纤维单个散在或成束。薄壁细胞类方形。导管螺纹、网纹，直径5～20 μm。

（2）取本品粉末1 g，加甲醇20 ml，超声处理30 min，放冷，滤过。滤液浓缩至约2 ml，作为供试品溶液。另取龙胆苦苷对照品，加甲醇制成每1 ml含2 mg的溶液，作为对照品溶液。照薄层色谱法（《中国药典》通则0502）试验，吸取上述两种溶液各5 μl，分别点于同一以羧甲基纤维素钠为黏合剂的硅胶GF$_{254}$薄层板上，以乙酸乙酯-甲醇-水（20：2：1）为展开剂，展开。取出，晾干。置紫外光灯（254 nm）下检视。供试品色谱中，在与对照品色谱相应的位置上，显相同颜色的斑点。

【检查】**水分**　不得过15.0%（《中国药典》通则0832第二法）。

总灰分　不得过10.0%（《中国药典》通则2302）。

【浸出物】照醇溶性浸出物测定法（《中国药典》通则2201）项下的热浸法测定，用稀乙醇作溶剂，不得少于20.0%。

【含量测定】照高效液相色谱法（《中国药典》通则0512）测定。

色谱条件与系统适用性试验　以十八烷基硅烷键合硅胶为填充剂；以甲醇-水（33：67）为流动相；检测波长为254 nm。理论板数按龙胆苦苷峰计算应不低于2 000。

对照品溶液的制备　精密称取龙胆苦苷对照品适量，加甲醇制成每1 ml含50 μg的溶液即得。

供试品溶液的制备　取本品粉末（过三号筛）约0.5 g，精密称定，置具塞锥形瓶中，精密加入甲醇50 ml，密塞，称定重量，浸渍12 h，再超声处理45 min，放冷，用甲醇补足减少的重量，摇匀，用微孔滤膜（0.45 μm）滤过，取续滤液，即得。

测定法　分别精密吸取对照品溶液与供试品溶液各10 μl，注入液相色谱仪，测定，即得。

本品按干燥品计算，含龙胆苦苷（C$_{16}$H$_{20}$O$_9$），不得少于0.50%。

【炮制】除去杂质，淋润，切段，干燥。

【性味与归经】苦，寒。归肝、胆经。

【功能与主治】清热燥湿，泻肝胆火。用于湿热黄疸，阴肿阴痒，带下，湿疹瘙痒，目赤，耳聋，胁痛，口苦，惊风抽搐。

【用法与用量】3～9 g。

【贮藏】置通风干燥处。

龙胆草质量标准起草说明

【名称】沿用《四川省中药材标准》（1987年版）。

【别名】胆草。

【来源】经调查，四川作龙胆草使用的主流品种为龙胆科龙胆属植物头花龙胆*Gentiana cephalantha* Franch的干燥全草。

【原植物形态】多年生草本，高15~50 cm，茎紫色。叶对生，宽披针形或倒披针形，顶端尾尖，茎部渐狭连合抱茎，三出脉，中脉明显。营养枝的叶莲座状。花数朵簇生枝的顶端，头状，其基部被茎上部的数片叶所包围；花萼漏斗状，5裂，3小2大；花冠漏斗状，淡蓝色，上具蓝紫色斑点，裂片短尖，褶不对称三角形，雄蕊5；子房椭圆形，具柄，花柱短，柱头2裂。蒴果。种子灰褐色，近圆形，表面蜂窝状。花期8—9月，果期9—10月[1]。

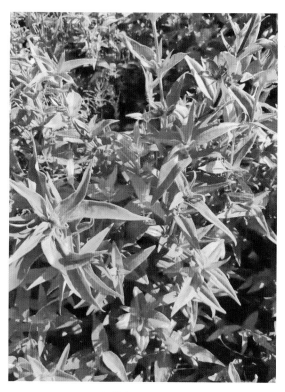

头花龙胆植物图

【产地分布】分布于重庆、四川、贵州、云南。

【生长环境】生于海拔2 600~3 500 m的山坡阴处灌丛下。

【采收加工】秋末冬初采收，除去泥沙，干燥。

【化学成分】本品含龙胆苦苷和当药苦苷等成分。

【性状】沿用《四川省中药材标准》（1987年版）。

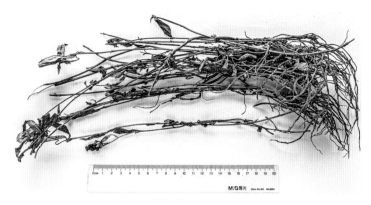

龙胆草药材图

【鉴别】（1）**显微鉴别**　粉末显微鉴别特征明显，故收入标准正文。

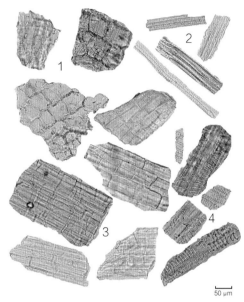

龙胆草粉末显微特征图

1—木栓细胞；2—纤维；3—薄壁细胞；4—导管

（2）**薄层鉴别**　供试品及对照品溶液的制备、展开剂、显色剂及鉴别方法同标准正文。供试品色谱中，在与对照品色谱相应的位置上，能检出相同颜色的斑点，斑点清晰，无干扰，R_f值适中，重现性好，收入标准正文。

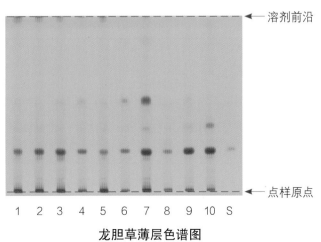

龙胆草薄层色谱图

1—10.龙胆草；S—龙胆苦苷对照品

　　【检查】水分　按水分测定法（《中国药典》通则0832）第二法测定，测定结果为9.4%～11.6%，平均值为10.1%。拟规定水分不得过15.0%，收入标准正文。

　　总灰分　按灰分测定法（《中国药典》通则2302）测定，测定结果为6.1%～11.2%，平均值为8.4%。拟规定总灰分不得过10.0%，收入标准正文。

　　酸不溶性灰分　按灰分测定法（《中国药典》通则2302）测定，测定结果为1.3%～6.0%，平均值为3.1%。考虑到收集的样品酸不溶性灰分数据差异较大，拟继续积累数据，暂不收入标准正文。

　　二氧化硫残留量　照二氧化硫残留量测定法（《中国药典》版通则2331）测定，测定结果均未检出。故此项暂不列入质量标准。

　　【浸出物】按正文所述方法检测，测定结果为23.0%～26.4%，平均值为24.9%。拟规定浸出物不得少于20.0%，收入标准正文。

　　【含量测定】龙胆苦苷为龙胆草中含量较高的部分。采用高效液相色谱法测定龙胆草中龙胆苦苷的含量。经研究选用甲醇为提取溶剂制备供试品溶液，测定波长为254 nm，色谱柱为C_{18}柱，流动相为甲醇-水（33：67）。进样量为10 μl，在6.04～193.20 μg的范围内，线性关系良好（r = 0.9 999），方法回收率为98.2%，RSD为1.84%。对收集到的样品进行测定，结果为0.2%～1.1%，平均含量为0.80%故规定本品含龙胆苦苷（$C_{16}H_{20}O_9$）按干燥品计算，不得少于0.50%。

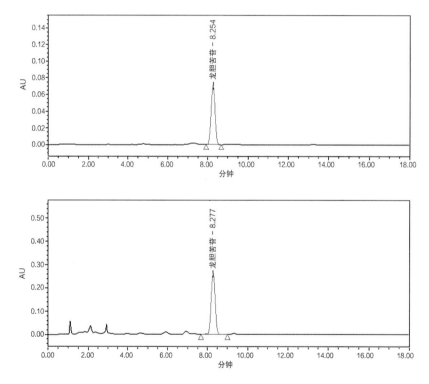

龙胆草HPLC谱图

1—龙胆苦苷对照品；2—龙胆草样品

龙胆草水分、总灰分、酸不溶性灰分、浸出物、含量测定结果表

样品编号	来源/产地	水分/%	总灰分/%	酸不溶性灰分/%	浸出物/%	龙胆苦苷含量/%
1	成都荷花池中药材专业市场/凉山彝族自治州	9.8	8.2	2.7	23.0	1.0
2	成都荷花池中药材专业市场	9.7	11.2	5.0	25.0	0.9
3	成都荷花池中药材专业市场	9.4	9.9	3.8	25.2	0.9

续表

样品编号	来源/产地	水分/%	总灰分/%	酸不溶性灰分/%	浸出物/%	龙胆苦苷含量/%
4	成都荷花池中药材专业市场/西昌	9.6	6.1	1.3	25.2	0.8
5	成都荷花池中药材专业市场/西昌	10.3	6.7	1.4	26.4	1.1
6	成都荷花池中药材专业市场/西昌	9.6	6.4	1.4	24.6	0.9
7	安徽亳州药材交易中心	10.7	7.0	1.8	24.3	0.2
8	安徽亳州药材交易中心	10.6	9.9	5.7	24.2	1.1
9	重庆药材市场	9.6	10.4	6.0	25.3	0.2
10	重庆药材市场	11.6	8.2	2.0	25.8	0.9
平均值		10.1	8.4	3.1	24.9	0.8

【炮制】【性味与归经】【功能与主治】【用法与用量】【贮藏】参照《四川省中药饮片炮制规范》（2015年版）拟订。

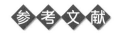

参 考 文 献

[1] 中国科学院植物研究所. 中国高等植物图鉴：第3册[M]. 北京：科学出版社，1974.

龙胆地丁

Longdandiding

GENTIANAE YOKUSAIS HERBA

本品为龙胆科植物灰绿龙胆Gentiana yokusai Burkill.的干燥全草。春、夏二季花期采收，除去泥沙及杂质，干燥。

【性状】本品为带花全草，多皱缩成团，灰绿色至黄绿色。单柱呈束状，长3～10 cm。主根细长，黄褐色，不分枝或分枝。茎多分枝。叶多皱缩，基生叶呈莲座状，展平后叶片披针形或卵状披针形，长2～3.5 cm，顶端渐尖，不向外翻，边缘软骨质，中脉明显。茎生叶对生，狭卵形或披针形，较基生叶小。花单生枝顶，花萼漏斗状，裂片5，披针形，具芒尖；花冠漏斗状，长1～2 cm，微显天蓝色或淡蓝白色，裂片5，雌蕊5；花柱短，2裂。气微，味苦。

【鉴别】本品粉末灰绿色。叶表皮细胞垂周壁深波状弯曲，外壁向外突出，形成乳头状突起；气孔众多，多不定式。叶肉组织含细小的草酸钙沙晶或柱晶，多油滴。叶缘密被角质层，表皮细胞向外延长形成突起，睫毛状、锯齿状或乳头状。花粉粒类圆形或椭圆形，直径15～40 μm，具3个萌发孔。

【检查】水分　不得过13.0%（《中国药典》通则0832第二法）。

总灰分　不得过13.0%（《中国药典》通则2302）。

酸不溶性灰分　不得过6.0%（《中国药典》通则2302）。

【浸出物】照醇溶性浸出物测定法（《中国药典》通则2201）项下的热浸法测定，用稀乙醇作溶剂，不得少于16.0%。

【炮制】除去杂质，切段，干燥。

【性味与归经】苦、辛，寒。归肝、胆经。

【功能与主治】清热利湿，解毒消痈。用于目赤，咽喉肿痛，黄疸，阑尾炎，痢疾，腹泻，白带；外治疮疡肿毒，淋巴结核。

【用法与用量】10～15 g；外用适量。

【贮藏】置通风干燥处。

龙胆地丁质量标准起草说明

【名称】沿用《四川省中药材标准》（1987年版）。

【别名】绿花草、鬼点灯。

【来源】包括我市在内的原四川省使用龙胆地丁有较长历史。据调查，四川个别地区还使用深红龙胆Gentiana Rubicunda Franch.的干燥全草，因我市使用较少，故只收载灰绿龙胆Gentiana yokusai Burkill.的干燥全草。

【原植物形态】一年生草本，高2.5～14 cm。茎直立或斜升，黄绿色或紫红色，密被黄绿色乳突，自基部起多分枝，稀不分枝。叶略肉质，灰绿色，卵形，先端钝，具长至0.7 mm的长小尖头，基部钝，边缘软骨质，下缘具短睫毛，上缘疏生乳突，上面光滑，稀具极细乳突，中脉在背面突起，光滑；叶柄边缘具睫毛，背面光滑，长1～2 mm；基生叶在花期不枯萎，常与下部叶等大，稀更大，长7～22 mm，宽4.5～8 mm；茎生叶开展，常疏离，短于节间，长4～12 mm，宽3～6 mm。花多数，单生于小枝顶端，小枝常2～5个密集呈头状；花梗黄绿色或紫红色，具乳突，常1.2～5 mm，藏于最上部叶中；花萼倒锥状筒形，长5～8 mm，裂片开展，稍不整齐，卵形或披针形，长2～3 mm，先端钝或渐尖，具长小尖头，基部常微收缩，边缘软骨质，疏生乳突，腹面具细乳突，背面光滑，中脉白色软骨质，在背面突起，并向萼筒下延成脊，弯缺较宽，截形；花冠蓝色、紫色或白色，漏斗形，长7～12 mm，裂片卵形，长2～2.5 mm，先端钝，无小尖头，褶整齐，卵形，长1～2 mm，先端钝，边缘有不整齐细齿或全缘；雄蕊着生于冠筒中下部，整齐，花丝丝状，长2～2.5 mm，花药椭圆形，长0.5～0.8 mm；子房椭圆形，长2.5～3.5 mm，两端渐狭，花柱线形，连柱头长1.5～2 mm，柱头2裂，裂片外反，线形。蒴骨外露或内藏，卵圆形或倒卵状矩圆形，长3～6.5 mm，先端钝圆，有宽翅，两侧边缘具狭翅，基部钝，柄粗壮，长至13 mm。种子淡褐色，椭圆形或矩圆形，长0.7～1 mm，表面具致密的细网纹。花果期3—9月[1]。

【产地分布】产于重庆、四川、贵州、山西、陕西、河北、湖北、湖南、江西、安徽、江苏、浙江、福建、广东、台湾、西藏等地。

【生长环境】常生于海拔50～2 650 m的低山和丘陵向阳山坡草地[1, 2]。

【采收加工】春、夏二季开花期采收，除去泥土，晒干。

【化学成分】主含黄酮和香豆素类成分[2, 3]。

【性状】根据《四川省中药材标准》（1987年版）及商品药材，并参照文献[1, 2]进行修订。

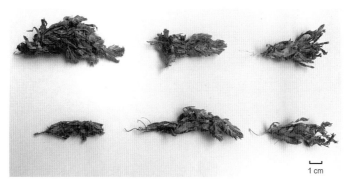

龙胆地丁药材图

【鉴别】**显微鉴别**　粉末显微鉴别特征明显，故收入标准正文。

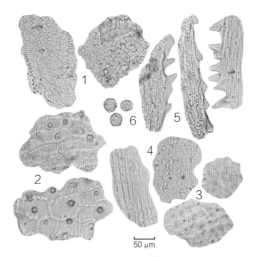

龙胆地丁粉末显微特征图

1—含有气孔的表皮细胞；2—乳状突起的表皮细胞；3—散布草酸钙沙晶的叶肉组织；

4—含有油滴的叶肉组织；5—角质层；6—花粉粒

【检查】**水分**　按水分测定法（《中国药典》通则0832）第二法测定，测定结果为10.8%～12.9%，平均值为12.1%。拟规定水分不得过13.0%，收入标准正文。

　　总灰分　按灰分测定法（《中国药典》通则2302）测定，测定结果为8.3%～11.3%，平均值为9.9%。拟规定总灰分不得过13.0%，收入标准正文。

　　酸不溶性灰分　按灰分测定法（《中国药典》通则2302）测定，测定结果为2.5%～4.5%，平均值为3.5%。拟规定酸不溶性灰分不得过6.0%，收入标准正文。

　　二氧化硫残留量　照二氧化硫残留量测定法（《中国药典》通则2331）测定，测定结果均未检出。故此项暂不列入标准正文。

【浸出物】按正文所述方法，测定结果为21.6%～27.0%，平均值为24.2%。拟规定浸出物不得少于16.0%，收入标准正文。

龙胆地丁水分、总灰分、酸不溶性灰分、浸出物测定结果表

样品编号	来源/产地	水分/%	总灰分/%	酸不溶性灰分/%	浸出物/%
1	四川汉源	11.2	8.3	3.4	24.6
2	四川汉源	10.8	8.6	2.5	25.8
3	四川简阳	12.9	10.9	3.3	22.2
4	四川简阳	12.9	10.6	4.5	27.0
5	四川	12.5	11.3	3.6	21.6
平均值		12.1	9.9	3.5	24.2

【性味与归经】参照《四川省中药饮片炮制规范》（2015年版）拟订。

【炮制】【功能与主治】【用法与用量】【贮藏】沿用《四川省中药材标准》（1987年版）。

【备注】易混淆的品种主要有鳞叶龙胆、华南龙胆，主要区别如下：

1.一年生草本，主根细弱，茎自基部起多分枝，枝铺散，斜升或直立，茎生叶卵形、卵圆形或卵状椭圆形，花萼裂片外反或开展。

　2.茎从基部多分枝，主茎不明显，枝铺散或斜升，基生叶花期枯萎、花萼裂片外反，叶状，整齐，卵圆形或卵形，种子黑褐色······鳞叶龙胆*Gentiana squarrosa* Ledeb.

　2.茎上部多分枝，主茎明显，直立或斜升，基生叶花期不枯萎，花萼裂片开展，稍不整齐，卵形或披针形，种子淡褐色······灰绿龙胆*Gentiana yokusai* Burkill.

1.多年生草本，根稍肉质，肥大，茎直立或斜升，茎生叶椭圆形或椭圆状披针形，花萼裂片直立或开展，披针形或线形披针形······华南龙胆*Gentiana loureirin*（D. Don）Griseb.

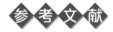

[1] 中国科学院《中国植物志》编委会. 中国植物志：第62卷[M]. 北京：科学出版社，1988.

[2] 楼之岑，秦波. 常用中药材品种整理和质量研究（北方编）：第2册[M]. 北京：北京医科大学、中国协和医科大学联合出版社，1995.

[3] 肖培根. 新编中药志：第3卷[M]. 北京：化学工业出版社，2002.

芦竹根

Luzhugen

ARUNDINIS RHIZOMA

本品为禾本科植物芦竹*Arundo donax* L.的新鲜或干燥根茎。全年均可采挖，除去须根及泥沙，鲜用或趁鲜切片，干燥。

【性状】**鲜芦竹根**　呈弯曲扁圆形，长10~18 cm，直径2~6 cm，表面黄白色，一端较粗大，有大小不等的笋子芽苞突起，基部周围有须根痕，有节，节上有淡黄色的叶鞘残痕。质坚硬，不易折断。气微，味微苦。

干芦竹根　为不规则的片，厚3~10 mm，外皮浅黄色，具光泽，环节上有黄白色叶鞘残痕，有的具残存的须根。横切片切面黄白色，粗糙，有多数突起的筋脉小点，纵切片切面可见众多条状纤维。体轻，质硬，气微，味淡。

【鉴别】（1）本品粉末黄色或黄褐色。韧皮纤维长条形，末端渐尖，直径10~35 μm，壁厚2~10 μm；多为具缘纹孔导管，直径50~200 μm，网纹导管少见；具不规则的黄色或红色色素块；表皮细胞多破碎，类圆形或不规则形；淀粉粒圆形或类圆形，直径3~25 μm。

（2）取干芦竹根粉末1 g，加氨水1 ml，搅拌均匀，静置15 min。再加乙醚25 ml，摇匀，静置30 min，滤过，滤液挥干，残渣加甲醇1 ml溶解，作为供试品溶液。另取芦竹根对照药材1 g，同法制成对照药材溶液。照薄层色谱法（《中国药典》通则0502）试验，吸取上述两种溶液各10 μl，分别点于同一硅胶G薄层板上，以丙酮-正丁醇-二氯甲烷-氨水（9∶1∶0.5∶1）为展开剂，展开，取出，晾干，置紫外光灯（365 nm）下检视。供试品色谱中，在与对照药材色谱相应的位置上，显相同的蓝色荧光斑点。

【检查】**水分（干芦竹根）**　不得过13.0%（《中国药典》通则0832第二法）。

总灰分（干芦竹根）　不得过6.0%（《中国药典》通则2302）。

酸不溶性灰分（干芦竹根）　不得过2.0%（《中国药典》通则2302）。

【浸出物】**干芦竹根**　照醇溶性浸出物测定法（《中国药典》通则2201）项下热浸法测定，用20%乙醇作溶剂，不得少于20.0%。

【炮制】除去杂质。

【性味与归经】甘、苦，寒。归肺、胃经。

【功能与主治】清热泻火，止呕生津，利尿。用于热病烦渴，呕吐，高热不退，小便不利等症。

【用法与用量】15~30 g；鲜品加倍。

【贮藏】干品置阴凉干燥处，鲜品埋于湿沙中。

芦竹根质量标准起草说明

【名称】沿用《四川省中药材标准》（1987年版）。

【别名】荻头、楼梯杆[1]。

【来源】芦竹根始载于《本草纲目》，在《岭南采药录》《四川中药志》《中华本草》等中均有记载。全国各大药材市场均有销售，产销历史较长，民间应用广泛。经鉴定本品为禾本科芦竹属植物芦竹 *Arundo donax* L.的新鲜或干燥根茎。

【原植物形态】多年生草本。具根茎，须根粗壮。秆直立，高2~6m，径1~1.5 cm，常具分枝。叶鞘较节间为长，无毛或其颈部具长柔毛，叶舌膜质，截平，长约1.5 mm，先端具短细毛；叶片扁平，长30~60 cm，宽2~5 cm，嫩时表面及边缘微粗糙。圆锥花序，较紧密，长30~60 cm，分枝稠密，斜向上升，小穗含2~4花；颖披针形，长8~10 mm，具3~5脉；外稃亦具3~5脉，中脉延伸成长1~2 mm之短芒，背面中部以下密生略短于稃体的白柔毛，基盘长约0.5 mm，上部两侧具短柔毛，第一外稃长8~10 mm；内稃长约为外稃的一半。花期10—12月。

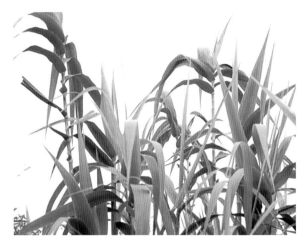
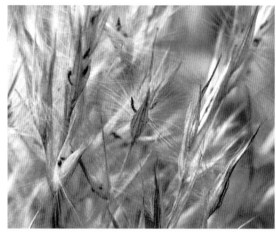

芦竹植物图 芦竹植物图（花、果）

【产地分布】分布于重庆、四川、江苏、浙江、湖南等地。

【生长环境】生于溪旁及屋边较潮湿的深厚的土壤处。

【采收加工】夏季砍取根茎，洗净，剔除须根，趁鲜切片，晒干。

【化学成分】根茎含N，N-二甲基色胺、5-甲氧基-N-甲基色胺、蟾毒色胺、去氢蟾毒色胺、蟾蜍特尼定等多种吲哚衍生物，以双吲哚类生物碱芦竹胺[2-4]和芦竹辛[5]为指标性成分。

【性状】沿用《四川省中药材标准》（1987年版）。

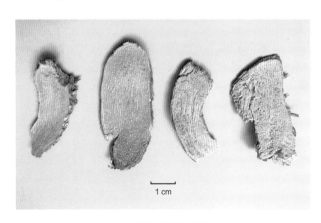
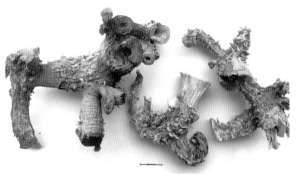

芦竹根药材图 芦竹根药材图（未切制）

【鉴别】（1）显微鉴别 沿用《四川省中药材标准》（1987年版）。

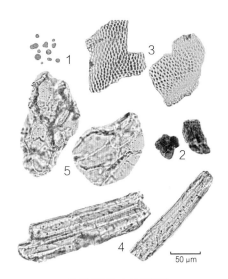

芦竹根粉末显微图

1—淀粉粒；2—色素块；3—导管；4—韧皮纤维；5—薄壁细胞

（2）**薄层色谱鉴别**　在沿用《四川省中药材标准》（1987年版）的基础上，供试品及对照药材的制备、显色剂及显色方法同标准正文，对展开剂进行了考察，最终确定展开系统为丙酮-正丁醇-二氯甲烷-氨水（9∶1∶0.5∶1）。供试品色谱中，在与对照品色谱相应的位置上，能检出相同颜色的斑点，斑点清晰，无干扰，R_f值适中，重现性好，收入标准正文。

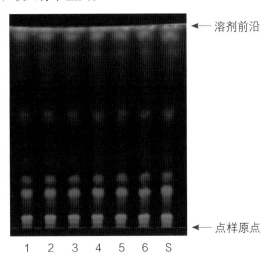

芦竹根薄层色谱图

1—6.芦竹根样品；S—芦竹根对照药材

【**检查**】**水分**　按水分测定法（《中国药典》通则0832）第二法测定，测定结果为5.64%～8.51%，平均值为7.55%。拟规定水分不得过13.0%，收入标准正文。

总灰分　按灰分测定法（《中国药典》通则2302）测定，测定结果为4.52%～5.93%，平均值为5.26%。拟规定总灰分不得过6.0%，收入标准正文。

酸不溶性灰分　按灰分测定法（《中国药典》通则2302）测定，测定结果为1.22%～1.46%，平均值为1.36%。拟规定酸不溶性灰分不得过2.0%，收入标准正文。

二氧化硫残留量　照二氧化硫残留量测定法（《中国药典》通则2331）测定。收集到的药材样品均未检测出二氧化硫残留，结合重庆、四川当地对于芦竹根实际干燥与贮藏方法中，鲜见使用硫黄熏制干燥，故二氧化硫残留测定未收入标准正文。

【浸出物】按正文所述方法检测，测定结果为20.47%～29.38%，平均值为25.39%。拟规定浸出物不得过20.0%，收入标准正文。

芦竹根水分、总灰分、酸不溶性灰分及浸出物测定结果表

样品编号	来源/产地	水分/%	总灰分/%	酸不溶性灰分/%	浸出物/%
1	成都荷花池中药材专业市场	8.47	5.77	1.42	20.47
2	成都荷花池中药材专业市场	8.51	4.89	1.36	29.13
3	重庆中药材市场	8.46	5.93	1.46	24.34
4	重庆中药材市场	8.41	4.52	1.22	21.34
5	重庆万州	5.64	5.02	1.32	29.38
6	重庆酉阳	5.81	5.43	1.40	27.67
平均值		7.55	5.26	1.36	25.39

【药理】根茎脱脂乙醇提取物，有降压及解痉作用，能拮抗组胺、5-羟色胺、乙酰胆碱引起的痉挛；根茎中提出的蟾蜍特尼定具有抗乙酰胆碱作用，在骨胳肌抗乙酰胆碱较在平滑肌强，使子宫兴奋，并能释放组胺[6]。近年来，通过研究还发现芦竹中含有的生物碱成分特别是芦竹碱具有一定的抗肿瘤作用[7]。

【性味与归经】【用法与用量】【功能与主治】参照《四川省中药饮片炮制规范》（2015年版）拟订。

【炮制】【贮藏】均沿用《四川省中药材标准》（1987年版）。

【备注】芦竹属3种植物检索表如下：

1. 多年生高大草本，茎高2～6 m，地下茎粗壮，横走。

　2. 叶舌长1～2 mm，成一轮毛状……………………………………1. 芦苇Phragmites communis Trin

　2. 叶舌膜质，截平，长约1.5 mm，先端具有短细毛……………………2. 芦竹Arundo donax L.

1. 多年生宿根植物，茎高1～2 m，地上根状茎粗而多结，地上茎由分蘖芽抽生，通直有节，丛生……

　……………………………………………………………3. 花叶芦竹Arundo donax var. versiocolor stokes.

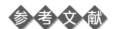

参 考 文 献

[1] 南京中医药大学. 中药大辞典[Z]. 2版. 上海：上海科学技术出版社，2006.

[2] ZHALOLOV I, TASHKHODZHAEV B, KHUZHAEV V, et al. Alkaloids of Arundo donax. IX. crystal structure of arundamine[J]. Chemistry of Natural Compounds, 2002, 38（1）：83-86.

[3] ZHALOLOV Z H, KHUZHAEV V U. LEVKOVICH M G, et al. Alkaloids of Arundo donax XI NMR spectroscopic study of the structure of the dimerie alkaloid arondamine[J]. Chem Natur Comp. 2002, 38（3）：276-279.

[4] KHUZHAEV V U. Alkaloids of the flora of Uzbekistan, Arundo donax[J]. Chemistry of Natural Compounds, 2004, 40（2）：160-162.

[5] 黄瑛，晁真真，贾艾玲，等. 反相离子对高效液相色谱法测定去感热注射液中芦竹辛的含量[J]. 药物分析杂志，2006，26（6）：817-819.

[6] 国家中医药管理局《中华本草》编委会编. 中华本草[M]. 上海：上海科学技术出版社，1999.

[7] ZHALOLOV L. KHUZHAEV V U. Alkaloids of Arudo donaxI VIII13 – Alkalindole derivatives in Aldonax[D]. Chem Natur Comp, 2000, 36（5）：528-530.

芦 子

Luzi

PIPERIS BETLIS FRUCTUS

本品为胡椒科植物蒌叶*Piper betle* L.的干燥成熟果穗。果实成熟后采收，多纵切成两瓣，除去杂质，干燥。

【性状】本品呈弯曲半圆柱形，或圆柱形，由许多小浆果聚合而成，长3～12 cm。表面黑褐色，有凹凸不平的突起。切面淡黄棕色，具明显圆形种粒痕迹，有穗梗。断面黄棕色或棕黑色，周围可见红棕色的种粒。质硬而脆。气芳香，味辛辣。

【鉴别】（1）本品粉末棕褐色。石细胞类圆形、长卵形或多角形，直径25～61 μm，长至170 μm，壁较厚，有的层纹明显。分泌细胞存在于淡棕色的中果皮组织中，类圆形，直径25～66 μm，含棕红色分泌物。种皮细胞棕黄色，断面观类方形，外壁及径向壁增厚。糊粉粒细小，常聚集成团块。

（2）取本品粉末少量，加硫酸2滴，显红色，渐变红棕色，后转棕褐色。

【检查】**水分** 不得过15.0%（《中国药典》通则0832第四法）。

　　总灰分 不得过10.0%（《中国药典》通则2302）。

【浸出物】照醇溶性浸出物测定法（《中国药典》 通则2201）项下的热浸法测定，用50%乙醇作溶剂，不得少于12.0%。

【炮制】除去杂质。

【性味与归经】辛，温。归脾、胃经。

【功能与主治】温中，行气，止痛。用于脾胃气滞，脘腹胀痛。

【用法与用量】6～9 g。

【贮藏】置阴凉干燥处。

芦子质量标准起草说明

【名称】沿用《四川省中药材标准》（1987年版）增补本。

【来源】本品始载于《唐本草》，原名"蒟酱"，以后历代本草多有记载。《本草纲目》载"刘渊林注蜀都赋云：蒟酱缘木而生，其子如桑椹，熟时正青，长二三寸。以蜜及盐藏而食之，辛香"。现代文献记载，其原植物为胡椒科胡椒属植物蒌叶*Piper betle* L.的干燥成熟果穗。川渝有历史使用习惯。

【原植物形态】攀援藤本。枝稍带木质，节上生根。叶纸质至近革质，背面及嫩叶脉上有密细腺点，阔卵形至卵状长圆形，上部叶有时为椭圆形，长7～15 cm，宽5～11 cm，顶端渐尖，基部心形、浅心形或上部叶有时钝圆，腹面无毛，背面沿脉被粉状柔毛；叶脉7条；叶柄长2～5 cm， 被粉状柔毛。花单性，雌雄异株，聚集成与叶对生的穗状花序。总花梗与叶柄近等长，花序轴被短柔毛；苞片圆形，稀倒卵形，近无柄，盾状；雄蕊2枚，花药肾形，2裂。雄花序长3～5 cm，直径约1 cm；轴密被毛；苞片同雄花序；子房下部嵌生于肉质花序轴中并与其合生，顶端被绒毛；柱头通常4～5，被绒毛。浆果顶端稍凸，有绒毛，下部与花序轴合生成一柱状、肉质、带红色的浆果穗。花期5—7月。

【产地分布】分布于广东、广西、海南、云南、台湾。主产于云南、广东、广西等地[1]。

【生长环境】生于阴湿森林中[1]。

【采收加工】秋后果实成熟时采摘，晒干；或晒一天后纵剖为2瓣，晒干[1]。

【性状】收集了芦子药材样品，通过对其外观性状的观察，结合《四川省中药材标准》（1987年版）增补本进行描述。

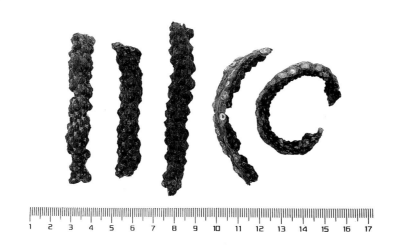

芦子药材图

【鉴别】（1）**显微鉴别**　粉末显微鉴别特征明显，收入标准正文。

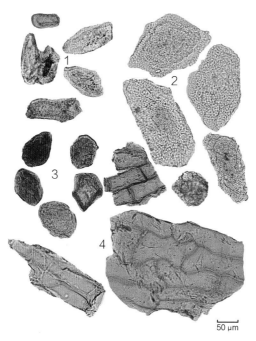

芦子粉末显微图

1—石细胞；2—糊粉粒；3—棕红色分泌物；4—种皮细胞

（2）本品含有止痛的生物碱类成分，用硫酸加以鉴别。

【检查】水分　按水分测定法（《中国药典》通则0832）第四法测定，测定结果为10.24%～13.69%，平均值为12.3%。拟规定水分不得过15.0%，故收入标准正文。

总灰分　按灰分测定法（《中国药典》通则2302）测定，测定结果为7.88%～10.25%，平均值为

9.0%。拟规定总灰分不得过10.0%，收入标准正文。

酸不溶性灰分　按灰分测定法（《中国药典》通则2302）测定，测定结果为0.26%～0.87%，平均值为0.5%。暂不将酸不溶性灰分收入标准正文。

二氧化硫残留量　测定结果为未检出。本底无干扰，故此项暂不列入质量标准。

【浸出物】按正文所述方法，测定结果为13.57%～23.78%，平均值为18.8%。拟规定浸出物不得少于12.0%，收入标准正文。

芦子水分、总灰分、酸不溶性灰分、浸出物测定结果表

样品编号	来源/产地	水分/%	总灰分/%	酸不溶性灰分/%	浸出物/%
1	重庆市中药材市场	13.35	8.91	0.41	23.25
2	重庆市中药材市场	13.69	7.88	0.42	23.78
3	重庆市中药材市场	11.89	8.51	0.26	17.95
4	重庆市中药材市场	10.24	10.25	0.34	13.57
5	重庆南川区三泉镇	12.55	9.25	0.87	15.21
平均值		12.3	9.0	0.5	18.8

【性味与归经】【功能与主治】【用法与用量】【贮藏】参照《四川省中药饮片炮制规范》（2015年版）拟订。

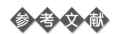

参 考 文 献

[1] 南京中医药大学. 中药大辞典：下册[Z].2版. 上海：上海科学技术出版社，2006.

露蜂房

Lufengfang

VESPAE ET POLISTIS NIDUS

本品为胡蜂科昆虫斑胡蜂*Vespa mandarinia* Sm.或马蜂科昆虫梨长足黄蜂*Polistes hebraeus* Farb.的巢。前者习称"硬蜂房"，后者习称"软蜂房"。秋末、冬初采收，直接干燥；或略蒸，除去死蜂蛹，干燥。

【性状】**硬蜂房**　本品呈长球形，由多层圆盘状巢房构成。大小不一，大者直径可达1 m左右。外表棕褐色，常黏附有树叶。房较粗大，孔口六角形，常有白色的薄膜。体轻泡，质松脆，碎末可见纤维状物、泥沙及昆虫残翅。微具蜂蜡气，味微辛。

软蜂房　本品多呈莲房状，扁平，房体仅一层，较小，直径5～6 cm，顶端有一房柄。外表灰黄色或灰青色，房孔较小。体轻泡，质软，具弹性。

【检查】**水分**　**软蜂房**　取本品粉末0.5 g，精密称定，依法试验，不得过15.0%（《中国药典》通则0832第二法）。

总灰分　**软蜂房**　不得过12.0%（《中国药典》通则2302）。

【浸出物】**软蜂房**　照醇溶性浸出物测定法（《中国药典》通则2201）项下的热浸法测定，以乙醇为溶剂，不得少于3.0%。

【炮制】**露蜂房**　除去杂质，剪成小块。

炒露蜂房　露蜂房块，照清炒法（《中国药典》通则0213）炒至颜色变深。

煅露蜂房　露蜂房块，照煅法（《中国药典》通则0213）煅透，冷后取出，露去火毒。

【性味与归经】甘，平；有小毒。归胃经。

【功能与主治】祛风，攻毒，杀虫，止痛。用于龋齿牙痛，疮疡肿毒，乳痈，瘰疬，顽癣，鹅掌风。

【用法与用量】3～5 g；外用适量。

【贮藏】置通风干燥处，防压，防蛀。

露蜂房质量标准起草说明

【名称】为了与中国药典收载的蜂房相区别，故更名为露蜂房。

【别名】大黄蜂房、金环蜂房、黄蜂房。

【来源】本品在全国商品中分为两类：一类为软蜂房，另一类为硬蜂房，全国大部分省区均使用；《蜀本草》记载："露蜂房，树上大蜂巢也，大者如瓮，小者如桶，今所在有，十一月，十二月采"，与硬蜂房性状特征相符。《四川省中药材标准》（1987年版）蜂房项下收载的长脚蜂属昆虫大黄蜂*Polistes mandarinus* Sauss.或梨长足黄蜂*Polistes hebraeus* Farb.的巢，其科属中文名和拉丁学名均有误，经参考《中国药用动物志》，鉴定结果应为胡蜂科胡蜂属昆虫斑胡蜂*Vespa mandarinia* Sm.或马蜂科马蜂属昆虫梨长足黄蜂*Polistes hebraeus* Farb.的巢，所以分别更正科属中文名和拉丁学名，收入标准正文[1, 2]。

【原动物形态】**斑胡蜂**　雌虫体长3.7～4.4 cm，黑色，具黄斑纹。后头及颊宽大，唇基前缘具两个向前伸的叶状突起。头部及触角柄节红褐色，复眼及上颚端部黑色，触角鞭节顶端下表面红褐色。胸黑色，前胸后缘、前胸疣上的大斑、中胸前侧及侧缘之长斑、中胸侧板上部一小斑、翅基片均为黄褐色。翅黄褐色，半透明。足黑褐色，前足腿节端半部及跗节暗褐色。腹部第1～2节前缘及后缘、3～5节后缘及第6节均黄褐色[1]。

　　梨长足黄蜂　雌虫体长2～2.4 cm。头部黄色。触角背面黑褐色，末端几节褐色。唇基桃形，黄色。大颚发达，有4个齿。额顶上两复眼间区黑色，其后有两条宽的黄斑；头部所有的缝线均为黑色。前胸背板前缘和后缘黄色，中胸背板有两条宽的褐色条纹和两条浅的平行凹纵线；胸部两侧为黑色与褐色交杂；小盾片和后小盾片褐色，周围的缝均为黑色。前足腿节基部1/3黑色。后足腿节2/3黑色，其余黄褐色，在中部有一横的波纹状黑线，第3～5腹节亦常有波状黑线。第2腹节总是一条横的波状黑线[2]。

　　【产地分布】斑胡蜂分布于全国各地。

　　梨长足黄蜂分布于广东、海南、广西等地。

　　【化学成分】含氨基酸、蜂蜡、树脂、挥发油、微量元素。

　　【性状】沿用《四川省中药材标准》（1987年版）及根据实际情况描述。

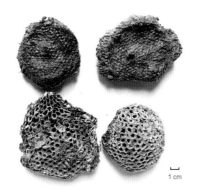

软蜂房药材图

　　【检查】由于未收集到硬蜂房样本，故检查项目仅将软蜂房限度要求收入标准。

　　水分　由于样品粉末轻泡，故称取0.5 g，其余同水分测定法（《中国药典》通则0832）第二法测定，测定结果为11.8%～12.5%，平均值为12.2%。拟规定水分不得过15.0%，收入标准正文。

　　总灰分　按灰分测定法（《中国药典》通则2302）测定，测定结果分别为9.8%～11.0%。平均值为10.3%。拟规定总灰分不得过12.0%，收入标准正文。

　　酸不溶性灰分　按灰分测定法（《中国药典》通则2302）测定，测定结果分别为2.9%～3.9%。平均值为3.4%。暂不将酸不溶性灰分收入标准正文。

　　【浸出物】按正文所述方法，测定结果为3.7%～4.7%，平均值为4.3%。拟规定浸出物不得少于3.0%，收入标准正文。

露蜂房水分、总灰分、酸不溶性灰分、浸出物测定结果表

样品编号	来源/产地	水分/%	总灰分/%	酸不溶性灰分/%	浸出物/%
1	重庆石柱	12.2	11.0	3.8	4.7
2	重庆中药材市场	12.5	10.5	3.9	3.7
3	重庆中药材市场	12.4	10.0	3.2	4.2
4	成都荷花池中药材专业市场	12.2	9.8	2.9	4.2
5	成都荷花池中药材专业市场	11.8	9.8	3.2	4.5
6	成都荷花池中药材专业市场	12.2	10.5	3.4	4.6
平均值		12.2	10.3	3.4	4.3

　　【性味与归经】【功能与主治】【用法与用量】【贮藏】参照《四川省中药饮片炮制规范》（2015年版）拟订。

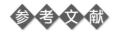

[1] 中国药用动物志协作组. 中国药用动物志：第1册[M]. 天津：天津科学技术出版社，1979.

[2] 中国药用动物志协作组. 中国药用动物志：第2册[M]. 天津：天津科学技术出版社，1983.

落新妇

Luoxinfu

ASTILBES RHIZOMA

本品为虎耳草科植物落新妇 *Astilbe chinensis* （ Maxim. ） Franch.et Savat的干燥根茎。夏季采挖，除去泥土、须根、鳞片和绒毛，干燥。

【性状】本品为不规则长条形，略呈结节状，长5～10 cm，直径0.5～3.5 cm。表面棕褐色或红棕色，有纵皱纹及沟纹，密布红棕色点状须根痕，顶端残留数个圆形凹陷的茎痕。不易折断，断面有放射状纹理，木部棕黄色，髓部淡紫色至紫褐色。质硬。气微，味微苦、涩。

【鉴别】取本品粉末1 g，加甲醇20 ml，超声处理20 min，滤过，滤液作为供试品溶液。取岩白菜素对照品，加甲醇制成每1 ml含2 mg的溶液，作为对照品溶液。照薄层色谱法（《中国药典》通则0502）试验，吸取上述两种溶液各5 μl，分别点样于同一硅胶GF$_{254}$薄层板上，以三氯甲烷-甲醇（4：1）为展开剂，展开，取出，晾干，置紫外光灯（254 nm）下检视。供试品色谱中，在与对照品色谱相应的位置上，显相同颜色的斑点。

【检查】**水分**　不得过15.0%（《中国药典》通则0832第二法）。

总灰分　不得过9.0%（《中国药典》通则2302）。

酸不溶性灰分　不得过 1.0%（《中国药典》通则2302）。

【含量测定】照高效液相色谱法（《中国药典》通则0512）测定。

色谱条件与系统适用性试验　以十八烷基硅烷键合硅胶为填充剂；以甲醇-水（20：80）为流动相；检测波长为275 nm。理论板数按岩白菜素峰计算，应不低于3 000。

对照品溶液的制备　精密称取岩白菜素对照品适量，精密称定，加甲醇制成每1 ml含60 μg的溶液，即得。

供试品溶液的制备　取本品粉末（过三号筛）约0.1 g，精密称定，精密加入甲醇50 ml，称定质量，加热回流30 min，取出，放冷，再称定重量，用甲醇补足减失的重量，摇匀，滤过，取续滤液，即得。

测定法　分别精密吸取对照品溶液与供试品溶液各5 μl，注入液相色谱仪，测定，即得。

本品按干燥品计算，含岩白菜素（C$_{14}$H$_{16}$O$_9$）不得少于1.5%。

【炮制】除去杂质，洗净，润透，切片，干燥。

【性味与归经】苦、微涩，温。归肝、肺经。

【功能与主治】活血祛瘀，止痛。用于跌打损伤，关节筋骨疼痛等。

【用法与用量】9～15 g。

【贮藏】置通风干燥处。

落新妇质量标准起草说明

【名称】沿用通用名称。

【别名】小升麻，术活，马尾参，山花七，阿根八，铁火钳，金毛三七。

【来源】本品为虎耳草科植物落新妇 *Astilbe chinensis* （Maxim.） Franch.et Savat的干燥根茎。夏季采挖，除去泥土，须根，鳞片和绒毛，晒干。

【原植物形态】多年生草本植物，高50～100 cm。根状茎暗褐色，粗壮，须根多数。茎无毛。基生叶为二至三回三出羽状复叶；顶生小叶片菱状椭圆形，侧生小叶片卵形至椭圆形，长1.8～8 cm，宽1.1～4 cm，先端短渐尖至急尖，边缘有重锯齿，基部楔形、浅心形至圆形，腹面沿脉生硬毛，背面沿脉疏生硬毛和小腺毛；叶轴仅于叶腋部具褐色柔毛；茎生叶2～3，较小。圆锥花序长8～37 cm，宽3～4（～12）cm；下部第一回分枝长4～11.5 cm，通常与花序轴成15°～30°角斜上；花序轴密被褐色卷曲长柔毛；苞片卵形，几无花梗；花密集；萼片5，卵形，长1～1.5 mm，宽约0.7 mm，两面无毛，边缘中部以上生微腺毛；花瓣5，淡紫色至紫红色，线形，长4.5～5 mm，宽0.5～1 mm，单脉；雄蕊10，长2～2.5 mm；心皮2，仅基部合生，长约1.6 mm。蒴果长约3 mm；种子褐色，长约1.5 mm。花果期6—9月[1-2]。

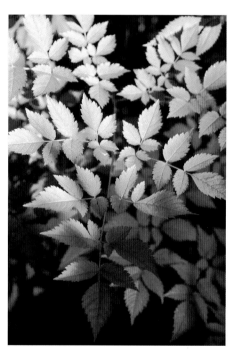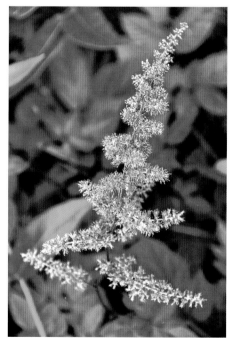

落新妇植物图

【产地分布】分布于重庆、四川、云南、黑龙江、吉林、辽宁、河北、山西、陕西、甘肃东部和南部、青海东部、山东、浙江、江西、河南、湖北、湖南等地。俄罗斯、朝鲜和日本也有分布[1-2]。

【生长环境】落新妇生于海拔400～3 600 m的山坡林下阴湿地或林缘路旁草丛中。喜半阴，在湿润的环境下生长良好。性强健，耐寒，对土壤适应性较强，喜微酸、中性排水良好的砂质壤土，也耐轻碱土壤。

【化学成分】全草含氰酸，花含槲皮素（quercetin），根和根茎含岩白菜素（bergenin），根状茎、茎、叶含鞣质，鲜根茎含有落新妇苷。

【性状】根据药材具实描述。

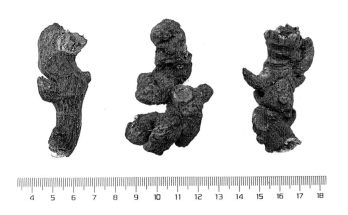

落新妇药材图

【鉴别】为增订岩白菜素对照品的薄层色谱鉴别。对本品进行了薄层色谱研究，供试品溶液及对照药材溶液的制备、展开剂、检视方法同标准正文，用三氯甲烷-甲醇（4∶1）为展开剂，供试品色谱中，在与对照品色谱相应的位置上，均能检出相同颜色的荧光斑点，前者斑点清晰、R_f值适中，收入标准正文。

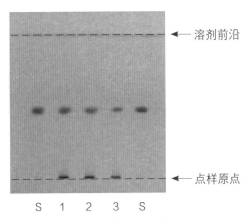

溶剂前沿

点样原点

S　1　2　3　S

落新妇薄层色谱图

1—3.落新妇样品；S—岩白菜素对照品

【检查】水分　按水分测定法（《中国药典》通则0832）第二法测定，测定结果为13.1%～13.6%，平均值为13.4%。拟规定水分不得过15.0%，收入标准正文。

总灰分　按灰分测定法（《中国药典》通则2302）测定，测定结果为6.11%～7.85%，平均值为7.09%。拟规定总灰分不得过9.0%，收入标准正文。

酸不溶性灰分　按灰分测定法（《中国药典》通则2302）测定，测定结果为0.21%～0.68%，平均值为0.43%。拟规定酸不溶性灰分不得过1.0%，收入标准正文。

二氧化硫残留量　照二氧化硫残留量测定法（《中国药典》通则2331）测定，测定结果均低于150 mg/kg。故暂未将二氧化硫残留量收入标准正文。

【含量测定】落新妇中化学成分主要为落新妇苷、岩白菜素等，经预试，岩白菜素含量较高，故确定测定岩白菜素含量。经研究选用甲醇为提取溶剂，回流提取制备供试品溶液，检测波长为275 nm，色谱柱为C_{18}柱，流动相为甲醇-水（20∶80）。岩白菜素进样量为0.1 013～0.9 117 μg，与峰面积呈良好的线性关系，方法回收率为101.6%，RSD为1%。收集的样品按该方法进行测定，结果为2.13%～5.70%，平均值为3.75%，考虑到不同来源的落新妇中岩白菜素含量波动较大，故规定本品按干燥品计算含岩白菜素（$C_{14}H_{16}O_9$）不得少于1.5%。

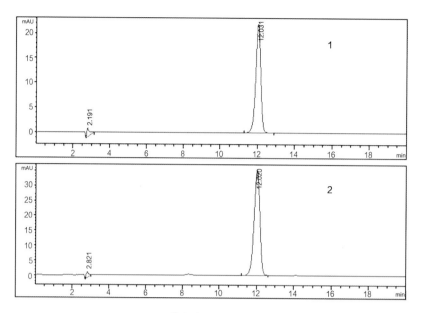

落新妇HPLC图

1—岩白菜素对照品；2—落新妇样品

落新妇水分、总灰分、酸不溶性灰分、含量测定结果表

样品编号	来源/产地	水分/%	总灰分/%	酸不溶性灰分/%	岩白菜素含量/%
1	重庆神奇药业	13.1	6.11	0.21	5.70%
2	重庆神奇药业	13.6	7.85	0.68	2.13%
3	重庆神奇药业	13.4	7.32	0.40	3.42%
平均值		13.4	7.09	0.43	3.75%

【性味与归经】【功能与主治】【炮制】【用法与用量】【贮藏】均参照《湖北省中药材标准》（2018年版）。

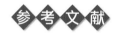

参考文献

[1] 落新妇. 中国植物志[引用日期2013-11-07]

[2]《全国中草药汇编》编写组. 全国中草药汇编：上册[M]. 2版. 北京：人民卫生出版社，1996：393.

麻黄草

Mahuangcao

EPHEDRAE HERBA

本品为麻黄科植物丽江麻黄*Ephedra likiangensis* Florin.或山岭麻黄*Ephedra gerardiana* Wall.的干燥草质茎。秋季采割，除去木质茎及残根等杂质，干燥。

【性状】**丽江麻黄** 茎枝呈细长圆柱形，长30～50 cm，下部有的带少量棕褐色木质茎。小枝在茎上成轮状或簇状着生，粗壮，直径1～3.5 mm；表面浅绿色或黄绿色，有细纵脊线；节明显，节间长2～6 cm；节上具膜质鞘状叶，长2～6 mm，棕色或棕褐色，基部合生，上部2裂，偶3裂，裂片多为钝三角形。质脆，易折断，断面略显纤维性，周边绿黄色，髓部黄棕色或红棕色。气微，味涩、微苦。

山岭麻黄 长10～25 cm，分枝较多，小枝直伸，直径1～2 mm，节间长1.5～3 cm。叶片较短，顶端钝。下部常带有棕褐色木质茎。

【鉴别】（1）本品横切面：表皮细胞一列，外被角质层，边缘微显波状，具多数棱脊，两棱间有下陷气孔，下皮纤维束位于脊线处，壁多不木化。皮层较宽，纤维单个或成束散在，中柱鞘纤维束多呈新月形。维管束外韧型，木质部呈三角状，随茎加粗木质部逐渐连成环状。髓部薄壁细胞含棕色块，有的可见环髓纤维，多单个散在。表皮细胞外壁及皮层薄壁细胞均有多数微小草酸钙砂晶或方晶。

（2）取本品粉末1 g，加氨水数滴，再加三氯甲烷10 ml，加热回流1 h，滤过，滤液蒸干，残渣加甲醇2 ml充分振摇，滤过，滤液作为供试品溶液。另取盐酸麻黄碱对照品，加甲醇制成每1 ml含1 mg的溶液，作为对照品溶液。照薄层色谱法（《中国药典》通则0502）试验，吸取上述两种溶液各5 μl，分别点于同一硅胶G薄层板上，以三氯甲烷-甲醇-氨水（20：5：0.5）为展开剂，展开，取出，晾干，喷以0.2%茚三酮乙醇溶液，在105 ℃加热至斑点显色清晰。供试品色谱中，在与对照品色谱相应的位置上，显相同的红色斑点。

【炮制】除去杂质，淋润，切段，干燥。

【性味与归经】辛、微苦，温。归肺、膀胱经。

【功能与主治】发汗散寒，宣肺平喘，利水消肿。用于风寒感冒，胸闷喘咳。风水浮肿；支气管哮喘。

【用法与用量】1.5～9 g。

【贮藏】置通风干燥处，防潮。

麻黄草质量标准起草说用

【名称】《四川省中药材标准》（1987年版）以麻黄为名收载本品种，为与《中国药典》收载的麻黄相区别，更名为麻黄草。

【来源】川渝地区除使用中国药典收载的草麻黄*Ephedra sinica* Stapf.、中麻黄*Ephedra intermedia* Schrenk et C. A. Mey.或木贼麻黄*Ephedra equisetina* Bge. 的干燥草质茎外，还习用来自川西、云南或西藏等传统藏区的部分以麻黄命名的品种，经调研为丽江麻黄*Ephedra likiangensis* Florin.或山岭麻黄*Ephedra gerardiana* Wall. 的干燥草质茎[1-2]。

【原植物形态】丽江麻黄　灌木，高50～150 cm.茎粗壮，直立；绿色小枝较粗，多直伸向上，稀稍平展，多成轮生状，节间长2～4 cn，径15～25 m，纵槽纹相深明显。叶2裂，稀3裂，下部1/2合生，裂片钝三角形或窄尖，稀较短钝。雄球花密生于节上成圆团状，无梗或有细短梗。苞片通常4～5对，稀6对，基部合生，假花被倒卵状矩圆形。雄蕊5～8，花丝全部合生。微外露或不外露；雌球花常单个对生于节上，具短梗。苞片通常3对，下面2对的合生部分均不及1/2，最上1对则大部合生，雌花1～2，株被管短直，长不及1 mm。雌球花成熟时宽椭圆形或近圆形，长8～11 mm，径6～10 mm；苞片肉质红色。最上一对常大部分合生，分离部分约1/5或更少。雌球花成熟过程中基器常抽出长梗。最上对苞片包围种子，种子1～2粒，椭圆状卵圆形或披针状卵圆形，长6～8 mm，径2～4 mm。花期5—6月，种子7—9月成熟。

山岭麻黄　矮小灌木，高5～15 cm。根状皮红褐色，纵裂成不规则的条状薄片剥落，地上小枝绿色，短，直伸向上，通常仅具1～3个节间，节间长1～1.5 cm，稀长大2 cm，叶2裂，长2～3 mm，下部约2/3合生，裂片三角形或扁圆形，膜质浅褐色。

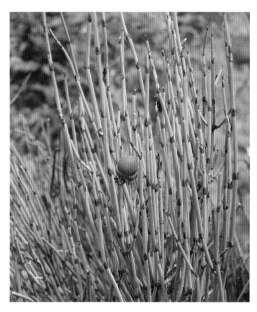 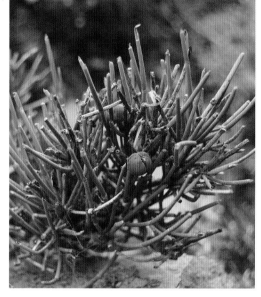

丽江麻黄植物图　　　　　　　　　　　　　　山岭麻黄植物图

【产地分布】主产云南、西藏及川西甘孜藏族自治州、阿坝藏族羌族自治州。

【生长环境】丽江麻黄　分布于海拔2 400～4 000 m的高山及亚高山地带，多生于石灰岩山地上。

山岭麻黄　分布于海拔3 700～5 300 m的干旱山坡。

【采收加工】根据产区实际情况描述。

【性状】根据《四川省中药材标准》（1987年版）及本次收集的药材进行描述。

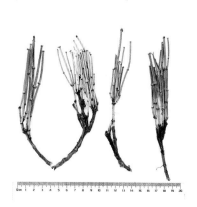 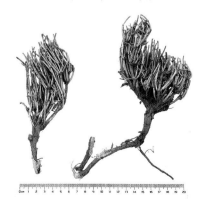

麻黄草药材图（丽江麻黄）　　　　　麻黄草药材图（山岭麻黄）

【鉴别】（1）**显微鉴别**　取本品横切面进行处理、观察。横切面显微特征明显，且两种麻黄的组织特征无明显差异，故合并描述收入标准正文。

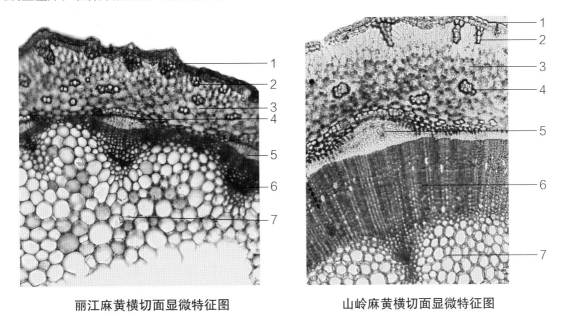

丽江麻黄横切面显微特征图　　　　　　　　　山岭麻黄横切面显微特征图

1—表皮细胞；2—下皮纤维细胞；3—皮层；4—中柱鞘纤维；5—韧皮部；6—木质部；7—髓部

（2）**薄层鉴别**　对本品进行了薄层色谱研究，供试品溶液及对照溶液的制备、检视方法同标准正文，用三氯甲烷-甲醇-氨水（20∶5∶0.5）为展开剂，供试品色谱中，在与对照品色谱相应的位置上，均能检出相同颜色的斑点，斑点清晰、R_f值适中，收入标准正文。

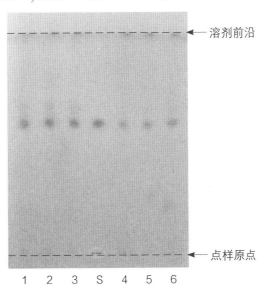

← 溶剂前沿

← 点样原点

1　2　3　S　4　5　6

麻黄草薄层色谱图

1—3.丽江麻黄样品；4—6.山岭麻黄样品；S—盐酸麻黄碱对照品

（3）**光谱鉴别**　尝试对样品进行了紫外光谱特征考察，结果如下：

样品处理：取本品粉末0.5 g，加稀乙醇25 ml，回流1 h，滤过。量取滤液0.5 ml，置25 ml量瓶中，加稀乙醇稀释至刻度，摇匀，作为供试品溶液。

测定方法：照紫外-可见分光光度法（《中国药典》通则0401）测定，以稀乙醇为空白，在200～500 nm波长范围内进行扫描。

结果：多批样品所得紫外光谱扫描图谱显示在273 nm处有最大吸收，因本方法有待于进一步考察影响因素和积累数据，暂不收入标准正文。

【炮制】【性味与归经】【用法与用量】参照《四川省中药饮片炮制规范》（2015年版）拟订。

【功能与主治】【贮藏】沿用《四川省中药材标准》（1987年版）。

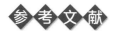

[1] 中国科学院四川分院中医中药研究所. 四川中药志：第2册[M]. 成都：四川人民出版社，1960：1680.

[2]《四川植物志》编辑委员会. 四川植物志：第2卷[M]. 成都：四川人民出版社，1983：228.

马尾连

Maweilian

THALICTRI RADIX ET RHIZOMA

本品为毛茛科植物金丝马尾连 *Thalictrum glanduiosisinum*（Fin.et Gagn.）W.T.Wang et S.H.Wang或星毛唐松草 *Thalictrum cirrhosum* Lévl.的干燥根及根茎。前者习称"金丝马尾连"，后者习称"淡黄色马尾连"。秋、冬二季采挖，除去茎叶及泥沙，干燥至八成干后，除去外皮，再干燥。

【性状】**金丝马尾连**　根茎上端由多数芦头连成结节状，成一字形或斜形排列，长1~5 cm，粗2~5 mm，上端有茎痕。须根多，成束，粗壮，长可达30 cm，直径约1 mm。表面金黄色，具光泽，有纵向细纹，外表具残存环节状栓皮，棕褐色，以手搓之即脱。体轻，质脆易断，有木心。气微，味极苦。

淡黄色马尾连　根茎上端芦头排列不整齐，芦头较大，直径约1 cm，须根较短，表面淡黄色，外皮不易脱落，质较前者韧，断面淡黄色，有数条纤维束。气微，味苦。

【鉴别】（1）本品粉末黄褐色。韧皮纤维甚多，黄色，单个或成束，壁甚厚，木化。中柱鞘纤维黄色，梭形，壁厚。具缘纹孔导管甚多，少有梯纹导管、网纹导管。石细胞黄色，类方形、多角形、类圆形，壁厚者层纹明显，孔沟较稀疏。

（2）取本品粉末1 g，加甲醇10 ml，加热回流15 min，滤过，滤液浓缩至1 ml，作为供试品溶液。另取盐酸小檗碱对照品，加甲醇制成每1 ml含0.5 mg的溶液，作为对照品溶液。照薄层色谱法（《中国药典》通则0502）试验，吸取上述两种溶液各1 μl，分别点于同一硅胶G薄层板上，以正丁醇-冰醋酸-水（5∶1∶1）为展开剂，展开，取出，晾干，置紫外光灯（365 nm）下检视。供试品色谱中，在与对照品色谱相应的位置上，显相同的黄色荧光斑点。

【检查】**水分**　不得过15.0%（《中国药典》通则0832第二法）。

总灰分　不得过8.0%（《中国药典》通则2302）。

酸不溶性灰分　不得过2.0%（《中国药典》通则2302）。

【浸出物】照水溶性浸出物测定法（《中国药典》版通则2201）项下的热浸法测定，不得少于12.0%。

【炮制】除去杂质，洗净，切段，干燥。

【性味与归经】苦，寒；归心、肝、胆、大肠经。

【功能与主治】清热燥湿，凉血，解毒。用于痢疾，腹泻，湿热黄疸，目赤肿痛，口舌生疮，咽喉肿痛，痈肿疮疖。

【用法与用量】6~9 g；外用适量。

【贮藏】置通风干燥处。

马尾连质量标准起草说明

【名称】沿用《四川省中药材标准》（1987年版）。

【来源】本品始载于《本草纲目拾遗》，列入草部，谓："出云南省，药肆皆有之，干者形如丝，上有小根头，盘曲之以市。性寒而不竣，味苦而稍减，不似川连之厚"。金丝马尾连最符合上述记载。经市场调查，我市与四川省所用马尾连的主流品种均为金丝马尾连*Thalictrum glandulosissimum*（Fin. et Gagn）W. T. Wang et S. H. Wang和星毛唐松草*Thalictrum cirrhosum* Lévl.与历史文献基本一致，故收入正文。

【原植物形态】**金丝马尾连**　植株全体被毛，根茎短，有多数粗壮须根，茎高60~85 cm，有细纵槽。叶为三回羽状复叶，长5~9.5 cm；顶生小叶宽倒卵形、椭圆形，长和宽均为0.7~1.6 cm，基部圆形或浅心形，3浅裂，裂片全缘或有时中裂片具2~3圆齿，上面密被小腺毛，下面密被短柔毛；叶柄长达4 cm，基部有短鞘。花序圆锥状，花少数，萼片早落，雄蕊约23，无毛；花药长圆形，顶端有极短小尖头，花丝狭线形或丝形，比花药窄；柱头有窄翅，狭三角形。瘦果纺锤形或斜卵形，密被短毛，稍两侧压扁，每侧各有2~3条粗纵肋，宿存柱头长约1 mm。

星毛唐松草　茎高25~65 cm，平滑。叶为三回羽状复叶，叶片长达12 cm，羽片3~5对；顶生小叶圆菱形、宽菱形或菱状倒卵形，上面无毛，下面密被灰白色短分枝毛。圆锥花序有稀疏的花；萼片4，淡黄色，早落；雄蕊多数；花药狭长圆形，顶端有短尖头，花丝丝形；子房有短腺毛，花柱钻形，比子房稍短，腹面生柱头。瘦果斜椭圆状倒卵形，有8条粗纵肋，宿存柱头长约1 mm。6月开花[1, 2]。

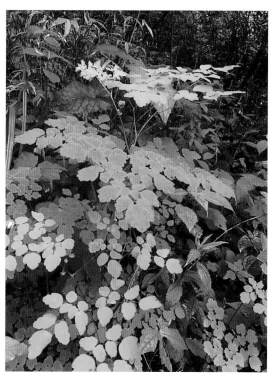

金丝马尾连植物图

【产地分布】分布于重庆、四川、云南、贵州、西藏等地。

【生长环境】**金丝马尾连**　生于海拔1 700~2 500 m的山坡草地。

星毛唐松草　生于海拔2 200~2 400 m的灌丛中或山坡上。

【采收加工】沿用《四川省中药材标准》（1987年版）。

【化学成分】根及根茎含多种苄基异喹啉类季胺和叔胺类生物碱类：小檗碱（Berberine）等。

【性状】在《四川省中药材标准》（1987年版）的基础上，根据收集的药材样品进行描述。

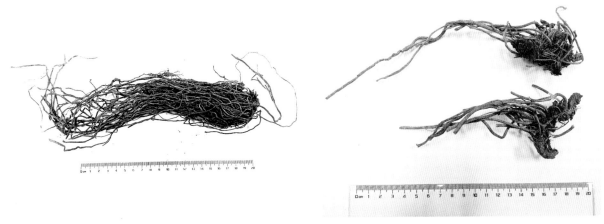

马尾连药材图（金丝马尾连）　　　　　　马尾连药材图（淡黄色马尾连）

【鉴别】（1）**显微鉴别**　根据收集的药材样品的显微观察进行描述。收入标准正文。

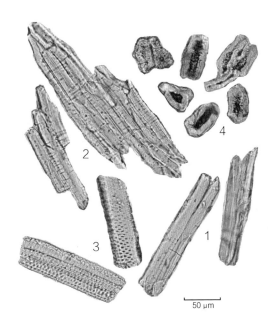

马尾连粉末显微特征图

1—韧皮纤维；2—中柱鞘纤维；3—导管；4—石细胞

（2）**薄层鉴别**　新增盐酸小檗碱对照品的薄层色谱鉴别，重现性好。

供试品及对照品溶液的制备、展开剂、显色剂及检视方法同标准正文，采用正丁醇-冰乙酸-水（5：1：1）为展开剂，供试品色谱中，在与对照品色谱相应的位置上，能检出相同的黄色荧光斑点，斑点清晰，无干扰，R_f值适中。对不同商家生产的薄层板及不同的温湿度条件进行考察，结果表明本方法耐用性较好，收入标准正文。

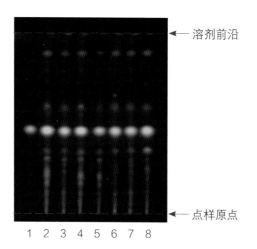

马尾连薄层色谱图

1—盐酸小檗碱对照品；2—8.马尾连样品

【检查】水分　按水分测定法（《中国药典》通则0832）第二法测定，测定结果为8.7%～12.7%，平均值为 10.3%。拟规定水分不得过15.0%。收入标准正文。

总灰分　按灰分测定法（《中国药典》通则2302）进行测定，测定结果为3.0%～10.5%，平均值为 6.2%。拟规定总灰分不得过8.0%。收入标准正文。

酸不溶性灰分　按灰分测定法（《中国药典》通则2302）进行测定，测定结果为0.7%～1.9%，平均值为1.4%。拟规定酸不溶性灰分不得过2.0%。收入标准正文。

二氧化硫残留量　按二氧化硫残留量测定法（《中国药典》通则2331）第一法测定，二氧化硫残留量均低于150 mg/kg。故暂未将二氧化硫残留量收入标准正文。

【浸出物】选取一批样品，用3种不同溶剂：水、稀乙醇、乙醇，采用冷浸和热浸法分别测定浸出物，结果用水和稀乙醇作溶剂浸出物量相差不大，且均明显高于乙醇作溶剂，热浸法高于冷浸法。由于马尾连中主要有效成分为小檗碱等生物碱，其性质均易溶于热水，故最终确定采用水作溶剂，热浸法测定浸出物。收集到的样品浸出物测定结果为18.8%～22.1%，平均值为20.8%。故规定浸出物不得少于12.0%，收入标准正文。

不同溶剂冷浸和热浸法测定浸出物结果

溶　剂	热　水	冷　水	热稀乙醇	冷稀乙醇	热乙醇	冷乙醇
浸出物/%	18.8	18.5	21.5	20.0	12.1	7.6

马尾连水分、总灰分、酸不溶性灰分、浸出物测定结果表

样品编号	来源/产地	水分/%	总灰分/%	酸不溶性灰分/%	浸出物/%
1	重庆/重庆泰尔森制药有限公司	8.7	9.9	1.7	21.5
2	重庆/重庆泰尔森制药有限公司	8.9	4.5	1.6	19.3
3	湖南/重庆华奥药业	9.1	7.8	1.9	18.8
4	重庆/重庆泰尔森制药有限公司	10.2	10.5	1.9	22.1
5	湖南/重庆华奥药业	12.7	3.0	0.7	22.0
6	重庆/重庆泰尔森制药有限公司	10.5	3.3	0.8	20.4
7	湖南/重庆华奥药业	11.9	4.1	1.1	21.3
	平均值	10.3	6.2	1.4	20.8

　　【炮制】【性味与归经】【用法与用量】【功能与主治】【贮藏】参照《四川省中药材饮片炮制规范》（2015年版）拟订。

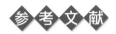

[1] 南京中医药大学. 中药大辞典：上册[Z] .2版. 上海：上海科学技术出版社，2006.

[2] 中国科学院《中国植物志》编委会. 中国植物志：第27卷[M]. 北京：科学出版社，1979.

满天星

Mantianxing

HYDROCOTYLES HERBA

本品为伞形科植物天胡荽*Hydrocotyle sibthorpioides* Lamarck的干燥全草。夏、秋二季采收，除去杂质，洗净，干燥。

【**性状**】本品皱缩成团。根呈细圆柱形，外表面淡黄色或灰黄色。茎细长弯曲，黄绿色或淡棕色，节处残留细根或根痕。叶多皱缩或破碎，完整叶片展平后呈圆形或近肾形，淡绿色，叶柄呈扭曲状。可见伞形花序及双悬果。气香，味淡。

【**鉴别**】粉末淡棕绿色。非腺毛呈短角状或长角状锥形，长可达600 μm，由10数个至数十个细胞组成，排成多列；亦可见由2～4个细胞组成、排成单列的小非腺毛。上表皮细胞垂周壁弯曲，直径27～58 μm，下表皮细胞壁薄亦弯曲；直径14～20 μm，长18～24 μm。气孔不定式、平轴式或直轴式。

【**检查**】**水分**　不得过13.0%（《中国药典》通则0832第二法）。

总灰分　不得过16.0%（《中国药典》通则2302）。

酸不溶性灰分　不得过4.0%（《中国药典》通则2302）。

【**浸出物**】照水溶性浸出物测定法（《中国药典》通则2201）项下的热浸法测定，不得少于13.0%。

【**炮制**】除去杂质，切段，干燥。

【**性味与归经**】微苦、辛，凉。归脾、胆、肾经。

【**功能与主治**】清热利湿，解毒消肿。用于黄疸，痢疾，水肿，淋证，目翳，喉肿，痈肿疮毒，带状疱疹，跌打损伤。

【**用法与用量**】9～15 g；外用适量。

【**贮藏**】置阴凉干燥处。

满天星质量标准起草说明

【**名称**】沿用民间习用药名称。

【**别名**】天胡荽、石胡荽、鹅不食草、细叶钱凿口、小叶铜钱草、龙灯碗、圆地炮、满天星。

【**来源**】本品来源于伞形科天胡荽*Hydrocotyle sibthorpioides* Lamarck的干燥全草。夏、秋两季采收，洗净，晒干。

【**原植物形态**】多年生草本，有气味。茎细长而匍匐，平铺地上成片，节上生根。叶片膜质至草质，圆形或肾圆形，长0.5～1.5 cm，宽0.8～2.5 cm，基部心形，两耳有时相接，不分裂或5～7裂，裂片阔倒卵形，边缘有钝齿，表面光滑，背面脉上疏被粗伏毛，有时两面光滑或密被柔毛；叶柄长0.7～9 cm，无毛或顶端有毛；托叶略呈半圆形，薄膜质，全缘或稍有浅裂。伞形花序与叶对生，单生于节上；花序梗纤细，长0.5～3.5 cm，短于叶柄1～3.5倍；小总苞片卵形至卵状披针形，长1～1.5 mm，膜质，有黄色透明腺点，背部有1条不明显的脉；小伞形花序有花5～18，花无柄或有极短的柄，花瓣卵形，长约1.2 mm，绿白色，有腺点；花丝与花瓣同长或稍超出，花药卵形；花柱长0.6～1 mm。果实略呈心形，长

1～1.4 mm，宽1.2～2 mm，两侧扁压，中棱在果熟时极为隆起，幼时表面草黄色，成熟时有紫色斑点。花果期4—9月[1]。

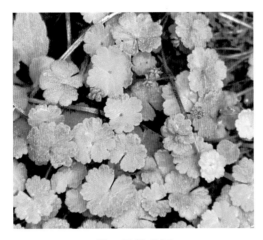 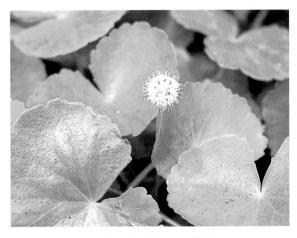

满天星植物图　　　　　　　　　　　　　　　满天星植物图（花期）

【产地分布】分布于重庆、四川、贵州、云南、陕西、江苏、安徽、浙江、江西、福建、湖南、湖北、广东、广西、台湾等地。

【生长环境】通常生长在湿润的草地、河沟边、林下；海拔475～3 000 m。

【化学成分】满天星主要含有三萜、甾醇、倍半萜、黄酮等多种类型[2]。

【性状】根据收集的多批药材样品的观察并参考文献进行描述。

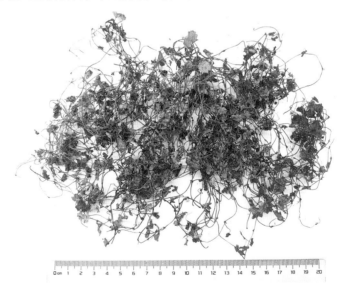

满天星药材图

【鉴别】显微特征　粉末显微鉴别：如正文所示，该粉末显微特征明显易见，故收入标准正文。

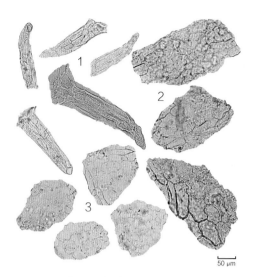

满天星粉末显微特征图

1—非腺毛细胞；2—上表皮细胞；3—下表皮细胞

【检查】**水分**　按水分测定法（《中国药典》通则0832）第二法测定，测定结果为10.49%～11.30%，平均值为10.8%。拟规定水分不得过13.0%，收入标准正文。

总灰分　按灰分测定法（《中国药典》通则2302）进行测定，测定结果为12.23%～13.86%，平均值为13.0%。拟规定总灰分不得过16.0%，收入标准正文。

酸不溶性灰分　按灰分测定法（《中国药典》通则2302）进行测定，测定结果为2.29%～3.06%，平均值为2.7%。拟规定酸不溶性灰分不得过4.0%，收入标准正文。

二氧化硫残留量　照二氧化硫残留量测定法（《中国药典》通则2331）测定，测定结果均未检出。实际考察中未发现有熏硫现象，故未收入标准正文。

【浸出物】按正文要求进行测定，测定结果为15.71%～17.32%，平均值为16.4%。拟规定浸出物不得少于13.0%，收入标准正文。

满天星水分、总灰分、酸不溶性灰分、浸出物测定结果表

样品编号	来源/产地	水分/%	总灰分/%	酸不溶性灰分/%	浸出物/%
1	重庆泰尔森制药有限公司（湖南）	10.76	13.86	3.06	15.71
2	重庆泰尔森制药有限公司（湖南）	10.62	13.41	2.89	16.22
3	重庆华奥药业有限公司（四川）	11.30	12.23	2.29	17.32
平均值		10.8	13.0	2.7	16.4

【炮制】【性味与归经】【功能与主治】【用法与用量】【贮藏】参照《湖南省中药材标准》（2009年版）拟订。

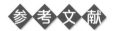

[1] 中国科学院《中国植物志》编委会. 中国植物志：第55卷[M]. 北京：科学出版社，1979.

[2] 袁汀，刘蕊，黄晓玲. 苦碟子研究进展[J]. 实用药物与临床，2004，7（4）：101-103.

[3] 南京中医药大学. 中药大辞典（全2册）[Z]. 2版. 上海：上海科学技术出版社，2006.

毛黄堇

Maohuangjin

CORYDALIS TOMENTELLA HERBA

本品为罂粟科植物毛黄堇Corydalis tomentella Franch.的干燥全草。夏季采收，除去杂质及泥沙，干燥。

【性状】本品常皱缩卷曲。主根圆锥形，表面棕黄色至棕褐色，有明显的皱纹及须根痕，质硬而脆，断面黄绿色至绿棕色；根茎和根部有明显的干裂，呈片层结构。叶基生，具长柄，叶柄多成束卷曲，绿灰色，干硬、脆而易碎；叶卷曲或多碎落，展平后叶片轮廓狭三角形，二回羽状复叶，末回裂片宽倒卵形，先端钝圆或再2～3深裂。总状花序顶生，呈黄白色。蒴果条形，全体被毛。气微，味苦。

【鉴别】（1）本品粉末深绿色至棕色。石细胞类圆形、长条形或长梭形，壁厚，孔沟明显。叶上下表皮细胞垂周壁波状弯曲，下表皮气孔较多，不定式，副卫细胞3～5个；叶肉细胞含细小草酸钙结晶。非腺毛众多，多碎断，顶端钝圆。网纹导管多见。

（2）取本品粉末0.25 g，加甲醇25 ml，超声处理30 min，滤过，滤液作为供试品溶液。取脱氢卡维丁对照品，加甲醇制成每1 ml含0.5 mg的溶液，作为对照品溶液。照薄层色谱法（《中国药典》通则0502）试验，吸取上述两种溶液各2 μl，分别点于同一硅胶G薄层板上，以环己烷-乙酸乙酯-异丙醇-甲醇-水-三乙胺（3∶3.5∶1∶1.5∶0.5∶1）为展开剂，置浓氨试液预饱和20 min的展开缸内，展开，取出，晾干，置紫外光灯（365 nm）下检视。供试品色谱中，在与对照品色谱相应的位置上，显相同颜色的荧光斑点。

【检查】水分　不得过20.0%（《中国药典》通则0832第二法）。

总灰分　不得过25.0%（《中国药典》通则2302）。

酸不溶性灰分　不得过3.0%（《中国药典》通则2302）。

【浸出物】照水溶性浸出物测定法（《中国药典》通则2201）项下的热浸法测定，不得少于30.0%。

【含量测定】照高效液相色谱法（《中国药典》通则0512）测定。

色谱条件与系统适用性试验　以十八烷基键合硅胶为填充剂；以乙腈-0.1%磷酸溶液（每1 L含20 mmol磷酸二氢钾，10 mmol二乙胺）（28∶72）为流动相；检测波长为347 nm。理论板数按脱氢卡维丁峰计算应不低于4 000。

对照品溶液的制备　取脱氢卡维丁对照品适量，加1%盐酸甲醇溶液制成每1 ml约含40 μg的溶液，即得。

供试品溶液的制备　取本品粉末（过二号筛）约0.2 g，精密称定，至具塞锥形瓶中，精密加入1%盐酸甲醇溶液50 ml，称定重量，超声处理（功率250 W，频率40 kHz）30 min，放冷，再称定重量，用甲醇补足减失的重量，摇匀，用0.45 μm微孔滤膜滤过，取续滤液，即得。

测定法　分别精密吸取对照品溶液与供试品溶液各5～10 μl，注入高效液相色谱仪，测定，即得。

本品按干燥品计算，含脱氢卡维丁（$C_{21}H_{23}NO_4$）不得少于0.35%。

【炮制】除去杂质。

【性味与归经】苦，凉。

【功能与主治】清热解毒，凉血止血，活血止痛。主治流行性感冒，咽喉肿痛，目赤疼痛，咯血，吐血，胃脘热痛，湿热泻痢，痈肿疮毒，跌打肿痛。

【用法与用量】1.5～9 g；外用适量。

【贮藏】置阴凉干燥处。

毛黄堇质量标准起草说明

【名称】本品以植物名毛黄堇为名。

【别名】岩黄连、干岩矸、毛黄连、遍山白。

【来源】经调查，我市民间常用贵重药干岩矸系罂粟科紫堇属植物毛黄堇*Corydalis tomentella* Franch.的干燥全草，已形成商品药材规模，故收入质量标准。

【原植物形态】本品为多年生草本，全体密被白色毛茸。主根肉质，圆锥形，灰黄色。茎1～3 mm，直立或倾斜。叶基生，具长柄；叶片轮廓狭三角形，二回羽状复叶，一回裂片11～13枚，具短柄；二回裂片9～11枚；末回裂片宽倒卵形，先端钝圆或再2～3深裂。总状花序顶生，疏生花十余朵；苞片短小，卵状披针形；花冠金黄色，无毛，外轮上瓣先端具浅凹，距圆筒形，长约占全瓣长的2/3，末端略下弯。

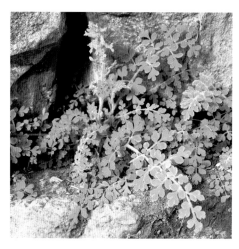

毛黄堇植物图　　　　　毛黄堇植物图（花）

【产地分布】分布于重庆、湖北西部、四川东部至南部、陕西南部。

【生长环境】野生于海拔600～1 200 m的悬崖陡壁少见雨水处。

【采收加工】夏季（5—8月）采收，晒干。

【化学成分】该植物所含的化学成分主要为生物碱，如脱氢卡维丁等。

【性状】根据重庆市各区县收集的多批药材样品的观察并参考文献[1]进行描述。

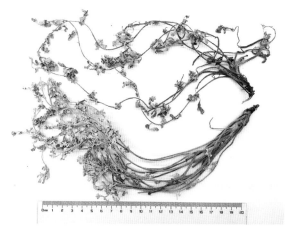

毛黄堇药材图

【鉴别】（1）显微鉴别　本品粉末显微特征明显，故收入标准正文。

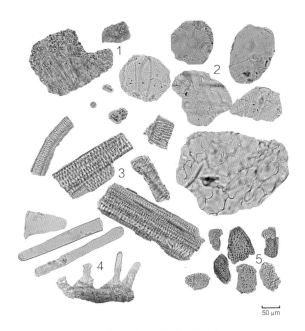

毛黄堇粉末显微特征图

1—叶肉细胞（含草酸钙结晶）；2—表皮细胞（可见气孔）；3—导管；4—非腺毛；5—石细胞

（2）**薄层鉴别**　对本品进行了薄层色谱研究，经查阅文献，确定以毛黄堇中含有的为抗肝病毒、护肝主要活性成分脱氢卡维丁为对照物质。供试品溶液及对照品溶液的制备、吸附剂、检视方法同标准正文，以环己烷-乙酸乙酯-异丙醇-甲醇-水-三乙胺（3：3.5：1：1.5：0.5：1）为展开剂，供试品色谱中，在与对照品色谱相应的位置上，均能检出相同颜色的斑点，斑点清晰、R_f值适中，收入标准正文。

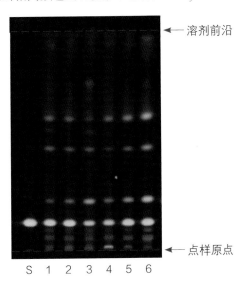

毛黄堇薄层色谱图

S—脱氢卡维丁对照品；1—6.毛黄堇药材

　【检查】**水分**　按水分测定法（《中国药典》通则0832）第二法测定，测定结果为15.1%～20.1%，平均值为17.1%。拟规定水分不得过20.0%，收入标准正文。

　　总灰分　按灰分测定法（《中国药典》通则2302）进行测定，测定结果为11.1%～25.1%，平均值为18.1%。拟规定总灰分不得过25.0%，收入标准正文。

　　酸不溶性灰分　按灰分测定法（《中国药典》通则2302）进行测定，测定结果为0.6%～1.9%，平均值为1.1%。拟规定总灰分不得过3.0%，收入标准正文。

二氧化硫残留量　二氧化硫残留测定法（《中国药典》通则2331）进行测定，测定结果均未检出。实际考察中未发现有熏硫现象，故未收入标准正文。

【浸出物】按正文要求进行测定，测定结果为35.2%～49.2%，平均值为43.6%。拟规定浸出物不得少于30.0%，收入标准正文。

【含量测定】毛黄堇中含异喹啉类生物碱如脱氢卡维丁等，预试验显示毛黄堇中脱氢卡维丁的含量较高，并为抗肝病毒、护肝的主要活性成分，因此，在充分考虑各种因素的基础上，采用HPLC法测定毛黄堇中脱氢卡维丁的含量。经研究选用1%盐酸甲醇溶液制备供试品溶液，测定波长为347 nm，色谱柱为C_{18}柱，流动相为乙腈-磷酸缓冲盐水溶液（每1 L含20 mmol磷酸二氢钾，10 mmol二乙胺，0.1%磷酸）（28∶72），进样量为0.04 008～2.4 048 μg时，线性关系良好（$r = 0.9 991$），方法回收率为98.5%，RSD为2.3%，对收集到的样品进行测定，结果为0.38%～2.14%，故规定本品脱氢卡维丁（$C_{21}H_{23}NO_4$）按干燥品计算，不得少于0.35%。

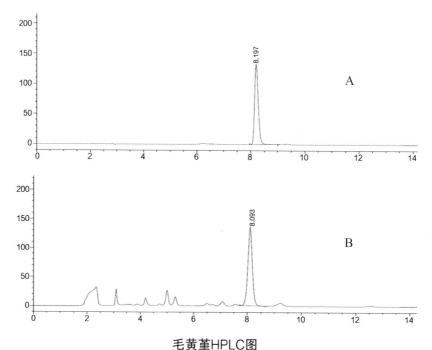

毛黄堇HPLC图

A—脱氢卡维丁对照品；B—毛黄堇样品

毛黄堇水分、总灰分、酸不溶性灰分、浸出物和含量测定结果表

样品编号	来源/产地	水分/%	总灰分/%	酸不溶性灰分/%	浸出物/%	脱氢卡维丁含量/%
1	重庆南川药物种植研究所	15.1	25.1	1.9	37.7	0.38
2	重庆南川药物种植研究所	17.7	24.4	1.6	45.2	1.45
3	重庆南川药物种植研究所	20.1	23.7	1.3	46.4	1.28
4	重庆武隆	16.5	11.1	0.8	42.7	1.41
5	重庆南川	17.3	14.9	0.6	48.6	0.97
6	重庆金佛山	16.7	13.6	0.6	49.2	0.95
7	重庆巫溪	16.6	14	0.7	35.2	0.84
8	重庆城口	15.2	13.6	0.5	44.1	2.14
平均值		17.1	18.1	1.1	43.6	1.04

【炮制】【性味与归经】【功能与主治】【用法与用量】【贮藏】参照《湖北中药志》《四川中药志》拟订。

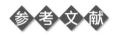

参 考 文 献

[1] 南京中医药大学. 中药大辞典：上册[Z]. 2版. 上海：上海科学技术出版社，2006.

毛鸡骨草

Maojigucao

ABRI MOLLIS HERBA

本品为豆科植物毛相思子*Abrus mollis* Hance的干燥不含豆荚的全草。全年均可采挖，除去杂质及豆荚，干燥。

【性状】本品根细长，圆柱形，须根多，直径1～5 mm，表面灰黄色至黑褐色；质地坚脆。根状茎膨大呈瘤状，上分生较多茎枝；茎较粗壮，长1～1.5m，直径1～3 mm，灰棕色至紫褐色；小枝黄绿色，纤细，密被长柔毛。羽状复叶互生，多脱落，小叶呈长椭圆形，11～16对，长12～24 mm，宽4～6 mm，顶端平截，下面密被长柔毛。气微香，味微苦。

【鉴别】本品粉末黄绿色至黄褐色。非腺毛单细胞，顶端锐尖，长230～950 μm，直径6～12 μm，壁厚，有的可见疣状突起。叶表皮细胞不规则形，垂周壁波状弯曲。纤维束周围细胞含草酸钙方晶，形成晶纤维，晶体细小，较少。木栓细胞淡黄棕色至红棕色，类方形，壁增厚。

【检查】水分　不得过12.0%（《中国药典》通则0832第二法）。

总灰分　不得过8.0%（《中国药典》通则2302）。

酸不溶性灰分　不得过2.0%（《中国药典》通则2302）。

【浸出物】照水溶性浸出物测定法（《中国药典》通则2201）项下的热浸法测定，不得少于12.0%。

【炮制】除去杂质，切段，干燥。

【性味与归经】甘、淡，凉。归肝经。

【功能与主治】清热利湿，解毒。用于湿热黄疸，小儿疳积，乳痈，疮痈肿痛，水火烫伤。

【用法与用量】15～30 g；外用适量。

【贮藏】置干燥处。

毛鸡骨草质量标准起草说明

【名称】沿用民间习用药名称。

【别名】毛鸡骨草、芒尾蛇、牛甘藤、油甘藤、蜻蜓藤、金不换。

【来源】毛相思子始载于《广州植物志》，在《新编中药志》（第三卷）、《中国主要植物图说》、《香港中草药》、《广西药用植物名录》等中药著作中均有记载。两广民间用毛鸡骨草来治疗各类型肝炎及肝硬化，临床观察有一定疗效，广西玉林制药厂试用后表明对急性黄疸型肝炎治疗效果甚高。

【原植物形态】多年生木质藤本植物，全株被黄色长柔毛。茎较粗，直径约2 mm，表皮粗糙，紫褐色至灰棕色，小枝黄绿色，密被毛茸，靠近根茎部常不分枝，少有1～2个分枝；偶数羽状复叶互生；小叶膜质，10～16对，长圆形，最上部两枚常为倒卵形，长1.0～2.5 cm，宽0.5～1.0 cm，先端平截，小叶片上面被疏柔毛，下面密被白色长柔毛，叶脉两面均不明显；蝶形花，总状花序腋生，花粉红色或淡紫色，雄蕊9，单体雄蕊，具荚果，先端有喙；荚果扁平，长4.6～5.0 cm，宽1.0～1.1 cm，淡灰黄色，被白色长柔毛，先端有喙，含种子4～9枚；种子卵形，长4.6～5.5 mm，宽3.1～3.9 mm，黑色或暗褐色，稍有光泽，种阜小，环状，种脐有孔。

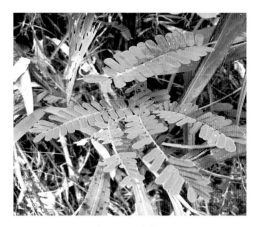

毛相思子植物图

【**产地分布**】分布于福建、广东、广西等地，中南半岛也有分布[1]。

【**生长环境**】生于海拔200～1 700 m的山谷、路旁疏林、灌丛或山地中。

【**化学成分**】毛相思子主要含有相思子碱、黄酮类、皂苷类和脂肪酸类、氨基酸类化合物[3]。

【**性状**】根据收集的多批药材样品的观察并参考文献进行描述[2]。

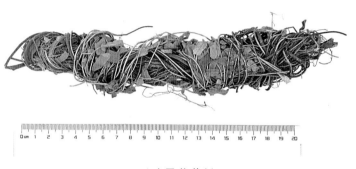

毛鸡骨草药材

【**鉴别**】**显微鉴别**　粉末显微鉴别：如正文所示，该粉末显微特征明显易见，故收入标准正文。

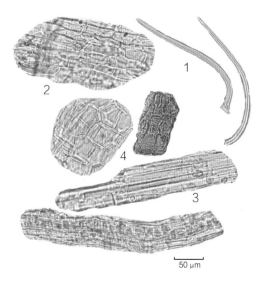

毛鸡骨草显微鉴别图

1—非腺毛单细胞；2—表皮细胞；3—晶纤维；4—木栓细胞

【**检查**】**水分**　按水分测定法（《中国药典》通则0832）第二法测定，测定结果为10.33%～11.31%，平均值为10.77%。拟规定水分不得过12.0%，收入标准正文。

总灰分　按灰分测定法（《中国药典》通则2302）进行测定，测定结果为4.45%～8.72%，平均值为6.55%。拟规定总灰分不得过8.0%，收入标准正文。

酸不溶性灰分　按灰分测定法（《中国药典》通则2302）进行测定，测定结果为0.31%～0.68 %，平均值为0.56%。拟规定酸不溶性灰分不得过2.0 %，收入标准正文。

二氧化硫残留量　照二氧化硫残留量测定法（《中国药典》通则2331）测定，测定结果均未检出。实际考察中未发现有熏硫现象，故未收入标准正文。

【浸出物】按正文要求进行测定，测定结果为16.85%～19.28%，平均值为17.95%。拟规定浸出物不得少于12.0%，收入标准正文。

毛相思子水分、总灰分、酸不溶性灰分、浸出物测定结果表

样品编号	来源/产地	水分/%	总灰分/%	酸不溶性灰分/%	浸出物/%
1	广西壮族自治区防城港市十万大山	10.96	4.45	0.47	16.85
2	广西壮族自治区北海市合浦县平阳镇	10.90	6.90	0.31	17.10
3	广东省茂名市电白区陈村镇	10.65	6.59	0.54	18.18
4	广东省湛江市廉江市塘铺镇	10.45	5.78	0.53	17.93
5	广东阳江市雅韶镇	10.33	8.42	0.68	18.38
6	海南省五指山市五指山	11.31	8.72	0.62	17.94
7	海南省文昌市龙楼镇铜鼓岭	10.89	5.03	0.68	19.28
平均值		10.77	6.55	0.56	17.95

【炮制】【性味与归经】【功能与主治】【用法与用量】【贮藏】参照《广东省中药材标准》（第二册）拟订。

【注意】本品果实、种子有毒。

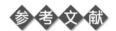
参 考 文 献

[1] 中国科学院《中国植物志》编委会. 中国植物志：第40卷[M]. 北京：科学出版社，1994.

[2] 胡彦，罗永明，刘大强，等. 鸡骨草与毛鸡骨草的形态学差异研究[J]. 时珍国医国药，2008，（3）：618-619.

[3] 肖培根. 新编中药志[M].北京：化学工业出版社，2002.

毛前胡

Maoqianhu

LIGUSTICI RADIX

本品为伞形科植物短片藁本*Ligusticum brachylobum* Franch.的干燥根。冬末叶枯萎、次春未抽花茎时采挖，除去须根及泥沙，晒干或低温干燥。

【性状】本品呈长圆锥形，稍扭曲，不分枝或少有分枝，长12～25 cm，直径1～2 cm。表面灰黄色或棕褐色，根头部多有残存的茎痕及粗硬的纤维状叶鞘残基，上端环纹不明显。下部具不规则的纵沟及横向皮孔。质硬，易折断，折断面不整齐，皮部类白色或黄白色，散有棕色油点，中间有一棕色环（形成层），木部淡黄色。气香，味微苦辛。

【鉴别】本品粉末黄棕色。淀粉粒较多，单粒椭圆形、长圆形或类圆形，直径5～20 μm，脐点点状或短缝状。草酸钙簇晶直径10～25 μm，存在于薄壁细胞中，常排列成行，或一个细胞中含数个簇晶。木栓细胞淡黄色，表面观呈多角形或类方形。油室多已破碎，横断面观分泌细胞呈扁长圆形，内含黄棕色分泌物。纤维成束，无色或黄白色，呈长条形，末端渐尖，直径10～20 μm。导管主为螺纹导管，亦有网纹、梯纹导管，直径10～40 μm。

【检查】**水分** 不得过13.0%（《中国药典》通则0832第二法）。

总灰分 不得过8.0%（《中国药典》通则2302）。

酸不溶性灰分 不得过3.0%（《中国药典》通则2302）。

【浸出物】照醇溶性浸出物测定法（《中国药典》通则2201）项下的热浸法测定，用稀乙醇作溶剂，不得少于25.0%。

【炮制】除去杂质，洗净，润透，切片，低温干燥。

【性味与归经】苦、辛，微寒。归肺经。

【功能与主治】散风清热，降气化痰。用于风热咳嗽痰多、痰热喘满、咯痰黄稠。

【用法与用量】3～9 g。

【贮藏】置阴凉干燥处。防霉、防蛀。

毛前胡质量标准起草说明

【名称】沿用《四川省中药材标准》（1987年版）。

【来源】毛前胡使用历史较长，《四川中药志》《重庆中药》及文献[2]均有记载。从主产区采集原植物标本和对口药材，经鉴定为短片藁本*Ligusticum brachylobum* Franch. 的干燥根。

【原植物形态】多年生草本，高约1m，地下主根粗壮，呈长圆锥形，下端有分枝。茎单生，茎基有纤维状的叶鞘，顶端近伞幅处密生白色柔毛。基生叶三角状，长0.9～1.9 cm，二至三回三出式羽状全裂，偶成缺刻状，无毛。叶柄长0.9～2.1 cm，基部扩大呈鞘状抱茎；茎生叶与基生叶相似，但较小，着生于叶鞘上。复伞形花序顶生，无总苞，或偶见残存线状总苞；伞幅25～30，长短不等，疏生白色短柔毛，花梗25～30，长5～15 cm，有小总苞数个，披针形，密生刺毛；花瓣5，白色。双悬果压扁状卵圆形，长4～5 mm，宽2～3 mm，侧棱有狭翅，每棱槽中通常有油管3，合生面有油管5。

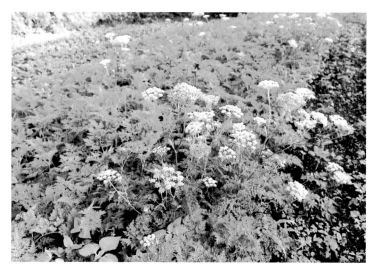

短片藁本植物图

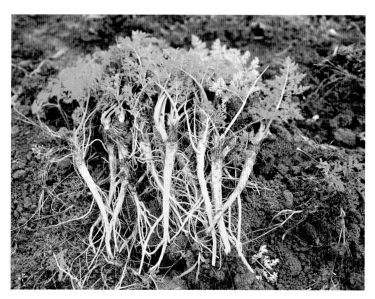

短片藁本植物图（带鲜根）

【产地分布】分布于重庆、云南、贵州等地。

【生长环境】生于高山草丛中。

【化学成分】主要含挥发油、香豆素类等化合物[1]。

【性状】参照《四川省中药材标准》（1987年版）及市售样品描述。

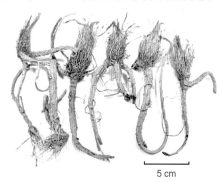

5 cm

毛前胡药材

【鉴别】**显微鉴别**　　《四川省中药材标准》（1987年版）收载横切面显微鉴别，鉴于粉末显微特征明显，故此次修订，标准正文中删除横切面显微鉴别，收入了粉末鉴别。

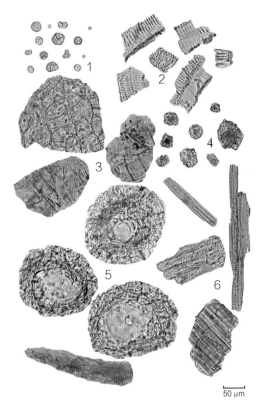

毛前胡粉末显微特征图

1—淀粉粒；2—导管；3—木栓细胞；4—草酸钙簇晶；5—油室碎片；6—纤维

【检查】**水分**　按水分测定法（《中国药典》通则0832）第二法测定，测定结果为6.3%～11.7%，平均值为8.6%。拟规定水分不得过13.0%，收入标准正文。

总灰分　按灰分测定法（《中国药典》通则2302）进行测定，测定结果为6.0%～7.6%，平均值为7.0%。拟规定总灰分不得过8.0%，收入标准正文。

酸不溶性灰分　按灰分测定法（《中国药典》通则2302）进行测定，测定结果为1.5%～2.3%，平均值为1.9%。拟规定酸不溶性灰分不得过3.0%，收入标准正文。

二氧化硫残留量　二氧化硫残留测定法（《中国药典》通则2331）进行测定，测定结果均未检出。实际考察中未发现有熏硫现象，故未收入标准正文。

【浸出物】按正文要求进行测定，测定结果为28.5%～37.6%，平均值为32.2%。拟规定浸出物不得少于25.0%。

毛前胡水分、总灰分、酸不溶性灰分、二氧化硫残留量和浸出物测定结果表

样品编号	来源/产地	水分/%	总灰分/%	酸不溶性灰分/%	二氧化硫残留量/（mg·kg⁻¹）	浸出物/%
1	重庆涪陵	11.7	6.5	2.1	未检出	35.6
2	重庆丰都	10.5	6.7	2.2	未检出	34.4
3	重庆丰都（种植）	6.3	6.0	1.9	未检出	30.5
4	重庆石柱	7.8	7.6	1.8	未检出	33.0
5	重庆南川	7.6	7.2	2.3	未检出	31.2

续表

样品编号	来源/产地	水分/%	总灰分/%	酸不溶性灰分/%	二氧化硫残留量/(mg·kg^{-1})	浸出物/%
6	成都国际商贸城	10.2	7.6	2.0	未检出	28.5
7	成都国际商贸城	8.9	7.4	1.7	未检出	29.8
8	亳州中药材交易中心	7.4	6.8	1.6	未检出	30.3
9	亳州中药材交易中心	7.9	6.5	1.5	未检出	31.2
10	河北安国中药材专业市场	7.5	7.3	1.8	未检出	37.6
平均值		8.6	7.0	1.9	/	32.2

【炮制】【性味与归经】【功能与主治】【用法与用量】参照《四川省中药饮片炮制规范》（2015年版）拟订。

【贮藏】沿用《四川省中药材标准》（1987年版）。

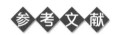

参 考 文 献

[1] 饶高雄，吴燕，刘启新，等. 毛前胡的化学成分[J]. 中国中药杂志，1996（7）：426-427，448.

[2] 中国医学科学院药物研究所. 中药志：第2册[M]. 北京：人民卫生出版社，1982.

茂丹皮

Maodanpi

PAEONIAE SZECHUANICAE CORTEX

本品为毛茛科植物四川牡丹 *Paeonia szechuanica* Fang 的干燥根皮，秋季或春季采挖，除去杂质、细根，剥取根皮，干燥。

【性状】本品呈卷筒或半卷筒状，有剖开的裂纹，厚2～6 mm。外表面灰褐色或黄褐色，略粗糙，可见横长皮孔样突起及细根痕，栓皮脱落处显淡黄色或黄棕色；内表面淡棕色或类白色，具纵纹理。质硬而脆，易折断，断面类白色、黄白色或淡粉红色。有特殊香气，味辛、微苦涩，稍有麻舌感。

【鉴别】（1）本品粉末浅棕色。草酸钙簇晶众多，直径15～45 μm，有时存在于薄壁细胞中，排列成行，或一个细胞含数个簇晶。淀粉粒较少，细小，单粒类圆形或多角形，直径3～10 μm，脐点点状、裂缝状；复粒由2～5分粒组成。木栓细胞长方形，壁稍厚。

（2）取本品粉末2 g，加乙醚20 ml，密塞，振摇10 min，滤过，滤液挥干，残渣加丙酮1 ml使溶解，作为供试品溶液。另取丹皮酚对照品，加丙酮制成每1 ml含2 mg的溶液，作为对照品溶液。照薄层色谱法（《中国药典》通则0502）试验，吸取上述两种溶液各10 μl，分别点于同一硅胶G薄层板上，以环己烷-乙酸乙酯（3∶1）为展开剂，展开，取出，晾干，喷以盐酸酸性5%三氯化铁乙醇溶液，加热至斑点显色清晰。供试品色谱中，在与对照品色谱相应的位置上，显相同颜色的斑点。

【检查】水分　不得过13.0%（《中国药典》通则0832第四法）。

总灰分　不得过12.0%（《中国药典》通则2302）。

酸不溶性灰分　不得过1.0%（《中国药典》通则2302）。

【浸出物】照醇溶性浸出物测定法（《中国药典》通则2201）项下的热浸法测定，用乙醇作溶剂，不得少于25.0%。

【含量测定】照高效液相色谱法（《中国药典》通则0512）测定。

色谱条件与系统适用性试验　以十八烷基硅烷键合硅胶为填充剂；以甲醇-水（45∶55）为流动相；检测波长为274 nm。理论板数按丹皮酚峰计算应不低于4 000。

对照品溶液的制备　精密称取丹皮酚对照品适量，加甲醇制成每1 ml含20 μg的溶液，即得。

供试品溶液的制备　取本品粗粉约0.5 g，精密称定，置具塞锥形瓶中，精密加入甲醇100 ml，密塞，称定重量，超声处理（功率500 W，频率40 kHz）30 min，放冷，再称定重量，用甲醇补足减失的重量，摇匀，滤过，即得。

测定法　分别精密吸取对照品溶液10 μl与供试品溶液10～20 μl，注入液相色谱仪，测定，即得。

本品按干燥品计算，含丹皮酚（$C_9H_{10}O_3$）不得少于1.2%。

【炮制】茂丹皮　除去杂质，淋润，切段，干燥。

炒茂丹皮　取净茂丹皮，照清炒法（《中国药典》通则0213）炒至表面黑褐色。

【性味与归经】辛、苦，微寒。归心、肝、肾经。

【功能与主治】清热凉血，活血散瘀。用于温毒发斑，痈肿疮毒，吐血衄血，夜热早凉，无汗骨蒸，经闭痛经，跌扑伤痛。

【用法与用量】6～12 g。

【贮藏】置阴凉干燥处。

茂丹皮质量标准起草说明

【名称】沿用《四川省中药材标准》（1987年版）。

【来源】本品种自20世纪50年代开始在原四川地区使用。其来源明确为毛茛科植物四川牡丹*Paeonia szechuanica* Fang的干燥根皮。

【原植物形态】灌木，高0.7～1.5m，各部均无毛。树皮灰黑色，片状脱落。叶为三至四回三出复叶；叶片长10～15 cm，顶生小叶棱形或棱状倒卵形，长3.2～4.5 cm，宽1～2 cm，顶端渐尖，基部楔形，3裂达中部或近全裂，裂片有梳齿或全缘，侧生小叶卵形或棱状卵形；小叶柄长1～1.5 cm；叶柄长3.5～8 cm。花单生枝顶，直径10～15 cm；苞片3～5，大小不等，线状披针形；萼片3～5，倒卵形，长2.5 cm，宽1.5 cm，绿色，顶端骤尖；花瓣9～12，淡紫色或粉红色，倒卵形，长3～8 cm，宽3.5～5 cm，顶端呈不规则的波状或凹缺，雄蕊长约1.2 cm，花药黄色，长6～8 mm；花盘革质，杯状，包围心皮1/2～2/3；心皮4～6，花期4—6月[1, 2]。

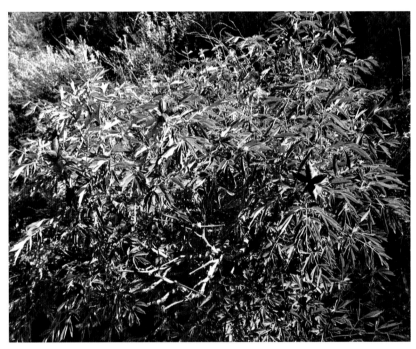

四川牡丹植物图（果期）

【产地分布】分布于四川西北部，主产于阿坝藏族羌族自治州等地。

【生长环境】生于海拔2 400～3 100 m的山坡、河边草地或丛林中。

【化学成分】鲜皮中含丹皮原苷，在干燥及贮藏过程中，逐渐酶解为丹皮酚苷和一分子L-阿拉伯糖；根皮含丹皮酚，芍药苷，挥发油及植物甾醇等。

【性状】根据对自采药材的观察，将《四川省中药材标准》（1987年版）的"断面类白色、黄白色或黄棕色"描述修订为"断面类白色、黄白色或浅粉红色"。

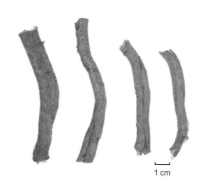

1 cm

茂丹皮药材图

【鉴别】（1）**显微鉴别**　参考文献^[1, 2]，将横切面修订为粉末的显微鉴别。

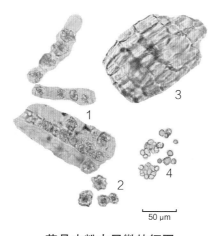

50 μm

茂丹皮粉末显微特征图

1—含晶细胞；2—草酸钙簇晶；3—木栓细胞；4—淀粉粒

（2）**薄层鉴别**　供试品溶液及对照品溶液的制备、吸附剂、显色剂及检视方法同标准正文，将原标准展开剂环己烷-乙酸乙酯"（1∶3）"修订为"（3∶1）"；显色剂"2%三氯化铁乙醇溶液"修订为"盐酸酸性5%三氯化铁乙醇溶液"。结果供试品色谱中，在与丹皮酚对照品色谱相应的位置上，显相同颜色的斑点，其 R_f 值适中，显色清晰，收入标准正文。

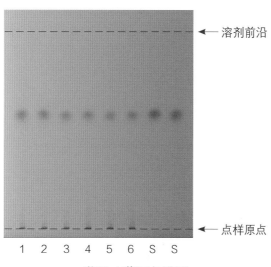

← 溶剂前沿

← 点样原点

1　2　3　4　5　6　S　S

茂丹皮薄层色谱图

1—6.茂丹皮样品；S—丹皮酚对照品

【检查】**水分**　按水分测定法（《中国药典》通则0832）第四法测定，测定结果为6.61%～7.86%，平均值为7.3%。拟规定水分不得过13.0%，收入标准正文。

总灰分　按灰分测定法（《中国药典》通则2302）进行测定，测定结果为5.4%～13.8%，平均值为10.4%。拟规定总灰分不得过12.0%，收入标准正文。

酸不溶性灰分　按灰分测定法（《中国药典》通则2302）进行测定，测定结果为0.1%～0.6%，平均值为0.4%。拟规定酸不溶性灰分不得过1.0%，收入标准正文。

二氧化硫残留量　照二氧化硫残留量测定法（《中国药典》通则2331）测定，测定结果均未检出。实际考察中未发现有熏硫现象，故未收入标准正文。

【浸出物】按正文要求进行测定，测定结果为27.4%～42.4%，平均值为32.2%。拟规定浸出物不得少于25.0%，收入标准正文。

【含量测定】丹皮酚为茂丹皮中含量较高的特征性成分。参考文献[3]资料，采用HPLC法测定茂丹皮中丹皮酚的含量。以甲醇作溶剂，采用超声提取的方法制备供试品溶液，测定波长为274 nm，色谱柱为C_{18}柱，流动相为甲醇-水（45∶55）。进样量为0.0 433～0.433 µg，线性关系良好（$r=0.99\,997$）。方法回收率为99.2%，RSD为1.55%。对收集的样品进行含量测定，结果为0.9%～2.8%，平均值为1.8%，故规定茂丹皮中丹皮酚的含量按干燥品计算，不得少于1.2%，收入标准正文。

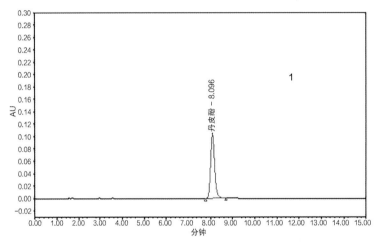

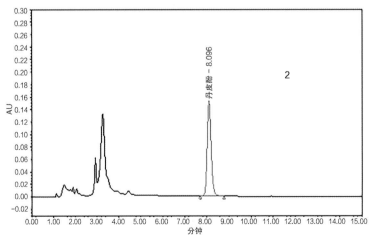

茂丹皮液相色谱图

1—丹皮酚对照品；2—茂丹皮样品

茂丹皮水分、总灰分、酸不溶性灰分、浸出物、含量测定结果表

样品编号	来源/产地	水分/%	总灰分/%	酸不溶性灰分/%	浸出物/%	丹皮酚含量/%
1	成都荷花池中药材专业市场	7.79	13.3	0.6	27.4	1.0
2	成都荷花池中药材专业市场	7.86	13.8	0.6	27.5	0.9
3	成都荷花池中药材专业市场	7.69	13.0	0.6	28.1	1.0
4	四川金川	6.61	7.7	0.2	35.7	2.8
5	四川马尔康	7.40	5.4	0.1	42.4	2.8
6	四川金川	6.71	9.0	0.2	31.8	2.4
平均值		7.3	10.4	0.4	32.2	1.8

【药理】本品能镇痛、镇静、催眠、退热，另有降压、抗菌等作用。

【炮制】【性味与归经】【功能与主治】【用法与用量】【贮藏】参照《四川省中药饮片炮制规范》（2015年版）拟订。

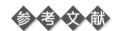

参 考 文 献

[1] 江苏新医学院. 中药大辞典：上册[M]. 上海：上海人民出版社，1977：1127.

[2] 中国科学院植物研究所. 中国高等植物图鉴：第1册[M]. 北京：科学出版社，1972.

[3] 南京中医药大学. 中药大辞典[Z]. 2版. 上海：上海科学技术出版社，2006.

明 七

Mingqi

PANACIS JAPONICI RADIX

本品为五加科植物竹节人参*Panax japonicus* C.A. Meyer的干燥块根。春、秋二季采挖，除去粗皮，蒸或潦透心，低温干燥。

【性状】本品呈圆锥形或长条形，稍弯曲，少分支，长5～10 cm，直径1～3 cm。根头略大。外表灰黄色或黄白色，半透明，有的具显著疗疤，有纵纹或断续环纹，根尾多细小。断面淡黄白色或淡棕色，具一棕色环纹。质坚硬，不易折断。气微，味苦、微甘。

【鉴别】（1）本品粉末淡黄白色。树脂道含黄色分泌物。淀粉粒众多，多为单粒，脐点点状、裂缝状或人字状，复粒由2～4分粒组成。导管易见，主为网纹导管，直径 20～50 μm。草酸钙簇晶少见，直径25～75 μm，棱角宽钝。

（2）取本品粉末1 g，加水5～10滴，搅匀，加水饱和的正丁醇10 ml，密塞，振摇约10 min，放置过夜，滤过，滤液蒸干，残渣加硫酸与30%乙醇（1→20）的混合溶液10 ml，加热回流2 h，用三氯甲烷20 ml振摇提取，分取三氯甲烷液，用水10 ml洗涤，弃去水液，三氯甲烷液蒸干，残渣加甲醇1 ml使溶解，作为供试品溶液。另取齐墩果酸对照品、人参二醇对照品，加甲醇分别制成每1 ml含齐墩果酸2 mg，人参二醇0.5 mg的溶液，作为对照品溶液。照薄层色谱法（《中国药典》通则0502）试验，吸取供试品溶液5 μl、对照品溶液各1 μl，分别点于同一硅胶G薄层板上，以环己烷-二氯甲烷-乙酸乙酯-冰醋酸（20：5：8：0.5）为展开剂，展开，取出，晾干，喷以10 %硫酸乙醇溶液，在105 ℃加热至斑点显色清晰。供试品色谱中，在与对照品色谱相应的位置上，显相同颜色的斑点。

【检查】**水分** 不得过15.0%（《中国药典》通则0832第二法）。

总灰分 不得过4.0%（《中国药典》通则2302）。

酸不溶性灰分 不得过1.0%（中国药典》通则2302）。

【炮制】除去杂质，洗净，润透，切片，干燥。

【性味与归经】苦、微甘，平。归肺、脾、肝经。

【功能与主治】化瘀止痛，止血祛痰，补中益气。用于跌打损伤，劳嗽咯血，咳嗽痰多，病后虚弱。

【用法与用量】9～15 g。

【贮藏】置通风干燥处，防虫、防霉。

明七质量标准起草说明

【名称】沿用《四川省中药材标准》（1987年版）。

【别名】芋儿七、峨三七、白三七、萝卜七[1]。

【来源】沿用《四川省中药材标准》（1987年版）明七为五加科人参属植物竹节人参*Panax japonicas* C. A. Meyer的干燥肥大肉质块根。

【原植物形态】多年生草本，高约60 cm。根茎横卧呈竹编状，节结膨大，节间较短，上面有连接的圆形窝眼，侧面常生多数圆锥状肉质根。茎直立，圆柱形，表面有纵条纹。掌状复叶3～5枚，轮生于茎端，叶柄细；小叶通常5枚，中央小叶片较大，倒卵形或倒卵状椭圆形，长5～15 cm，宽2～5.5 m，顶端长渐尖，基部圆形或楔形，边缘有细锯齿或重锯齿，叶片薄，叶脉疏生短刺毛，小叶柄短。伞形花序单一，顶生或有少数分枝，花小，多数，萼绿色，顶端5齿状；花瓣5，淡黄绿色，卵状三角形；雄蕊5；子房下位，2室，花柱2。核果浆果状，球形，熟时红色，顶端常为黑色。种子2～3粒。花期5—6月，果期7—9月[1]。

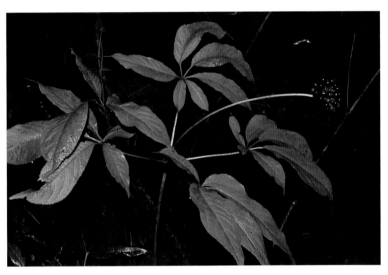

竹节人参植物图

【产地分布】分布于重庆、四川、河南、安徽、浙江、江西、湖北、广西、陕西、甘肃、贵州、云南、西藏等地。

【生长环境】生于海拔1 300～3 100 m以下的高山灌丛、阴湿地或岩石沟涧旁边。

【化学成分】含多种人参皂苷类成分[1-3]。

【性状】沿用《四川省中药材标准》（1987年版）。

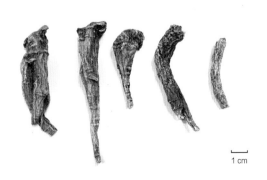

├─┤
1 cm

明七药材图

【鉴别】（1）**显微鉴别**　粉末显微特征沿用《四川省中药材标准》（1987年版）。收入标准正文。

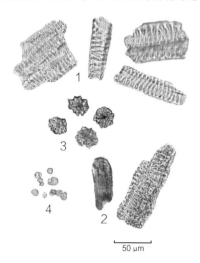

明七粉末显微特征图

1—导管；2—树脂道；3—草酸钙簇晶；4—淀粉粒

（2）**薄层鉴别**　对本品进行了薄层色谱研究，供试品溶液及对照品溶液的制备、吸附剂、检视方法同标准正文，用环己烷-二氯甲烷-乙酸乙酯-冰醋酸（20：5：8：0.5）为展开剂，供试品色谱中，在与对照品色谱相应的位置上，均能检出相同颜色的斑点，斑点清晰、R_f值适中，收入标准正文。

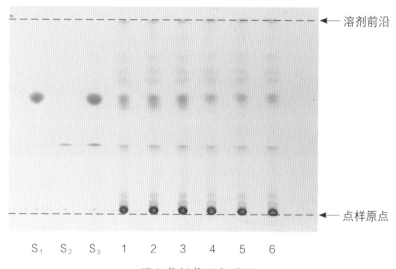

← 溶剂前沿

← 点样原点

S₁　S₂　S₃　1　2　3　4　5　6

明七药材薄层色谱图

S₁—齐墩果酸；S₂—人参二醇；S₃—混合对照品；1—6. 明七样品

【检查】**水分**　按水分测定法（《中国药典》通则0832）第二法测定，测定结果为11.43%～11.79%，平均值为11.6%。拟规定水分不得过15.0%，收入标准正文。

总灰分　按灰分测定法（《中国药典》通则2302）进行测定，测定结果为3.28%～4.11%，平均值为3.7%。沿用《四川省中药材标准》（1987年版）规定，总灰分不得过4.0%。收入标准正文。

酸不溶性灰分　按灰分测定法（《中国药典》通则2302）进行测定，测定结果为0.57%～1.09%，平均值为0.8%。沿用《四川省中药材标准》（1987年版）规定，酸不溶性灰分不得过1.0%。收入标准正文。

二氧化硫残留量　照二氧化硫残留量测定法（《中国药典》通则2331）测定。对收集的药材样品中均未检测出二氧化硫残留，结合重庆、四川当地明七实际干燥与贮藏方法中，鲜见使用硫黄熏制干燥过程，故二氧化硫残留测定未收入标准正文。

明七水分、总灰分、酸不溶性灰分的测定结果表

样品编号	来源/产地	水分/%	总灰分/%	酸不溶性灰分/%
1	四川泸定	11.68	4.11	1.09
2	重庆南川	11.59	3.28	0.57
3	重庆巫溪	11.78	3.89	0.65
4	重庆城口	11.58	3.86	0.70
5	重庆巫山	11.43	3.82	0.80
6	四川雅安	11.79	3.07	1.00
平均值		11.64	3.67	0.80

【药理】能抗炎，增强肾上腺皮质系统功能。临床上治疗关节炎、外伤出血、溃疡、跌打损伤有较好的疗效[3]。

【炮制】【性味与归经】【功能与主治】【用法与用量】【贮藏】参照《四川省中药饮片炮制规范》（2015年版）拟订。

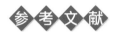

参 考 文 献

[1] 中国医学科学院药物研究所. 中药志：第1册[M]. 北京：人民卫生出版社，1979.

[2] 宋砚农，卫莹芳，谢成科，等. 川产明七、竹节参、珠子参的生药学研究[J]. 中药通报，1987，（05）：10-14.

[3] 蔡平，萧倬殷. 竹节参化学成分的研究（Ⅱ）[J]. 中草药，1984，15（6）：1-6.

南大青叶

Nandaqingye

BAPHICACANTHIS CUSIAE FOLIUM

本品为爵床科植物马蓝*Baphicacanthus cusia*（Nees）Bremek.的干燥叶。夏、秋二季枝叶茂盛时采收，除去茎枝及杂质，阴干或低温干燥。

【性状】本品多皱缩卷曲，有的破碎。完整叶片展开后呈椭圆状披针形或倒卵圆形，长3～15 cm，宽1.5～5.5 cm；墨绿色至暗棕黑色，先端渐尖，基部楔形，边缘有浅锯齿。叶柄长1～2 cm。质脆，易碎。气微，味涩而微苦。

【鉴别】（1）本品粉末墨绿色。表皮细胞多为不规则多边形，垂周壁近平直或微弯曲，气孔多为直轴式，少数为不等式和不定式。钟乳体椭圆形或类圆形，直径35～55 μm，长70～120 μm，层纹波状。非腺毛长而弯曲，长可达360 μm，由2～10个细胞组成，壁薄，表面疣状突起。腺毛头部具2～8个细胞，腺柄1～3个细胞。叶肉组织含多量蓝色至蓝黑色色素颗粒。

（2）取本品粉末0.5 g，加三氯甲烷20 ml，加热回流1 h，滤过，滤液浓缩至1 ml，作为供试品溶液。另取靛蓝对照品、靛玉红对照品，加三氯甲烷制成每1 ml各含1 mg的混合溶液，作为对照品溶液。照薄层色谱法（《中国药典》通则0502）试验，吸取上述两种溶液各5 μl，分别点于同一硅胶G薄层板上，以环己烷-三氯甲烷-丙酮（5∶4∶2）为展开剂，展开，取出，晾干。供试品色谱中，在与对照品色谱相应的位置上，分别显相同的蓝色斑点和浅紫红色斑点。

【检查】**水分**　不得过15.0%（《中国药典》通则0832 第四法）。

总灰分　不得过12.0%（《中国药典》通则2302）。

酸不溶性灰分　不得过2.0%（《中国药典》通则2302）。

【含量测定】照高效液相色谱法（《中国药典》通则0512）测定。

色谱条件及系统适应性试验　以十八烷基硅烷键合硅胶为填充剂；以甲醇-水（75∶25）为流动相；检测波长为290 nm。理论板数按靛玉红峰计算应不低于4 000。

对照品溶液的制备　取靛玉红对照品适量，精密称定，加甲醇制成每1 ml含5 μg的溶液，即得。

供试品溶液的制备　取本品细粉1.0 g，精密称定，置索氏提取器中，加乙酸乙酯80 ml，加热回流6 h，回收溶剂至干，残渣加甲醇使溶解并转移至100 ml量瓶中，加甲醇至刻度，摇匀，滤过，取续滤液，即得。

测定法　分别精密吸取对照品溶液与供试品溶液各10 μl，注入液相色谱仪，测定，即得。

本品按干燥品计算，含靛玉红（$C_{16}H_{10}N_2O_2$）不得少于0.020%。

【炮制】除去杂质，淋润，切丝，干燥。

【性味与归经】苦，寒。归心、胃经。

【功能与主治】清热，解毒，凉血。用于温病发斑发疹，痄腮，流行性感冒，乙型脑炎，喉痹，丹毒，痈肿。

【用法与用量】9～15 g；外用适量。

【贮藏】置通风干燥处，防霉。

南大青叶质量标准起草说明

【名称】《四川省中药材标准》（1987年版）名称为大青叶，为了与《中国药典》收载的大青叶相区别，根据其生长区域分布更名为"南大青叶"。

【别名】板蓝根叶、蓝靛叶、马蓝叶、南板蓝叶[1]。

【来源】本品为爵床科植物马蓝*Baphicacanthus cusia*（Nees）Bremek.的干燥叶。

【原植物形态】多年生草本，茎直立或基部外倾。稍木质化，高约1m，通常成对分枝，幼嫩部分和花序均被锈色、鳞片状毛，叶柔软，纸质，椭圆形或卵形，长10~20（~25）cm，宽4~9 cm，顶端短渐尖，基部楔形，边缘有稍粗的锯齿，两面无毛，干时黑色；侧脉每边约8条，两面均凸起；叶柄长1.5~2 cm。穗状花序直立，长10~30 cm；苞片对生，长1.5~2.5 cm。蒴果长2~2.2 cm，无毛；种子卵形，长3.5 mm。花期11月[1]。

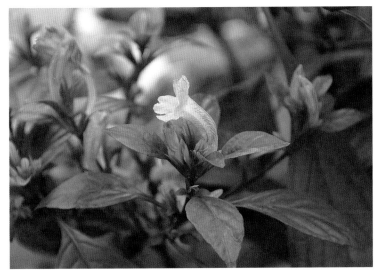

马蓝植物图

【产地分布】分布于重庆、四川、贵州、云南、江苏、浙江、福建、湖北、广东、广西等地。

【生长环境】生于山地、林缘潮湿的地方[2]。

【化学成分】含靛苷（indican），靛玉红（indirubin），靛蓝（indigo），色氨酮（tryptantrin）[3]。

【性状】根据商品药材据实描述。

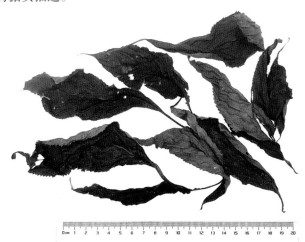

南大青叶药材图

【鉴别】（1）**显微鉴别**　显微特征描述同正文，特征明显，有检定意义，拟订收入标准正文。

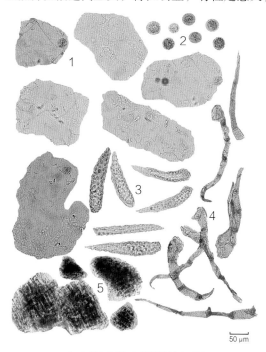

南大青叶粉末显微特征图

1—表皮细胞及气孔；2—腺毛；3—钟乳体（侧面观）；4—非腺毛；5—色素颗粒

（2）**薄层鉴别**　供试品溶液及对照品溶液的制备、吸附剂、显色剂及检视方法同标准正文，分别采用环己烷-三氯甲烷-丙酮（5：4：2）、三氯甲烷-丙酮（9：1）、石油醚-乙酸乙酯-三氯甲烷-丙酮（4：3：2：1）、石油醚-乙酸乙酯-三氯甲烷（1：1：8）为展开剂，供试品色谱中，在与对照品色谱相应的位置上，均能检出相同颜色的斑点，以环己烷-三氯甲烷-丙酮（5：4：2）作为展开剂 R_f 值适中，收入标准正文。

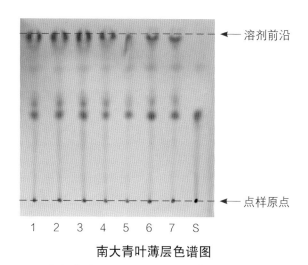

南大青叶薄层色谱图

1—7. 南大青叶；S—靛玉红、靛蓝混合对照品溶液

【检查】**水分**　按水分测定法（《中国药典》通则0832）第四法测定，测定结果为10.6%～14.6%，平均值为12.3%。拟规定水分不得过15.0%，收入标准正文。

总灰分　按灰分测定法（《中国药典》通则2302）进行测定，测定结果为5.7%～12.3%，平均值为8.9%。拟规定总灰分不得过12.0%，收入标准正文。

酸不溶性灰分　按灰分测定法（《中国药典》通则2302）进行测定，测定结果为0.08%～2.06%，平均值为1.15%。拟规定酸不溶性灰分不得过2.0%，收入标准正文。

　　二氧化硫残留量　照二氧化硫残留测定法（《中国药典》通则2331）进行测定，测定结果均未检出。实际考察中未发现有熏硫现象，故未收入标准正文。

　　【含量测定】靛玉红为南大青叶中含量较高的有效成分之一，《中国药典》（2020年版）一部收载的大青叶与已有文献[4]、[5]报道靛玉红采用HPLC的方法进行含量测定，本研究在充分参考上述文献的基础上，采用HPLC法测定南大青叶中靛玉红的含量。分别采用甲醇、乙酸乙酯、三氯甲烷索氏提取法，残渣分别用甲醇、乙酸乙酯作溶剂使溶解，结果表明用乙酸乙酯索氏提取，残渣用甲醇溶解提取率较高；测定波长为290 nm，色谱柱为C_{18}柱，流动相为甲醇-水（75∶25），进样量为0.021～0.625 μg时，线性关系良好（$r = 0.999\ 8$），方法回收率97.15%，RSD为0.94%。供试品溶液稳定性考察结果表明供试品溶液室温放置10 h内基本稳定，定量限为2.1 ng。测定结果为0.016%～0.123%，平均值为0.057%，故规定本品含量，按干燥品计，不得少于0.020%，收入标准正文。

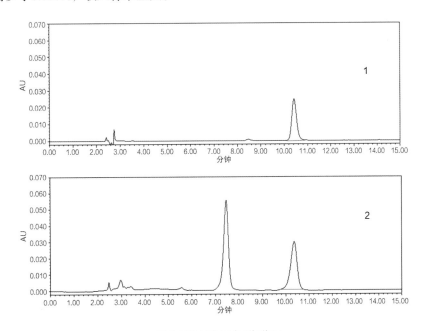

南大青叶液相色谱谱图

1—靛玉红对照品；2—南大青叶样品

南大青叶水分、总灰分、酸不溶性灰分、含量测定结果表

样品编号	来源/产地	水分/%	总灰分/%	酸不溶性灰分/%	淀玉红含量/%
1	成都荷花池中药材专业市场	10.9	8.4	0.92	0.016
2	广西百色	11.8	6.5	2.06	0.123
3	成都荷花池中药材专业市场	10.6	5.7	0.08.	0.032
4	福建福州	12.3	11.2	0.86	0.057
5	安徽亳州中药材交易中心	14.6	9.2	1.52	0.024
6	安徽亳州中药材交易中心	13.7	8.8	1.51	0.072
7	广东清平中药材市场	11.9	12.3	1.12	0.073
平均值		12.3	8.9	1.15	0.057

　　【性味与归经】【功能与主治】【用法与用量】【贮藏】【炮制】参照《四川省中药饮片炮制规范》（2015年版）拟订。

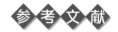

参考文献

[1] 中国科学院《中国植物志》编委会. 中国植物志：第70卷[M]. 北京：科学出版社，2002：113.

[2] 南京中医药大学. 中药大辞典：上册[Z]. 2版. 上海：上海科学技术出版社，2006.

[3] 南京中医药大学. 中药大辞典：下册[Z]. 2版. 上海：上海科学技术出版社，2006.

[4] 詹雅娴，付强，段然，等. 大青叶及其3种类似品中靛蓝、靛玉红含量测定及其指纹图谱初步研究[J]. 中国现代中药，2011，13（6）：20-23.

[5] 楼之岑，秦波. 常用中药材品种整理和质量研究（北方编）：第1册[M]. 北京：北京医科大学，中国协和医科大学联合出版社，1995.

南　星

Nanxing

ARISAEMATIS　RHIZOMA

本品为天南星科植物川中南星*Arisaema wilsonii* Engl.、螃蟹七*Arisaema fargesii* Buchet或刺柄南星*Arisaema asperatum* N. E. Brown.的干燥块茎。秋、冬二季茎叶枯萎时采挖，除去残茎、须根及外皮，不切或趁鲜切片，直接干燥或经水潦、蒸后干燥。商品上分为"白南星"和"黑南星"两种。

【性状】白南星　本品呈扁球形或不规则片块状。扁球形者厚1~2.5 cm，直径2~6.5 cm。表面类白色或淡棕色，较光滑，有的皱缩，顶端有凹陷的茎痕，周围有麻点状根痕，有的块茎周边具小扁球形侧芽。质坚硬，不易破碎。片块状者厚2~6 mm，直径1~6.5 cm，周边光滑或皱缩。断面白色或类白色，具粉性。气微辛，味麻辣。

黑南星　多呈棕褐色、灰褐色片块状。断面灰褐色、棕黄色，角质样。

【鉴别】本品粉末类白色或灰褐色。淀粉粒甚多，单粒或复粒，复粒由2~8分粒组成。单粒类圆形、椭圆形或盔帽形，直径2.5~20 μm，脐点裂缝状、星状、点状或人字状。草酸钙针晶成束或散在，长25~200 μm。导管螺纹或环纹，直径10~50 μm。不规则块状物较多，呈金黄色、棕色或紫红色。

【检查】水分　不得过15.0%（《中国药典》2020年版通则0832 第二法）。

总灰分　不得过5.0%（《中国药典》2020年版通则2302）。

酸不溶性灰分　不得过2.0%（《中国药典》2020年版通则2302）。

【浸出物】照醇溶性浸出物测定法［《中国药典》（2020年版）通则2201］项下的热浸法测定，用稀乙醇作溶剂，不得少于10.0%。

【炮制】生南星　除去杂质，洗净，干燥。

制南星　取净南星，大小分开，用水浸泡，每天换水数次，起白沫时，换水后加白矾，泡一日后再换水至切开口尝微有麻舌感时取出。将生姜片、白矾置锅内加适量水煮沸后，倒入南星共煮至无白心时取出，除去姜片，稍晾，切片，干燥。

【性味与归经】苦、辛，温；有毒。归肺、肝、脾经。

【功能与主治】燥湿化痰，祛风止痉，散结消肿。用于顽痰咳嗽，风痰眩晕，中风痰壅，口眼歪斜，半身不遂，癫痫，惊风，破伤风。生用外治痈肿，蛇虫咬伤。

【用法与用量】3~6 g；外用适量。

【注意】孕妇慎用。

【贮藏】置通风干燥处，防霉、防蛀。

南星质量标准起草说明

【名称】《四川省中药材标准》（1987年版）原名天南星，为与《中国药典》收载的天南星相区别，更名为南星。

【来源】为天南星科天南星属植物川中南星*Arisaema wilsonii* Engl.、螃蟹七 *Arisaema fargesii* Buchet或刺柄南星*Arisaema asperatum* N. E. Brown.的干燥块茎。目前已被《四川省中药材标准》（1987年版）、《重庆市中药饮片炮制规范及标准》（2006年版）收载。

【原植物形态】川中南星　多年生草本，高40～60 cm。块茎扁球形，直径2～8 cm，周围生多数须根。鳞叶宽线状披针形，黄褐色，长10～30 cm；叶柄长30～50 cm；叶片大，3全裂，裂片全缘或微波状，中裂片宽而短的倒卵形，顶部宽短，几截平，有时中央具稍外凸的小尖头，长10～30 cm，宽18～35 cm，侧裂片菱形或斜卵形，比中裂片长，顶端急尖；侧脉7～9对，斜伸，粗壮，背面隆起。花序柄短于叶柄，长27～34 cm；佛焰苞内外紫色，具苍白色宽条纹，管部圆柱形，长6～8 cm，直径3 cm，具突尖头或急尖；肉穗花序单性，雄花序圆柱形，花疏；雄花具柄，花药2～4；雌花序圆锥形，花密，子房卵圆形，花柱短，柱头头状；花序柄光滑，稀具疣突；附属器长约20 cm，具短柄，基部扩大为圆锥状，基底截平，向上渐狭为细棒状，伸出苞外甚长，向上弯曲或下垂，下部苍白色，上部紫色。花期4—7月[1]。

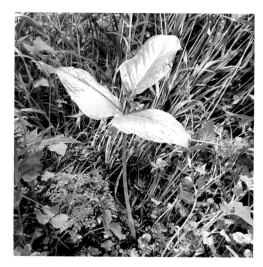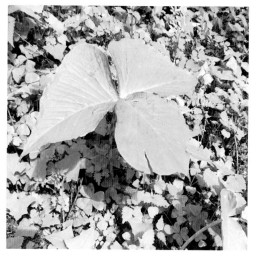

川中南星植物图

螃蟹七　块茎扁球形，紫褐色，四周常长有多数小球状块茎。叶柄长20～40 cm；叶片3深裂至3全裂，中裂片近菱形、卵状长圆形至卵形，常比侧裂片大1倍，顶端凸尖或急尖，基部短楔形或与侧裂片联合；侧裂片斜椭圆形，外侧较宽，半卵形，中肋背面隆起。花序柄比叶柄短而细。佛焰苞紫色，具有白色纵条纹，管部近圆柱形，喉部边缘耳状反卷；檐部长圆三角形，拱形下弯或近直立，长渐尖。附属器粗壮，呈伸长的圆锥状，基部骤狭成短柄，非截形，上部长渐尖，先端钝，长4.5～5.5 cm，直径7～8 mm，不超过佛焰苞以上，略向前外倾。花期5—6月[1]。

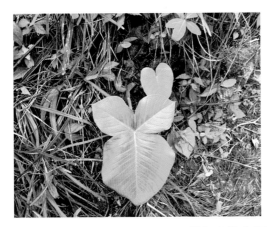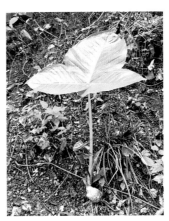

螃蟹七植物图

　　刺柄南星　叶柄长30～50 cm，密被乳突状白色弯刺，基部5 cm鞘筒状，鞘上缘斜截形，直径2 cm；叶片3全裂，裂片无柄，中裂片宽倒卵形，先端微凹，具细尖头，基部楔形；侧裂片菱状椭圆形，中肋背面具白色弯刺。幼株叶片边缘深波状而叶柄和叶裂片中肋背面无刺或有极稀疏的弯刺。花序柄长25～60 cm，具疣，粗糙。佛焰苞暗紫黑色，具绿色纵纹，管部圆柱形，喉部无耳，亦不外卷；檐部倒披针形或卵状披针形，渐尖，近直立，长8～12 cm。附属器狭圆锥形或圆柱形，基部骤然增粗，基底截形，具短柄，向上渐细，伸出喉外向下近直立、弯曲或下垂。花期5—6月[1]。

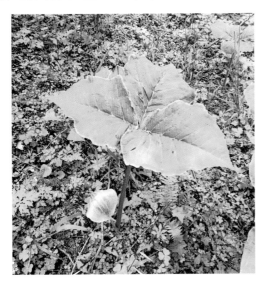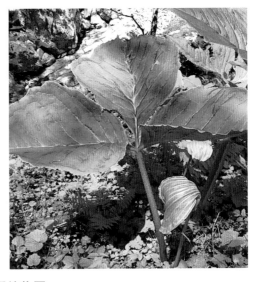

刺柄南星植物图

　　【**产地分布**】川中南星　分布于重庆、四川、云南等地[1]。

　　螃蟹七　分布于重庆（巫溪、云阳、城口）、四川、湖北、甘肃[1]。

　　刺柄南星　分布于重庆、四川、湖南、湖北、河南、陕西、甘肃[1]。

　　【**生长环境**】川中南星　生于海拔1 900～3 600 m，生于林内或草地[1]。

　　螃蟹七　生于海拔900～1 600 m，生于林下或灌丛内多石处[1]。

　　刺柄南星　生于海拔1 300～2 900 m，生于干山坡林下或灌丛中[1]。

　　【**采收加工**】黑、白南星两种商品规格形成原因与原植物基源不同所致，同时经产地加工技术研究，运用不同的加工方法和温度等，同种植物的块茎可同时加工成黑、白两种商品规格[2]。

　　【**性状**】根据成都荷花池、重庆巫山等地收集的药材样品并参考《四川省中药材标准》（1987年版）进行描述。

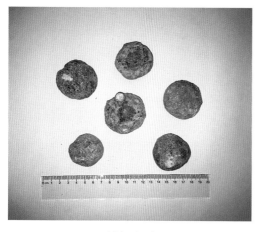
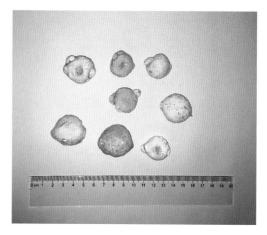

刺柄南星　　　　　　　　　　　　　螃蟹七

南星药材图

【鉴别】显微鉴别　参考《四川省中药材标准》（1987年版）描述，收入标准正文。

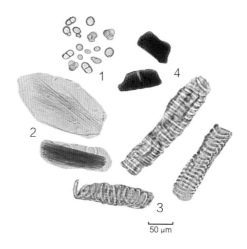

南星粉末显微特征

1—淀粉粒；2—草酸钙针晶；3—导管；4—不规则块状物

【检查】水分　按水分测定法（《中国药典》通则0832）第二法测定，测定结果为12.9%～13.4%，平均值为13.1%。拟规定水分不得过15.0%，收入标准正文。

总灰分　按灰分测定法（《中国药典》通则2302）进行测定，测定结果为2.8%～4.9%，平均值为3.8%。拟规定总灰分不得过5.0%，收入标准正文。

酸不溶性灰分　按灰分测定法（《中国药典》通则2302）进行测定，测定结果为0.02%～0.20%，平均值为0.10%。拟规定酸不溶性灰分不得过2.0%，收入标准正文。

二氧化硫残留量　照二氧化硫残留测定法（《中国药典》通则2331）进行测定，测定结果均未检出。实际考察中未发现有熏硫现象，故未收入标准正文。

重金属及有害元素　考虑生长环境对中药材质量安全指标的影响，对南星中重金属按照原子吸收分光光度法（《中国药典》通则2321）进行测定，结果如下表所示。测定结果显示重金属在南星中的量相对较少，故未将重金属及有害元素项目收入标准正文。

南星中重金属及有害元素的测定结果表

样品编号	来源/产地	铅/ (mg·kg⁻¹)	镉/ (mg·kg⁻¹)	汞/ (mg·kg⁻¹)	砷/ (mg·kg⁻¹)	铜/ (mg·kg⁻¹)
1	四川成都	0.16	0.24	—	0.045	3.2
2	四川攀枝花	0.010	0.10	—	0.013	1.8
3	四川成都	0.18	0.25	—	0.072	4.6
4	重庆巫山	0.038	0.12	—	0.131	5.2
5	重庆巫山	0.048	0.12	—	0.092	5.8
6	成都荷花池中药材专业市场	0.27	1.70	—	0.896	3.1
7	成都荷花池中药材专业市场	0.11	0.35	—	0.429	3.5

【浸出物】按正文要求进行测定，测定结果为10.2%～14.2%，平均值为12.4%。故规定浸出物不得少于10.0%，收入标准正文。

南星水分、总灰分、酸不溶性灰分、浸出物测定结果表

样品编号	来源/产地	水分/%	总灰分/%	酸不溶性灰分/%	浸出物/%
1	四川成都	13.0	4.1	0.10	11.2
2	四川攀枝花	13.3	2.8	0.03	10.2
3	四川成都	13.4	4.9	0.20	14.2
4	重庆巫山	12.9	3.2	0.12	12.2
5	重庆巫山	13.0	3.0	0.17	12.4
6	成都荷花池中药材专业市场	13.0	4.0	0.08	13.7
7	成都荷花池中药材专业市场	13.4	4.4	0.02	12.8
平均值		13.1	3.8	0.10	12.4

【性味与归经】参照《四川省中药饮片炮制规范》（2015年版）拟订。

【炮制】【功能与主治】【用法与用量】【注意】【贮藏】参照《四川省中药材标准》（1987年版），根据实际使用情况拟订。

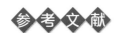

参考文献

[1] 中国科学院《中国植物志》编委会. 中国植物志：第13卷[M]. 北京：科学出版社，2004.

[2] 秦松云，钟廷瑜，舒光明. 川产商品天南星的调查[J]. 中国中药杂志，1998，23（3）：134-137.

牛尾独活

Niuweiduhuo

HERACLEI RADIX ET RHIZOMA

本品为伞形科植物短毛独活 *Heracleum moellendorffii* Hance.、渐尖叶独活 *Heracleum acuminatum* Fr.或独活 *Heracleum hemsleyanum* Dies.的干燥根及根茎。春初苗刚发芽或秋末茎叶枯萎时采挖，除去须根及泥沙，干燥。

【性状】本品呈长圆锥形，稍弯曲，根头部膨大，下部有 2～3 或更多分枝，外表灰棕色至棕褐色，具密集环纹，顶端具茎叶残基或凹陷；根头下部有不规则的皱纹及多数隆起横长皮孔，并可见须根痕。体轻，易折断，断面不平坦，皮部黄白色，散在细小棕色油点，形成层环浅棕色。香气特异，味苦、微辛。

【鉴别】本品粉末灰黄色至灰褐色。淀粉粒众多，多单粒，圆形或类圆形，脐点点状，复粒3～4分粒组成。分泌道长条形或长带状，可见数个油管并列或相连，单个油管直径12～75 μm，黄棕色，有的破碎。纤维呈束，较多，壁厚，直径10～17 μm，纹孔较密，木化。导管多为网纹，直径45～118 μm，亦见梯纹或螺纹。

【检查】水分　不得过12.0%（《中国药典》通则0832第二法）。

总灰分　不得过8.0%（《中国药典》通则2302）。

酸不溶性灰分　不得过2.0%（《中国药典》通则2302）。

有机氯农药残留量　照农药残留量测定法（《中国药典》通则2341有机氯类农药残留量测定——第一法）测定。

含五氯硝基苯不得过0.1 mg/kg。

【浸出物】照醇溶性浸出物测定法（《中国药典》通则2201）项下的热浸法测定，用稀乙醇作溶剂，不得少于23.0%。

【炮制】除去杂质，洗净，润透，切片，干燥。

【性味与归经】辛、苦，微温。归肺、肝经。

【功能与主治】祛风除湿，通痹止痛。用于风寒湿痹，腰膝疼痛，少阴头痛。

【用法与用量】3～9 g。

【贮藏】置通风干燥处，防霉、防蛀。

牛尾独活质量标准起草说明

【名称】沿用《四川省中药材标准》（1987年版）。

【别名】骚独活、白独活（四川）、滇独活（云南）、朱噶尔（西藏）[1]。

【来源】我市及四川省使用的牛尾独活为伞形科独活属植物短毛独活*Heracleum moellendorffii* Hance.、渐尖叶独活*Heracleum acuminatum* Fr.或独活*Heracleum hemsleyanum* Dies.的干燥根及根茎。

【原植物形态】**短毛独活**　多年生草本，高1～2 m。根圆锥形、粗大，多分枝，灰棕色。茎直立，有棱槽，上部开展分枝。叶有柄，长10～30 cm；叶片轮廓广卵形，薄膜质，三出式分裂，裂片广卵形至圆形、心形、不规则的3～5裂，长10～20 cm，宽7～18 cm，裂片边缘具粗大的锯齿，尖锐至长尖，小叶柄长3～8 cm；茎上部叶有显著宽展的叶鞘。复伞形花序顶生和侧生，花序梗长4～15 cm；总苞片少数，线状披针形；伞辐12～30，不等长；小总苞片5～10，披针形；花柄细长，长4～20 mm；萼齿不显著；花瓣白色、二型；花柱基短圆锥形，花柱叉开。分生果圆状倒卵形，顶端凹陷，背部扁平，直径约8 mm，有稀疏的柔毛或近光滑，背棱和中棱线状突起，侧棱宽阔；每棱槽内有油管1，合生面油管2，棒形，其长度为分生果的一半。胚乳腹面平直。花期7月，果期8—10月[2]。

渐尖叶独活　多年生草本，高0.6～1m。根圆锥形，粗壮，棕褐色。茎直立，粗糙或有稀疏毛。叶片轮廓为三角形或阔卵状三角形，长16～30 cm，宽9～16 cm，3裂或羽状分裂，裂片长卵形或披针形，长5～17 cm，宽4～8 cm，顶端渐尖，边缘有卵圆齿，基部截形或心形。茎上部叶裂片较小，有宽展的叶鞘，长约5 cm，淡棕黄色，膜质。复伞形花序顶生和侧生，花序梗长13～20 cm，粗壮；无总苞；伞辐12～22，有柔毛，长4～9 cm；小总苞数片，线形，长达1.2 cm；花白色；花柄不等长，长达1 cm；萼齿三角形。果实倒卵形，扁平，长8～9 mm，宽5～6 mm，无毛或有稀疏的柔毛，背部每棱槽中有油管1，细棒状，其长度为分生果的一半或略超过，合生面油管2。花期6—8月，果期8—9月[2]。

独活　多年生草本，高达1～1.5 m。根圆锥形，分枝，淡黄色。茎单一，圆筒形，中空，有纵沟纹和沟槽。叶膜质，茎下部叶一至二回羽状分裂，有3～5裂片，被稀疏的刺毛，尤以叶脉处较多，顶端裂片广卵形，3分裂，长8～13 cm，两侧小叶较小，近卵圆形，3浅裂，边缘有楔形锯齿和短凸尖；茎上部叶卵形，3浅裂至3深裂，长3～8 cm，宽8～10 cm，边缘有不整齐的锯齿。复伞形花序顶生和侧生。花序梗长22～30 cm，近于光滑；总苞少数，长披针形，长1～2 cm，宽约1 mm；伞辐16～18，不等长，长2～7 cm，有稀疏的柔毛；小总苞片5～8，线披针形，长2～3.5 cm，宽1～2 mm，被有柔毛。每小伞形花序有花约20朵，花柄细长；萼齿不显；花瓣白色、二型；花柱基短圆锥形，花柱较短、柱头头状。果实近圆形，长6～7 mm，背棱和中棱丝线状，侧棱有翅。背部每棱槽中有油管1，棒状，棕色，长为分生果长度的一半或稍超过，合生面有油管2。花期5—7月，果期8—9月[2]。

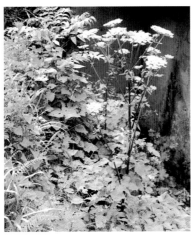

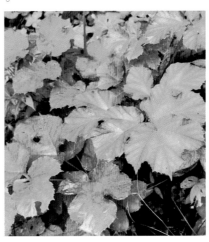

独活植物图（花期）　　　　　　　　短毛独活植物图

【**产地分布**】分布于重庆、四川等地[3]。

【**生长环境**】生于海拔300 m以上的林下及灌丛中。

【**采收加工**】秋末或初春采收，洗净，晒干。

【**化学成分**】主要含香豆素类化合物以及少量的挥发油[4]。文献报道从本种中分离鉴定了13个化合物，分别为：当归素、异佛手柑内酯、6-甲氧基当归素、虎耳草素、佛手柑内酯、欧前胡素、异虎耳草素、哥伦比亚内酯、阿魏酸、镰叶芹二醇以及硬脂酸、β-谷甾醇和胡萝卜苷[5]。

【**性状**】沿用《四川省中药材标准》（1987年版）。

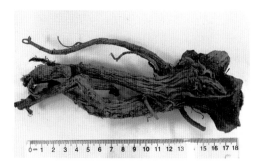

牛尾独活药材

【**鉴别**】（1）**显微鉴别**　本品粉末分泌道、纤维、导管、淀粉粒显微特征明显，故收入标准正文。

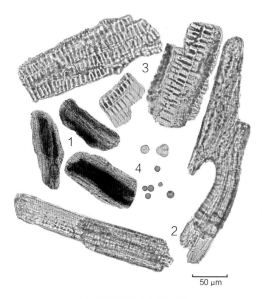

牛尾独活粉末显微图

1—分泌道；2—纤维；3—导管；4—淀粉粒

（2）**薄层鉴别**　对本品进行了薄层色谱研究。取本品粉末1 g，加无水乙醇20 ml，超声处理30 min，滤过。滤液蒸干。残渣加无水乙醇2 ml溶解，作为供试品溶液。另取短毛独活对照药材1 g，同法制成对照品溶液。吸取上述两种溶液各0.5 μl，分别点于同一硅胶G薄层板上，以石油醚（60～90 ℃）-甲苯-乙酸乙酯（8∶2∶2）为展开剂，展开，取出，晾干，置紫外光灯（365 nm）下检视。供试品色谱中，在与对照药材色谱相应的位置上，均能检出相同颜色的荧光斑点，斑点清晰、R_f值适中。但本品为多基原药材，需进一步考察本方法的适用性，现暂不收入标准。

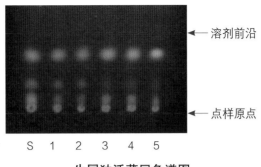

牛尾独活薄层色谱图

1—5.牛尾独活样品；S—短毛独活对照药材

【检查】**水分**　按水分测定法（《中国药典》通则0832）第二法测定，测定结果为9.98%～11.72%，平均值为10.8%。故规定水分不得过12.0%，收入标准正文。

总灰分　按灰分测定法（《中国药典》通则2302）进行测定，测定结果为5.7%～7.0%，平均值为6.3%。故规定总灰分不得过8.0%，收入标准正文。

酸不溶性灰分　按灰分测定法（《中国药典》通则2302）进行测定，测定结果为1.2%～1.9%，平均值为1.5%。故规定酸不溶性灰分不得过2.0%，收入标准正文。

有机氯农药残留量　本品现多大规模种植，农药残留情况是需要考虑的外源性污染物的重要指标。除国家禁用的农药外，我国曾大规模使用过五氯硝基苯，而五氯硝基苯半衰期较长，在土壤中长期存在，故参照《中国药典》（2020年版）一部甘草项下有机氯农药残留量检查项设立此项目。检测方法按有机氯类农药残留量测定法（《中国药典》通则2341第一法），检测限度参照甘草项下五氯硝基苯的限度要求，含五氯硝基苯不得过0.1 mg/kg，收入标准正文。

二氧化硫残留量　照二氧化硫残留测定法（《中国药典》通则2331）进行测定，测定结果未检出。实际考察中未发现有熏硫现象，故未收入标准正文。

【浸出物】按正文要求进行测定，测定结果为27.3%～33.5%，平均值为30.0%。故规定浸出物不低于23.0%，收入标准正文。

牛尾独活水分、总灰分、酸不溶性灰分及浸出物测定结果表

样品编号	样品来源/产地	水分/%	总灰分/%	酸不溶性灰分/%	浸出物/%
1	安徽亳州	9.98	5.8	1.2	27.3
2	湖北	11.07	6.3	1.2	30.7
3	四川	10.73	6.7	1.4	28.5
4	重庆	10.65	5.7	1.9	33.5
5	甘肃	11.72	7.0	1.6	29.8
平均值		10.8	6.3	1.5	30.0

【药理】药理研究表明，牛尾独活中的香豆素类成分具有抑制血小板聚集、抗炎、镇痛等作用。

【炮制】【性味与归经】【功能与主治】【用法与用量】【贮藏】参照《四川省中药饮片炮制规范》（2015年版）拟订。

【备注】独活属全世界约60种，多数分布于欧洲与亚洲。我国就有23种及3变种，各省区均有分布，主要分布于西南地区，其检索表如下：

1.叶片一至二回羽状分裂。

2.无总苞；萼齿显著三角形或细小。

3.叶片轮廓近三角形，羽状分裂或3裂；伞辐12～22……………………………………………
………………………………………1.渐尖叶独活*Heracleum acuminatum* Fr.

2.叶片轮廓卵形，羽状全裂，一回裂片3～4对；伞辐30～50……………………………………
………………………………………2.多裂独活*Heracleum dissectifolium* K. T. Fu.

3.有总苞片少数；萼齿不显………………………………3.独活*Heracleum hemsleyanum* Dies.

1.叶片三出式分裂或羽状分裂。

4.植株较粗糙多毛；叶下表面密生灰白色毛，侧生小叶羽状深裂；伞辐20～40……………
………………………………………4.兴安独活*Heracleum dissectum* Ledeb.

4.植株通常较平滑或有柔毛；叶下表面不密生灰白色毛，侧生小叶多为3～5浅裂。

5.叶末回裂片宽卵形。

6.分生果背部棱槽中有油管4…………………………………………………………
………………………………………5a短毛独活*Heracleum moellendorffii* Hance.

6.分生果背部棱槽中有油管2…………………………………………………………
………5b少管短毛独活*Heracleum moellendorffii* Hance .var. *pauvittatum* Shan et T. S. Wang.

5.叶末回裂片狭卵状披针形………………………………………………………………
…5c.狭叶短毛独活 *Heracleum moellendorffii* Hance. var. *subbipinnatum* （Franch.）Ktagawa.

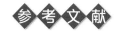

参考文献

[1] 南京中医药大学.中药大辞典：上册[Z].2版.上海：上海科学技术出版社，2006.

[2] 中国科学院《中国植物志》编委会.中国植物志：第55卷[M].北京：科学出版社，1980.

[3] 中国医学科学院药物研究所，等.中药志：第3册[M].2版.北京：人民卫生出版社，1984.

[4] 张才煜，张本刚，杨秀伟.牛尾独活挥发油成分的GC-MS分析[J].中药研究与信息，2005（12）：
9-12.

[5] 饶高雄，杨祺，蔡锋，等.牛尾独活的化学成分[J].云南中医学院学报，1994，17（3）：4-6.

糯米藤根

Nuomitenggen

GONOSTEGIAE RADIX

本品为荨麻科植物糯米团 *Memorialis hirta*（Bl.）Wedd.的干燥根。秋季采挖，除去杂质，干燥。

【性状】本品主根呈长圆锥形或圆柱形，稍弯曲，顶端具残茎。长8～20 cm，上部直径0.5～1.5 cm，下部分枝。表面棕褐色或黄褐色，具纵皱纹，可见横长皮孔。质较坚硬，折断面可见较多的纤维，皮部与木质部剥离，皮部较厚，木质部呈棕黄色，稍具粉性。气微，味淡，嚼之有黏性且成团。

【鉴别】（1）本品粉末为黄白色。导管多为网纹，直径20～50 μm，少见具缘纹孔导管。淀粉粒多为单粒，类球形、长圆形、卵圆形或不规则形，直径10～40 μm，脐点裂缝状或点状，层纹不明显；复粒少，多为2分粒组成。纤维长棱形，多不完整，淡黄色，直径约35 μm，壁厚，胞腔狭窄。不规则团块状物棕黄色或红棕色，大小不一。

（2）取本品粉末3 g，加乙醇30 ml，加热回流1 h，滤过，滤液蒸干，残渣加水20 ml使溶解，用乙酸乙酯提取2次，每次10 ml，合并乙酸乙酯液，蒸干，残渣加甲醇1 ml使溶解，作为供试品溶液。另取糯米藤根对照药材3 g，同法制成对照药材溶液。照薄层色谱法（《中国药典》通则0502）试验，吸取上述两种溶液各3～5 μl，分别点于同一硅胶G薄层板上，以甲苯-乙酸乙酯-甲酸（7：2：1）为展开剂，展开。取出，晾干。喷以5%硫酸乙醇溶液，105 ℃加热至斑点显色清晰。供试品色谱中，在与对照药材色谱相应的位置上，显相同颜色的斑点。

【检查】**水分** 不得过16.0%（《中国药典》通则0832第二法）。

总灰分 不得过11.0%（《中国药典》通则2302）。

酸不溶性灰分 不得过3.0%（《中国药典》通则2302）。

【浸出物】照醇溶性浸出物测定法（《中国药典》通则2201）项下的热浸法测定，用50%乙醇作溶剂，不得少于11.0%。

【炮制】除去杂质，洗净，润透，切段，干燥。

【性味与归经】甘、微苦，凉。归脾、胃经。

【功能与主治】健脾消食，清热利湿。用于食积胀满，带下病。外用可治疮疖。

【用法与用量】15～30 g；外用适量。

【贮藏】置通风干燥处。

糯米藤根质量标准起草说明

【名称】沿用《四川省中药材标准》（1987年版）名称。

【别名】糯米团、糯米草、生扯拢。

【来源】本品为西南地区常用药材，系荨麻科蔓苎麻属植物糯米团*Memorialis hirta*（Bl.） Wedd.的干燥根。

【原植物形态】多年生草本，有时茎基部变木质；茎蔓生、铺地或渐升，不分枝或分枝，上部带四棱形，有短柔毛。根圆锥形，肉质，表面棕褐色，具乳汁。单叶对生，无柄或具短柄，有膜质卵形托叶；叶片卵圆形或椭圆状披针形，长3～7 cm，宽1～2 cm，先端钝尖或渐尖，基部圆形至近心形，全缘。秋季开花，花小黄绿色，簇生叶腋，单性，同株；雄花被3～5，急内弯，背部有横折，形成一环状体，环上生有长短不齐的刚毛，雄蕊5，与花被对生；雌花花被管状，2～4裂，子房包围其中，仅露花柱。瘦果卵球形，长约1.5 mm，白色或黑色，有光泽。花期5—9月[1, 2]。

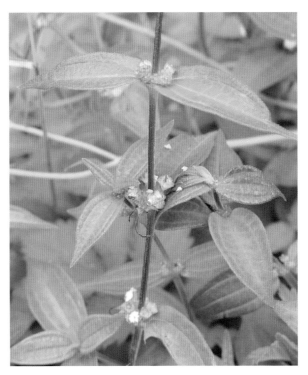

糯米团植物图

【产地分布】分布于重庆、四川、贵州、陕西、福建、江西、广西、云南等地[2]。

【生长环境】生于丘陵或低山林中、灌丛中、沟边草地[1]。

【采收加工】秋季采挖，除去杂质，干燥。

【性状】沿用《四川省中药材标准》（1987年版），并根据样品据实描述。

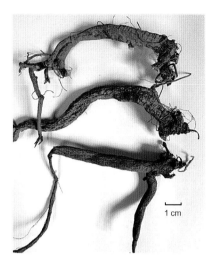

糯米藤根药材

【鉴别】（1）**显微鉴别**　粉末显微特征明显，收入标准正文。

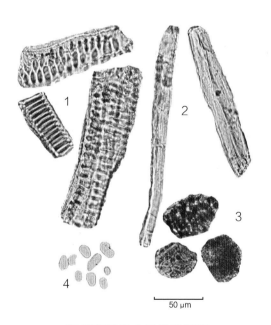

糯米藤根粉末显微特征图

1—导管；2—纤维；3—不规则团块；4—淀粉粒

（2）**薄层鉴别**　经查找文献[3、4]，糯米藤根含有黄酮类、有机酸等成分，但具体主要化学成分尚不明确，故采用对照药材进行薄层色谱鉴别。供试品溶液及对照药材溶液的制备、展开剂和检视方法同标准正文。采用甲苯-乙酸乙酯-甲酸（7：2：1）为展开剂展开，供试品色谱中，在与对照药材色谱相应的位置上，均能检出相同颜色的斑点。且斑点清晰，R_f值适中，收入标准正文。

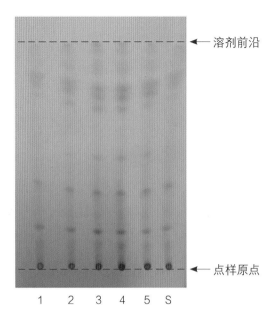

糯米藤根薄层色谱图

1—5.糯米藤根；S—对照药材

【检查】**水分**　按水分测定法（《中国药典》通则0832）第二法测定，测定结果为9.67%～19.67%，平均值为14.4%。拟规定水分不得过16.0%，收入标准正文。

总灰分　按灰分测定法（《中国药典》通则2302）进行测定，测定结果为6.14%～9.23%，平均值为7.5%。拟规定总灰分不得过11.0%，收入标准正文。

酸不溶性灰分　按灰分测定法（《中国药典》通则2302）进行测定，测定结果为0.89%～2.69%，平均值为1.6%。拟规定酸不溶性灰分不得过3.0%，收入标准正文。

二氧化硫残留量　照二氧化硫残留测定法（《中国药典》通则2331）进行测定，测定结果均未检出。实际考察中未发现有熏硫现象，故未收入标准正文。

重金属及有害元素　考虑生长环境对药材质量安全指标的影响，对糯米藤根的重金属残留量（照《中国药典》通则2321铅、镉、汞、砷、铜测定法）进行测定，结果如下表所示。测定结果显示重金属在糯米藤根中的含量相对较少，故不将重金属残留量收入标准正文。

糯米藤根重金属残留量的测定结果表

样品编号	来源/产地	铅/(mg·kg⁻¹)	镉/(mg·kg⁻¹)	汞/(mg·kg⁻¹)	砷/(mg·kg⁻¹)	铜/(mg·kg⁻¹)
1	成都荷花池中药材专业市场/广元	0.98	0.16	0.002	0.46	3.5
2	四川汶川县	0.36	0.12	0.001	0.35	3.2
3	成都荷花池中药材专业市场/剑门关	0.77	0.10	0.001	0.43	1.3
4	重庆石柱县	0.27	0.11	0.007	0.33	4.0
5	四川雅安市	0.21	0.07	0.021	0.24	1.3

【浸出物】按正文要求进行测定，测定结果为10.05%～18.07%，平均值为13.0%。故规定浸出物不得少于11.0%，收入标准正文。

糯米藤根水分、总灰分、酸不溶性灰分、浸出物的测定结果表

样品编号	来源/产地	水分/%	总灰分/%	酸不溶性灰分/%	浸出物/%
1	成都荷花池中药材专业市场/广元	15.87	9.23	2.69	13.42
2	四川汶川县	16.75	6.15	1.86	11.78
3	成都荷花池中药材专业市场/剑门关	9.67	6.14	1.67	11.69
4	重庆石柱县	19.67	7.24	1.07	18.07
5	四川雅安市	10.03	8.65	0.89	10.05
平均值		14.4	7.5	1.6	13.0

【炮制】【性味与归经】【用法与用量】【功能与主治】【贮藏】参照《四川省中药饮片炮制规范》（2015年版）拟订。

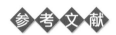

[1] 中国科学院《中国植物志》编委会. 中国植物志：第23卷[M]. 北京：科学出版社，2004.

[2] 《全国中草药汇编》编写组. 全国中草药汇编彩色图谱[M]. 2版. 北京：人民卫生出版社，1996.

[3] 周燕园，梁臣艳，李耀华，等. 糯米藤化学成分预试验及紫外-可见光谱的研究[J]. 广西中医学院学报，2010（1）：52-54.

[4] 张伊，陈胡兰，王谦，等. 糯米藤根质量标准初步研究[J]. 成都医学院学报，2010，5（1）28-31.

女贞叶

Nuzhenye

LIGUSTRI LUCIDI FOLIU

本品为木犀科植物女贞 *Ligustrum lucidum* Ait.的干燥叶。全年均可采，除去茎枝等杂质，干燥。

【性状】本品呈卵形至卵状披针形，长5～14 cm，宽3～7 cm；先端锐尖至渐尖或钝，基部圆形，有时宽楔形或渐狭，全缘；上表面暗绿至褐绿色，有光泽；下表面色较淡，可见细小腺点，主脉明显而突出；叶柄长1～3 cm；叶片革质而脆。气微，味微苦。

【鉴别】（1）本品粉末灰绿色。腺鳞多见，腺鳞头部约8个细胞组成，有的含有黄棕色分泌物；气孔不定式，副卫细胞近环状排列；导管多为螺纹和网纹。

（2）取本品粗粉2 g，加乙醇30 ml，超声提取30 min，放冷，滤过，滤液蒸干，残渣加乙醇5 ml使溶解，作为供试品溶液。另取齐墩果酸对照品，加无水乙醇制成每1 ml含1 mg的溶液，作为对照品溶液。照薄层色谱法（《中国药典》通则0502）试验，吸取上述两种溶液各5 μl，分别点于同一硅胶G薄层板上，以环己烷-三氯甲烷-乙酸乙酯-冰醋酸（20：5：8：0.1）为展开剂，展开，取出，晾干，喷以10%硫酸乙醇溶液，在105 ℃加热至斑点显色清晰。置紫外光灯（365 nm）下检视，供试品色谱中，在与对照品色谱相应的位置上，显相同颜色的荧光斑点。

【检查】**水分**　不得过13.0%（《中国药典》通则0832第二法）。

总灰分　不得过10.0%（《中国药典》通则2302）。

酸不溶性灰分　不得过2.0%（《中国药典》通则2302）。

【浸出物】照醇溶性浸出物测定法（《中国药典》通则2201）项下的热浸法测定，用稀乙醇作溶剂，不得少于30.0%。

【炮制】除去杂质，洗净，切宽丝，干燥。

【性味与归经】微苦，平。归肝经。

【功能与主治】祛风，明目，消肿，止痛。用于头目昏痛，风热赤眼，疮肿溃烂，烫伤，口疮。

【用法与用量】10～15 g。

【贮藏】置干燥处。

女贞叶质量标准起草说明

【名称】由其植物名加药用部位结合命名为女贞叶。

【别名】冬青叶（《海上方》）、土金刚叶、爆竹叶（《贵州民间方药集》）[1]。

【来源】本品始载于《本草纲目》。来源为木犀科植物女贞 *Ligustrum lucidus* Ait.的叶。

【原植物形态】常绿或半常绿灌木，高达2（～5）m；幼枝被灰黄色短糙毛，后变灰褐色。叶薄革质，披针形或卵状披针形，有时圆卵形或条状披针形，长6～14 cm，顶端渐尖而具钝头或尖头，很少圆头，基部圆形或宽楔形，上面有光泽，中脉稍下陷或低平而不凸出，密生短糙毛及短腺毛。总花梗极短，具短毛；苞片钻形，长2.5～5 mm；杯状小苞外面有疏腺，顶端为由萼檐下延而成的帽边状突起所覆盖；相邻两萼筒分离，萼齿大小不等，卵形，顶钝，有缘毛和腺；花冠黄白色或紫红色，漏斗状，长7.5～12 mm，筒基部有囊肿，内面有长柔毛，裂片稍不相等，卵形，顶钝，长为筒的1/4～1/2；花丝伸出。果实紫红色，后转黑色，圆形，直径3～4 mm；种子卵圆形或近圆形，长2.5～3 mm，淡褐色，光滑。花期5—6月，果熟期10—12月[2]。

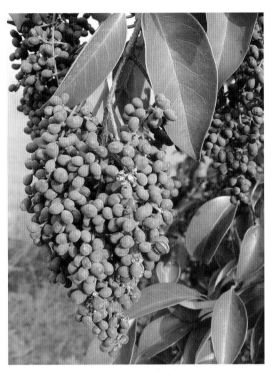

女贞叶植物图（果期）

【产地分布】分布于重庆、四川等长江以南各地及陕西、甘肃[3]。

【生长环境】生长于海拔2 900 m以下的疏林或者密林中，多栽于庭院或者路旁。

【化学成分】含齐墩果酸、对-羟基苯乙醇、大波斯菊苷、熊果酸。环烯醚萜葡萄糖苷：8-表金银花苷，金银花苷，女贞苷，女贞皂苷。黄酮苷类：木犀草素-7-葡萄糖苷，山奈酚-3-O-新橙皮苷等[4]。

【性状】根据文献[1]及收集的样品据实描述。

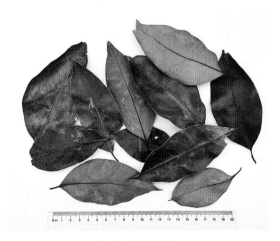

女贞叶药材图

【鉴别】（1）**显微鉴别**　本品粉末腺鳞、气孔、导管显微特征明显，故收入标准正文。

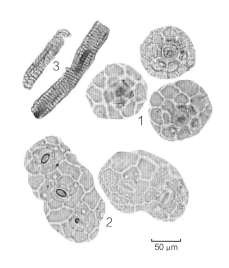

女贞叶粉末显微特征图

1—腺鳞；2—气孔；3—导管

（2）**薄层鉴别**　对本品进行了薄层色谱研究，供试品溶液及对照药材溶液的制备、展开剂、检视方法同标准正文，采用环己烷-三氯甲烷-乙酸乙酯-冰醋酸（20：5：8：0.1）为展开剂。供试品色谱中，在与齐墩果酸对照品色谱相应的位置上，显相同颜色的斑点，斑点清晰，R_f值适中，收入标准正文。

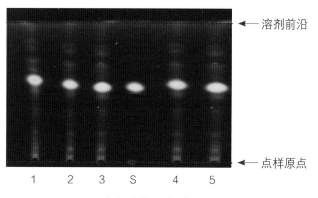

溶剂前沿

点样原点

女贞叶薄层色谱图

1—5. 女贞叶药材；S—齐墩果酸对照品

【**检查**】**水分**　按水分测定法（《中国药典》通则0832）第二法测定，测定结果为8.4%～11.9%，平均值为10.4%。故规定水分不得过13.0%，收入标准正文。

总灰分　按灰分测定法（《中国药典》通则2302）测定，测定结果为6.6%～8.9%，平均值为7.8%。故规定总灰分不得过10.0%，收入标准正文。

酸不溶性灰分　按灰分测定法（《中国药典》通则2302）测定，测定结果为0.7%～1.5%，平均值为1.1%。故规定酸不溶性灰分不得过2.0%，收入标准正文。

二氧化硫残留量　样品均未检出二氧化硫残留。实际考察中未发现有熏硫现象，故未收入标准正文。

【**浸出物**】按正文要求测定，测定结果为40.7%～48.5%，平均值为44.4%。故规定浸出物不得少于30.0%，收入标准正文。

女贞叶水分、总灰分、酸不溶性灰分、浸出物测定结果表

样品编号	来源/产地	水分/%	总灰分/%	酸不溶性灰分/%	浸出物/%
1	四川绵阳	8.4	8.9	1.5	40.7
2	四川德阳	10.6	7.5	0.9	42.4
3	河南安阳	10.7	6.6	0.8	42.1
4	四川峨眉山	10.3	7.2	1.4	48.5
5	四川乐山	10.5	7.6	0.7	47.3
6	重庆	11.9	8.8	1.3	45.6
平均值		10.4	7.8	1.1	44.4

【炮制】【性味与归经】【功能与主治】【用法与用量】【贮藏】参照文献[1]拟订。

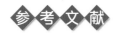

参 考 文 献

[1] 南京中医药大学. 中药大辞典：上册[Z]. 2版. 上海：上海科学技术出版社，2006.

[2] 中国科学院《中国植物志》编委会. 中国植物志：第72卷[M]. 北京：科学出版社，2004

[3] 国家中医药管理局《中华本草》编委会. 中华本草[M]. 上海：上海科学技术出版社，1999.

[4] 夏照洋. 中药女贞不同采收时间药效成分变化研究[D]. 开封：河南大学，2017.

参 叶

Shenye

PANACIS JAPONICI CAULIS ET FOLIUM

本品为五加科植物大叶三七*Panax pseudo-ginseng* Wall. var. japonicus（C.A. Mey）Hoo et Tseng、竹节人参*Panax japonicus* C. A. Meyer. 或羽叶三七*Panax bipinnatifidus* Seem.的干燥茎、叶。6—7月采收，除去杂质，低温干燥。

【性状】**大叶三七**　本品为带茎的叶，多皱缩，茎具棱，完整的叶为掌状复叶，小叶3～7片，通常5片，椭圆形、长卵形或披针形，绿色或绿黄色，顶端渐尖或长渐尖，基部圆形或楔形，边缘有细或较粗的锯齿，齿尖及叶脉上疏生细刺毛，叶片膜质。

竹节人参　小叶披针形或倒披针形，中央小叶片长5～10 cm，宽1～4 cm，顶端长渐尖，基部楔形，边缘有单、重锯齿，上面沿脉有稀刚毛，下面无毛，小叶柄2～8 mm，叶柄长5～7 cm。气微，味微苦。

羽叶三七　小叶片为羽状深裂，卵形或倒卵形，叶柄较长。

【鉴别】（1）本品粉末黄绿色。上表皮细胞形状不规则，略呈长方形，垂周壁波浪弯曲。下表皮与上表皮相似。气孔不定式。导管众多，多为网纹导管，可见梯纹导管。

（2）取本品粉末2 g，加水饱和的正丁醇溶液20 ml，超声处理30 min，滤过，滤液加氨试液30 ml振摇提取，取上层液蒸干，残渣加甲醇1 ml使溶解，作为供试品溶液。取人参皂苷Rb$_1$对照品，加甲醇制成每1 ml含1 mg的溶液，作为对照品溶液。照薄层色谱法（《中国药典》通则0502）试验，吸取上述两种溶液各5 μl，分别点于同一硅胶G薄层板上，以三氯甲烷-乙酸乙酯-甲醇-水（15：40：22：10）10 ℃以下放置的下层溶液为展开剂，展开，取出，晾干，喷以10%硫酸乙醇试液，在110 ℃加热至斑点显色清晰，分别置日光和紫外光灯（365 nm）下检视。供试品色谱中，在与对照品色谱相应的位置上，分别显相同颜色的斑点或荧光斑点。

【检查】**水分**　不得过13.0%（《中国药典》通则0832第二法）。

总灰分　不得过11.0%（《中国药典》通则2302）。

【浸出物】照水溶性浸出物测定法（《中国药典》通则2201）项下的热浸法测定，不得少于30.0%。

【炮制】除去杂质，洗净，切段，干燥。

【性味与归经】苦、微甘，微寒。归肺、胃经。

【功能与主治】生津止渴。用于暑热伤津，口干舌燥，心烦神倦。

【用法与用量】3～12 g。

【贮藏】置干燥处，防潮。

参叶质量标准起草说明

【名称】沿用《四川省中药材标准》（1987年版）名称。

【别名】七叶、定风草[1, 2]。

【来源】参叶的名称可见于《本草纲目拾遗》，但所载的是《中国药典》已收载的人参叶。川渝地区历来有使用参叶的习惯，经调查主流品种非人参叶，而是五加科植物大叶三七*Panax psendo-ginseng* Wall. var. major （Burkill.） Li、竹节人参*Panax japonicus* C. A. Meyer.和羽叶三七*Panax bipinnatifidus* Seem.的地上茎、叶[1]。这几种植物茎叶在重庆、四川、云南等地民间广泛当作参叶使用。

【原植物形态】**大叶三七**　根状茎竹鞭状或串珠状，或兼有竹鞭状和串珠状，根通常不膨大，纤维状，稀侧根膨大成圆柱状肉质根。中央小叶片阔椭圆形、椭圆形、椭圆状卵形至倒卵状椭圆形，稀长圆形或椭圆状长圆形，最宽处常在中部，长为宽的2～4倍，先端渐尖或长渐尖，基部楔形、圆形或近心形，边缘有细锯齿、重锯齿或缺刻状锯齿，上面脉上无毛或疏生刚毛，下面无毛或脉上疏生刚毛或密生柔毛。

竹节人参　根状茎为长的串珠状或前端有短竹鞭状部分，叶较小，中央的小叶片倒披针形、倒卵状椭圆形，稀倒卵形，最宽处在中部以上，先端常长渐尖，稀渐尖，基部狭尖，两边直等点。

羽叶三七　根状茎多为串珠状，稀为典型竹鞭状，也有竹鞭状及串珠状的混合型，叶偶有托叶残存，小叶片长圆形，二回羽状深裂，稀一回羽状深裂，裂片又有不整齐的小裂片和锯齿[4]。

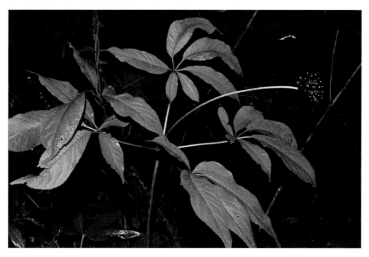

竹节人参植物图

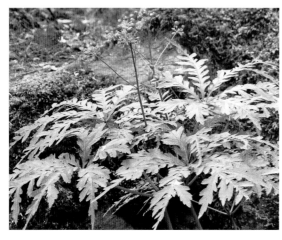

羽叶三七植物图

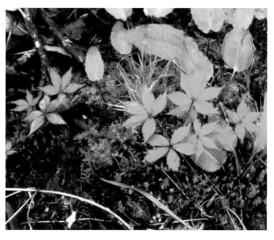

大叶三七植物图

【产地分布】分布于重庆、贵州、四川、西藏、云南、湖北、陕西、甘肃、河南、浙江、安徽等地[3-5]。

【生长环境】分布于海拔4 000 m以下的山坡、森林下、灌丛草坡中、沟谷林下、竹林的阴湿处或阴湿沟谷石边[4-6]。

【采收加工】6—7月采收，阴干或低温干燥，捆扎成把。

【化学成分】参叶中主要含皂苷类成分，此外还有氨基酸、微量元素等成分，包括人参皂苷、三七皂苷、苏氨酸、亮氨酸等[6-8]。

【性状】根据收集的样品据实描述。

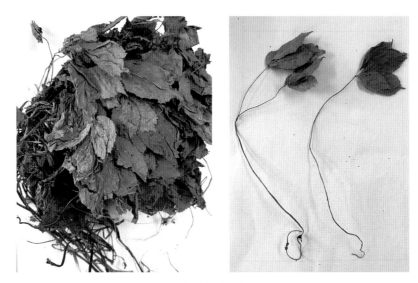

参叶药材图

【鉴别】（1）**显微鉴别**　粉末显微特征明显，收入标准正文。

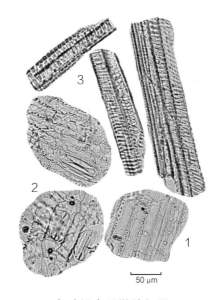

参叶粉末显微特征图

1—表皮细胞；2—不定式气孔；3—网纹导管

（2）**薄层鉴别**　供试品及对照品溶液的制备、显色剂及检视方法同标准正文。分别采用三氯甲烷-乙酸乙酯-甲醇-水（15：40：22：10）10 ℃以下放置的下层溶液和正丁醇-乙酸乙酯-水（4：1：5）的上层溶液两种展开系统展开，以三氯甲烷-乙酸乙酯-甲醇-水（15∶40∶22∶10）10 ℃以下放置的下层溶液的分离效果较好，斑点较清晰，收入标准正文。

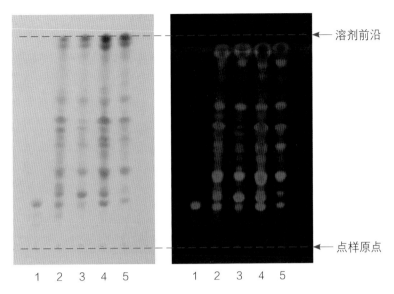

参叶薄层色谱图

1—人参皂苷Rb1；2—5. 参叶样品

【**检查**】**水分**　按水分测定法（《中国药典》通则0832）第二法测定，测定结果为10.9%～12.9%，平均值为12.2%。故规定水分不得过13.0%，收入标准正文。

总灰分　按灰分测定法（《中国药典》通则2302）测定，测定结果为7.6%～11.5%，平均值为9.8%。故规定总灰分不得过11.0%，收入标准正文。

二氧化硫残留量　照二氧化硫残留量测定法（《中国药典》通则2331）测定，测定结果为0～2.6 873 μg/g，平均值为1.1 μg/g。故暂未收入标准正文。

【**浸出物**】按照标准正文所述方法测定，测定结果为35.4%～42.3%，平均值为38.3%。故规定浸出物不得少于30.0%，收入标准正文。

参叶水分、总灰分、二氧化硫残留量及浸出物测定结果表

批号	来源	水分/%	总灰分/%	二氧化硫残留量/(μg·g^{-1})	浸出物/%
2018090101	阿坝藏族羌族自治州松潘县	12.1	9.9	0.895 7	35.4
2018090102	阿坝藏族羌族自治州红原县	12.8	11.5	未检出	38.2
2019060601	成都荷花池中药材专业市场	10.9	10.2	2.687 3	37.2
2019062701	成都荷花池中药材专业市场	12.9	7.6	0.895 8	42.3
平均值		12.2	9.8	1.1	38.3

【**药理作用**】具有抗炎镇痛、保肝、抗溃疡、调节免疫、降血脂、保护心脏、抗疲劳、抗肿瘤等作用[6]。

【**炮制**】【**性味与归经**】【**功能与主治**】【**用法与用量**】【**贮藏**】参照《四川省中药饮片炮制规范》（2015年版）拟订。

参 考 文 献

[1] 周瑞连，叶纪沟，程志龙，等. 参叶与Panax属植物叶的鉴别[J]. 中国药业，1999，8（4）：26-27.

[2] 中国科学院四川分院中医中药研究所. 四川中药志：第3册[M]. 成都：四川人民出版社，1960：913-914.

[3] 宋砚农，谢成科. 四川参叶的原植物调查[J]. 中药通报，1986（10）：13-14.

[4] 中国科学院《中国植物志》编委会. 中国植物志：第54卷[M]. 北京：科学出版社，1978.

[5] 易丽莎，兰德庆，刘虹，等. 地宝——竹节参[J]. 生物资源，2018，40（05）：476.

[6] 武秋爽，陈平，张庆文. 竹节参化学成分、药理活性及分析方法研究进展[J]. 亚太传统医药，2016，12（6）：46-54.

[7] 李映丽，吕居娴，冯变玲，等. 参叶：大叶三七叶中氨基酸及微量元素分析[J]. 西北药学杂志，1996，11（S1）：11-13.

[8] 何瑞，刘琦，刘银环，等. 珠子参叶化学成分研究[J]. 中国中药杂志，2014，39（09）：1635-1638.

七叶莲

Qiyelian

SCHEFLERAE CAULIS ET FOLIUM

本品为五加科植物鹅掌藤*Schefflera arboricola* Hayata的干燥茎叶。全年均可采收，除去杂质，洗净，可切段，干燥。

【性状】本品茎呈圆柱形，直径0.5～5 cm。表面灰白色至棕褐色，有纵皱纹。断面黄白色至黄褐色，髓部明显，有的中空。叶互生，掌状复叶；小叶5～9，总柄长9～18 cm；托叶在叶柄基部与叶柄合生，显著；小叶片长卵圆形，长6～20 cm，宽1.5～10 cm，先端微尖，基部圆形或略尖，全缘，淡绿色至黄绿色。气微，味淡。

【鉴别】本品粉末灰白色。石细胞无色，常单个散在，类方形或不规则形，壁厚，有层纹，纹孔明显。晶纤维无色或淡黄色，多散在，两端较平截。网纹及螺纹导管多见。草酸钙方晶散在，或存在于石细胞中。

【检查】**水分**　不得过12.0%（《中国药典》通则0832第二法）。

总灰分　不得过8.0%（《中国药典》通则2302）。

【浸出物】照醇溶性浸出物测定法（《中国药典》通则2201）项下的热浸法测定，用稀乙醇作溶剂，不得少于10.0%。

【炮制】除去杂质。

【性味与归经】苦、甘，温。归肝、胃经。

【功能与主治】祛风除湿，活血止痛。用于风湿痹痛，头痛，牙痛，脘腹疼痛，痛经，产后腹痛，跌扑骨折，外伤出血，疮肿。

【用法与用量】10～15 g；外用适量。

【注意】孕妇慎用。

【贮藏】置干燥处。

七叶莲质量标准起草说明

【名称】根据民间习用名称拟订。

【别名】七叶藤、七加皮、汉桃叶、手树、狗脚蹄、小叶鸭脚木[1-3]。

【来源】根据《中药大辞典》《全国中草药汇编》等文献[1-3]，确定本品为五加科鹅掌柴属植物鹅掌藤*Scheffleva arboricola* Hayata的干燥茎叶。全年均可采收，洗净，鲜用；或切段及厚片，晒干。

【原植物形态】灌木，藤状或附生，高2～10 m；小枝有不规则纵皱纹，无毛。叶有小叶7～9，稀5～6或10；叶柄纤细，长9～18 cm，无毛；托叶和叶柄基部合生成鞘状，宿存或与叶柄一起脱落：小叶片革质，倒卵状长圆形或长圆形，长6～16 cm，宽1.5～4 cm，先端急尖或钝形，稀短渐尖，基部渐狭或钝形，上面深绿色，有光泽，下面灰绿色，两面均无毛，边缘全缘，中脉仅在下面隆起，侧脉4～6对，和稠密的网脉在两面微隆起；小叶柄有狭沟，长1～3 cm，无毛。圆锥花序顶生，长20 cm以下，主轴和分枝幼时密生星状绒毛，后毛渐脱净；伞形花序十几个至几十个总状排列在分枝上，有花3～10朵；苞片阔卵形，长0.5～1.5 cm。外面密生星状绒毛，早落；总花梗长不及5 mm，花梗长1.5～2.5 mm，均疏生星状绒毛；花白色，长约3 mm；萼长约1 mm，边缘全缘，无毛；花瓣5～6；有3脉，无毛；雄蕊和花瓣同数而等长；子房5～6室；无花柱，柱头5～6；花盘略隆起，果实卵形，有5棱，连花盘长4～5 mm，直径4 mm；花盘五角形，长为果实的1/4～1/3，花期7月，果期8月。

【**产地分布**】主产于广东、广西、贵州、云南、海南、台湾等地[1-3]。

【**性状**】对七叶莲药材样品实际性状进行观察，并参考《中药大辞典》《全国中草药汇编》等文献[1-3]进行描述。

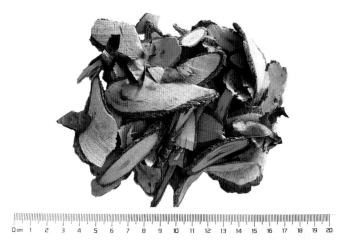

七叶莲药材图

【**鉴别**】（1）**显微鉴别**　本品粉末石细胞、嵌晶纤维、导管、草酸钙方晶显微特征明显，故收入标准正文。

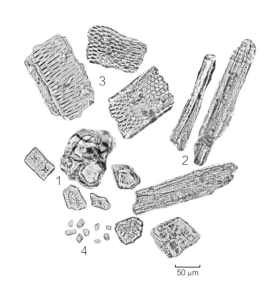

药材粉末显微特征图

1—石细胞；2—嵌晶纤维；3—导管；4—草酸钙方晶

（2）**薄层色谱鉴别**　对本品进行了薄层色谱研究。取本品粉末1 g，加甲醇30 ml，加热回流40 min，放冷，滤过，滤液蒸干，残渣加甲醇1 ml使溶解，作为供试品溶液。照薄层色谱法（《中国药典》通则0502）试验，吸取供试品溶液5 μl，点于硅胶G薄层板上，以乙酸乙酯-甲酸-冰醋酸-水（15：1：1：2）为展开剂，展开，取出，晾干，在紫外光（365 nm）下检视，取得较好的效果。但因无对照物质等因素，暂未收入标准正文。

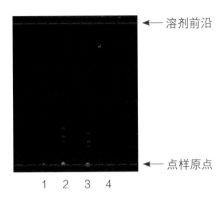
　　　　　　　　　　　　　　　　　　◄── 溶剂前沿

　　　　　　　　　　　　　　　　　　◄── 点样原点

　　　　　　　　　　1　2　3　4

七叶莲薄层色谱图
1—4. 七叶莲药材

【检查】**水分**　按水分测定法（《中国药典》通则0832）第二法测定，测定结果为9.8%~10.1%，平均值为10.0%，故根据测定结果，规定水分不得过12.0%，收入标准正文。

　　总灰分　按灰分测定法（《中国药典》通则2302）测定，测定结果为0.7%~1.5%，平均值为1.1%。故规定总灰分不得过8.0%，收入标准正文。

【浸出物】考察了乙醇、75%乙醇、稀乙醇、水等溶剂，采用冷浸法、热浸法，结果表明，以稀乙醇作溶剂，采用热浸法测定所得浸出物含量较高。对收集到的样品按醇溶性浸出物测定法项下的热浸法，以稀乙醇作溶剂进行测定，结果浸出物在13.4%~23.4%，平均值为18.9%。故规定当浸出物不得少于10.0%，收入标准正文。

七叶莲水分、总灰分、浸出物测定结果表

样品编号	来源/产地	水分/%	总灰分/%	浸出物/%
1	安徽	10.1	0.7	23.4
2	广西河池	10.1	1.0	13.4
3	湖北	9.8	1.5	20.0
平均值		10.0	1.1	18.9

【炮制】【性味与归经】【功能与主治】【用法与用量】【注意】【贮藏】参照文献[1-3]拟订。

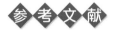
参 考 文 献

[1] 南京中医药大学. 中药大辞典：上册[Z]. 2版. 上海：上海科学技术出版社，2006.

[2] 《全国中草药汇编》编写组. 全国中草药汇编彩色图谱[M]. 2版. 北京：人民卫生出版社，1996.

[3] 国家中医药管理局《中华本草》编委会. 中华本草[M]. 上海：上海科学技术出版社，1999.

荞麦花粉

Qiaomaihuafen

FAGOPVRI POLLEN

本品为蓼科植物荞麦*Fagopyrum esculentum* Moench.、苦荞麦*Fagopyrum tataricum*（L.）Gaertn. Fruct.、金荞麦*Fagopyrum dibotrys*（D.Don）Hara.及同属数种植物的花粉。春、秋二季经蜜蜂采集后形成花粉团，收集，除去杂质，干燥。

【性状】本品呈扁圆形、椭圆形或不规则状团块，黄色至黄褐色。气特殊，味微苦。

【鉴别】（1）本品粉末黄色至黄褐色。花粉近球形至长球形，直径30~80 μm，表面有3个明显的萌发孔；极面观三裂圆形；赤道面观椭圆形，孔沟细长；内孔圆形；外壁两层，外层厚于内层；表面具网状雕纹。

（2）取本品粉末1 g，加75%乙醇50 ml，加热回流1 h，滤过，取续滤液1 ml置25 ml量瓶中，加75%乙醇稀释至刻度，摇匀，照紫外-可见分光光度法（《中国药典》通则0401）测定，在287 nm波长处有最大吸收。

【检查】**水分**　不得过14.0%（《中国药典》通则0832 第二法）。

总灰分　不得过7.0%（《中国药典》通则2302）。

酸不溶性灰分　不得过3.5%（《中国药典》通则2302）。

【浸出物】照醇溶性浸出物测定法（《中国药典》通则2201）项下的热浸法测定，用稀乙醇作溶剂，不得少于45.0%。

【性味与归经】甘，平。归心、肝经。

【功能与主治】养心安神，理气健脾，活血化瘀。用于心悸怔忡，失眠多梦，脾虚腹胀。

【用法与用量】3~6 g。

【贮藏】置通风干燥处。

荞麦花粉质量标准起草说明

【名称】沿用通用名称。

【来源】荞麦花粉系民间常用药，现已形成商品。从市场上收集的样品经调研确定主要为蓼科植物荞麦*Fagopyrum esculentum* Moench.、苦荞麦*Fagopyrum tataricum*（L.）Gaertn. Fruct.、金荞麦*Fagopyrum dibotrys*（D.Don）Hara.及同属数种植物的花粉[1]。

【原植物形态】**荞麦（甜荞）**　一年生草本。茎直立，高30~90 cm，上部分枝，绿色或红色，具纵棱，无毛或一侧沿纵棱具乳头状突起。叶三角形或卵状三角形，长2.5~7 cm，宽2~5 cm，顶端渐尖，基部心形，两面沿叶脉具乳头状突起；下部叶具长叶柄，上部较小，近无梗；托叶鞘膜质，短筒状，长约5 mm，顶端偏斜。花序总状或伞房状，顶生或腋生，花序梗一侧具小突起；苞片卵形，长约2.5 mm，绿色，边缘膜质，每苞内具3~5花；花梗比苞片长，无关节；花被5深裂，白色或淡红色，花被片椭圆形，长3~4 mm；雄蕊8，比花被短，花药淡红色；花柱3，柱头头状。瘦果卵形，具3锐棱，顶端渐尖，长5～6 mm，暗褐色，无光泽，比宿存花被长。花期5—9月，果期6—10月[2]。

　　苦荞麦　叶宽三角形，花序总状，顶生或腋生，花排列稀疏；瘦果长卵形，长5～6 mm，具3棱及3条纵沟，上部棱角锐利，下部圆钝有时具波状齿。

　　金荞麦　多年生草本，根状茎块状，木质化，黑褐色。花序伞房状，顶生或腋生，花药淡紫色。

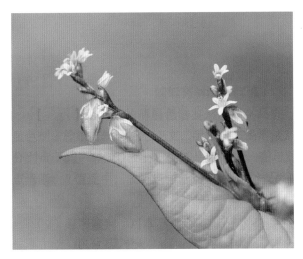 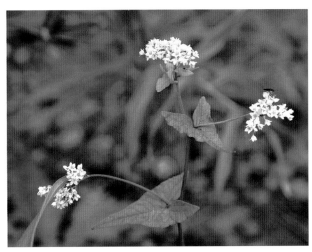

苦荞麦植物图　　　　　　　　　　　　　　　　　　　金荞麦植物图

　　【**产地分布**】**荞麦（甜荞）**　我国各地有栽培。

　　苦荞麦　我国西南、东北、华北、西北等地区有栽培。

　　金荞麦　分布于西南、西北、华东、华中及华南等地。

　　【**化学成分**】含亮氨酸、异亮氨酸、缬氨酸、苯丙氨酸、苏氨酸、蛋氨酸和色氨酸等18种氨基酸；锌、锰、铁、硒等12种微量元素；肉豆蔻酸、棕榈酸、硬脂酸等8种脂肪酸；葡萄糖和果糖、蔗糖及芸香苷等成分。

　　【**性状**】根据商品药材据实描述。

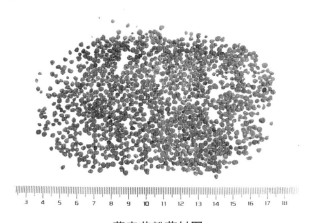

荞麦花粉药材图

　　【**鉴别**】（1）**显微鉴别**　粉末显微特征明显，故收入标准正文。

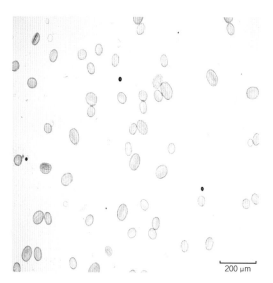

荞麦花粉显微特征图

（2）**光谱鉴别**　按正文所述处理方法制得供试品溶液，照紫外-可见分光光度（《中国药典》通则0401）法测定，以75%乙醇为空白，在200～600 nm波长范围内进行扫描，结果样品均在287 nm处有最大吸收，收入标准正文。

【检查】**水分**　按水分测定法（《中国药典》通则0832）第二法测定，测定结果为10.92%～11.41%，平均值为11.1%，故规定水分不得过14.0%，收入标准正文。

总灰分　按灰分测定法（《中国药典》通则2302）进行测定，测定结果为4.21%～4.59%，平均值为4.4%，故规定总灰分不得过7.0%，收入标准正文。

酸不溶性灰分　按灰分测定法（《中国药典》通则2302）进行测定，测定结果为0.30%～1.03%，平均值为0.6%，故规定酸不溶性灰分不得过3.5%，收入标准正文。

二氧化硫残留量　测定结果未检出。实际考察中未发现有熏硫现象，故未收入标准正文。

【浸出物】按正文要求进行测定，测定结果为51.83%～54.17%，平均值为53.2%。故规定浸出物不得少于45.0%，收入标准正文。

荞麦花粉水分、总灰分、酸不溶性灰分、浸出物测定结果表

样品编号	来源/产地	水分/%	总灰分/%	酸不溶性灰分/%	浸出物/%
1	重庆中药材市场	11.06	4.58	0.30	53.04
2	重庆中药材市场	11.41	4.59	0.33	53.56
3	重庆中药材市场	10.92	4.42	0.92	51.83
4	重庆中药材市场	11.07	4.21	1.03	54.17
平均值		11.1	4.4	0.6	53.2

【性味与归经】【用法与用量】【功能与主治】【贮藏】参照《四川省中药材标准》（2010年版）拟订。

【备注】三种荞麦属植物检索表[3-5]

1. 多年生草本，具木质化的块根……………………………金荞麦 *Fagopyrum dibotrys*（D.Don）Hara.

1. 一年生草本，无块根

　　2. 总状伞房花序多而密集成簇，果实卵状三棱形，两端尖，长大于宽，表面平滑，角棱锐利………
　　………………………………………………荞麦 *Fagopyrum esculentum* Moench.

　　2. 总状伞房花序细长开展，顶端不密集，果实锥状三棱形，表面常有沟槽，角棱仅上部锐利，下部
　　圆钝成波状……………………………苦荞麦 *Fagopyrum tataricum*（L.）Gaertn. Fruct.

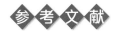

参 考 文 献

[1] 王宪增. 蜂医学之二：中国几种特种花粉的医疗保健作用[J]. 中国自然医学杂志，2000（1）：60.

[2] 中国科学院《中国植物志》编委会. 中国植物志：第25卷[M]. 北京：科学出版社，2010.

[3] 中国科学院西北植物研究所. 秦岭植物志：第1卷[M]. 北京：科学出版社，1974.

[4] 刘慎谔. 东北草本植物志：第2卷[M]. 北京：科学出版社，1959.

[5] 中国科学院青藏高原综合科学考察队. 西藏植物志：第1卷[M]. 北京：科学出版社，1983.

清香藤

Qingxiangteng

JASMINI LANCEOLARIAE CAULIS

本品为木樨科植物清香藤 *Jasminum lanceolaria* Roxb.的干燥藤茎。秋、冬二季采收，除去细枝及叶，切段，干燥。

【性状】本品略呈长圆柱形，稍扁，直径0.5～2 cm。表面灰棕色至黄棕色，有细纵纹及皮孔。断面皮部薄，棕色至棕褐色；木部黄白色；髓部棕色。质坚硬，不易折断。气微，味淡。

【鉴别】取本品粉末1 g，加甲醇20 ml，超声处理30 min，滤过，取滤液2 ml，加镁粉少许，滴加盐酸数滴，显红色。

【检查】**水分**　不得过13.0%（《中国药典》通则0832第二法）。

总灰分　不得过5.0%（《中国药典》通则2302）

酸不溶性灰分　不得过1.0%（《中国药典》通则2302）

【浸出物】照醇溶性浸出物测定法（《中国药典》通则2201）项下的热浸法测定，以稀乙醇作为溶剂，不得少于25.0%。

【炮制】除去杂质，略洗，润透，切片或段，干燥。

【性味与归经】苦、辛，平。归肝、肺、肾经。

【功能与主治】祛风除湿，凉血解毒。用于风湿痹痛，跌打损伤，疮痈肿毒，带下黄臭，阴部瘙痒。

【用法与用量】9～30 g。

【贮藏】置通风干燥处。

清香藤质量标准起草说明

【名称】沿用我市民间习用名称。

【别名】光清香藤、北清香藤、破骨风、破藤风。

【来源】我市东南地区习用药材，经调研为木犀科植物清香藤（*Jasminum lanceolarium* Roxb.）的干燥藤茎。

【原植物形态】叶对生或近对生，三出复叶，有时花序基部侧生小叶退化成线状而成单叶；叶柄长0.3～4.5 cm，具沟，沟内常被微柔毛；叶片上面绿色，光亮，无毛或被短柔毛，下面色较淡，光滑或疏被至密被柔毛，具凹陷的小斑点；小叶片椭圆形、长圆形、卵圆形、卵形或披针形，稀近圆形，长3.5～16 cm，宽1～9 cm，先端钝、锐尖、渐尖或尾尖，稀近圆形，基部圆形或楔形，顶生小叶柄稍长或等长于侧生小叶柄，长0.5～4.5 cm。复聚伞花序常排列呈圆锥状，顶生或腋生，有花多朵，密集；苞片线形，长1～5 mm；花梗短或无，果时增粗增长，无毛或密被毛；花芳香；花萼筒状，光滑或被短柔毛，果时增大，萼齿三角形，不明显，或几近截形；花冠白色，高脚碟状，花冠管纤细，长1.7～3.5 cm，裂片4～5枚，披针形、椭圆形或长圆形，长5～10 mm，宽3～7 mm，先端钝或锐尖；花柱异长。果球形或椭圆形，长0.6～1.8 cm，径0.6～1.5 cm，两心皮基部相连或仅一心皮成熟，黑色，干时呈橘黄色。花期4—10月，果期6月—翌年3月 [1]。

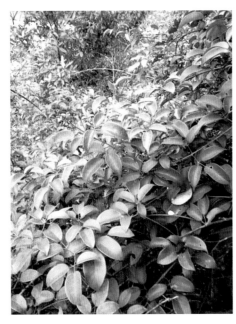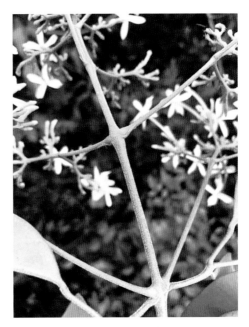

　　　　　清香藤植物图　　　　　　　　　　　　　清香藤植物图（花期）

【产地分布】分布于重庆、四川等长江流域以南各省区以及陕西、甘肃、台湾等地。

【生长环境】生长于山坡、灌丛、山谷密林中，海拔2 200 m以下。

【化学成分】据文献[2, 3]报道，清香藤主要含有环烯醚萜类、木脂素类、黄酮类、有机酸类以及甾醇类化合物。

【性状】根据收集样品进行描述。

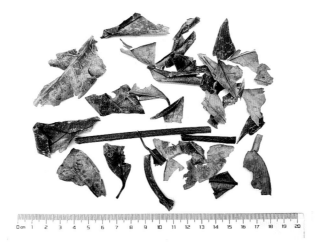

清香藤药材图

【鉴别】（1）化学反应　为鉴别本品中黄酮类成分，反应明显，收入标准正文中。

（2）薄层色谱　曾就本品进行薄层鉴别研究，方法如下：取本品粉末2 g加50%甲醇20 ml，超声处理30 min，滤过，滤液蒸干，残渣加甲醇2 ml使溶解，作为供试品溶液。另取10-羟基油酸苷二甲酯对照品，加甲醇制成每1 ml含1 mg的溶液，作为对照品溶液。照薄层色谱法（《中国药典》通则0502）试验，吸取上述两种溶液各5 μl，分别点样于同一硅胶G薄层板上，以二氯甲烷-乙酸乙酯-甲醇（2：2：1）为展开剂，展开，取出，晾干，喷以10%硫酸乙醇溶液，在105 ℃加热至斑点显色清晰。供试品色谱中，在与对照品色谱相应的位置上，显相同颜色的斑点。但考虑到对照品等因素，暂未收入标准正文。

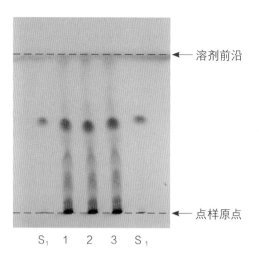

← 溶剂前沿

← 点样原点

S₁　1　2　3　S₁

清香藤薄层色谱图

1—3.清香藤样品；S₁—羟基油酸苷二甲酯对照品

【检查】**水分**　按水分测定法（《中国药典》通则0832）第二法测定，测定结果为7.63%～7.86%，平均值为7.77%。拟规定水分不得过13.0%，收入标准正文。

总灰分　按灰分测定法（《中国药典》通则2302）进行测定，测定结果为2.54%～4.63%，平均值为3.34%。拟规定总灰分不得过5.0%，收入标准正文。

酸不溶性灰分　按灰分测定法（《中国药典》通则2302）进行测定，测定结果为0.05%～0.37%，平均值为0.18%。拟规定酸不溶性灰分不得过1.0%，收入标准正文。

二氧化硫残留量　测定结果未检出。实际考察中未发现有熏硫现象，故未收入标准正文。

【浸出物】按正文要求进行测定，测定结果为28.52%～43.90%，平均值为35.26%。拟规定浸出物不得少于25%，收入标准正文。

清香藤水分、总灰分、酸不溶性灰分、浸出物测定结果表

样品编号	来源/产地	水分/%	总灰分/%	酸不溶性灰分/%	浸出物/%
1	湖南省平江县	7.81	2.85	0.11	33.36
2	云南省盈江县户撒梁子	7.63	4.63	0.37	43.90
3	广西靖西	7.86	2.54	0.05	28.52
平均值		7.77	3.34	0.18	35.26

【炮制】【性味与归经】【用法与用量】【贮藏】均参照《湖南省中药饮片炮制规范》2010年版。

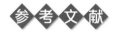

参考文献

[1] 清香藤. 中国植物物种信息数据库[引用日期2013-06-25].

[2] 张予川，楼丽丽，孟大利，等. 清香藤化学成分的分离与鉴定[J]. 沈阳药科大学学报，2010，27（11）：880-882.

[3] 张毅，梁旭，张正锋，等. 清香藤茎化学成分的分离与鉴定[J]. 沈阳药科大学学报，2014，31（8）：610-612.

蜻 蜓

Qingting

DRAGONFLY

本品为蜻科昆虫赤蜻蛉*Crocothemis servillia* Drury、夏赤蜻*Sympetrum darwinianum* Selys及其近似种或蜓科昆虫青蜻蜓*Aesohnophlebia* sp.、碧伟蜓*Anax parthenope julius* Brauer的干燥成虫。夏、秋二季捕捉，闷死，干燥。

【性状】**赤蜻蛉** 体细长，长4~5 cm，雄虫身体黄褐色，头部复眼一对极大，盖过头顶，彼此相连。触角短小，口器发达。翅2对，透明，基部具橙黄色斑纹，翅脉橙褐色，翅痣黄色，其上下边缘厚，黑色。足橙色，具黑色巨型长刺，腿节外侧具黑刺一排。胸部密布淡棕色的细毛，胸背向一纵脊，其后端分叉。腹部橙色，细长，由10节组成，第8~9节以后为黑色，具黑色小齿。

夏赤蜻 体较小，长2~3 cm，宽约0.5 cm。下唇淡灰黄色，上唇淡赤褐色，额赤黄褐色，两复眼暗褐色，在头顶前方以一点相接触。胸部侧板暗黄色，胸部背板及腹部背板为暗赤色。翅透明，翅痣长方形，褐色，二后翅臀域淡黄褐色。

青蜻蜓 体细长，长4~8 cm，头部有大型的复眼一对，左右相连；触角短小；口器发达；前额上部有黑色横纹。胸部两旁绿色。翅2对，长大，膜质，黄色而带透明，翅脉呈细密的网状，翅缘端部有翅痣。脚3对，腿部褐色，余皆黑色，腹部细长，由10节组成；雄虫在第1节及第2节呈青蓝色。尾端有短尾脚1对，雌雄的生殖门亦开孔于此，雄虫腹部第2节的腹面中央有特别的交接器。

碧伟蜓 体部呈长圆柱形，长4.5~6.5 cm，宽约1 cm，体色带绿。头部半球形，宽约1 cm；下唇黄色，上唇赤黄色，具宽的黑前缘；额黄绿色，前额上有一宽的黑色横带；两复眼甚大，呈棕褐色，在头顶中央有很长一段相接触。胸部黄绿色；具翅2对，膜质透明，略带黄色，前缘脉黄色，翅痣黄褐色。腹部第一、二两节膨大，第一节绿色；其余各节背面黑色，侧面褐色。

【鉴别】取本品粉末0.2 g，加70%乙醇5 ml，超声处理15 min，滤过，滤液作为供试品溶液。取丙氨酸对照品，加70%乙醇制成每1 ml含0.5 mg的溶液，作为对照品溶液。照薄层色谱法（《中国药典》通则0502）试验，吸取供试品溶液2 μl，对照品溶液1 μl，分别点于同一硅胶G板上，以正丁醇-冰醋酸-水（3∶1∶1）为展开剂，展开，取出，晾干，喷以2%茚三酮丙酮溶液，在105 ℃加热至斑点显色清晰。供试品色谱中，在与对照品色谱相应的位置上，显相同颜色的斑点。

【检查】**水分** 不得过14.0%。（《中国药典》通则0832第二法）。

【浸出物】照醇溶性浸出物测定法（《中国药典》通则2201）项下的热浸法测定，用乙醇做溶剂，不得少于8.0%。

【炮制】除去杂质。

【性味与归经】微寒、凉。归肾经。

【功能与主治】益肾强阴。用于肾虚阳痿，遗精。

【用法与用量】0.8~1.5 g。

【贮藏】置阴凉干燥处，防压，防蛀。

蜻蜓质量标准起草说明

【名称】渝药检标〔2004〕517号文蜻蜓质量标准沿用该通用名称。

【别称】负劳、蜻蛉、桑根、仓、胡蝶、狐梨、诸乘、胡蜊、马大头、纱羊、青娘子。

【来源】本品为蜻科昆虫赤蜻蛉*Crocothemis servillia* Drury 及其近似种（夏赤蜻 *Sympetrum darwinianum* Selys、细腹蜻蛉*Orthetrum sabina* drury.、赤卒*Crocothemis Serviloa* Drury.、黑尾蜻蛉*Orthetrum* sp.、黑尾灰蜻蛉*Orthetrum glaucum* Braner、黄腰蜻蛉*Psuudothemis zonata* Burmeister.、虾黄蜻蛉*Sympetrum flaveolum* Linne.、姬广翅蜻蛉*Trameatran smarina yayeyamona* Asahina.）或蜓科昆虫青蜻蜓*Aesohnophlebia* sp.及其近似种（碧伟蜓*Anax parthenope julius* Brauer）的干燥成虫。夏、秋两季捕捉，闷死，取出，干燥[1]。

蜻蜓可以益肾强阴，治肾虚遗精、阳痿，还可以用来止咳、治疗咽喉肿痛和百日咳等病症。 这些治疗作用都是有古书记载的，《别录》：强阴止精；《日华子本草》：壮阳，暖水脏；《民间常用草药汇编》：息风镇惊；《陆川本草》：治肾虚阳痿。

《中华本草》中收载本品来源为蜓科动物碧伟蜓*Anax parthenope* Selys和蜻科动物赤蜻蛉*Crocothemis servillia* Drury、夏赤卒*Sympetrum darwinianum*（Selys）、褐顶赤卒*Sympetrum infuscatum*（Selys）、黄衣.*Plantala flavescens*（Fabricius）等的全体。本品功能主治为益肾壮阳；强阴秘精。主肾虚阴痿；遗精；喘咳。

本品来源中的蜻科昆虫夏赤蜻*Sympetrum darwinianum* Selys和蜓科昆虫碧伟蜓*Anax parthenope julius* Brauer等两个科属来源在《山西省中药材标准》（1987年版）和2013年均有收载；蜻科昆虫赤蜻蛉*Crocothemis servillia* Drury和蜓科昆虫青蜻蜓*Aesohnophlebia* sp.及其近似种来源收载于《重庆市中药饮片炮制规范及标准》2006年版。

《雄狮丸质量标准》中蜻蜓的来源为细腹蜻蛉*Orthetrum sabina* drury.、赤卒*Crocothemis Serviloa* Drury.、黑尾蜻蛉*Orthetrum* sp.、黑尾灰蜻蛉*Orthetrum glaucum* Braner、黄腰蜻蛉*Psuudothemis zonata* Burmeister.、虾黄蜻蛉*Sympetrum flaveolum* Linne.、姬广翅蜻蛉*Trameatran Smarina yayeyamona* Asahina.）或蜓科昆虫青蜻蜓*Aesohnophlebia* sp.的干燥成虫。

市场上上述基原的蜻蜓均混杂使用，未进行明确区分。

【原动物形态】蜻蜓是一类较为古老的昆虫，有 6 000多种。蜻蜓的生活史分为卵、稚虫和成虫3个阶段。稚虫肉食性，喜欢捕食水生小动物，包括小鱼、小虾和蝌蚪等。稚虫期依种类不同而长短不一，普通种类1～3年，最长的则要7～8年才能完全成熟，期间需经过8～14次不等的脱皮，然后爬出水面，蜕皮羽化变成成虫。蜻蜓稚虫可划分为4种栖息类型。第1种为抱握型，该类型稚虫通常以抱握的姿势停栖于水生植物上或是以攀爬的姿势栖息于水底的石块表面；第2种为平卧型，该类型稚虫栖息于池塘底层的泥床上；第3种为隐藏型，该类型稚虫栖息于水中的枯枝落叶堆等隐蔽的环境；第4种为挖掘型，该类型稚虫将身体埋藏在水底的淤泥或沙石中。池塘中的稚虫以抱握型和平卧型居多。 根据调查结果发现，漳州地区生活在静水域的蜻蜓（不包括豆娘）有30多种，主要分属于蜓科和蜻科两类。这些蜻蜓具有很强的领地拓展能力，一有新的池塘水域，当年即可侵入产卵，孵化出稚虫捕食鱼苗、蝌蚪等水生动物。在漳州各地，每年3月初即可看到多种蜻蜓在水域上空巡弋，到当年11月底12月初，仍有多种蜻蜓在静水域附近活动。

在蜻蜓产卵期间，各池塘水面上，经常可以看到多种蜻科蜻蜓在一个小范围内或是一个点上进行多次而快速地点水产卵；也可以看到几种蜓科蜻蜓在水生植物上停栖产卵[2]。

【产地分布】我国大部地区均有分布。

【采收与加工】夏、秋两季捕捉，闷死，取出，干燥。

【化学成分】蜻蜓目昆虫含有蛋白质、脂肪、纤维及游离酸等化学成分[3]。

【性状】参照《山西省中药材标准》（2013年版）、《重庆市中药饮片炮制规范及标准》（2006年版）、渝药检标〔2004〕517号文附发质量标准中描述，并结合样品的实际情况进行描述。

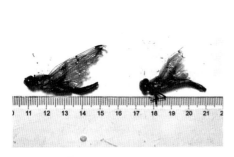
蜻蜓药材图（侧面）

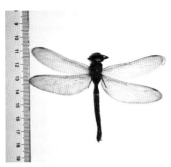
蜻蜓药材图（背面）

【鉴别】为蜻蜓的薄层色谱鉴别。对本品进行了薄层色谱研究。供试品溶液及对照药材溶液的制备、显色剂、检视方法同标准正文，吸取供试品溶液2 μl，对照品溶液1 μl，供试品溶液4 μl，对照品溶液2 μl分别点于同一硅胶G板上。供试品色谱中，在与对照品色谱相应的位置上，均能检出相同颜色的斑点，斑点清晰、R_f值适中，故将点样量确定为"供试品溶液2 μl，对照品溶液1 μl"收入标准正文。

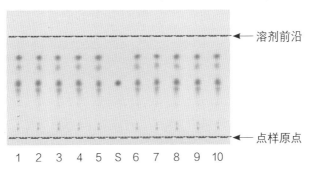
← 溶剂前沿

← 点样原点

蜻蜓的TLC鉴别图谱

1—10. 蜻蜓样品；S—丙氨酸对照品

【检查】水分　按水分测定法（《中国药典》通则0832）第二法测定，测定结果为8.5%～13.5%，平均值为11.2%。拟规定水分不得过14.0%，收入标准正文。

【浸出物】采用醇溶性浸出物测定项下的热浸法，用乙醇做溶剂测定10批样品，测定结果为9.5%～15.4%，平均值11.7%，故规定浸出物不得少于8.0%。收入标准正文。

蜻蜓水分、浸出物测定结果表

样品编号	产　地	水分/%	浸出物/%
1	安徽	9.4	9.8
2	江苏	12.4	13.9
3	江苏	8.5	12.6
4	四川	12.0	10.8
5	江苏	10.8	11.8
6	江苏	13.5	12.4
7	江苏	12.2	9.5
8	江苏	9.6	15.4
9	江苏	11.8	9.7
10	江苏	11.9	11.2
平均值		11.2	11.7

【性味与归经】【功能与主治】【用法与用量】【贮藏】沿用渝药检标〔2004〕517号文附发质量标准。

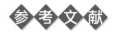

参 考 文 献

［1］朱翠，李力．蜻蜓目昆虫在生态及应用方面的研究[J]．西安文理学院学报（自然科学版），2013，16（1）：44-46.

［2］徐奇涵，林文才，庄发扬，等．池塘养殖敌害蜻蜓稚虫的防治方法[J]．福建农业科技，2016（3）：49-50.

［3］姜玉霞．黑龙江省一种药用蜻蜓：褐顶赤蜻[J]．中国林副特产，2004（4）：29-30.

软覆盆子

Ruanfupenzi

RUBI EUCALYPTI FRUCTUS

本品蔷薇科植物桉叶悬钩子 *Rubus eucalyptus* Focke 或菰帽悬钩子 *Rubus pileatus* Focke 的干燥未成熟果实。夏天果实未成熟时采收，除去果柄及果蒂，干燥。

【性状】本品为聚合果，由多数小核果聚合而成，呈圆锥形或扁圆锥形，高 0.5～1.3 cm，直径 0.4～1.5 cm。表面灰绿色或灰褐色，密被灰白色茸毛。顶端钝圆，基部平截，中心凹入。小核果呈半月形，具细网纹及密集白色茸毛。体轻，质软。气微，味微酸涩。

【鉴别】本品粉末棕黄色或棕褐色。非腺毛多，单细胞，弯曲，木化，壁厚，多碎断，直径 7～25 μm；有的非腺毛体部易脱落，足部残留埋于表皮层，表面观类圆形或长圆形，胞腔分枝似石细胞。果皮纤维成束，直径 5～12 μm，上下交错排列。

【检查】**水分** 不得过 13.0%（《中国药典》通则 0832 第二法）。

总灰分 不得过 7.0%（《中国药典》通则 2302）

酸不溶性灰分 不得过 1.0%（《中国药典》通则 2302）

【浸出物】照醇溶性浸出物测定法（《中国药典》版通则 2201）项下的热浸法测定，用稀乙醇作为溶剂，不得少于 12.0%。

【性味与归经】甘、酸，温。归肾、膀胱经。

【功能与主治】益肾，固精，缩尿。用于肾虚尿频，遗尿，滑精。

【用法与用量】1.5～9 g。

【贮藏】置干燥处。

软覆盆子质量标准起草说明

【名称】沿用《四川中药材标准》（1987 年版）增补本。

【来源】古代药用覆盆不止一种，但均为悬钩子属植物无疑，与今商品情况基本一致[1]。重庆使用的软覆盆子为悬钩子属植物桉叶悬钩子 *Rubus eucalyputs* Focke 或菰帽悬钩子 *Rubus pileatus* Focke 的干燥果实。

【原植物形态】**桉叶悬钩子** 灌木，高 1.5～4 m。小枝深紫褐色或褐色，无毛，疏生粗壮钩状皮刺；一年生花枝短，具柔毛、腺毛和钩状皮刺。小叶 3～5 枚，顶生小叶卵形，菱状卵形或菱状披针形，侧生小叶菱状卵形或椭圆形，长 2～8 cm，宽 1.5～5 cm，顶生小叶顶端常渐尖，侧生小叶急尖，基部宽楔形至圆形，稀近心形，上面无毛，下面密被灰白色绒毛，边缘有不整齐粗锯齿或缺刻状重锯齿，顶生小叶有时 3 裂，叶柄长 5～8 cm，顶生小叶柄长 1～2.5 cm，侧生小叶几无柄，与叶轴均疏生柔毛、腺毛和小皮刺；托叶线形，具柔毛。花 1～2 朵，常着生于侧生短枝顶端，稀腋生；花梗长 2～5 cm，具柔毛、腺毛和针刺；花直径 1.5～2 cm；花萼外面被柔毛、腺毛和疏密不等的针刺；萼片卵状披针形或三角形状披针形，长 1～1.5 cm，顶端尾尖，内萼片边缘常见灰白色绒毛，在花时直立，果时开展，稀反折；花瓣匙形，长 7～8 mm，宽 3～4 mm，白色、基部渐狭成宽爪，短于萼片；花丝线形，花柱下部和子房顶部密被白色长绒毛。果实近球形，直径1.2～2 cm，密被灰白色长绒毛，宿萼萼片开展或有时反折；核具浅皱纹。花期4—5月，果期6—7月[1]。

菰帽悬钩子　小叶5～7枚，顶生小叶不分裂，叶片顶端有时稍浅裂，花萼外无毛或仅萼片边缘具绒毛，无刺。果实直径0.8～1.2 cm。花期6—7月，果期8—9月[1]。

【产地分布】桉叶悬钩子分布于重庆、四川、贵州、陕西、甘肃、湖北；菰帽悬钩子分布于重庆、四川、河南、陕西、甘肃。主产于重庆。

【生长环境】桉叶悬钩子常野生于海拔1 000～2 500 m的杂木林、灌丛中或荒草地；菰帽悬钩子常野生于海拔1 400～2 800 m的河谷边、路旁疏林下或山谷阴处密林下。

【化学成分】据资料[2-4]记载，从菰帽悬钩子*Rubus pileatus* Focke的地上部分分离5个化合物：2α，3β，19α-三羟基乌索-12-稀-28-酸；2α，3β，19α，23-四羟基乌索-12-烯-28-酸，2α，3β，19α，23-四羟基齐墩果-12-酸、乌索酸、β-胡萝卜苷（Ⅷ）和β-D-(-)-吡喃果糠。

【性状】沿用《四川中药材标准》（1987年版）增补本描述。

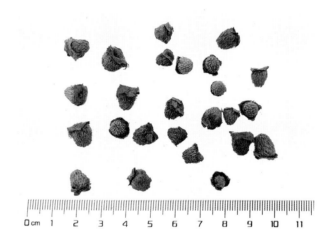

软覆盆子药材图

【鉴别】**显微鉴别**　显微特征明显，收入标准正文。

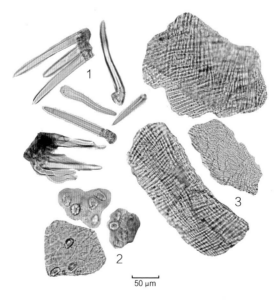

软覆盆子的粉末显微特征图

1—非腺毛；2—非腺毛残基；3—纤维

【检查】水分　按水分测定法（《中国药典》通则0832）第二法测定，测定结果为9.5%～11.1%，平均值为10.3%。拟规定水分不得过13.0%，收入标准正文。

总灰分　按灰分测定法（《中国药典》通则2302）进行测定，测定结果为3.4%～5.9%，平均值为4.8%。拟规定总灰分不得过7.0%，收入标准正文。

酸不溶性灰分　按灰分测定法（《中国药典》通则2302）进行测定，测定结果为0.16%～0.37%，平均值为0.26%。故规定酸不溶性灰分不得过1.0%，收入标准正文。

二氧化硫残留量　照二氧化硫残留量测定法（《中国药典》通则2331）测定，大部分未检出，有两批检出，测定值最高13 mg/kg。实际考察中未发现有熏硫现象，故未收入标准正文。

【浸出物】按正文所述浸出物方法，测定结果为24.8%～31.8%，平均值为29.0%。参照《四川省中药材标准》（2010年版）该品种项下【浸出物】的限度，规定浸出物不得少于12.0%，收入标准正文。

软覆盆子水分、总灰分、酸不溶性灰分、浸出物测定结果表

样品编号	来源	水分/%	总灰分/%	酸不溶性灰分/%	浸出物/%
1	慧远（四川）	11.1	4.6	0.25	31.0
2	华奥（浙江）	10.8	3.4	0.16	24.8
3	重庆泰尔森制药有限公司	10.5	5.4	0.30	28.8
4	四川	9.5	5.5	0.24	29.0
5	重庆涪陵	10.5	5.9	0.37	29.4
6	重庆	10.1	4.2	0.23	28.3
7	重庆	9.6	4.5	0.24	31.8
平均值		10.3	4.8	0.26	29.0

【性味与归经】【用法与用量】参照《四川省中药材标准》（2010年版）拟订。

【功能与主治】【贮藏】沿用《四川中药材标准》（1987年版）增补本。

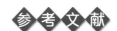

参 考 文 献

[1] 黎跃成. 道地药和地方标准药原色图谱[M]. 成都：四川科学技术出版社，2002.

[2] 肖培根. 新编中药志：第2卷[M]. 北京：化学工业出版社，2002.

[3] 南京中医药大学. 中药大辞典：上册[Z]. 2版. 上海：上海科学技术出版社，2006.

[4] 国家中医药管理局《中华本草》编委会. 中华本草[M]. 上海：上海科学技术出版社，1999.

软滑石

Ruanhuashi

KAOLINUM

本品为硅酸盐类矿物高岭石的块状物，主含$Al_2O_3 \cdot 2SiO_2 \cdot 2H_2O$。全年均可采挖，除净泥土、杂石。

【性状】本品呈不规则的块状，大小不一，外表白色或类白色，表面无光泽或稍有光泽。断面粉性，白色，有的具少数浅褐色或浅红色纹理。手摸具滑腻感并染手。体较轻，质松软，以舌舔之吸舌，微有泥土样气，无味。

【鉴别】取本品粉末适量加稀盐酸，煮沸，用水反复洗至洗液无色，取固体物质在100 ℃干燥1 h后，作为供试品。

（1）取供试品约1 g，置烧杯中，加水10 ml与硫酸5 ml，加热至产生白烟。放冷，加水20 ml，煮沸2~3 min，滤过，残渣为灰色。

（2）取供试品约1 g，加无水碳酸钠2 g，于镍或磁坩埚中，在700~800 ℃炽灼2 h，熔融后，稍冷，加水40 ml，浸渍，滤过，滤液加盐酸使成酸性，蒸干，残渣加稀盐酸，搅拌滤过，滤液显铝盐的鉴别反应（《中国药典》通则0301）。

【检查】**重金属** 取本品粉末8 g，加醋酸盐缓冲液（pH = 3.5）4 ml与水96 ml，煮沸10 min，放冷，滤过，滤液加水使成100 ml，取25 ml，依法检查（《中国药典》通则0821第一法），含重金属不得过10%。

砷盐 取本品粉末1 g，加盐酸5 ml与水23 ml，加热使溶解，放冷，依法检查（《中国药典》通则0822第一法），含砷盐不得超过2%。

【含量测定】取本品，研细，取约0.5 g，精密称定，置烧杯中，加6 mol/L盐酸40 ml，保持微沸30 min，滤过，收集滤液，滤渣用水洗涤3次，每次约20 ml。合并洗液与滤液，置250 ml量瓶中，放冷，加水至刻度，摇匀，精密量取20 ml，精密加入乙二胺四乙酸二钠滴定液（0.05 mol/L）20 ml，加醋酸-醋酸铵缓冲液（pH = 6.0）15 ml，煮沸10 min，放冷。加二甲酚橙指示液1 ml，用锌滴定液（0.05 mol/L）滴定至溶液黄色消失而呈橘红色，并将滴定的结果用空白试验校正。每1 ml乙二胺四乙酸二钠滴定液（0.05 mol/L）相当于6.453 mg的（$Al_2O_3 \cdot 2SiO_2 \cdot 2H_2O$）。

本品含（$Al_2O_3 \cdot 2SiO_2 \cdot 2H_2O$）不得少于40.0%。

【炮制】除去黏附的夹层，碾成细粉。

【性味与归经】甘，寒。归膀胱、心、大肠经。

【功能与主治】利尿通淋，清热解毒、祛湿敛疮。用于热淋，石淋，尿热涩痛，暑湿烦渴，湿热水泻；外治湿疹，湿疮，痱子。

【用法用量】9~24 g；外用适量。

【贮藏】置干燥处，防潮。

软滑石质量标准起草说明

【名称】沿用《四川省中药材标准》（1987年版）名称。本品较《中国药典》收载的滑石体软且易碎，手摸质地细腻，历史上习称软滑石，故沿用至今。

【来源】滑石始载于《神农本草经》，历代本草曾有多种记载。《名医别录》载："滑石生赭阳山谷，及太山之阴，或掖北白山，或卷山，采无时。"弘景曰："滑石色正白，仙经用之为泥。今出湘州、始安郡诸处。初取软如泥，久渐坚强，人多以作冢中明器物。赭阳属南阳，掖县属于青州东莱……"今据全国药材使用情况，认为滑石来源有两种，一种为单斜晶系矿物滑石，又称硬滑石，我国华北、东北、西北各地使用。一种为单斜晶系高岭石，又称软滑石，仅重庆、四川及华东地区使用[1]。

【原矿物形态】本品为单斜晶系高岭石，晶体发育完整者较少见，常为土状集合体，或致密细粒状。其颜色不一，单鳞片状和薄片状者为无色，而致密块状者呈白色，但往往因含有杂质而呈浅黄、浅褐、浅红、浅绿各色。鳞片状和片状的高岭石具珍珠光泽。致密块者无光泽。干燥的土状高岭石以手摸之具粗感，以舌舐之有黏性。干燥时吸收水分，潮湿时可形成塑性的糊状体。高岭石主要是表生矿物。它可以由含铝硅酸盐类矿物（长石、云母等）的大成岩或变质岩如花岗石、片麻岩等风化而成，常是沉积岩的重要矿物，也可以在低湿热液条件下形成高岭石。

【产地分布】主产于重庆、四川等地[1]。

【化学成分】主含（$Al_2O_3 \cdot 2SiO_2 \cdot 2H_2O$），有时含少量铁[1]。

【性状】沿用《四川省中药材标准》（1987年版）描述。

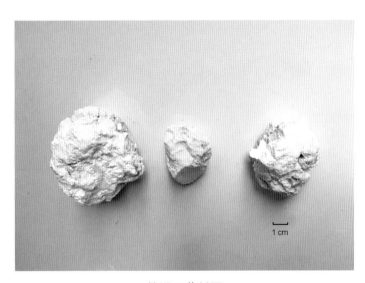

软滑石药材图

【鉴别】沿用《四川省中药材标准》（1987年版）化学反应。

【检查】**重金属** 沿用《四川省中药材标准》（1987年版）相关规定。

砷盐 沿用《四川省中药材标准》（1987年版）相关规定。

干燥失重 曾取本品各2 g，精密称定，在105 ℃干燥至恒重，参照干燥失重测定法（《中国药典》附录0831）检测，检测结果为0.07% ~ 0.12%，平均值为0.10%，考虑到本品为矿物类中药材，水分对其影响不大，故未收入正文标准。

【含量测定】本品主含$Al_2O_3 \cdot 2SiO_2 \cdot 2H_2O$，采用络合滴定法测定软滑石中$Al_2O_3 \cdot 2SiO_2 \cdot 2H_2O$含量，并用空白试验校正[2]。本方法具有较好的重现性，样品含量测定结果为47.98% ~ 51.32%，平均值为49.51%，故沿用《四川省中药材标准》（1987年版）规定，本品含$Al_2O_3 \cdot 2SiO_2 \cdot 2H_2O$不得少于40.0%。

软滑石干燥失重、重金属、砷盐、含量测定结果表

样品编号	来源/产地	干燥失重/%	重金属/%	砷盐/%	含量/%
1	四川宜宾	0.11	10	2	50.20
2	重庆江津	0.07	10	2	49.85
3	成都荷花池中药材专业市场	0.10	10	2	51.32
4	成都荷花池中药材专业市场	0.12	10	2	48.50
5	四川达州	0.10	10	2	47.98
6	重庆万州	0.11	10	2	49.25
平均值		0.10	10	2	49.51

【炮制】【性味与归经】【功能与主治】【用法与用量】【贮藏】参照《四川省中药材标准》（2010年版）拟订。

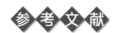

参 考 文 献

[1] 钟国跃. 重庆中草药资源名录[M]. 重庆：重庆出版社，2010.

[2] 孙毓庆. 分析化学：上册[M]. 北京：人民卫生出版社，1991.

三七花

Sanqihua

PANACIS BIPINNATIFIDIS FLOS

本品为五加科植物三七*Panax notoginseng*（Burk.）F.H.Chen的干燥花序。夏季花开放前或初开放时采收，除去杂质，干燥。

【性状】本品呈不规则球形或半球形，直径1～2 cm，外表灰绿色或墨绿色。一端具总花梗，另一端密集众多花蕾。小花梗细短，基部具鳞片状苞片。花萼边缘有5齿，花瓣5。气清香，味微苦、甘。

【鉴别】取本品粉末0.5 g，加水1 ml，搅匀，加水饱和的正丁醇20 ml，密塞，振摇10 min，放置30 min，离心，取上清液，加正丁醇饱和的水20 ml洗涤，弃去水液，取正丁醇液蒸干，残渣加甲醇1 ml使溶解，作为供试品溶液。另取人参皂苷Rb$_3$对照品，加甲醇制成1 ml含1 mg的溶液，作为对照品溶液。照薄层色谱法（《中国药典》通则0502）试验，吸取上述两种溶液各2 μl，分别点于同一硅胶G薄层板上，以正丁醇-乙酸乙酯-水（4：1：5）放置分层的上层溶液为展开剂，展开，取出，晾干，喷以10%硫酸乙醇溶液，在105 ℃加热至斑点显色清晰，置紫外光灯（365 nm）下检视。供试品色谱中，在与对照品色谱相应的位置上，显相同颜色的荧光斑点。

【检查】**水分** 不得过15.0%（《中国药典》通则0832第二法）。

总灰分 不得过8.0%（《中国药典》通则2302）。

【浸出物】照醇溶性浸出物测定法（《中国药典》通则2201）项下热浸法测定，用稀乙醇作溶剂，不得少于35.0%。

【炮制】除去杂质。

【性味与归经】甘、微苦，凉。归肝经。

【功能与主治】清热，平肝，降压。用于高血压，头昏，目眩，耳鸣，急性咽喉炎。

【用法与用量】1～3 g。

【贮藏】置干燥处。

三七花质量标准起草说明

【名称】沿用《四川省中药材标准》（1987年版）增补本。

【来源】三七始载于《本草纲目》，又名山漆、金不换。三七花历代本草无记载，始见于《云南中草药选》。其原植物为三七*Panax notoginseng*（Burk.）F. H. Chen。

【原植物形态】多年生草本。主根肉质或否，单生或多簇生，纺锤形；根状茎短或长；茎高30～60 cm。掌状复叶3～6片轮生茎顶，小叶3～7，膜质，中央一片最大，长椭圆形至倒卵状长椭圆形，长8～10 cm，宽2.5～3.5 cm，顶端渐尖至长渐尖，基部圆形至宽楔形，边缘有锯齿，两面脉上有毛；小叶柄长2 cm。伞形花序单个顶生；花小，淡黄绿色；萼边缘有5齿；花瓣5；雄蕊5；子房下位，2～3室；花柱2～3，分离或基部合生或合生至中部。果扁球形，成熟时红色。

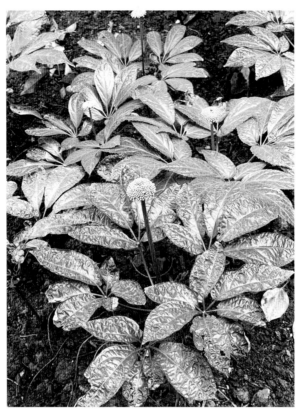

三七植物图

【产地分布】分布于云南东南部和广西西南部，多栽培。主产云南。

【生长环境】生于山坡林荫下。

【采收加工】夏季花开放前或初开放时采收，干燥。

【化学成分】本品主要含原人参二醇型皂苷，包括人参皂苷Rb_1、Rb_2、Rb_3、Rc以及三七皂苷Fc等。

【性状】沿用《四川省中药材标准》（1987年版）增补本并根据药材实际进行描述。

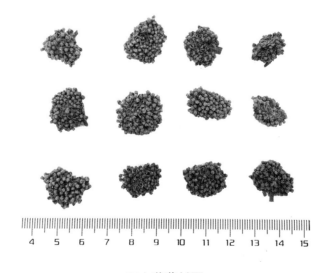

三七花药材图

　　【鉴别】薄层鉴别　　对本品进行了薄层色谱研究，供试品溶液及对照品溶液的制备、展开剂、检视方法同标准正文，用正丁醇-乙酸乙酯-水（4∶1∶5）放置分层的上层溶液为展开剂，供试品色谱中，在与对照品色谱相应的位置上，均能检出相同颜色的斑点，斑点清晰、R_f值适中，重现性好，收入标准正文。

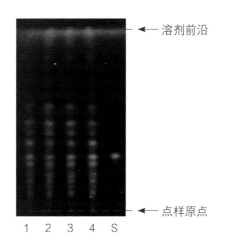

三七花的薄层色谱图

1—4. 三七花样品；S—人参皂苷Rb3对照品

【检查】水分　按水分测定法（《中国药典》通则0832）第二法测定，测定结果为12.0%～14.2%，平均值为13.1%。拟规定水分不得过15.0%，收入标准正文。

总灰分　按灰分测定法（《中国药典》通则2302）进行测定，测定结果为5.9%～7.1%，平均值为6.3%。拟规定总灰分不得过8.0%，收入标准正文。

二氧化硫残留量　照二氧化硫残留测定法（《中国药典》通则2331）进行测定，测定结果均未检出。实际考察中未发现有熏硫现象，故未收入标准正文。

【浸出物】按正文要求进行测定，测定结果为56.1%～61.6%，平均值为58.3%。拟规定浸出物不得少于35.0%，收入标准正文。

三七花水分、总灰分、浸出物测定结果表

样品编号	产地/收集地	水分/%	灰分（%）	浸出物/%
1	云南	13.3	5.9	61.6
2	云南	12.8	7.1	56.1
3	四川	14.2	6.5	56.3
4	重庆	12.0	5.8	59.1
平均值		13.1	6.3	58.3

【药理】1. 对中枢神经系统作用。2. 抗炎作用。3. 有扩张血管作用[1]。

【炮制】【性味与归经】【功能与主治】【贮藏】参照《四川省中药材标准》（2010年版）拟订。

【用法与用量】参照《广东省中药材标准》（第三册）拟订。

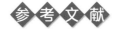

[1] 赵振霞，王敏，段吉平，等. 三七叶、三七花质量标准研究[J]. 中国现代中药，2018，20（8）：979-983.

谷精珠

Gujingzhu

ERIOCAULI FLOS

本品为谷精草科植物毛谷精草 *Eriocaulon australe* R.Br. 或华南谷精草 *Eriocaulon sexangulare* L.的干燥头状花序或带花茎的干燥头状花序，秋季开花时采收，除去杂质，干燥。

【性状】**毛谷精草** 本品呈扁圆球形，直径6～8 mm，高3～6 mm。灰白色，少数灰棕色。顶端向下凹陷或向外突起。雌雄花紧密排列，花序基部残留有序梗痕，并生有黄棕色的倒卵形总苞片，革质。体轻质硬，气微，味淡。

华南谷精草 本品呈半圆球形或短矩圆形，上端较下端稍细，表面灰棕色或暗棕色，顶端微凹陷，基部凹陷或平截。

【鉴别】本品粉末灰棕色。腺毛头部长椭圆形，1～4细胞，长20～120 μm，顶端细胞较长，表面有细密网状纹理，腺柄较短，单细胞。非腺毛1～6细胞，长可达1 300 μm。花茎表皮细胞表面观长条形，表面有纵直角质纹理，气孔类长方形。子房壁细胞直径20～60 μm，内表面观多角形，细胞壁常间断呈对称或不对称膨大；侧面观呈栅状。花粉粒类圆形，有的可见螺旋状萌发孔，表面有细小疣状突起。成熟种皮表皮细胞多角形，黄棕色或橙红色，有的可见着生有T字毛。

【检查】**水分** 不得过12.0%（《中国药典》通则0832第二法）。

总灰分 不得过3.0%（《中国药典》通则2302）。

【浸出物】照醇溶性浸出物测定法（《中国药典》通则2201）项下的热浸法测定，以稀乙醇为溶剂，不得少于8.0%。

【炮制】除去杂质。

【性味与归经】辛、甘、平。归肝、肺经。

【功能与主治】祛风散热，明目退翳。用于风热目赤，肿痛羞明，眼生翳膜，风热头痛。

【用法与用量】9～12 g。

【贮藏】置通风干燥处。

谷精珠质量标准起草说明

【名称】沿用《四川省中药材标准》（1987年版）增补本。

【来源】本品始载于《开宝本草》。《本草纲目》《江苏植物志》等均有记载，《中国药典》以谷精草之名收载了谷精草科谷精草属植物谷精草 *Eriocaulon buergerianum* Körn.的带花茎的头状花序。本标准收载的谷精珠为同属植物华南谷精草 *Eriocaulon sexangulare* L. 毛谷精草 *Eriocaulon australe* R. Br.的头状花序。

【原植物形态】**毛谷精草** 叶基生，条形，长10～30 cm，宽2～4 mm，有白色长柔毛。花葶等长或长于叶片，具5～7棱，疏生长毛；鞘筒有毛；头状花序近半球形，直径6～8 mm；总苞片宽倒卵形，革质，暗黄色；花苞片覆瓦状排列，革质，稍长于花，顶端有短尖，内弯，背面密生粉状微毛；雄花外轮花被片3，两侧片具翅；内轮花被片下部合生成管状，3裂片的中央有黑色腺体，顶端有毛，雄蕊6；雌花外轮花被片长1～5 mm，2侧片呈舟状，脊具膜质宽翅，中间1片小，披针状匙形，内轮花被片3，离生，线形，上部中央有一黑色腺体，边缘有毛。蒴果近球形，含3枚长约0.7 mm的棕黄色种子。

【显微鉴别】**华南谷精草**　叶和花葶无毛，叶宽5～10 mm，花葶有4～5棱，雌、雄花的内轮花被片上无黑色腺体[1]。

【产地分布】分布于广东、海南、广西、福建、台湾。

【生长环境】生于水田或溪沟湿地。

【化学成分】含黄酮类[高车前素（hispidulin）、泽兰黄酮（nepetin）等]、咕吨酮类、naphthopyranone类等化学成分[2]。

【性状】在《四川省中药材标准》（1987年版）增补本的基础上，结合收集的商品药材据实描述。

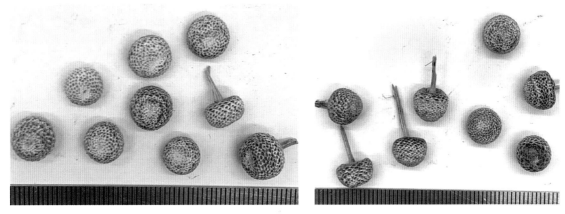

谷精珠药材（毛谷精珠）　　　　　　　　　谷精珠药材（华南谷精珠）

【鉴别】**显微鉴别**　通过试验，标准所收载的两个种的粉末均能检出正文所示显微特征，且显微特征明显，故收入标准正文。

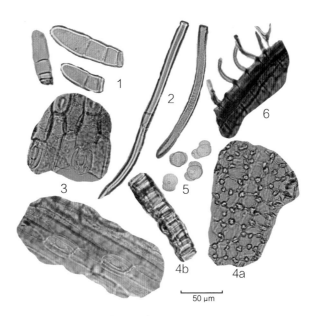

50 μm

谷精珠粉末显微特征图

1—腺毛；2—非腺毛；3—花茎表皮细胞；4—子房壁细胞（4a内表面观，4b侧面观）；

5—花粉粒；6—T字毛

【检查】**水分**　按水分测定法（《中国药典》通则0832）第二法测定，测定结果为8.4%～10.4%，平均值为9.7%。故规定水分不得过12.0%，收入标准正文。

总灰分　按灰分测定法（《中国药典》通则2302）进行测定，测定结果为1.2%～2.2%，平均值为1.7%。故规定总灰分不得过3.0%，收入标准正文。

酸不溶性灰分　按灰分测定法（《中国药典》通则2302）测定，测定结果为0.01%～0.2%，平均值为0.1%。暂不收入标准正文。

二氧化硫残留　照二氧化硫残留量测定法（《中国药典》通则2331）测定，平均值为3.0 mg/kg，考察中发现，该品种无熏硫习惯，故未收入标准正文。

【浸出物】考察了水溶性浸出物（冷浸法）、水溶性浸出物（热浸法）、醇溶性浸出物（以稀乙醇为溶剂，热浸法），结果见下表。水溶性浸出物（冷浸法）少，结果未列入下表，未收入标准正文。水溶性浸出物（热浸法）测定结果为3.2%～4.6%，平均值为3.8%，暂未收入标准正文。仅将醇溶性浸出物（热浸法）收入正文，根据测定结果，拟规定醇溶性浸出物不得少于8.0%。

谷精珠水分、总灰分、酸不溶性灰分、浸出物、二氧化硫残留测定结果表

样品编号	来源/产地	水分/%	总灰分/%	酸不溶性灰分/%	水浸出物/%	醇浸出物/%	二氧化硫残留（mg·kg⁻¹）
1	四川成都（华南谷精草）	8.4	2.1	0.2	4.5	9.5	3.2
2	四川攀枝花（毛谷精草）	9.7	1.9	0.2	3.7	9.2	3.1
3	四川（华南谷精草）	9.5	2.2	0.2	4.6	10.2	2.0
4	重庆泰尔森制药有限公司（毛谷精草）	10.2	1.2	0.1	3.4	11.9	3.5
5	重庆泰尔森制药有限公司（华南谷精草）	10.4	1.4	-0.01	3.6	10.6	3.6
6	重庆中药材市场（华南谷精草）	9.8	1.6	0.1	3.2	10.3	2.8
	平均值	9.7	1.7	0.1	3.8	10.3	3.0

【炮制】【性味与归经】【用法与用量】【功能与主治】【贮藏】参照《重庆市中药饮片炮制规范及标准》（2006年版）拟订。

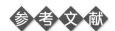

参　考　文　献

[1] 黎跃成. 道地药和地方标准药原色图谱[M]. 成都：四川科学技术出版社，2002.

[2] 张菲，王斌. 谷精草属植物的化学成分和药理活性的研究进展[J]. 中成药，2014，36（11）：2372-2377.

山合欢皮

Shanhehuanpi

ALBIZIAE KALKORAE CORTEX

本品为豆科植物山合欢*Albizia kalkora*（Roxb.）Prain.的干燥树皮。夏、秋二季剥取，干燥。

【性状】本品呈卷曲筒状或半筒状，长短不等，厚1～7 mm。外表面淡灰褐色、棕褐色或灰黑色相间。较薄的树皮上可见棕色或棕黑色纵棱线，密生棕色或棕红色横向皮孔。老树皮粗糙，栓皮厚，常呈纵向开裂，无皮孔；内表面黄白色，有细密纵纹。质硬而脆，易折断，断面呈纤维性片状，淡黄色或黄白色。气微，味淡、微涩、稍有刺舌感。

【鉴别】本品粉末灰黄色。石细胞类圆形、类方形、长圆形、类三角形，直径12～40 μm，壁较厚，孔沟明显。纤维成束，周围细胞含草酸钙方晶，形成晶纤维。草酸钙方晶呈多面体形或扁方体形，直径6～15 μm。

【检查】**水分**　不得过12.0%（《中国药典》通则0832第二法）。

总灰分　不得过10.0%（《中国药典》通则2302）。

酸不溶性灰分　不得过1.0%（《中国药典》通则2302）。

【浸出物】照醇溶性浸出物测定法（《中国药典》通则2201）项下的热浸法测定，用稀乙醇作溶剂，不得少于8.0%。

【炮制】除去杂质，洗净，润透，切丝或块，干燥。

【性味与归经】甘、平。归心、肝、肺经。

【功能与主治】宁心安神，活血消肿。用于失眠，肺痈疮肿，跌扑伤痛。

【用法与用量】6～12 g。外用适量。

【贮藏】置通风干燥处。

山合欢皮质量标准起草说明

【名称】沿用《四川省中药材标准》（1987年版）增补本名称，删除副名。

【来源】合欢始载于《名医别录》。唐本草云："此树生，叶似皂荚，槐等，极细，五月花发红、白色，所在山间中有之，今东、西京第宅山池间，亦有种者名曰合欢或合昏"，花淡红色者是合欢，白色者为山合欢，历代本草均未区别使用。重庆使用的山合欢皮为豆科合欢属植物山合欢*Albizia kalkora*（Roxb.）Prain.的干燥树皮。

【原植物形态】乔木，高4～15m。二回羽状复叶，羽片2～3对；小叶5～14对，条状矩圆形，长1.5～4.5 cm，宽1～1.8 cm，先端急尖或圆，有小短尖，基部近圆形，偏斜，中脉显著偏向叶片的上侧，两面密生短柔毛。头状花序2～3个生于上部叶腋或多个排成顶生的伞房状；花白色，有花梗，连雄蕊长约3.5 cm；花萼、花冠密生短柔毛。荚果，扁平，条形，深棕色，长7～17 cm，宽1.5～3 cm，疏生短柔毛，有种子4～12个[1, 2]。

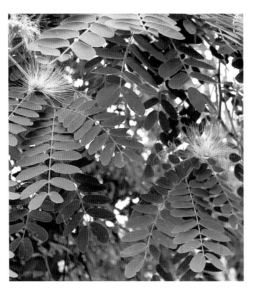

山合欢植物图

【产地分布】分布于长江以南华北、西北[1]。

【生长环境】生长于溪旁、路旁、山坡。

【化学成分】含三萜类化合物、黄酮类化合物、木脂素类化合物等成分[3]。

【性状】沿用《四川省中药材标准》（1987年版）增补本。

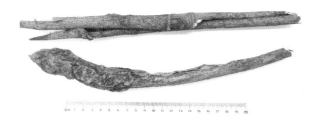

山合欢皮药材图

【鉴别】**显微鉴别**　显微特征明显，有鉴别意义，收入标准正文。

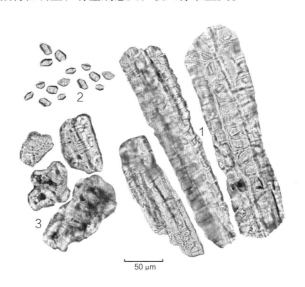

50 μm

山合欢皮粉末显微特征图

1—晶纤维；2—草酸钙方晶；3—石细胞

【检查】**水分**　按水分测定法（《中国药典》通则0832）第二法测定，测定结果为8.83%～11.17%，平均值为10.2%。拟规定水分不得过12.0%，收入标准正文。

总灰分　按灰分测定法（《中国药典》通则2302）进行测定，测定结果为6.08%～9.75%，平均值为7.3%。拟规定总灰分不得过10.0%，收入标准正文。

酸不溶性灰分　按灰分测定法（《中国药典》通则2302）进行测定，测定结果为0.14%～0.7%，平均值为0.3%。故规定酸不溶性灰分不得过1.0%。收入标准正文。

二氧化硫残留量　照二氧化硫残留测定法（《中国药典》通则2331）进行测定，测定结果均未检出。实际考察中未发现有熏硫现象，故未收入标准正文。

【浸出物】按正文要求进行测定，测定结果为10.07%～12.92%，平均值为11.1%。故规定浸出物不得少于8.0%，收入标准正文。

山合欢皮水分、总灰分、酸不溶性灰分和浸出物测定结果表

样品编号	样品来源（产地）	水分/%	总灰分/%	酸不溶性灰分/%	浸出物/%
1	重庆市中药材市场	10.95	6.96	0.14	12.92
2	重庆南川区南坪镇	8.83	7.27	0.19	10.51
3	重庆黔江区水市乡	11.17	9.75	0.2	10.7
4	重庆綦江区石角镇	10.24	6.21	0.35	11.52
5	重庆綦江区石角镇	9.87	6.08	0.7	10.07
平均值		10.2	7.3	0.3	11.1

【炮制】【性味与归经】【功能与主治】【用法与用量】【贮藏】参考《四川省中药饮片炮制规范》（2015年版）拟订。

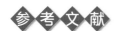

参 考 文 献

[1] 肖培根. 新编中药志：第三卷[M]，北京：化学工业出版社，2002.

[2] 中国科学院《中国植物志》编委会. 中国植物志：第39卷[M]，北京：科学出版社，1983.

[3] 朱红. 山合欢皮镇静活性成分及其质量分析研究[D]. 武汉：湖北中医学院，2008.

山鸡血藤

Shanjixueteng

MILLETTIAE CAULIS

本品为豆科植物香花崖豆藤*Millettia dielsiana* Harms.的干燥藤茎。秋、冬二季割取藤茎，趁鲜切片，干燥。

【性状】本品呈椭圆形、类圆形或不规则的斜切片，长径3～8 cm，短径1.5～3 cm，厚3～6 mm。外皮粗糙，灰褐色至棕褐色，皮孔椭圆形，纵向开裂。皮部或皮部内侧有一圈红棕色至棕褐色的树脂状物，占横切面半径的1/4～1/3。木部淡黄色，有多数细孔，髓部小。质坚硬，气微，味涩微苦。

【鉴别】（1）本品粉末灰白色至灰棕色。石细胞类方形、多角形或不规则形，直径12～74 μm，胞腔大小不一，少数胞腔不明显。纤维细长，直径5～29 μm，多断裂，有的纤维束周围细胞含草酸钙方晶，形成晶纤维，含晶细胞壁增厚木化。草酸钙方晶多呈双锥形，长径9～29 μm。色素块红棕色、黄棕色或棕褐色。薄壁细胞呈类长方形，直径12～26 μm，纹孔、孔沟可见。导管多破碎，完整者直径9～53 μm，为网纹、具缘纹孔导管。

（2）取本品粉末1 g，加乙醇100 ml，加热回流5 min，滤过，滤液蒸干，残渣加甲醇2 ml使溶解，加入硅胶1 g，拌匀，挥干溶剂，置硅胶柱中（100～200目，2 g，内径1.0 cm，干法装柱），先用石油醚（60～90 ℃）30 ml洗脱，弃去，再用三氯甲烷-甲醇（30∶1）40 ml洗脱，收集洗脱液，蒸干，残渣加三氯甲烷0.5 ml使溶解，作为供试品溶液。另取芒柄花素对照品，加甲醇制成每1 ml含1 mg的溶液，作为对照品溶液。照薄层色谱法（《中国药典》通则0502）试验，吸取上述两种溶液2～4 μl，分别点于同一硅胶G薄层板上，以三氯甲烷-甲醇（30∶1）为展开剂，展开，取出，晾干，置紫外光灯（254 nm）下检视。供试品色谱中，在与对照品色谱相应的位置上，显相同颜色的荧光斑点。

【检查】水分　不得过11.0%（《中国药典》通则0832第二法）。

总灰分　不得过7.0%（《中国药典》通则2302）。

【浸出物】照水溶性浸出物测定法（《中国药典》通则2201）项下的热浸法测定，不得少于6.0%。

【炮制】除去杂质。

【性味与归经】苦、甘，温。归肝、肾经。

【功能与主治】补血活血，通络。用于月经不调，血虚萎黄，麻木瘫痪，风湿痹痛。

【用法与用量】9～15 g。

【贮藏】置通风干燥处，防蛀。

山鸡血藤质量标准起草说明

【名称】《四川省中药材标准》（1987年版）的收载名称为鸡血藤，为了与《中国药典》（2020年版）一部收载的鸡血藤相区别，更名为山鸡血藤。

【别名】香花崖豆藤[1]、岩豆藤。

【来源】鸡血藤之名，始载于明代《本草备要》，清代《本草纲目拾遗》和《植物名实图考》比较详细地介绍了原植物形态和鸡血藤胶的制作方法。鸡血藤植物来源较为混乱，现《中国药典》2020年版一部收载了豆科植物密花豆的干燥藤茎作为鸡血藤的唯一基原。而西南地区民间习用药中习惯以豆科崖豆藤属植物香花崖豆藤*Millettia dielsiana* Harms.的干燥藤茎作为鸡血藤用，其植物分布广，药源丰富，故将其收入本标准中。

【原植物形态】攀援灌木，长2~5 m。茎皮灰褐色，剥裂，枝无毛或被微毛。羽状复叶长15~30 cm；叶柄长5~12 cm，叶轴被稀疏柔毛，后秃净，上面有沟；托叶线形，长3 mm；小叶2对，间隔3~5 cm，纸质，披针形，长圆形至狭长圆形，长5~15 cm，宽1.5~6 cm，先端急尖至渐尖，偶钝圆，基部钝圆，偶近心形，上面有光泽，几无毛，下面被平伏柔毛或无毛，侧脉6~9对，中脉在上面微凹，下面甚隆起，细脉网状，两面均显著；小叶柄长2~3 mm；小托叶锥刺状，长3~5 mm。圆锥花序顶生，宽大，长达40 cm，花枝伸展，长6~15 cm，较短时近直生，较长时呈扇状开展并下垂，花序轴多少被黄褐色柔毛；单花生；苞片线形，锥尖，略短于花梗，宿存；小苞片线性，贴萼生，早落，花长1.2~2.4 cm；花梗长约5 mm；花萼阔钟状，长3~5 mm，宽4~6 mm，与花梗同被细柔毛，萼齿短于萼筒，上方2齿几全合生，其余为卵形至三角状披针形，下方1齿最长；花冠紫红色，旗瓣阔卵形至倒阔卵形，密被锈色或银色绢毛，基部稍呈心形，具短瓣柄，无胼胝体，翼瓣甚短，约为旗瓣的二分之一，锐尖头，下侧有耳，龙骨瓣镰形；雄蕊二体，对旗瓣的1枚离生；花盘浅皿状；子房线形，密被绒毛，花柱长于子房，旋曲，胚珠8~9粒。荚果线形至长圆形，长7~12 cm，宽1.5~2 cm，扁平，密被灰色绒毛，果瓣薄，近木质，瓣裂，有种子3~5粒，种子长圆状凸镜形，长约8 cm，宽约6 cm，厚约2 cm。花期5—9月，果期6—11月。

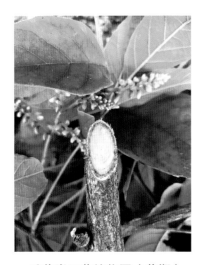 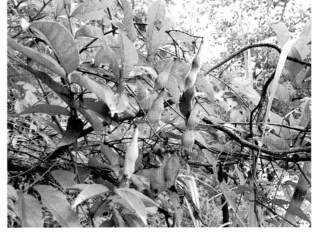

香花崖豆藤植物图（花期）　　　　　　香花崖豆藤植物图（果期）

【产地分布】分布于重庆、四川、贵州、云南、广东、福建、浙江、安徽、湖南等地[2]。

【生长环境】生于山坡杂木林、谷地、溪沟、路旁与灌丛中[3]。

【采收加工】沿用《四川省中药材标准》（1987年版）。

【化学成分】主要化学成分有：黄酮类、生物碱、萜类及甾醇等。黄酮类如阿弗洛莫生、大豆苷元、染料木素及芒柄花素[4,5]，生物碱如3H-imidazo[4,5-c]pyridine，萜类如木栓酮、表木栓醇，甾醇如豆甾醇和β-谷甾醇[6]等。

【性状】沿用《四川省中药材标准》（1987年版），并根据样品据实描述。

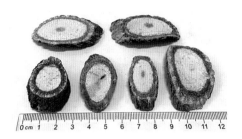

山鸡血藤药材图

【鉴别】（1）显微鉴别　本品粉末显微特征明显，故收入标准正文。

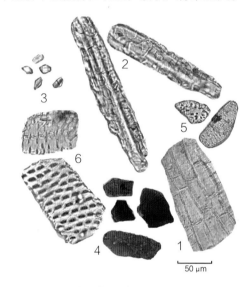

山鸡血藤粉末显微特征图

1—薄壁细胞；2—晶纤维；3—草酸钙方晶；4—色素块；5—石细胞；6—导管

（2）**薄层鉴别**　香花崖豆藤含芒柄花素成分，故以该成分作为对照品进行薄层色谱研究。供试品溶液及对照品溶液的制备、展开剂、检视方法同标准正文。采用三氯甲烷-甲醇（30∶1）为展开剂。供试品溶液中，在与对照品色谱相应的位置上，均能检出相同颜色的斑点。前者斑点清晰、R_f值适中，收入标准正文。

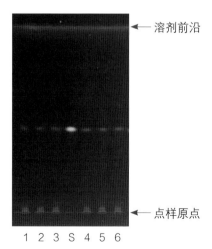

← 溶剂前沿

← 点样原点

1 2 3 S 4 5 6

山鸡血藤薄层色谱图

S—芒柄花素对照品；1—6.山鸡血藤样品

【检查】水分　按水分测定法（《中国药典》通则0832）第二法测定，测定结果为9.37%～10.53%，平均值为10.0%。故规定水分不得过11.0%，收入标准正文。

总灰分　按灰分测定法（《中国药典》通则2302）进行测定，测定结果为3.64% ~ 5.56%，平均值为4.6%。拟规定总灰分不得过 7.0%，收入标准正文。

酸不溶性灰分　按灰分测定法（《中国药典》通则2302）进行测定，测定结果为0.01% ~ 0.15%，平均值为0.06%。酸不溶性灰分过低，暂不收入标准正文。

有机氯类农药残留　鉴于生态环境对中药品质的影响，对山鸡血藤的有机氯类农药残留量进行测定。测定结果显示有机氯类农药（总六六六、总滴滴涕、五氯硝基苯、六氯苯、七氯、艾氏剂、氯丹）均暂未在收集的山鸡血藤样本中检出，故未将有机氯类农药残留量收入标准正文。

二氧化硫残留量　照二氧化硫残留测定法（《中国药典》通则2331）进行测定，测定结果均未检出。实际考察中未发现有熏硫现象，故未收入标准正文。

【浸出物】按正文要求进行测定，浸出物测定结果为13.01% ~ 16.32%，平均值为15.1%。参照《四川省中药材标准》（2015年版）山鸡血藤项下浸出物限度，暂定浸出物不得少于6.0%。

山鸡血藤水分、总灰分、酸不溶性灰分、浸出物的测定结果表

样品编号	来源/产地	水分/%	总灰分/%	酸不溶性灰分/%	水溶性浸出物/%
1	四川	10.12	3.64	0.08	16.32
2	广东	10.15	5.56	0.02	13.40
3	广东	9.37	5.12	0.01	16.13
4	四川	10.53	4.18	0.15	16.21
5	云南	9.85	4.49	0.02	13.01
6	重庆	9.98	4.58	0.06	15.58
平均值		10.0	4.6	0.06	15.1

【含量测定】分别对四川、广东、云南等地的山鸡血藤样品进行了芒柄花素化学成分的含量测定，测定结果显示芒柄花素在山鸡血藤中的含量相对较少，故不将此项目收入标准正文。

山鸡血藤芒柄花素的含量测定结果表

样品编号	来源/产地	芒柄花素/%
1	四川	0.004 5
2	广东	0.001 1
3	广东	0.001 4
4	四川	0.003 9
5	云南	0.001 7
6	重庆	0.001 5

【药理】据文献[7]报道，山鸡血藤体外实验具有抗凝（抗凝血酶）和促进纤维蛋白溶解的作用；优球蛋白溶解时间测定显示其还具有延长优球蛋白溶解时间的作用。而体内实验则使全血凝固时间缩短，纤维蛋白减少和纤维蛋白裂解产物增加。

【性味与归经】【炮制】【功能与主治】【用法与用量】【贮藏】参照《四川省中药材标准》（2010年版）拟订。

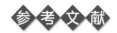

参 考 文 献

[1] 肖培根. 新编中药志：第三卷[M]，北京：化学工业出版社，2002.

[2] 中国科学院华南植物研究所. 广东植物志：第2卷[M]. 广州：广东科技出版社，1991：230-237.

[3] 王瑞，耿培武，福山爱保. 香花崖豆藤化学成分的研究[J]. 中草药，1989，20（2）：2-3.

[4] 巩婷. 白花油麻藤和香花崖豆藤化学成分及生物活性研究[D]. 北京：中国协和医科大学，2010.

[5] 巩婷，王洪庆，陈若芸. 香花崖豆藤中异黄酮类化合物的研究[J]. 中国中药杂志，2007，3（30）：2138-2140.

[6] 宋建兴，胡旺云，罗士德. 香花崖豆藤化学成分的研究[J]. 西南林学院学报，1992（1）：40-43.

[7] 李翠琴，杨祖才，王振生. 鸡血藤提取物对抗凝与纤溶影响的实验研究[J]. 中医杂志，1980（4）：78-80.

山乌龟

Shanwugui

STEPHANIAE RADIX

本品为防己科植物广西地不容*Stephania kwangsiensis* H. S. Lo、小花地不容*Stephania micrantha* H. S. Lo.et M.Yang及近似种的干燥块根。全年均可采收，以秋季采挖者为佳。除去须根，洗净，切片或块，干燥。

【性状】本品为不规则的类圆形片或不规则块片，稍卷曲，表面灰褐色至棕褐色，有粗糙的皱纹或不规则的龟壳状裂纹。切面淡黄色至暗黄色，可见维管束呈点状突起，排列成同心环或不规则状。质硬而脆，易折断，粉性。气微，味苦。

【鉴别】（1）本品粉末灰黄色至黄棕色。淀粉粒甚多，单粒类圆形、半圆形、卵形或不规则圆形，脐点点状、人字状或不明显，复粒由2～10分粒组成。石细胞类方形、长方形、椭圆形、长卵形或不规则形。导管多为网纹导管。

（2）取本品粉末1 g，加甲醇20 ml，超声处理30 min，滤过，蒸干，残渣加甲醇5 ml使溶解，作为供试品溶液。另取盐酸巴马汀对照品，加甲醇制成每1 ml含0.5 mg的溶液，作为对照品溶液。照薄层色谱法（《中国药典》通则0502）试验，吸取上述两种溶液各5 μl，分别点于同一硅胶G薄层板上，以三氯甲烷-无水乙醇-浓氨试液（9：2：0.5）为展开剂，置浓氨试液预饱和20 min，展开，取出，晾干，置紫外光灯（365 nm）下检视。供试品色谱中，在与对照品色谱相对应的位置上，显相同颜色的荧光斑点。

【检查】水分　不得过13.0%（《中国药典》通则0832第二法）。

总灰分　不得过8.0%（《中国药典》通则2302）。

酸不溶性灰分　不得过2.0%（《中国药典》通则2302）。

【浸出物】照醇溶性浸出物测定法（《中国药典》通则2201）项下的热浸法测定，用稀乙醇作溶剂，不得少于15.0%。

【性味与归经】苦、辛，寒；小毒。归胃、肝经。

【功能与主治】清热解毒，散瘀止痛。用于胃痛，神经痛，牙痛，跌扑损伤，毒蛇咬伤，疮疖痈肿。

【用法与用量】3～6 g。外用适量。

【注意】孕妇慎服。

【贮藏】置通风干燥处，防霉。

山乌龟质量标准起草说明

【名称】根据我市市场习用名称及文献报道[1, 2]进行命名。

【别名】地不容、地芙蓉、金不换[3-5]。

【来源】本品为防己科植物广西地不容*Stephania kwangsiensis* H. S. Lo、小花地不容*Stephania micrantha* H. S. Lo. et M.Yang及近似种的干燥块根。

【原植物形态】**广西地不容**　草质藤本。块根通常扁球状，有时浮露于地面，外皮灰褐色，粗糙、散生皮孔状小突点，内面淡黄色至黄色。嫩茎无毛，单叶互生，盾状着生于叶片的近基部，纸质，三角状圆形或近圆形，长、宽近相等，5～12 cm，全缘或具角状粗齿，无毛，下面绿白，密生小乳突，掌状脉10～11条，向上的5（7）条较粗，常2叉分枝，向下的纤细，不分枝。复伞形聚伞花序腋生，雄花序梗长2～7 cm，假伞梗6～10条，小聚伞花序密聚于假伞梗顶端，雄花萼片6，淡绿色，排成2轮，花瓣3，淡黄色，肉质，贝壳状，密被透明小乳突，内面具2个垫状大腺体。聚药雄蕊长0.7～1 mm，花药4；雌花萼片1～2，近卵形，长约0.3 mm，花瓣2，宽卵形或卵圆形，长0.4～0.8 mm，子房无毛。核果红色；果核倒卵球形，长5～6 mm，背部具4行刺状凸起，每行18～19颗，刺稍扁，末端钩状下弯，胎座迹正中穿孔。花期5—7月，果期8—9月[3，4]。

　　小花地不容　草质藤本。茎、枝细瘦而稍坚挺，有直线纹，全株无毛。叶片纸质，三角状扁圆形至近圆形，长通常3.5～7.5 cm，宽4～8 cm，顶端圆钝或急尖，基部近截平或微凹，边全缘、浅波状或3～5浅裂，下面网状小脉上密生小乳突；掌状脉9～10条，纤细；叶柄纤细，通常比叶片长至长很多。雄花序为复伞形聚伞花序，腋生或数个生于一曲折、稍肉质的短枝上，总花梗长通常1～2 cm，偶有达4 cm，稍纤细，伞梗常4～7条，长0.3～1 cm，苞片线形，小聚伞花序稍密集；雄花：萼片6，排成2轮，外轮倒披针形，内轮倒卵形，长1.3～1.5 mm；花瓣橙黄色，3片，贝壳状，长0.6～1 mm，顶端截平或近截平，基部稍增厚，无腺体；聚药雄蕊长0.7 mm，花药6个；雌花序仅见早期的，头状，总梗稍粗壮，长约1 cm，伞梗和小聚伞花序均极短。核果倒卵圆形，红色；果核长6～7 mm，宽4～5 mm，背部有4行短柱状的雕纹，每行20～25颗，柱状凸起顶端弯钩状，稍阔扁，胎座迹穿孔。花期4—5月，果期8—10月[6]。

　　【**产地分布**】**广西地不容**　主产于广西西北部至西南部、云南东南部[6]。

　　小花地不容　主产于广西龙州等地[6]。

　　【**生长环境**】生长于肥沃湿润的草丛、山坡路旁阴处或者灌木林中，亦生长于石灰质石山上。

　　【**化学成分**】本品含多种生物碱，如千金藤素、箭毒碱、荷包牡丹碱、四氢帕马汀等。

　　【**性状**】按收集样本情况进行描述。

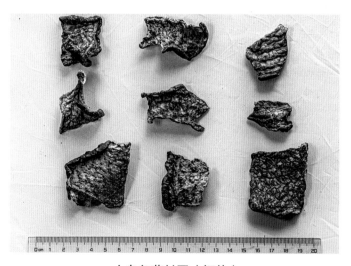

山乌龟药材图（切片）

　　【**鉴别**】（1）**显微鉴别**　本品粉末显微特征中石细胞、淀粉粒、网纹导管特征明显，故收入标准正文。

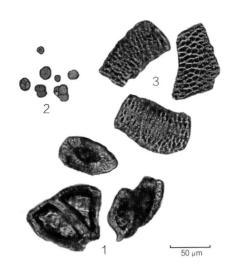

山乌龟粉末显微特征图

1—石细胞；2—淀粉粒；3—网纹导管

（2）**薄层鉴别**　对本品进行了薄层色谱研究，供试品溶液及对照品溶液的制备、吸附剂、检视方法同标准正文，以氯仿-无水乙醇-浓氨试液（9：2：0.5）为展开剂，置浓氨试液预饱和20 min，展开，供试品色谱中，在与对照品色谱相应的位置上，均能检出相同颜色的斑点，前者斑点清晰、R_f值适中，收入标准正文。

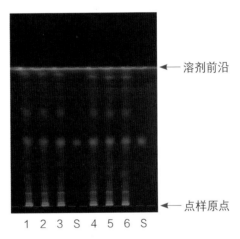

山乌龟薄层色谱图

1—6.山乌龟样品；S—盐酸巴马汀对照品

【检查】**水分**　按水分测定法（《中国药典》通则0832）第二法测定，测定结果为8.7%～13.0%，平均值为10.7%。拟规定水分不得过13.0%，收入标准正文。

总灰分　按灰分测定法（《中国药典》通则2302）进行测定，测定结果为4.4%～8.0%，平均值为6.5%。拟规定总灰分不得过8.0%，收入标准正文。

酸不溶性灰分　按灰分测定法（《中国药典》通则2302）进行测定，测定结果为0.7%～2.1%，平均值为1.4%。拟规定酸不溶性灰分不得过2.0%，收入标准正文。

二氧化硫残留量　照二氧化硫残留测定法（《中国药典》通则2331）进行测定，测定结果均未检出。实际考察中未发现有熏硫现象，故未收入标准正文。

【浸出物】按正文要求进行测定，测定结果为16.0%～24.2%，平均值为21.0%。拟规定浸出物不得少于15%，收入标准正文。

山乌龟水分、总灰分、酸不溶性灰分、浸出物测定结果表

样品编号	来源/产地	水分/%	总灰分/%	酸不溶性灰分/%	浸出物/%
1	四川攀枝花	10.5	6.3	0.7	18.2
2	云南昆明	9.9	6.5	1.6	16
3	安徽亳州	8.7	5.7	1.3	22.5
4	安徽亳州	13.0	8.0	2.0	23.0
5	广西玉林	12.8	7.8	2.1	24.2
6	广西玉林	9.1	4.4	0.9	22
平均值		10.7	6.5	1.4	21.0

【含量测定】尝试采用高效液相色谱法对山乌龟所含延胡索乙素进行测定。采用80%乙醇超声提取制成的供试品溶液，以乙腈-0.01%三乙胺水溶液（60∶40）作流动相进行等度洗脱，在280 nm波长下进行检测。

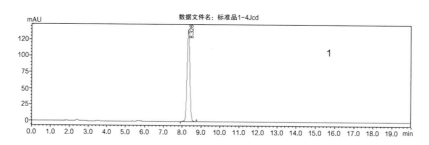

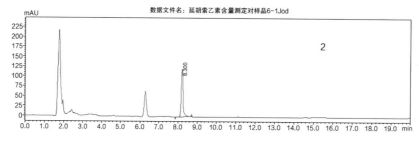

山乌龟高相液相色谱图

1—延胡索乙素对照品；2—山乌龟样品

对该含量测定方法学进行了考察，结果均符合要求。但样品含量测定结果为0.6%～5.7%，不同药材样品的含量测定结果差异较大。考虑到本品为多基原药材，且传统上未规定采收时间，需进行进一步研究，故暂未将本品含量测定项收入标准正文。

【炮制】【性味与归经】【功能与主治】【用法与用量】【注意】【贮藏】参照文献[1-5]拟订。

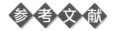

[1] 贵州省药品监督管理局，贵州省中药材、民族药材质量标准[S]. 贵州：贵州科技出版社，2003.

[2] 中华人民共和国卫生部药典委员会. 中华人民共和国卫生部药品标准中药成方制剂：第8册[S]，北京：人民卫生出版社，1989.

[3] 南京中医药大学. 中药大辞典：上册[Z]. 2版. 上海：上海科学技术出版社，2006.

[4] 肖培根. 新编中药志[M]. 北京：化学工业出版社，2002.

[5] 广西壮族自治区卫生厅，广西中药材标准[S]. 南宁：广西科学技术出版社，1996.

[6] 中国科学院《中国植物志》编委会，中国植物志：第30卷[M]. 北京：科学出版社，1980.

山楂果

Shanzhaguo

CRATAEGI SCABRIFOLIAE FRUCTUS

本品为蔷薇科植物云南山楂 *Crataegus scabrifolia*（Franch.）Rehd.或湖北山楂 *Crataegus hupehensis* Sarg.的干燥成熟果实。秋季果实成熟时采摘，直接干燥；抑或切片或切瓣，干燥。

【性状】本品为半球形、类球形或圆片形，直径1～2 cm。外皮红色、褐红色或红棕色，具皱纹或皱缩不平，隐约可见灰色或浅棕色小斑点。果肉黄棕色或棕红色。中部横切者具5粒浅黄色果核，但核多脱落而中空。类球形者或有的切片可见残留果梗或花萼残迹。质坚硬。气微清香，味酸、微甜而涩。

【鉴别】取本品粉末1 g，加乙酸乙酯4 ml，超声处理15 min，滤过，滤液作为供试品溶液。另取熊果酸对照品，加甲醇制成每1 ml含1 mg的溶液，作为对照品溶液。照薄层色谱法（《中国药典》通则0502）试验，吸取上述两种溶液各5 μl，分别点于同一硅胶G薄层板上，以甲苯-乙酸乙酯-甲酸（20：4：0.5）为展开剂，展开，取出，晾干，喷以硫酸乙醇溶液（3→10），在80 ℃加热至斑点显色清晰，分别置日光及紫外光灯（365 nm）下检视。供试品色谱中，在与对照品色谱相应的位置上，显相同颜色的斑点及荧光斑点。

【检查】水分　不得过12.0%（《中国药典》通则0832第二法）。

总灰分　不得过5.0%（《中国药典》通则2302）。

【浸出物】照醇溶性浸出物测定法（《中国药典》通则2201）项下的热浸法测定，用乙醇作溶剂，不得少于20.0%。

【炮制】山楂果　除去杂质及脱落的核。

焦山楂果　取净山楂果，照清炒法（《中国药典》通则0213）炒至外表焦褐色，内部棕褐色，不炭化。

【性味与归经】酸、甘，微温。归脾、胃、肝经。

【功能与主治】消食健胃，行气散瘀。用于肉食积滞，胃脘胀满，泻痢腹痛，瘀血经闭，产后瘀阻，心腹刺痛，疝气疼痛，高脂血症。焦山楂果消食导滞作用增强，用于肉食积滞，泻痢不爽。

【用法与用量】9～12 g。

【贮藏】置通风干燥处，防蛀。

山楂果质量标准起草说明

【名称】《四川省中药材标准》（1987年版）收载的名称为山楂，为与《中国药典》收载的山楂区别，更名为山楂果。

【别名】山林果、大果山楂、酸冷果、猴楂子、酸枣、大山枣[1]。

【来源】为蔷薇科植物云南山楂 *Crataegus scabrifolia*（Franch.）Rehd.和湖北山楂 *Crataegus hupehensis* Sarg.的干燥成熟果实。

【原植物形态】云南山楂　落叶乔木，高达10 m；树皮黑灰色，枝条开展，通常无刺；小枝微屈曲，圆柱形，当年生枝紫褐色，无毛或近于无毛，二年生枝暗灰色或灰褐色，散生长圆形皮孔；冬芽三角卵形，

317

先端急尖，无毛，紫褐色，有数枚外露鳞片。叶片卵状披针形至卵状椭圆形，稀菱状卵形，长4～8 cm，宽2.5～4.5 cm，先端急尖，基部楔形，边缘有稀疏不整齐圆钝重锯齿，通常不分裂或在不孕枝上少数叶片顶端有不规则的3～5浅裂，幼时上面微被伏贴短柔毛，老时减少，下面中脉及侧脉有长柔毛或近于无毛；叶柄长1.5～4 cm，无毛；托叶膜质，线状披针形，长约8 mm，边缘有腺齿，早落。伞房花序或复伞房花序，直径4～5 cm；总花梗和花梗均无毛，花梗长5～10 mm，花直径约1.5 cm；萼筒钟状，外面无毛；萼片三角卵形或三角披针形，约与萼筒等长；花瓣近圆形或倒卵形，长约8 mm，宽约6 mm，白色；雄蕊20，比花瓣短；花柱3～5，子房顶端被灰白色绒毛，柱头头状，约与雄蕊等长。果实扁球形，直径1.5～2 cm，黄色或带红晕，有稀疏褐色斑点；萼片宿存；小核5，内面两侧平滑，无凹痕。花期4—6月，果期8—10月。

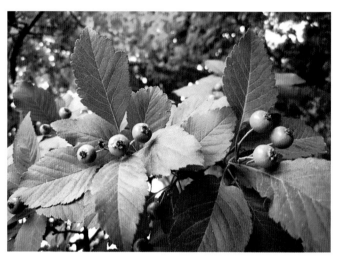

云南山楂植物图（果期）

    湖北山楂   乔木或灌木，高达3～5 m，枝条开展；刺少，直立，长约1.5 cm，也常无刺；小枝圆柱形，无毛，紫褐色，有疏生浅褐色皮孔，二年生枝条灰褐色；冬芽三角卵形至卵形，先端急尖，无毛，紫褐色。叶片卵形至卵状长圆形，长4～9 cm，宽4～7 cm，先端短渐尖，基部宽楔形或近圆形，边缘有圆钝锯齿，上半部具2～4对浅裂片，裂片卵形，先端短渐尖，无毛或仅下部脉腋有髯毛；叶柄长3.5～5 cm，无毛；托叶草质，披针形或镰刀形，边缘具腺齿，早落。伞房花序，直径3～4 cm，具多花；总花梗和花梗均无毛，花梗长4～5 mm；苞片膜质，线状披针形，边缘有齿，早落；花直径约1 cm；萼筒钟状，外面无毛；萼片三角卵形，先端尾状渐尖，全缘，长3～4 mm，稍短于萼筒，内外两面皆无毛；花瓣卵形，长约8 mm，宽约6 mm，白色；雄蕊20，花药紫色，比花瓣稍短；花柱5，基部被白色绒毛，柱头头状。果实近球形，直径2.5 cm，深红色，有斑点，萼片宿存，反折；小核5，两侧平滑。花期5—6月，果期8—9月。[1]

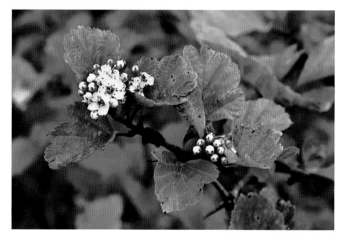

湖北山楂植物图（花期）

【产地分布】云南山楂分布于重庆、云南、贵州、四川、广西等地。湖北山楂分布于重庆、四川、湖北、湖南、江西、江苏、浙江、陕西、山西、河南等地[1]。

【生长环境】云南山楂　生于松林边灌木丛中或溪岸杂木林中，海拔1 500～3 000 m。

湖北山楂　生于山坡灌木丛中，海拔500～2 000 m[1]。

【化学成分】据文献[2]记载，山楂果实主要含有机酸及黄酮类化合物。

【性状】依据样品据实描述。

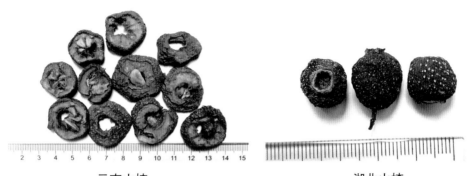

云南山楂　　　　　　　　　　　　　湖北山楂

【鉴别】薄层鉴别　供试品溶液及对照品溶液的制备、展开剂、显色剂及检视方法同标准正文，展开剂分别采用甲苯-乙酸乙酯-甲酸（20∶4∶0.5）、甲苯-乙酸乙酯-醋酸（12∶4∶0.5）、环己烷-三氯甲烷-乙酸乙酯-甲酸（20∶5∶8∶0.1），结果在与对照品色谱相应的位置上，均能检出相同颜色的斑点，采用甲苯-乙酸乙酯-甲酸（20∶4∶0.5）作为展开剂，斑点清晰，R_f值适中，收入标准正文。

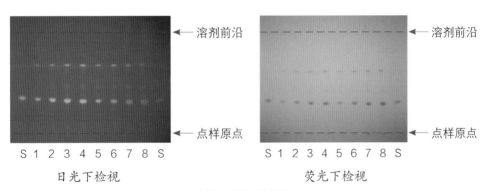

山楂果薄层色谱图

S—熊果酸；1—4.湖北山楂；5—8.云南山楂

【检查】水分　按水分测定法（《中国药典》通则0832）第二法测定，测定结果为9.5%～13.2%，平均值为11.2%。故规定水分不得过12.0%，收入标准正文。

总灰分　按灰分测定法（《中国药典》通则2302）测定，测定结果为2.2%～2.8%，平均值为2.5%。故规定总灰分不得过5.0%，收入标准正文。

酸不溶性灰分　按灰分测定法（《中国药典》通则2302）测定，测定结果为0.06%～0.11%，平均值为0.08%。暂不收入标准正文。

有机氯类农药残留　鉴于生态环境对中药品质的影响，对山楂果的有机氯类农药残留量进行测定，结果如下表所示。测定结果显示有机氯类农药（总六六六、总滴滴涕、五氯硝基苯、六氯苯、七氯、艾氏剂、氯丹）均暂未在收集的山楂果样本中检出，故未将有机氯类农药残留量收入标准正文。

二氧化硫残留量　照二氧化硫残留量测定法（《中国药典》通则2331）测定，均未检出。实际考察中未发现有熏硫现象，故未收入标准正文。

【浸出物】采用正文所述方法，测定结果为23.0%～36.2%，平均值为29.7%。参照《四川省中药材标准》（2010年版）该品种项下【浸出物】的限度，规定浸出物不得少于20.0%，收入标准正文。

山楂果水分、总灰分、酸不溶性灰分、浸出物测定结果表

样品编号	来源/产地	水分/%	总灰分/%	酸不溶性灰分/%	浸出物/%
1	四川（湖北山楂）	10.2	2.4	0.06	23.2
2	重庆（湖北山楂）	9.5	2.5	0.05	23.0
3	河南（湖北山楂）	10.5	2.6	0.08	24.2
4	河南（湖北山楂）	11.0	2.8	0.07	24.5
5	云南（云南山楂）	12.8	2.5	0.10	36.1
6	云南（云南山楂）	13.2	2.8	0.08	35.4
7	云南（云南山楂）	11.5	2.2	0.11	34.9
8	云南（云南山楂）	10.9	2.5	0.07	36.2
平均值		11.2	2.5	0.08	29.7

【品种情况】全国使用的山楂有①山楂：即《中国药典》收载的蔷薇科植物山里红*Crataegus pinnatifida* Bge. var. *major* N. E. Br.或山楂*Crataegus pinnatifida* Bge.的干燥成熟果实；② 南山楂：即《卫生部药品标准》中药材第一册收载的蔷薇科植物野山楂*Crataegus cuneata* Sieb.et Zucc.的干燥成熟果实，在华中、华南分布广泛；③云南山楂：即《云南省中药饮片质量标准》和《四川省中药材标准》（1987年版）收载的蔷薇科植物云南山楂*Crataegus scabrifolia*（Franch.）Rehd.的干燥成熟果实；④湖北山楂：即《四川省中药材标准》（1987年版）收载的蔷薇科植物湖北山楂*Crataegus hupehensis* Sarg.的干燥成熟果实等。

果实及果核鉴别检索表：

1. 果实具（3～）4～5枚果核，果核表面光滑，两侧面较平坦；种皮细胞中多数具方形或多边形结晶。极少长方形结晶；果实横切面有或无石细胞

 2. 果实直径多为1 cm以下，表面白色斑点不明显；横切面有大量石细胞……………………………………………………………野山楂*Crataegus cuneata* Sieb.et Zucc.

 2. 果实直径多为1 cm以上，表面有白色或褐色斑点；横切面无石细胞

  3. 果实表面白色斑点多且明显，横切面有草酸钙簇晶；果核长肾形

   4. 果实直径8～14 mm，种皮结晶多为方形或多边形，偶见长方形……………………山楂*Crataegus pinnatifida* Bge.

   4. 果实直径15～18 mm，种皮结晶多为长方形，少数为方形或多边形……………………………………………………………山里红*Crataegus pinnatifida* Bge. var. *major* N.E.Br.

  3. 果实表面有白色或褐色小斑点，明显或隐约可见，横切面无草酸钙簇晶；果核圆肾形或长圆肾形

   5. 果实表面白色斑点小且明显；宿存萼长且反贴于果实顶部；果核（3～）4～5枚，圆肾形，长7.5～8.5 mm，背部宽4.8～6.6 mm……………湖北山楂*Crataegus. hupehensis* sarg.

   5. 果实表面褐色斑点隐约可见；宿存萼短，微反卷；果核5枚，圆肾形或长圆肾形，长7～9 mm，背部宽4.1～5.4 mm……………云南山楂*C. scabrifolia*（Franch.）Rehd.

【炮制】【性味与归经】【功能与主治】【用法与用量】【贮藏】参照《四川省中药材标准》（1987年版）、《四川省中药饮片炮制规范》（2015年版）拟订。

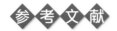

[1] 中国科学院《中国植物志》编委会. 中国植物志：第36卷[M]. 北京：科学出版社，1974.

[2] 肖培根. 新编中药志：第二卷[M]. 北京：化学工业出版社，2002，36-43.

山枝仁

Shanzhiren

PITTOSPORI SEMEN

本品为海桐花科植物海金子*Pittosporum illicioides* Mak.或皱叶海桐*Pittosporum crispulum* Gagnep.的干燥种子。秋后果实成熟时采收，除去果壳及杂质，干燥。

【性状】本品呈不规则的多面体，直径3～6 mm。表面红褐色或橙红色，久贮后则颜色加深，微显颗粒性，带油润光泽。一侧可见黑色点状微凹入的种脐。质硬，不易粉碎。破开后可见胚乳乳白色。气微，味涩、微苦。

【鉴别】（1）本品粉末呈橙黄色。种皮表皮细胞表面观呈多角形，排列整齐，有的其平周壁可见平行的微波状纹理，偶见色素颗粒。色素层细胞类圆形，内含脂肪油滴和色素颗粒。胚乳细胞多见，壁厚，呈破碎的块状或团块状，胞腔内含脂肪油滴和糊粉粒。

（2）取本品粉末2 g，加石油醚（30～60 ℃）40 ml，超声处理15 min，滤过，弃去滤液，残渣重复处理一次，挥干，残渣加乙酸乙酯30 ml，加热回流30 min，滤过，滤液蒸干，残渣加甲醇1 ml使溶解，作为供试品溶液。另取槲皮素对照品，加甲醇制成每1 ml含1.5 mg的溶液，作为对照品溶液。照薄层色谱法（《中国药典》通则0502）试验，吸取供试品溶液10 μl及对照品溶液5 μl，分别点于同一硅胶G薄层板上，以甲苯-乙酸乙酯-甲酸（5∶4∶1）为展开剂，展开，取出，晾干，喷以3%三氯化铝试液显色，置紫外光灯（365 nm）检视。供试品色谱中，在与对照药材色谱相应的位置上，显相同颜色的荧光斑点。

【检查】水分　不得过14.0%（《中国药典》通则0832第二法）。

总灰分　不得过5.0%（《中国药典》通则2302）。

酸不溶性灰分　不得过1.0%（《中国药典》通则2302）。

【浸出物】照醇溶性浸出物测定法（《中国药典》通则2201）项下的热浸法测定，用稀乙醇作溶剂，不得少于16.0%。

【炮制】山枝仁 除去杂质。

炒山枝仁 取净山枝仁，照清炒法（《中国药典》通则0213）炒至有爆裂声。

【性味与归经】苦，寒。归肺、脾、大肠经。

【功能与主治】清热利咽，涩肠固精，收敛止泻。用于咽痛，痢疾，肠炎，带下病，滑精。

【用法与用量】4.5～9 g。

【贮藏】置阴凉干燥通风处，防蛀。

山枝仁质量标准起草说明

【名称】沿用《四川省中药材标准》（1987年版）。

【别名】山支子（大邑）、秤砣米（乐山）、飘口耳柴（古蔺）等[1]。

【来源】本品历代本草未见记载，在川渝地区均有较长使用历史。根据市场商品调研，本品为海桐花科海桐花属植物海金子*Pittosporum illicioides* Mak.或皱叶海桐*Pittosporum crispulum* Gagnep.的干燥种子，市场样品来源以皱叶海桐为多，海金子较少[1, 2]。

【原植物形态】**海金子**　灌木或乔木，高达5 m。叶3～8片簇生，呈假轮生状，薄革质，倒卵状披针形或倒披针形；长5～10 cm，宽2.5～4.5 cm；侧脉6～8对；边缘开展或略皱折。伞形花序顶生，有花2～10朵，花梗长1.5～3.5 cm，常下弯；萼片5，卵形，长2 mm；花瓣5，长8～9 mm；子房长卵形，密被短毛，侧膜胎座3个，每个胎座有胚珠5～8个。蒴果9～15 mm，3片裂开。果片薄木质，厚不及1 mm或约1 mm。种子8～15个，多角形，长3～6 mm[3, 6]。

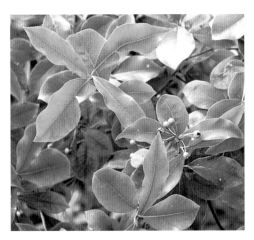

海金子植物图

皱叶海桐　叶倒披针形或披针形，长8～18 cm，宽3～5 cm；侧脉13～20对；边缘略皱折或呈微波状。伞形花序2～4束簇生于枝顶叶腋，每束有花2～5朵；花梗长1～2 cm；萼片三角状卵形，长3 mm；花瓣长1.5 mm；子房被毛，侧膜胎座3～5个，每个胎座有胚珠10～15个。蒴果椭圆形或梨形，长2.5～3 cm。果片木质，厚约2.5 mm。种子30以上，长3～6 mm[3, 6]。

【产地分布】分布于重庆、四川、贵州、湖南、湖北、江西、安徽、浙江、江苏、福建、台湾等地[2]。

【生长环境】常野生于丘陵山地阔叶林中。

【采收加工】夏末或秋季采果，晒干。置石臼内击破果壳，筛出种子；或采已裂开的果实，加谷糠共踩，待吸收油质后装入箩筐放流水中冲洗，以除去糠壳、果壳及杂质，捞取种子晒干。

【化学成分】山枝仁含有黄酮、甾体、皂苷、萜类、油脂等。

【性状】依据药材据实描述。

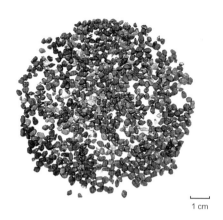

山枝仁药材图

[鉴别]（1）显微鉴别　本品粉末显微特征明显，收入标准正文。

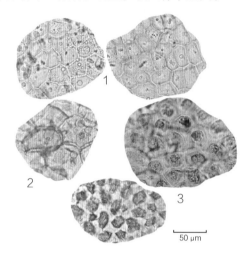

山枝仁粉末显微特征图

1—种皮表皮细胞；2—色素层细胞；3—胚乳细胞

（2）薄层鉴别　供试品及对照品溶液的制备、展开剂、显色剂同标准正文，展开剂选用①甲苯-乙酸乙酯-甲酸（5：4：1）②甲苯-乙酸乙酯-甲酸（7：3：1）③甲苯-乙酸乙酯-甲酸（8：2：1）④甲苯-乙酸乙酯（9：1）进行实验。供试品色谱中，在与对照品色谱相应的位置上，均显相同的荧光斑点。展开剂①所得斑点清晰，R_f值适中，故收入标准正文。

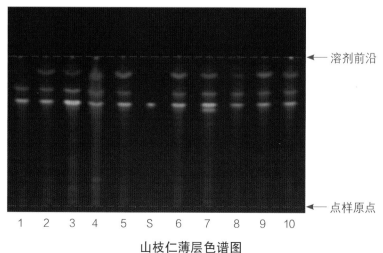

山枝仁薄层色谱图

1—10.山枝仁样品；S—槲皮素

【检查】水分　按水分测定法（《中国药典》通则0832）第二法测定，测定结果为9.7%~12.9%，平均值为11.3%。拟规定水分不得过14.0%，收入标准正文。

总灰分　按灰分测定法（《中国药典》通则2302）测定，测定结果为3.2%~4.4%，平均值为3.7%。拟规定总灰分不得过5.0%，收入标准正文。

酸不溶性灰分　按灰分测定法（《中国药典》通则2302）测定，测定结果为0.1%~1.1%，平均值为0.3%。拟规定酸不溶性灰分不得过1.0%，收入标准正文。

二氧化硫残留量　测定结果未检出。实际考察中未发现有熏硫现象，故未收入标准正文。

【浸出物】按正文要求测定，测定结果为20.8%~24.3%，平均值为22.6%。拟规定浸出物不得少于16.0%，收入标准正文。

山枝仁水分、总灰分、酸不溶性灰分及浸出物测定结果表

样品编号	来源/产地	水分/%	总灰分/%	酸不溶性灰分/%	浸出物/%
1	成都荷花池中药材专业市场	10.9	3.2	0.2	22.9
2	四川宜宾	12.5	3.4	0.4	21.7
3	重庆泰尔森制药有限公司	12.3	3.7	0.2	23.2
4	重庆中药材市场	10.8	4.4	0.4	22.1
5	重庆华奥药业	12.5	3.5	1.1	23.6
6	重庆华奥药业	12.9	3.8	0.1	24.2
7	重庆中药材市场	10.3	3.8	0.4	20.6
8	四川慧达	9.7	3.5	0.1	23.0
9	重庆泰尔森制药有限公司	10.2	3.9	0.3	20.8
10	四川慧达	10.5	3.8	0.1	24.3
平均值		11.3	3.7	0.3	22.6

【药理】海金子总皂苷具有良好的杀精子作用[4]。皱叶海桐水煎剂具有止泻、抗炎、抗菌的作用[5]。

【备注】海桐花属9种[5]，分种检索表如下：

1. 胎座3~5个，稀2个，位于果片中部，蒴果（2~）3~5片；花序伞形。

　2. 果片木质，厚1~2.5 mm。

　　3. 种子多于30个，果片3~5个，果片厚2~2.5 mm，子房有一毛……………………………………皱叶海桐 *Pittosporum crispulum* Gagnep.

　　3. 种子少于25个，果片3个，厚1~2 mm，子房有毛或无毛。

　　　4. 蒴果圆球形，直径1.2~2 cm，子房无毛……………………………………厚圆果海桐 *Pittosporum rehderianum* Gowda

　　　4. 蒴果椭圆形或卵圆形，长不及1.5 cm，宽小于1 cm，子房有毛……………………………………木果海桐 *Pittosporum xylocarpum* Hu et Wang

　2. 果片薄革质，厚不及1 mm。

　　5. 蒴果椭圆形、倒卵形或长筒形。

　　　6. 子房无毛，或仅有稀疏微毛。

　　　　7. 子房略有微毛或秃净，胎座3或2个，胚珠8~9……………………………………峨眉海桐 *Pittosporum omeiense* Chang et Yan

　　　　7. 子房秃净，胎座3个，胚珠18个……………………………………光叶海桐 *Pittosporum glabratum* Lindl.

　　　6. 子房密被柔毛……………………………………柄果海桐 *Pittosporum podocarpum* Gagnep.

5.蒴果圆球形，或略呈三角形……………………………………海金子*Pittosporum illiciodes* Mak.

1.胎座2个，位于果片下半部或基部，并在基部相连结；蒴果多少压扁，2片裂开；花序伞　形或圆锥状。

8.花序为伞形花序……………………………………崖花子*Pittosporum Truncatum* Pritz.

8.花序为复式伞房花序……………大叶海桐 *Pittosporum adaphniphylloides* Hu et Wang

【炮制】【性味与归经】【功能与主治】【用法与用量】【贮藏】参照《四川省中药饮片炮制规范》（2015年版）拟订。

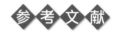

参 考 文 献

[1] 中国科学院四川分院中医中药研究所. 四川中药志：第3册[M]. 成都：四川人民出版社，1960.

[2] 四川达县中药材站. 四川中药材产地手册[M]. 成都：四川省中药材公司，1985.

[3] 《四川植物志》编辑委员会. 四川植物志：第4卷[M]. 成都：四川民族出版社，1988.

[4] 周述芳，钟代华，杨模坤，等. 海金子杀精作用的初步研究[J]. 四川中草药研究，1994（36）：41-44.

[5] 郭融冰. 川产中药山枝仁的品质研究[C]//成都中医药大学硕士学位论文集，成都：成都中医药大学，1998.

[6] 中国科学院《中国植物志》编委会. 中国植物志：第35卷[M]. 北京：科学出版社，1974.

蛇 莓

Shemei

DUCHESNEAE INDICAE HERBA

本品为蔷薇科植物蛇莓*Duchesnea indica*（Andrews）Focke的干燥全草。夏、秋二季采收，洗净，干燥。

【性状】本品根茎粗短。有多数长而纤细的匍匐茎，表面灰绿色或紫红色，全株有白色柔毛。叶互生，掌状复叶；小叶3片，呈卵形，边缘具钝齿，顶生小叶较大，侧生二小叶较小。果序球形或长椭圆形，紫红色，附着于萎缩花托上。气微，味微酸。

【鉴别】（1）本品粉末灰绿色。石细胞散在或成群，类圆形或类方形，壁厚，纹孔明显。腺毛黄色，头部1～2细胞，直径25～32 μm，腺柄2～6细胞，类长圆形。非腺毛较多，单细胞，顶端较尖，长160～900 μm，基部直径18～38 μm，壁6～12 μm，稍厚。草酸钙簇晶众多，直径36～98 μm，棱角多短钝。纤维多成束，壁增厚，纹孔明显。叶上表皮细胞类方形或类多角形，垂周壁平直，气孔少见。

（2）取本品粉末2 g，加50%乙醇20 ml，密塞，超声处理30 min，取出，放冷，滤过，滤液蒸干，残渣加甲醇2 ml使溶解，作为供试品溶液。另取鞣花酸对照品适量，加甲醇制成每1 ml含1 mg的溶液，作为对照品溶液。照薄层色谱法（《中国药典》通则0502）试验，吸取供试液10 μl，对照溶液5 μl，分别点于同一硅胶G薄层板上，以甲苯-乙酸乙酯-无水甲酸（3：2：1）为展开剂，饱和10 min，展开，取出，晾干，喷以铁氰化钾和三氯化铁（1：1）的混合溶液，在日光下检视。供试品色谱中，在与对照品色谱相应的位置上，显相同颜色的斑点。

【检查】**水分**　不得过12.0%（《中国药典》通则0832第二法）。

总灰分　不得过20.0%（《中国药典》通则2302）。

酸不溶性灰分　不得过8.0%（《中国药典》通则2302）。

【浸出物】照水溶性浸出物测定法（《中国药典》通则2201）项下的热浸法测定，不得少于10.0%。

【炮制】除去杂质，淋润，切段，干燥。

【性味与归经】苦、甘，寒，有小毒。归肝、肺、大肠经。

【功能与主治】清热解毒，凉血止血，散结消肿。用于热病，惊痫，咳嗽，吐血，咽喉肿痛，痢疾，痈肿，疔疮。

【用法与用量】10～15 g。外用适量。

【注意】孕妇及儿童慎服。

【贮藏】置干燥处。

蛇莓质量标准起草说明

【名称】沿用我市民间习用药名称。

【别名】红顶果、宝珠草、蛇泡草、龙吐珠、三爪龙、蛇果、鸡冠果、野草莓、地莓、蚕莓、蛇蓉草、蛇皮藤、龙衔珠、地杨梅、蛇含草、蛇盘草、哈哈果、蛇龟草、血疗草、落地杨梅等[2]。

【来源】本品始载于《名医别录》，其后诸多本草均有记载，如《本草纲目》："蛇莓，就地引细蔓，节节生根，每枝三叶，叶有齿刻，四、五月开小黄花，五出，结果鲜红，状似覆盆，而面与蒂则不同也。"《四川中药志》：（蛇莓）凉血，通经。治惊痫寒热，疗咽喉肿痛。《植物名实图考》："（蛇莓）捣敷红线疔"此外，在《生草药性备要》《闽东本草》《伤寒类要》中也有记载，据以上描述与今药用蛇莓相符。

【原植物形态】多年生草本。根茎短，粗壮。匍匐茎多且长，一般为30～100 cm，全株被柔毛。其匍匐茎节处着生后可生成不定根。基生叶数个，茎生叶互生，均为三出复叶；叶柄长1～5 cm；托叶呈长卵形或披针形，小叶片倒卵形至菱状长圆形，先端钝，边缘锯齿状，两面均有柔毛或上面无毛，具小叶柄，叶柄长1～5 cm，有柔毛。花单生于叶腋；直径1.5～2.5 cm，花梗长3～6 cm。萼片卵形，长4～6 mm，先端锐尖；副萼片倒卵形，长5～8 mm，比萼片长；花瓣倒卵形，长5～10 mm，黄色，先端圆钝；瘦果卵形，长约1.5 mm，光滑或具不明显突起，鲜时有光泽。花期6—8月，果期8—10月[2]。

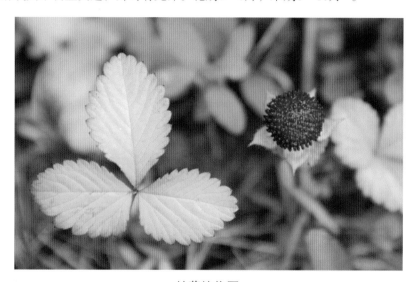

蛇莓植物图

【产地分布】主产于重庆、四川、上海、福建、山东等地[3]。

【生长环境】生于海拔280～3 100 m的山坡、草地、路旁、沟边或田埂杂草中。

【化学成分】主要含五环三萜类有乌苏酸及齐墩果酸，黄酮类有芹菜素，酚酸及酚酸脂类有没食子酸及咖啡酸，鞣花酸类有蛇莓苷A、B，甾醇类有胆甾酮。全草均含甲氧基去氢胆甾醇，低聚缩合鞣质[4]。

【性状】根据收集的药材样品的观察并参考文献进行描述。

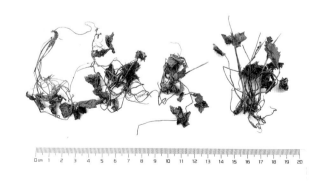

蛇莓药材图

【鉴别】（1）**显微鉴别**　根据显微观察及文献描述，收入标准正文。

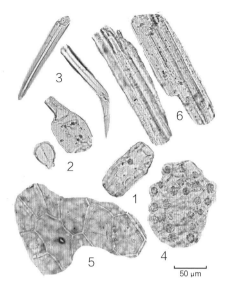

蛇莓粉末显微特征图

1—石细胞；2—腺毛；3—非腺毛；4—草酸钙簇晶；5—叶上皮细胞；6—纤维束

（2）**薄层鉴别**　展开剂分别采用二氯甲烷-甲醇-甲酸（4∶1∶1.5）、二氯甲烷-乙酸乙酯-甲醇（5∶4∶2）、环己烷-乙酸乙酯-甲酸（12∶12∶3）、环己烷-乙酸乙酯-甲酸（12∶10∶1）、甲苯-乙酸乙酯-无水甲酸（3∶2∶1）进行研究，结果以甲苯-乙酸乙酯-无水甲酸（3∶2∶1）为展开剂时，供试品色谱中，在与对照品相应的位置上，能检出相同颜色的斑点，斑点清晰，R_f值适中，重现性好，故收入标准正文。

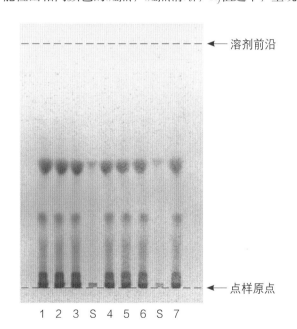

蛇莓薄层色谱图

S—鞣花酸对照品；1—7. 为蛇莓样品

【检查】**水分**　按水分测定法（《中国药典》通则0832）第二法测定，测定结果为8.21%～12.09%，平均值为10.8%。拟规定水分不得过12.0%，收入标准正文。

总灰分　按灰分测定法（《中国药典》通则2302）测定，测定结果为18.41%～19.18%，平均值为18.9%。拟规定总灰分不得过20.0%，收入标准正文。

酸不溶性灰分　按灰分测定法（《中国药典》通则2302）测定，测定结果为1.03%～5.11%，平均值为3.5%。拟规定酸不溶性灰分不得过8.0%，收入标准正文。

二氧化硫残留量 照二氧化硫残留量测定法（《中国药典》通则2331）测定，均未检出。实际考察中未发现有熏硫现象，故未收入标准正文。

【浸出物】采用正文所述方法检测，测定结果为10.0%～29.37%，平均值为16.5%。拟规定浸出物不得少于10.0%，收入标准正文。

蛇莓水分、总灰分、酸不溶性灰分、浸出物测定结果表

样品编号	来源/产地	水分/%	总灰分/%	酸不溶性灰分/%	浸出物/%
1	四川省平武市高村乡老河沟	11.17	18.41	3.80	12.60
2	广西壮族自治区隆林各族自治县德峨常么	8.21	18.80	3.90	29.37
3	贵州雷山县西江	10.96	19.10	1.03	12.90
4	重庆中药材市场	10.66	19.18	2.94	23.88
5	陕西省眉县太白山	12.09	18.90	3.15	10.00
6	重庆中药材市场	12.00	18.97	4.75	15.15
7	安徽省合肥市长丰县	10.37	18.69	5.11	11.50
平均值		10.8	18.9	3.5	16.5

【炮制】【性味与归经】【功能与主治】【用法与用量】【贮藏】参照《湖南省中药饮片炮制规范》2009年版及相关文献[1-4]拟订。

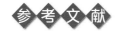

参 考 文 献

[1]《全国中草药汇编》编写组. 全国中草药汇编：上册[M]. 2版. 北京：人民卫生出版社，2006.

[2] 国家中医药管理局《中华本草》编委会. 中华本草[M]. 上海：上海科学技术出版社，1999：26-28

[3] 中国科学院《中国植物志》编委会. 中国植物志：第37卷[M]. 北京：科学出版社，1994.

[4]《滇南本草》整理组. 滇南本草（整理本）：第2卷[M]. 昆明：云南人民出版社，1959.

石凤丹

Shifengdan

GOODYERAE PROCERAE HERBA

本品为兰科植物高斑叶兰 *Goodyera procera*（Ker-Gawl.）Hook.的干燥全草。夏、秋二季采收，除去杂质，干燥。

【性状】本品全体皱缩，黄绿色或棕黄色。根茎短，节密，节上着生须根多数，密被绒毛，直立茎无毛；叶皱缩，主脉明显，叶柄基部扩大抱茎，上部叶较小，披针形；顶生总状花序，似穗状。质柔软。气特殊，味微苦。

【鉴别】（1）本品粉末棕黄色至棕褐色。导管多为螺纹、梯纹，偶见网纹，直径5～40 μm。上表皮细胞多边形，垂周壁近平直，下表皮细胞多边形，垂周壁略弯曲。气孔不定式、不等式、直轴式。草酸钙针晶散在或成束，长40～80 μm。木薄壁细胞长方形或多边形，壁微波状或平直，增厚或不增厚。纤维单个散在或多个成束，木纤维长梭状，微木化，先端钝圆。

（2）取本品粉末1 g，加甲醇10 ml，超声处理30 min，滤过，滤液浓缩至1 ml，作为供试品溶液。另取齐墩果酸对照品，加甲醇制成每1 ml含1 mg的溶液，作为对照品溶液。照薄层色谱法（《中国药典》通则0502）试验，吸取上述两种溶液各10 μl，分别点于同一硅胶G薄层板上，以三氯甲烷-甲醇（40∶1）为展开剂，展开。取出，晾干，喷以10%硫酸乙醇溶液，在105 ℃加热至斑点显色清晰。供试品色谱中，在与对照品色谱相应的位置上，显相同颜色的斑点。

【检查】**水分** 不得过13.0%（《中国药典》通则0832第二法）。

总灰分 不得过11.0%（《中国药典》通则2302）。

酸不溶性灰分 不得过7.0%（《中国药典》通则2302）。

【浸出物】照水溶性浸出物测定法（《中国药典》通则2201）项下的热浸法测定，不得少于25.0%。

【炮制】除去泥沙，杂质，淋润，切段，干燥。

【性味与归经】苦、辛，温。归肝经。

【功能与主治】祛风除湿，养血舒筋。用于风寒湿痹，半身不遂。

【用法与用量】9～24 g。

【贮藏】置通风干燥处。

石凤丹质量标准起草说明

【名称】沿用《四川省中药材标准》（1987年版）。

【别名】兰花草、山莴笋、一根香[1]。

【来源】本品始载于《植物名实图考》，称石凤丹[1]。其浚曰："似石苇有茎，梢开青花，作穗如狗尾草。"其图文与兰科斑叶兰属植物高斑叶兰 *Goodyera procera*（Ker-Gawl.）Hook.的干燥全草一致。

【原植物形态】植株高22～80 cm。根状茎短而粗，具节。茎直立，无毛，具6～8枚叶。叶片长圆形或狭椭圆形，长7～15 cm，宽2～5.5 cm，上面绿色，背面淡绿色，先端渐尖，基部渐狭，具柄；叶柄长

3～7 cm，基部扩大成抱茎的鞘。花茎长12～50 cm，具5～7枚鞘状苞片；总状花序具多数密生的小花，似穗状，长10～15 cm，花序轴被毛；花苞片卵状披针形，先端渐尖，无毛，长5～7 mm；子房圆柱形，被毛，连花梗长3～5 mm；花小，白色带淡绿，芳香，不偏向一侧；萼片具1脉，先端急尖，无毛，中萼片卵形或椭圆形，凹陷，长3～3.5 mm，宽1.7～2.5 mm，与花瓣黏合呈兜状；侧萼片偏斜的卵形，长2.5～3.2 mm，宽1.5～2.2 mm；花瓣匙形，白色，长3～3.5 mm，上部宽1～1.2 mm，先端稍钝，具1脉，无毛；唇瓣宽卵形，厚，长2.2～2.5 mm，宽1.5～1.7 mm，基部凹陷，囊状，内面有腺毛，前端反卷，唇盘上具2枚胼胝体；蕊柱短而宽，长2 mm；花药宽卵状三角形；花粉团长约1.3 mm；蕊喙直立，2裂；柱头1个，横椭圆形。花期4—5月[2]。

【产地分布】分布于重庆、四川、安徽、浙江、福建、台湾、广东、海南、广西、贵州、云南、西藏等地[2]。

【生长环境】生于海拔1 300～2 850 m处的林下，路旁湿地或沟边。

【采收加工】夏、秋二季采收，除去杂质，晒干。

【性状】沿用《四川省中药材标准》（1987年版）及根据收集的样品及文献[3，4]据实描述。

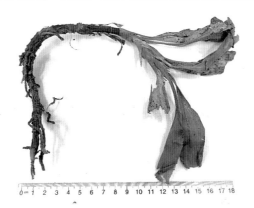

石凤丹药材图

【鉴别】（1）**显微鉴别** 本品粉末表皮细胞、气孔、纤维、导管和草酸钙针晶显微特征明显，故收入标准正文。

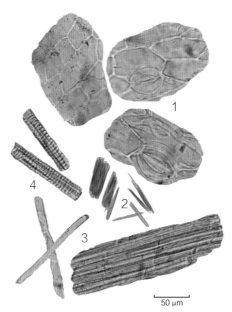

50 μm

石凤丹粉末显微特征图

1—表皮细胞及气孔；2—草酸钙针晶；3—纤维；4—导管

（2）**薄层鉴别**　对本品进行了薄层色谱研究，供试品溶液及对照品溶液的制备、展开剂、检视方法同标准正文。供试品色谱中，在与齐墩果酸对照品色谱相应的位置上，显相同颜色的斑点，R_f值适中，收入标准正文。

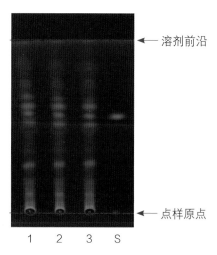

石凤丹薄层色谱图

1—3. 石凤丹样品；S—齐墩果酸对照品

【**检查**】**水分**　按水分测定法（《中国药典》通则0832）第二法测定，测定结果为10.7%～12.0%，平均值为11.2%。拟规定水分不得过13.0%，收入标准正文。

总灰分　按灰分测定法（《中国药典》通则2302）测定，测定结果为6.0%～9.1%，平均值为7.3%。拟规定总灰分不得过11.0%，收入标准正文。

酸不溶性灰分　按灰分测定法（《中国药典》通则2302）测定，测定结果为2.7%～4.8%，平均值为3.4%。拟规定酸不溶性灰分不得过7.0%，收入标准正文。

二氧化硫残留量　照二氧化硫残留测定法（《中国药典》通则2331）测定，测定结果均未检出。实际考察中未发现有熏硫现象，故未收入标准正文。

【**浸出物**】按正文要求测定，测定结果为28.6%～32.4%，平均值为31.0%。拟规定浸出物不得少于25.0%，收入标准正文。

石凤丹水分、总灰分、酸不溶性灰分、浸出物测定结果表

样品编号	来源/产地	水分/%	总灰分/%	酸不溶性灰分/%	浸出物/%
1	成都荷花池中药材专业市场	10.8	7.1	3.1	28.6
2	成都荷花池中药材专业市场	11.4	7.1	3.0	32.3
3	河北安国中药材专业市场	12.0	6.0	2.7	30.5
4	贵州	10.7	9.1	4.8	32.4
平均值		11.2	7.3	3.4	31.0

【**备注**】石凤丹常见混淆品检索表：

1. 叶脉网状，具头状花序 ……………………………………………………光背兔耳风*Ainsliaea glabra* Hemsl.

1. 叶脉平行，无头状花序。

　2. 根茎粗长，常达10 cm以上，叶全部基生……………………齿瓣开口箭*Tupistra fimbriata* Hand.-Mzt.

　2. 根茎较短，有茎生叶。

　　3. 须根细，仅1 mm左右，无毛被，主叶脉1条……………………丫蕊花*Ypsilandra thibetica* Franch.

3. 须根粗2～3 mm，被毛，主叶脉3条……………高斑叶兰*Goodyera procera*（Ker-Gawl.）Hook.

【炮制】【性味与归经】【功能与主治】【用法与用量】【贮藏】参照《四川省中药饮片炮制规范》（2015年版）拟订。

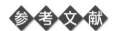

参考文献

[1] 国家中医药管理局《中华本草》编委会. 中华本草：第8册[M]. 上海：上海科技出版社，1999.

[2] 中国科学院《中国植物志》编委会. 中国植物志：第17卷[M]. 北京：科学出版社，1980.

[3] 严铸云，易红英，陈新. 石凤丹类中草药的生药学研究[J]. 重庆中草药研究，1999（2）：16-19.

[4] 沈昱翔，严铸云，陈冠俊，等. 石凤丹与其两种常见混淆品的鉴别[J]. 亚太传统医药，2011，7（5）：17-18.

石见穿

Shijianchuan

SALVIAE CHINENSIS HERBA

本品为唇形科植物华鼠尾草*Salvia chinensis* Benth.的干燥地上部分。夏、秋二季花期采割，干燥。

【性状】本品表面灰绿色至暗紫色，被白色柔毛。茎方形，有纵棱，有的分枝，长20～70 cm，直径0.1～0.4 cm；表面灰绿色至暗紫色，被白色柔毛，质脆，易折断，断面黄白色。叶对生，有柄，单叶或三出复叶；叶片多卷曲，破碎；完整者展平后呈卵形或披针形，先端钝或急尖，基部心脏形或楔形，边缘有钝圆齿或全缘，长1.3～8 cm，宽0.8～4.5 cm，两面被白色柔毛。轮伞花序多轮，每轮有花约6朵，组成假总状花序；花冠二唇形，蓝紫色，常已脱落，仅留宿萼。萼筒长4.5～6 mm，有明显脉纹。气微，味微苦、涩。

【鉴别】（1）本品叶的表面观：上表皮细胞多角形，垂周壁略呈连珠状增厚。下表皮细胞垂周壁波状弯曲。上下表皮均有角质线纹。气孔直轴式或不定式。腺鳞，头部4细胞，直径30～40 μm，柄单细胞。非腺毛1～10细胞，壁有疣状突起。

（2）取本品粉末1 g，加甲醇20 ml，超声处理30 min，滤过，滤液蒸干，残渣加甲醇1 ml使溶解，作为供试品溶液。另取石见穿对照药材1 g，同法制成对照药材溶液。照薄层色谱法（《中国药典》通则0502）试验，吸取上述两种溶液各5 μl，分别点于同一硅胶G薄层板上，以甲苯-乙酸乙酯-冰醋酸（14：4：0.5）为展开剂，展开，取出，晾干，喷以10%硫酸乙醇溶液，在105 ℃烘至斑点显色清晰。置紫外灯（365 nm）下检视，供试品色谱中，在与对照药材色谱相应的位置上，显相同颜色的荧光斑点。

【检查】**水分** 不得过15.0%（《中国药典》通则0832第二法）。

总灰分 不得过12.0%（《中国药典》通则2302）。

酸不溶性灰分 不得过3.0%（《中国药典》通则2302）。

【浸出物】照醇溶性浸出物测定法（《中国药典》通则2201）项下的热浸法测定，用乙醇作溶剂，不得少于3.0%。

【炮制】除去杂质，淋润，切段，干燥。

【性味与归经】辛、苦，微寒。归肝、脾经。

【功能与主治】活血化瘀，清热利湿，散结消肿。用于闭经、痛经，月经不调，跌打损伤，湿热黄疸，淋证，带下，泻痢，疮痈肿痛。

【用法与用量】9～15 g。外用适量。

【贮藏】置通风干燥处。

石见穿质量标准起草说明

【名称】沿用《中国药典》（1977年版）一部名称。

【别名】石打穿、紫参[1]。

【来源】本品始载于《本草纲目》，全国大部分地区有资源分布和药用习惯，全国各大药材集散地均有商品销售，经鉴定本品为唇形科鼠尾草属植物华鼠尾草*Salvia chinensis* Benth.的干燥地上部分。

【原植物形态】一年生草本，高20～70 cm。茎单一或分枝，全株被柔毛。单叶或下部为三出复叶；叶柄长0.1～3 cm；叶片卵形或披针形，先端钝或急尖，基部心脏形或楔形，边缘有钝圆齿或全缘，长1.3～7 cm，宽0.8～4.5 cm。轮伞花序有6花，组成长5～24 cm的假总状或圆锥状花序；花冠蓝紫色或紫色，长约1 cm，筒内有毛环；苞片披针形，长于小花梗；花萼钟状，长4.5～6 mm，紫色，有11条脉纹，外面脉上和喉部均有长柔毛。小坚果椭圆形，褐色，光滑，包被于宿萼之内[1-4]。

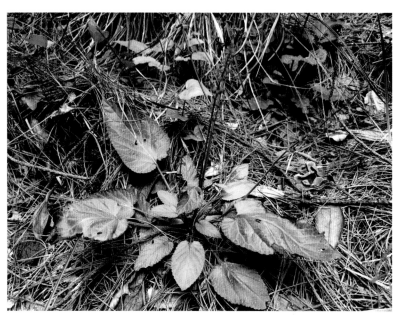

华鼠尾草植物图

【产地分布】分布于重庆、四川、江苏、浙江、安徽、江西、湖北、湖南、广东、广西、云南等地[1-4]。

【生长环境】生于山坡、路旁及田野草丛中[1]。

【化学成分】全草含异丹参酚酸（isosalvianolicacid）C，丹参酚酸（salvianolicacid）B、D，紫草酚酸（lithospermicacid），迷迭香酸（rosmarinicacid），咖啡酸（caffeicacid），原儿茶醛（protocater-chualdehyde），R-（+）-β（3，4-二羟基苯基），乳酸[R-（+）-β-（3，4-dihydroxyphenyl）lacticacid]，齐墩果酸（oleanolicacid）。此外还含甾醇，三萜成分，氨基酸。根含水苏糖（stachyose）[1]。

【性状】根据成都、重庆等地的商品药材拟订。

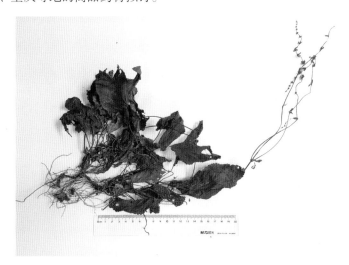

石见穿药材图

【鉴别】（1）显微鉴别　本品显微特征明显，有鉴别意义，故收入标准正文。

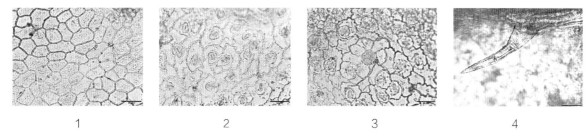

石见穿叶表面显微特征图

1—叶上表皮细胞；2—叶下表皮细胞及气孔；3—腺鳞；4—腺毛

（2）薄层鉴别　供试品、对照药材溶液的制备、吸附剂和检视方法同标准正文。采用甲苯-乙酸乙酯-冰醋酸（14：4：0.5）为展开剂。在与对照药材色谱相应的位置上，显相同颜色的斑点。此方法耐用性较好，条件合理，方法可行，R_f值适中，故将其方法列入标准正文。

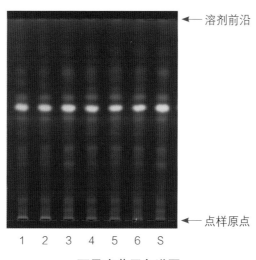

←溶剂前沿

←点样原点

1　2　3　4　5　6　S

石见穿薄层色谱图

1—6.样品；S—石见穿对照药材

【检查】水分　按水分测定法（《中国药典》通则0832）第二法测定，测定结果为12.4%～13.7%，平均值为13.0%。拟规定水分不得过15.0%，收入标准正文。

总灰分　按灰分测定法（《中国药典》通则2302）测定，测定结果为4.7%～11.8%，平均值为9.4%。拟规定总灰分不得过12.0%，收入标准正文。

酸不溶性灰分　按灰分测定法（《中国药典》通则2302）进行测定，测定结果为0.3%～3.1%，平均值为1.6%。拟规定酸不溶性灰分不得过3.0%，收入标准正文。

二氧化硫残留量　照二氧化硫残留测定法（《中国药典》通则2331）测定，测定结果均未检出。实际考察中未发现有熏硫现象，故未收入标准正文。

【浸出物】按正文要求测定，测定结果为3.0%～5.8%，平均值为4.2%。拟规定浸出物不得少于3.0%，收入标准正文。

石见穿水分、总灰分、酸不溶性灰分、浸出物测定结果表

样品编号	样品来源/产地	水分/%	总灰分/%	酸不溶性灰分/%	浸出物/%
1	重庆泰尔森制药有限公司	13.5	9.1	1.5	5.0
2	重庆市中药材市场	12.5	10.6	3.1	4.4
3	重庆市中药材市场	12.8	11.5	2.7	5.8

续表

样品编号	样品来源/产地	水分/%	总灰分/%	酸不溶性灰分/%	浸出物/%
4	重庆金佛山	13.7	11.8	1.8	3.0
5	重庆市中药材市场	12.4	4.7	0.3	4.0
6	重庆市中药材市场	13.1	8.6	0.5	3.2
平均值		13.0	9.4	1.6	4.2

　　【炮制】【性味与归经】【功能与主治】【用法与用量】【贮藏】参照《四川省中药饮片炮制规范》（2015年版）拟订。

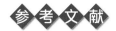

参 考 文 献

[1] 国家中医药管理局《中华本草》编委会. 中华本草：第19卷[M]. 上海：上海科学技术出版社，1999.

[2] 南京中医药大学. 中药大辞典：上册[Z]. 2版. 上海：上海科学技术出版社，2006.

[3] 《全国中草药汇编》编写组. 全国中草药汇编：上册[M]. 北京：人民卫生出版社，1975.

[4] 中国科学院《中国植物志》编委会. 中国植物志：第66卷[M]. 北京：科学出版社，1977.

石莲子

Shilianzi

NELUMBINIS FRUCTUS

本品为睡莲科植物莲*Nelumbo nucifera* Gaertn.的干燥成熟果实。秋、冬果实成熟时采割莲房，收集果实，洗净，干燥。

【性状】本品呈卵圆形或椭圆形，长1.5~2 cm，直径0.8~1.3 cm。表面灰棕色或灰黑色，平滑，被白色粉霜。顶端有圆孔状柱迹或残留柱基，基部有果柄痕。质硬，不易破开，果皮厚约1 mm，内表面红棕色。内有种子一粒，卵形。种皮黄棕色或红棕色，不易剥离。子叶2，淡黄白色，显粉性。中心有一暗绿色胚芽。气微，子叶味微甜、胚芽味微苦，果皮味涩。

【鉴别】（1）本品粉末类白色。淀粉粒众多，单粒长圆形、类圆形、卵圆形或类三角形，直径5~25 μm，脐点少数可见，裂缝状或点状。果皮石细胞成片或散在，类长圆形或类长多角形，长40~60 μm，直径18~34 μm，壁较厚，孔沟稀疏。草酸钙簇晶直径12~34 μm。子叶细胞呈长圆形，壁稍厚，有的呈连珠状；胚芽组织碎片细胞长方形，壁薄。

（2）取本品粗粉2 g，加三氯甲烷30 ml，超声处理30 min，滤过，滤液蒸干，残渣加乙酸乙酯1 ml使溶解，作为供试品溶液，另取石莲子对照药材2 g，同法制成对照药材溶液，照薄层色谱法（《中国药典》通则0502）试验，吸取两种溶液各2~5 μl，分别点于同一硅胶G薄层板上，以正己烷-丙酮（7:2）为展开剂，展开，取出，晾干，喷以5%香草醛的10%硫酸乙醇溶液，在105 ℃加热至斑点显色清晰，日光下检视。供试品色谱中，在与对照药材色谱相应的位置上，显相同颜色的斑点。

【检查】**水分** 不得过12.0%（《中国药典》通则0832第二法）。

总灰分 不得过7.0%（《中国药典》通则2302）。

酸不溶性灰分 不得过1.5%（《中国药典》通则2302）。

【浸出物】照水溶性浸出物测定法（《中国药典》通则2201）项下的热浸法测定，不得少于15.0%。

【炮制】除去杂质。用时捣碎。

【性味与归经】甘、涩，平。归心、脾、胃经。

【功能与主治】清热利湿，开胃进食，清心宁神。用于湿热泻痢，呕吐纳呆，心烦不寐，遗精淋浊。

【用法与用量】6~15 g。

【贮藏】置干燥处。

石莲子质量标准起草说明

【名称】沿用《四川省中药材标准》（1987年版）增补本。

【来源】石莲子始载于《名医别录》。《本草纲目》《本草求真》等历代本草古籍均有记载。《本草纲目》作者李时珍曰：至秋房枯子黑，其坚如石，八九月收之。谓之石莲子。

【原植物形态】多年水生草本。根状茎横生，长而肥厚，有长节。叶圆形，高出水面，直径25~90 cm；叶柄常有刺。花单生在花梗顶端，直径10~20 cm；萼片4~5，早落；花瓣多数，红色、粉红色或白色；雄蕊多数，药隔先端伸出一棒状附属物；心皮多数，离心，嵌生于花托穴内；花托于果期膨大，海绵质。坚果椭圆形或卵形，长1.5～2.5 cm，种子卵形或椭圆形，长1.2～1.7 cm[1]。

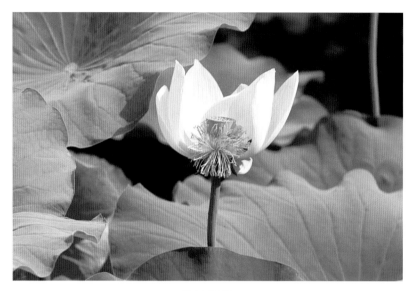

莲植物图

【产地分布】全国各省、自治区、直辖市均有分布及栽培。

【生长环境】湿地、池塘。

【化学成分】含棉子糖（raffinose），多含淀粉，富含蛋白质，脂肪，碳水化合物及各种微量元素。子莽含荷叶碱、N-去甲荷叶碱、氧化黄心树宁碱、N-去甲亚美罂粟碱和乌胺。[沿用《四川省中药材标准》（1987年版）增补本]

【性状】沿用《四川省中药材标准》（1987年版）增补本。

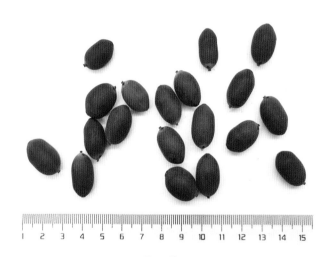

石莲子药材图

【鉴别】（1）显微鉴别　沿用《四川省中药材标准》（1987年版）增补本。

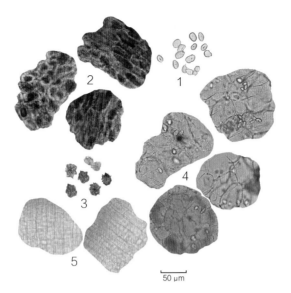

石莲子药材粉末显微图

1—淀粉粒；2—果皮石细胞；3—草酸钙簇晶；4—子叶细胞；5—胚芽组织

（2）**薄层鉴别**　对本品进行了薄层色谱研究，供试品溶液及对照药材溶液的制备、吸附剂、检视方法同标准正文，用环己烷-丙酮（7∶2）为展开剂，供试品色谱中，在与对照药材色谱相应的位置上，均能检出相同颜色的斑点，斑点清晰、R_f值适中，方法可行，收入标准正文。

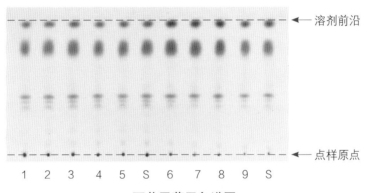

　　　　　　　　　　　　　　　　　　　　　　　　　　　　　　　← 溶剂前沿

　　　　　　　　　　　　　　　　　　　　　　　　　　　　　　　← 点样原点

1　2　3　4　5　S　6　7　8　9　S

石莲子薄层色谱图

1—9. 石莲子样品；S—石莲子对照药材

【**检查**】**水分**　按水分测定法（《中国药典》通则0832）第二法测定，测定结果为8.6%～10.2%，平均值9.7%。拟规定水分不得过12.0%，收入标准正文。

　　总灰分　按灰分测定法（《中国药典》通则2302）测定，测定结果为3.7%～4.6%，平均值4.1%。拟规定总灰分不得过7.0%，收入标准正文。

　　酸不溶性灰分　按灰分测定法（《中国药典》通则2302）测定，测定结果为0.1%～0.2%，平均值0.1%。拟规定酸不溶性灰分不得过1.5%，收入标准正文。

　　二氧化硫残留量　测定结果未检出。实际考察中未发现有熏硫现象，故未收入标准正文。

【**浸出物**】分别采用《中国药典》通则2201项下的热浸法及冷浸法，以水和稀乙醇作溶剂研究浸出物，结果以水作为溶剂，采用热浸法提取效率最高，考虑到实际使用中多为水煎煮，故以水作为溶剂采用热浸法测定样品，结果为24.5%～32.3%，平均值为27.4%。拟规定浸出物不得少于15.0%，收入标准正文。

石莲子水分、总灰分、酸不溶性灰分、浸出物测定结果表

样品编号	来源/产地	水分/%	总灰分/%	酸不溶性灰分/%	浸出物/%
1	湖南/华奥药业	9.1	4.2	0.2	24.5
2	重庆/重庆中药材市场	10.0	4.0	0.1	26.7
3	重庆/重庆泰尔森制药有限公司	8.6	3.7	0.1	29.5
4	重庆/重庆中药材市场	9.6	4.1	0.1	32.3
5	重庆/重庆中药材市场	10.2	4.0	0.1	26.8
6	湖南/重庆上药慧远药业有限公司	9.7	4.6	0.1	26.0
7	湖南/重庆中药饮片厂	10.1	3.9	0.1	26.8
8	重庆/重庆中药材市场	10.2	4.6	0.1	27.6
9	重庆/重庆中药材市场	10.1	4.0	0.2	26.2
平均值		9.7	4.1	0.1	27.4

【炮制】【用法与用量】【贮藏】参照《四川省中药材标准》（2010年版）拟订。

【性味与归经】【功能与主治】参照《湖北省中药饮片炮制规范》（2018年版）拟订。

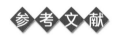

参 考 文 献

[1] 黎跃成. 道地药和地方标准药原色图谱[M]. 成都：四川科学技术出版社，2002.

石南藤

Shinanteng

PIPERIS HERBA

本品为胡椒科植物石南藤Piper wallichii（Miq.）Hand.-Mazz.的干燥全草。夏、秋二季采收，除去泥沙，阴干。

【性状】本品茎呈扁圆柱至圆柱形，长1~2 m，直径2~3 mm。表面灰褐色，具纵棱，被短毛或无毛；节膨大，常有细根，叶片多皱缩，硬纸质或近革质，卵形、卵圆形至卵状椭圆形，顶端渐尖，基部近圆形或浅心形，背面灰白色至灰褐色，被短毛，主脉5~7条；叶柄长短不等。质柔韧，不易折断。气微辛香，味苦、辛。

【鉴别】本品粉末黄棕色。木栓细胞类方形。石细胞类方形、长方形或不规则条形，壁厚3~15 μm，胞腔狭窄，孔沟明显。纤维单个散在或成束，长100~230 μm，直径5~28 μm，胞腔较大，纹孔明显，孔沟较稀。薄壁细胞类方形或多角形。导管螺纹、网纹，直径12~38 μm。非腺毛多碎断，完整者1~9细胞或单细胞，壁较厚，内含红棕色物。草酸钙簇晶直径10~28 μm，棱角大多短钝。

【检查】水分　不得超过14.0%（《中国药典》通则0832第二法）。

总灰分　不得过12.0%（《中国药典》通则2302）。

酸不溶性灰分　不得过2.5%（《中国药典》通则2302）。

【浸出物】照醇溶性浸出物测定法（《中国药典》通则2201浸出物测定法）项下的热浸法测定，用稀乙醇作溶剂，不得少于10.0%。

【炮制】除去杂质，淋润，切段，干燥。

【性味与归经】辛，温。归肝、肺、肾经。

【功能与主治】祛风湿，强腰膝，止痛，止咳。用于风湿痹痛，扭挫伤，腰膝无力，痛经，风寒感冒，咳嗽，气喘。

【用法用量】6~9 g。

【贮藏】置阴凉干燥处。

石南藤质量标准起草说明

【名称】沿用《四川省中药材标准》（1987年版）。

【来源】《本草纲目》载："石南，细藤圆腻，紫绿色，一节一叶，叶深绿色，似杏叶而微短厚。"经调研，本品为胡椒科胡椒属植物石南藤Piper wallichii（Miq.）Hand.-Mazz.的干燥全草。

【原植物形态】攀援藤本，节稍膨大，茎下部近木质，被疏毛或无毛，有纵棱。单叶互生，硬纸质，卵形、卵圆形至椭圆形；长3~12 cm，宽3~6 cm。顶端渐尖，基部近圆形或微心形，全缘，上面绿色，无毛，下面淡绿色，被疏短毛，叶脉5~7条；叶柄长短不等，通常长1~5 cm，无毛或被疏毛。花小，单性，雌雄异株，穗状花序与叶对生，雄花序几与叶片等长；总花梗与叶柄近等长，无毛或被疏毛；苞片圆形，直径1 mm；雄蕊2枚，间有3枚；雌花序子房离生，柱头3～4，稀5，披针形，浆果球形，直径2.5～3 mm，有疣状凸起[2]。

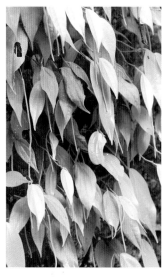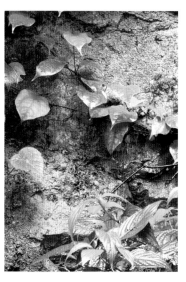

石南藤植物图

【产地分布】重庆、四川、湖北、湖南、广西、贵州等地。

【生长环境】生于海拔310～2 600 m的林中阴处或湿润地[2]。

【采收加工】夏、秋二季采收，除去泥沙，扎把，阴干。

【化学成分】本品含海风藤酮、南藤素[3，4]，另发现有3个马兜铃内酰胺化合物的结构，分别为cepharanone B、aristolactam A Ⅱ、aristololatam A Ⅲ a[1]。

【性状】沿用《四川省中药材标准》（1987年版）。

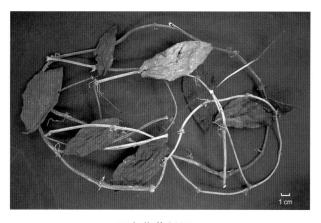

石南藤药材图

【鉴别】**显微鉴别**　本品粉末显微特征明显，故收入标准正文。

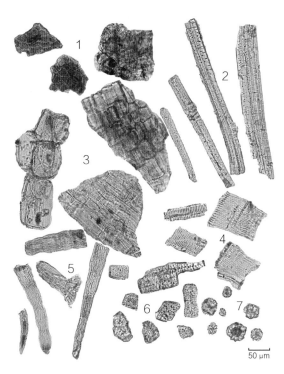

石南藤粉末显微特征图

1—木栓细胞；2—纤维；3—薄壁细胞；4—导管；5—非腺毛；6—石细胞；7—草酸钙簇晶

【检查】**水分**　按水分测定法（《中国药典》通则0832）第二法测定，测定结果为8.7%～11.3%，平均值为10.5%。参照《四川省中药材标准》（2010年版）该品种【检查】项下水分的限度，暂定水分不得过14.0%，收入标准正文。

总灰分　按灰分测定法（《中国药典》通则2302）测定，测定结果为4.0%～12.3%，平均值为8.4%。拟规定总灰分不得过12.0%，收入标准正文。

酸不溶性灰分　按灰分测定法（《中国药典》通则2302）测定，测定结果为0.1%～1.4%，平均值为0.7%。参照《四川省中药材标准》（2010年版）该品种【检查】项下酸不溶性灰分的限度，暂定酸不溶性灰分不得过2.5%，收入标准正文。

二氧化硫残留量　样品均未检出二氧化硫残留。实际考察中未发现有熏硫现象，故未收入标准正文。

【浸出物】按正文要求测定，测定结果为9.3%～26.8%，平均值为15.5%。参照《四川省中药材标准》（2010年版）该品种【浸出物】的限度，暂定浸出物不得少于10.0%，收入标准正文。

石南藤水分、总灰分、酸不溶性灰分、浸出物的测定结果表

样品编号	来源/产地	水分/%	总灰分/%	酸不溶性灰分/%	浸出物/%
1	四川沙湾区	11.1	9.7	0.6	13.7
2	四川沙湾区	11.0	10.8	0.9	15.6
3	四川沙湾区	10.8	12.3	1.4	13.9
4	四川沙湾区	11.0	10.0	0.9	13.4
5	成都荷花池中药材专业市场	9.5	4.1	0.1	15.7
6	成都荷花池中药材专业市场	11.3	8.2	0.4	9.3
7	安徽亳州中药材交易中心/河南	8.7	4.0	0.3	26.8
平均值		10.5	8.4	0.7	15.5

　　【炮制】【性味与归经】【功能与主治】【用法与用量】【贮藏】参考《重庆市中药饮片炮制规范及标准》（2006年版）拟订。

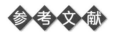

参 考 文 献

[1] 赵云，阮金兰，蔡亚玲. 石南藤中马兜铃内酰胺类化学成分研究[J]. 中药材，2005，28（3）：191-193.

[2] 中国科学院《中国植物志》编委会，中国植物志：第20卷[M]. 北京：科学出版社，1988.

[3] 韩桂秋，魏丽华，李长龄，等. 石南藤、山蒟活性成分的分离和结构鉴定[J]. 药学学报，1989，24（6）：438-443.

[4] 杨晶，杜瀛琨. 常用石南藤类中药的研究概况[J]. 云南中医中药杂志，2006，27（6）：57-58.

舒筋草

Shujincao

LYCOPODIASTRI HERBA

本品为石松科植物藤石松*Lycopodiastrum casuarinoides* （Spring.）Holub.的干燥地上部分。夏、秋二季采收，除去杂质，干燥。

【性状】本品茎弯曲而细长，长1~4 m，直径2~5 mm，多回二叉分枝、末回营养枝纤细，扁平，黄绿色。主茎上的叶疏生，钻状披针形，顶端膜质，灰白色；末回小枝上的叶三列，二列贴生于小枝的同一面，第三列贴生于另一面的中央。孢子囊穗成对着生于孢子枝末回分枝上，圆柱形，长2.5~7.5 cm，直径约4 mm，气微，味淡。

【鉴别】（1）本品茎的横切面呈类圆形，边缘略呈波状。表皮为一列类方形的细胞，外被角质层。皮层较宽，约占直径的3/5。皮层外层细胞壁薄，内侧细胞壁较厚呈纤维状，靠近木质部的纤维明显增厚，形成环状。原生中柱为编织中柱，中心导管直径较大。

粉末棕色至棕褐色。表皮细胞呈类长方形或类方形，壁微波状弯曲。气孔保卫细胞较大，不定式。韧皮外侧纤维壁薄、胞腔较大，直径20~50 μm；韧皮内侧纤维壁厚、胞腔较小，直径25~35 μm。孢子极面观为类圆三角形，赤道面观为近椭圆形。孢子直径35~50 μm，萌发孔三裂缝，长达孢子赤道线，常扭曲，外壁厚约1.8 μm，表面具颗粒状纹饰。薄壁细胞呈不规则形，壁念珠状增厚。梯纹导管易见。

（2）取本品粉末2 g，加石油醚（30~60 ℃）50 ml，超声处理30 min，滤过。滤液蒸干，残渣加石油醚（30~60 ℃）1 ml使溶解，作为供试品溶液。另取舒筋草对照药材2 g，同法制成对照药材溶液。照薄层色谱法（《中国药典》通则0502）试验，吸取上述两种溶液各3 μl，分别点于同一硅胶G薄层板上，以石油醚（60~90 ℃）-甲酸乙酯-甲酸（15∶5∶1）的上层溶液为展开剂，展开。取出，晾干。置紫外光灯（365 nm）下检视。供试品色谱中，在与对照药材色谱相应的位置上，显相同颜色的荧光斑点。

【检查】**水分**　不得过12.0%（《中国药典》通则0832第二法）。

总灰分　不得过6.0%（《中国药典》通则2302）。

酸不溶性灰分　不得过1.0%（《中国药典》通则2302）。

【浸出物】照水溶性浸出物测定法（《中国药典》通则2201）项下的热浸法测定，不得少于12.0%。

【炮制】除去杂质，淋润，切段，干燥。

【性味与归经】微甘，温。归肝、脾、肾经。

【功能与主治】祛风除湿，舒筋活血。用于风湿麻木，跌打损伤，筋骨疼痛。

【用法与用量】15~30 g。

【贮藏】置通风干燥处。

舒筋草质量标准起草说明

【名称】沿用《四川省中药材标准》（1987年版）。

【来源】本品为西南地区常用药材，经市场调研确认本品为石松科植物藤石松*Lycopodiastrum casuarinoides*

（Spring.）Holub.的干燥地上部分。

【原植物形态】主茎木质藤状，伸长攀援达数米，圆柱形，直径约2 mm，具疏叶；叶螺旋状排列，贴生，卵状披针形至钻形，长1.5～3.0 mm，宽约0.5 mm，基部突出，弧形，无柄，先端渐尖，具1膜质，长2～5 mm的长芒或芒脱落。不育枝柔软，黄绿色，圆柱状，枝连叶宽约4 mm，多回不等位二叉分枝；叶螺旋状排列，但叶基扭曲使小枝呈扁平状，密生，上斜，钻状，上弯，长2～3 mm，宽约0.5 mm，基部下延，无柄，先端渐尖，具长芒，边缘全缘，背部弧形，腹部有凹槽，无光泽，中脉不明显，草质。能育枝柔软，红棕色，小枝扁平，多回二叉分枝；叶螺旋状排列，稀疏，贴生，鳞片状，长约0.8 mm，宽约0.3 mm，基部下延，无柄，先端渐尖，具芒，边缘全缘；苞片形同主茎，仅略小；孢子囊穗每6～26个一组生于多回二叉分枝的孢子枝顶端，排列成圆锥形，具直立的总柄和小柄，弯曲，长1～4 cm，直径2～3 mm，红棕色；孢子叶阔卵形，覆瓦状排列，长2～3 mm，宽约1.5 mm，先端急尖，具膜质长芒，边缘具不规则钝齿，厚膜质；孢子囊生于孢子叶腋，内藏，圆肾形，黄色[1, 2]。

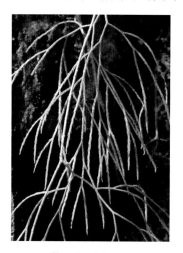

藤石松植物图

【产地分布】分布于华东、华南、华中及西南大部分省区[1]。

【生长环境】生于海拔100～3 100 m的林下、林缘、灌丛下或沟边[1]。

【采收加工】夏、秋二季采收地上部分，除去杂质，干燥。

【化学成分】据文献记载[1-5]，舒筋草含石松类生物碱成分。

【性状】沿用《四川省中药材标准》（1987年版）及根据收集的样品据实描述。

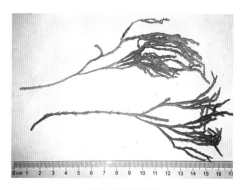

舒筋草药材图

【鉴别】（1）显微鉴别　显微特征明显，收入标准正文。

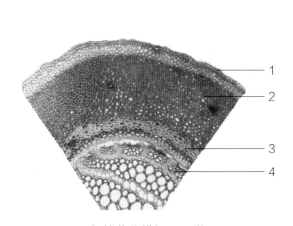

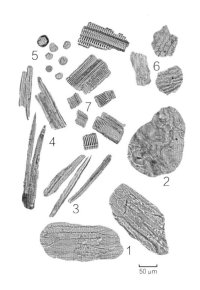

舒筋草茎横切面显微图

1—表皮；2—皮层；3—木质部；4—中柱

舒筋草粉末显微特征

1—表皮细胞；2—气孔；3—韧皮内侧纤维；

4—韧皮外侧纤维；5—孢子；6—薄壁细胞；7—导管

（2）**薄层鉴别**　根据文献[3-5]，舒筋草含石松类生物碱成分，但具体化学成分尚在研究阶段，故采用对照药材进行薄层色谱鉴别。供试品溶液及对照药材溶液的制备、展开剂和检视方法同标准正文。采用石油醚（60～90 ℃）-甲酸乙酯-甲酸（15：5：1）的上层溶液为展开剂展开，供试品色谱图中，在与对照药材色谱相应的位置上，均能检出相同颜色的斑点。斑点清晰，R_f值适中，收入标准正文。

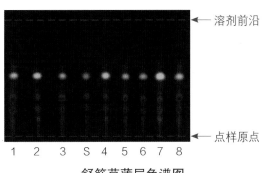

舒筋草薄层色谱图

S—舒筋草对照药材；1—8.舒筋草样品

【**检查**】**水分**　按水分测定法（《中国药典》通则0832）第二法测定，测定结果为7.77%～11.99%，平均值为10.4%。拟规定水分不得过12.0%，收入标准正文。

总灰分　按灰分测定法（《中国药典》通则2302）测定，测定结果为2.52%～5.98%，平均值为4.0%。拟规定总灰分不得过6.0%，收入标准正文。

酸不溶性灰分　按灰分测定法（《中国药典》通则2302）测定，测定结果为0.06%～0.78%，平均值为0.3%。拟规定酸不溶性灰分不得过1.0%，收入标准正文。

有机氯类农药残留　鉴于生态环境对中药品质的影响，对舒筋草的有机氯类农药残留量进行测定，测定结果显示有机氯类农药（总六六六、总滴滴涕、五氯硝基苯、六氯苯、七氯、艾氏剂、氯丹）中部分农药在收集的舒筋草样本中检出（见舒筋草有机氯类农药残留量的测定结果表），但检出量远低于有机氯类农药残留限度要求[《中国药典》（2020年版）一部甘草项下]，故未将有机氯类农药残留量收入标准正文。

二氧化硫残留量　照二氧化硫残留测定法（《中国药典》通则2331）测定，测定结果均未检出。实际考察中未发现有熏硫现象，故未收入标准正文。

　　【浸出物】分别以水和稀乙醇作为溶性，采用热浸法考察浸出物，以水作为溶剂测定结果为8.00%～24.58%，平均值为17.2%；以稀乙醇为溶剂，测定结果为9.46%～24.57%，平均值为18.2%。上述两种方法得到的浸出物结果相差不大，考虑到临床用药多为水煎煮，故将水溶性浸出物收入标准正文，拟规定限度不得少于12.0%。

舒筋草水分、总灰分、酸不溶性灰分、浸出物的测定结果表

样品编号	来源/产地	水分/%	总灰分/%	酸不溶性灰分/%	水溶性浸出物/%	醇溶性浸出物/%
1	云南文山	11.99	4.06	0.35	24.58	24.57
2	四川峨眉	11.66	5.98	0.78	16.86	19.05
3	四川攀枝花	11.77	5.10	0.72	17.76	18.81
4	云南文山	7.77	3.42	0.08	21.74	21.94
5	湖南郴州	8.41	2.52	0.11	14.88	15.95
6	重庆石柱	11.81	4.87	0.42	11.46	12.60
7	重庆巫山	9.72	3.18	0.06	22.22	23.15
8	云南文山	9.99	2.60	0.20	8.00	9.46
平均值		10.4	4.0	0.3	17.2	18.2

舒筋草有机氯类农药残留量的测定结果表

样品编号	来源/产地	总六六六/(mg·kg⁻¹)	总滴滴涕/(mg·kg⁻¹)	五氯硝基苯/(mg·kg⁻¹)	六氯苯/(mg·kg⁻¹)	七氯/(mg·kg⁻¹)	艾氏剂/(mg·kg⁻¹)	氯丹/(mg·kg⁻¹)
1	云南文山	—	0.14	—	—	—	0.04	—
2	四川峨眉	—	0.12	—	—	—	—	0.08
3	四川攀枝花	—	0.12	—	—	—	—	0.03
4	云南文山	—	0.27	—	—	0.04	0.03	0.09
5	湖南郴州	—	0.07	—	—	—	—	0.03
6	重庆石柱	—	0.06	—	—	—	—	—
7	重庆巫山	0.03	0.1	—	—	—	0.03	0.03
8	云南文山	0.09	0.1	—	—	—	—	—

　　【药理】据文献记载[3-5]，本品有抗菌和抗乙酰胆碱酯酶活性作用。

　　【备注】尚有石松科植物石松*Lycopodium japonicum* Thunb.的干燥全草伸筋草，已以伸筋草之名收入《中国药典》一部，注意与此区分。

　　【性味与归经】【功能与主治】【用法与用量】参照《四川省中药饮片炮制规范》（2015年版）拟订。

　　【炮制】【贮藏】沿用《四川省中药材标准》（1987年版）。

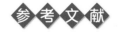

　　[1] 中国科学院《中国植物志》编委会. 中国植物志：第66卷[M]. 北京：科学出版社，1977.

[2] 中国科学院植物研究所. 中国高等植物图鉴：第2册[M]. 北京：科学出版社，1972.

[3] 唐宇. 藤石松生物碱成分及其生物活性的研究[D]. 上海：复旦大学，2013.

[4] 王路路. 藤石松生物碱成分的研究. 中国化学会第十一届全国天然有机化学学术会议论文集：第三册[C]. 北京：中国化学会，2016：1.

[5] 牛艳芬，崔圆圆，杨光忠，等. 石松生物碱成分的研究[J]. 中草药，2015，46（9）：1269-1276.

蜀 漆

Shuqi

DICHROAE FOLIUM ET CACUMEN

本品为虎耳草科植物黄常山*Dichroa febrifuga* Lour.的干燥嫩枝叶。夏季采收，干燥。

【性状】本品长30～50 cm。茎呈圆柱形或微具不规则的棱，直径0.3～1 cm，灰绿色至淡灰棕色，可见交互对生的叶和叶痕，表面有细微的纵纹；体轻，质硬脆，折断面纤维状，木质部淡黄色或淡黄绿色，中空，嫩茎髓心大。叶皱缩，多破碎或脱落，灰绿色至灰棕绿色。完整叶展平后呈长椭圆形，长7～14 cm，宽3～5 cm；叶缘除基部外具细锯齿，上表面被疏短毛，下表面仅脉上具短毛；有叶柄。气微，味淡、微涩。

【鉴别】本品粉末浅绿色。下表皮细胞表面观不规则形。气孔不定式。非腺毛单细胞，稍弯曲，壁有疣状突起。螺纹导管、梯纹导管常见。草酸钙针晶成束或散在。

【检查】**水分** 不得过15.0%（《中国药典》通则0832第二法）。

总灰分 不得过10.0%（《中国药典》通则2302）。

酸不溶性灰分 不得过1.0%（《中国药典》通则2302）。

【浸出物】照醇溶性浸出物测定法（《中国药典》通则2201）项下的冷浸法测定，用乙醇作溶剂，不得少于4.0%。

【炮制】**蜀漆** 除去杂质，淋润，切段，干燥。

酒炙蜀漆 取净蜀漆，照酒炙法（《中国药典》通则0213）炒干。

【性味与归经】辛，平；有毒。归肺、肝经。

【功能与主治】截疟，祛痰。用于疟疾，老痰积饮。

【用法与用量】3～6 g。

【注意】孕妇忌用，老人及体虚者慎用。

【贮藏】置通风干燥处。

蜀漆质量标准起草说明

【名称】沿用《四川省中药材标准》（1987年版）增补本。

【来源】蜀漆始载于《神农本草经》，主治"疟及咳逆寒热，腹中涵坚痞结，积聚邪气，蛊毒鬼疰"。梁·《名医别录》曰："生江林山川谷及蜀汉中，常山苗也。五月采叶，阴干"。唐·《唐本草》曰："蜀漆，日微萎，则把束暴使燥，色青白湛用，若阴干，便黑烂郁坏矣。"宋·《图经本草》曰："蜀漆为治疟之最要，不可多进，令人吐逆。"明·李时珍："蜀漆有却痰截疟之功，须在发散表邪及提出阳分之后。"我市与原四川地区使用的蜀漆一致，为虎耳草科黄常山属植物黄常山*Dichroa febrifuga* Lour.的干燥嫩枝叶。

【原植物形态】灌木，高1～2 m。小枝绿色，常带紫色，无毛，或稀被微柔毛。叶对生；叶柄长1.5～2 cm；叶椭圆形、长圆形或倒卵状椭圆形，长5～10 cm，宽3～6 cm，先端渐尖，基部楔形，边缘有锯齿；中脉上面凹陷。伞房花序圆锥形，有梗；花蓝色或青紫色；花萼倒圆锥状，萼齿4～7；花瓣4～7，近肉质，花时反卷；雄蕊10～20，半数与花瓣对生，花丝扁平；子房下位，花柱4～6，初时基部合生。浆果蓝色，有多数种子。花期6—7月，果期8—10月[1]。

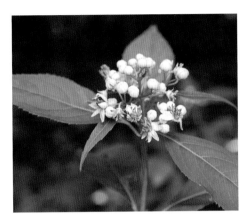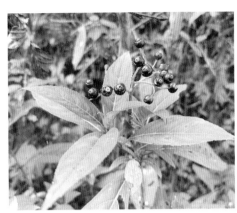

黄常山植物图

【产地分布】分布于重庆、湖北、湖南、贵州、广西、四川等地。

【生长环境】常生于海拔500～1 200 m的林缘、沟边、湿润的山地。

【化学成分】蜀漆含生物碱约0.2%，其中0.14%为常山碱（dichroine）。另含常山碱乙（β-dichroine）并含有少量三甲胺（trimethylamine），经研究发现常山碱乙（β-dichroine）、常山碱甲（α-dichroine）及常山碱丙（γ-dichroine）是互变异构体。常山碱甲在加热时变为常山碱乙，常山碱乙和丙在有机溶剂中可互变[2]。

【性状】沿用《四川省中药材标准》（1987年版）增补本。

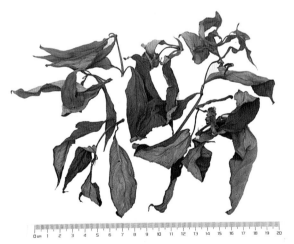

蜀漆药材图

【鉴别】（1）**显微鉴别**　显微鉴别特征明显，故收入标准正文。

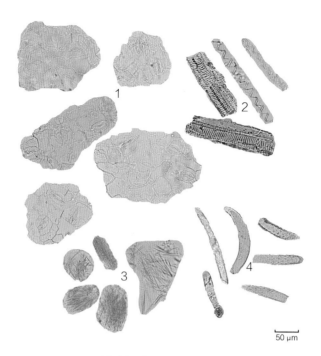

蜀漆粉末显微特征图

1—叶下表皮细胞；2—导管；3—草酸钙针晶；4—非腺毛

（2）**薄层鉴别**　取本品粗粉5 g，加乙醇25 ml，浸泡过夜，滤过，滤液蒸干，加稀盐酸10 ml使溶解，滤过，滤液加三氯甲烷10 ml振摇提取，弃去三氯甲烷液，酸液用碳酸钠溶液调节pH值至11，用三氯甲烷提取2次，每次10 ml，合并三氯甲烷提取液，浓缩至约1 ml，作为供试品溶液。另取常山对照药材5 g，同法制成对照药材溶液。照薄层色谱法（《中国药典》通则0502）试验，吸取上述两种溶液各5 μl，分别点于同一硅胶GF$_{254}$薄层板上，以三氯甲烷-甲醇-浓氨试液（9∶1∶0.1）为展开剂，展开，取出，晾干，置紫外灯（254 nm）下检视。供试品色谱中，在与对照药材色谱相应的位置上，自采样品均显相同颜色的主斑点，考虑到常山对照药材用药部位（根）及种等因素，未收入标准正文。

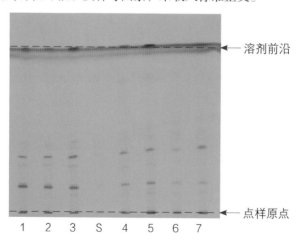

蜀漆薄层色谱图

S—蜀漆对照药材；1—7.蜀漆样品

【检查】**水分**　按水分测定法（《中国药典》通则0832）第二法测定，测定结果为11.0%～13.8%，平均值为12.7%。拟规定水分不得过15.0%，收入标准正文。

总灰分　按灰分测定法（《中国药典》通则2302）测定，测定结果为4.3%～9.6%，平均值为7.8%。故规定总灰分不得过10.0%，收入标准正文。

酸不溶性灰分　按灰分测定法（《中国药典》通则2302）测定，测定结果为0.11%～0.31%，平均值为0.23%。故规定酸不溶性灰分不得过1.0%，收入标准正文。

【浸出物】考虑到蜀漆中所含生物碱类成分，多溶于乙醇，故采用冷浸法，以乙醇作为溶剂进行浸出物测定。按正文要求测定，测定结果为4.0%～7.8%，平均值为6.5%。拟规定浸出物不得过少于4.0%，收入标准正文。

蜀漆水分、总灰分、酸不溶性灰分、浸出物测定结果表

样品编号	样品来源/产地	水分/%	总灰分/%	酸不溶性灰分/%	浸出物/%
1	重庆金佛山（自采）	11.6	4.3	0.31	7.8
2	重庆金佛山（自采）	11.0	5.1	0.26	7.7
3	重庆金佛山（自采）	13.5	7.8	0.22	7.6
4	四川荣县（自采）	13.8	9.6	0.16	4.0
5	四川荣县（自采）	12.9	9.2	0.26	5.7
6	重庆南川（自采）	12.8	8.8	0.11	7.1
7	重庆南川（自采）	13.5	9.5	0.27	5.6
平均值		12.7	7.8	0.23	6.5

【炮制】【性味与归经】【功能与主治】【用法与用量】【贮藏】参照《四川省中药饮片炮制规范》（2015年版）拟订。

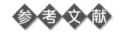

参 考 文 献

[1] 南京中医药大学. 中药大辞典：上册[Z]. 2版. 上海：上海科学技术出版社，2006.

[2] 肖培根. 新编中药志：第3卷[M]. 北京：化学工业出版社，2002.

水朝阳旋覆花

Shuichaoyangxuanfuhua

INULAE HELIANTHUS-AQUATICAE FLOS

本品为菊科植物水朝阳旋覆花*Inula helianthus-aquatica* C.Y.Wu ex Ling的干燥头状花序。夏、秋二季花初开时采摘，除去杂质，干燥。

【性状】本品呈圆盘状或扁球形的头状花序，有时散落，直径1~2 cm；底部具多层绿黄色或浅灰绿色膜质总苞片，有时可见残留的短花梗。外缘一层舌状花多卷曲，黄色或黄褐色，长0.8~1.5 cm，顶端3齿裂。中央筒状花密集，长约5 mm。瘦果长约1 mm，有10条深沟，无毛，冠毛污白色，比管状花冠稍短。有微粗糙毛，气香，味微苦。

【鉴别】本品粉末黄棕色。表皮细胞类方形，排列紧密，边缘波状弯曲。花粉粒黄色类球形，直径22~33 μm，外壁有刺，具3个萌发孔。花丝碎片边缘细胞呈绒毛状突起。草酸钙方晶细小，存在于薄壁细胞内或散在。导管多为梯纹或螺纹。腺毛偶见。

【检查】**水分**　不得过13.0%（《中国药典》通则0832第二法）。

总灰分　不得过10.0%（《中国药典》通则2302）。

酸不溶性灰分　不得过1.5%（《中国药典》通则2302）。

【浸出物】照醇溶性浸出物测定法（《中国药典》通则2201）项下的热浸法测定，用稀乙醇作溶剂，不得少于20.0%。

【炮制】**水朝阳旋覆花**　除去杂质。

蜜水朝阳旋覆花　取净水朝阳旋覆花，照蜜炙法（《中国药典》通则0213）炒至不沾手。

【性味与归经】苦、辛、咸，微温。归肺、脾、胃、大肠经。

【功能与主治】降气，消痰，行气，止呕。用于风寒咳嗽，痰饮蓄结，胸膈痞满，喘咳痰多，呕吐噫气，心下痞硬。

【用法与用量】3~9 g，包煎。

【贮藏】置干燥处，防潮、防尘。

水朝阳旋覆花质量标准起草说明

【名称】《四川省中药材标准》（1987年版）收载的旋覆花为菊科植物旋覆花、欧亚旋覆花、水朝阳旋覆花。《中国药典》已以旋覆花、欧亚旋覆花作为旋覆花的基原进行收录。为与中国药典收载的旋覆花相区别，故以植物名作为药材名，更名为水朝阳旋覆花。

【来源】中国药典收载的旋覆花为旋覆花*Inula japonica* Thunb.及欧亚旋覆花*Inula briannica* L. 的干燥头状花序。重庆市除使用上述两种外，一直以来还将水朝阳旋覆花*Inula helianthus-aquatica* C.Y. Wu ex Ling的干燥头状花序作为药用，故此收入本标准。

【原植物形态】多年生草本。高30~80 cm。茎直立，被柔毛，下部几个节常有不定根。叶卵状披针形至披针形，长4~10 cm；基部渐狭成叶柄，或圆形或楔形或有小耳，半抱茎，边缘有尖锯齿，下面有黄色腺点，脉上有短柔毛。头状花序直径2.5～4.5 cm；总苞片多层，近等长，外层等形，被短柔毛，内层条状披针形，边缘膜质。被睫毛；舌状花黄色，顶端有3小齿；筒状花花冠黄色，长3 mm。瘦果圆柱形，有10条沟，无毛；冠毛污白色。

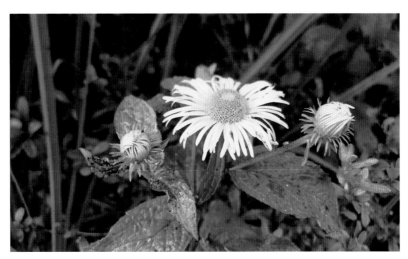

水朝阳旋覆花植物图

【产地分布】分布于重庆、四川、云南、贵州和湖北等地[1]。

【生长环境】生于海拔1 200～3 000 m的山区湿地、林中或水沟边[1]。

【化学成分】主要为萜类化合物，其次为黄酮类化合物、甾体类化合物、有机酸类化合物以及百里香酚衍生物和木犀素等，其中萜类化合物中的倍半萜内酯是该属植物的特征性成分[2]。

【性状】根据商品药材实际性状进行描述。

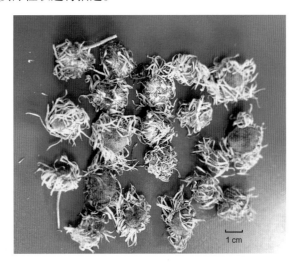

水朝阳旋覆花药材图

【鉴别】**显微鉴别**　本品粉末显微特征明显，收入标准正文。

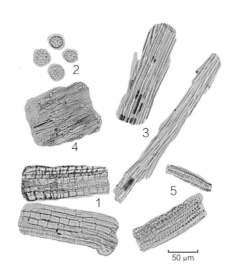

水朝阳旋覆花显微特征图

1—表皮细胞；2—花粉粒；3—花丝碎片；4—薄壁细胞及草酸钙方晶；5—导管

【检查】**水分**　按水分测定法（《中国药典》通则0832）第二法测定，测定结果为8.0%～12.8%，平均值为9.3%。拟规定水分不得过13.0%。收入标准正文。

总灰分　按灰分测定法（《中国药典》通则2302）测定，测定结果为7.8%～10.0%，平均值为8.9%。拟规定总灰分不得过10.0%。收入标准正文。

酸不溶性灰分　按灰分测定法（《中国药典》通则2302）测定，测定结果为0.2%～1.1%，平均值为0.62%。拟规定酸不溶性灰分不得过1.5%，收入标准正文。

【浸出物】按正文要求进行测定，测定结果为24.8%～31.5%。平均值为26.4%。拟规定浸出物不得少于20.0%.收入标准正文。

水朝阳旋覆花水分、总灰分、酸不溶性灰分、浸出物测定结果表

样品编号	来源/产地	水分/%	总灰分/%	酸不溶性灰分/%	浸出物/%
1	成都荷花池中药材专业市场	10.3	8.9	1.1	24.8
2	成都荷花池中药材专业市场	12.8	7.8	1.0	28.6
3	重庆万州	7.2	8.4	0.2	31.5
4	重庆万州	8.4	9.3	0.5	20.8
5	四川宜宾	8.0	10.0	0.3	26.1
平均值		9.3	8.9	0.62	26.4

【炮制】【性味与归经】【功能与主治】【用法与用量】【贮藏】参照《四川省中药材标准》（2010年版）拟订。

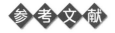

[1] 中国科学院《中国植物志》编委会. 中国植物志：第75卷[M]. 北京：科学出版社，1979.

[2] 王慧娜. 旋覆花化学对照品的制备及旋覆花的质量方法学研究[D]. 石家庄：河北医科大学，2003.

水灯心

Shuidengxin

JUNCI SETCHUENSIS HERBA

本品为灯心草科植物野灯心草*Juncus setchuensis* Buchen.的干燥全草或地上部分。夏、秋二季采收，除去杂质，干燥。

【性状】本品根茎呈圆柱形，略扁，节明显，密被棕褐色小鳞片，下部着生多数细根，灰褐色。茎数条丛生，圆柱形，长30～60 cm，直径0.8～1.5 mm，表面具纵条纹，黄绿色。叶退化呈刺芒状，叶鞘棕褐色。有的可见假侧生聚伞花序。质韧，略具弹性，不易折断，断面髓部黄白色。气微，味淡。

【鉴别】（1）本品粉末黄绿色。髓部薄壁细胞具5～7分支；茎表皮细胞排列紧密，呈长方形或多角形；维管束鞘纤维呈束或散在，多断裂，壁极厚，木化；纤维成束或散在，多断裂，胞腔较小，直径4～13 μm，非木化或微木化；果皮表皮细胞呈长方形或长梭形，排列紧密；种皮表皮细胞排列紧密，呈长角形，细胞壁略增厚，有的胞腔含黄棕色物；导管多为环纹导管，直径5～26 μm。非腺毛较粗大，常呈镰刀状弯曲，有的中部细胞皱缩，壁稍厚。

（2）取本品粉末1 g，加稀乙醇30 ml，加热回流1 h，滤过，滤液蒸干，残渣加甲醇1 ml使溶解，作为供试品溶液。另取木犀草素对照品，加甲醇制成每1 ml含1 mg的溶液，作为对照品溶液。照薄层色谱法（《中国药典》通则0502）试验，吸取上述两种溶液各6 μl，分别点于同一硅胶G薄层板上，以环己烷-醋酸乙酯-甲酸（7∶5∶1）为展开剂，预饱和30 min，展开，取出，晾干，喷以10%硫酸乙醇溶液，加热至斑点显色清晰，在紫外光灯（365 nm）下检视。供试品色谱中，在与对照品色谱相应的位置上，显相同颜色的荧光斑点。

【检查】水分　不得过12.0%（《中国药典》通则0832第二法）。

总灰分　不得过6.0 %（《中国药典》通则2302）。

酸不溶性灰分　不得过2.0%（《中国药典》通则2302）。

【浸出物】照醇溶性浸出物测定法（《中国药典》通则2201）项下的热浸法测定，用稀乙醇作溶剂，不得少于10.0%。

【含量测定】照高效液相色谱法（（《中国药典》通则0512）测定。

色谱条件与系统适用性试验　以十八烷基硅烷键合硅胶为填充剂；甲醇：0.4%磷酸溶液（45∶55）为流动相，检测波长350 nm，流速1.0 ml/min。理论板数按木犀草素峰计应不低于3 000。

对照品溶液的制备　取木犀草素的对照品，适量，精密称定，加甲醇制成每1 ml含0.1 mg的溶液，即得。

供试品溶液的制备　取本品细粉约2 g，精密称定，置具塞锥形瓶中，精密加入80%乙醇溶液25 ml，密塞，称定重量，超声处理30 min，放冷，再称定重量，用80%乙醇溶液补足减失的重量，摇匀，滤过，取续滤液，即得。

测定法　分别精密吸取对照品溶液与供试品溶液各10 μl，注入液相色谱仪，测定，即得。

本品按干燥品计算，含木犀草素（$C_{15}H_{10}O_6$）不得少于0.03%。

【炮制】除去杂质，洗净，切段，干燥。

【性味与归经】甘，微寒。归心、小肠经。

【功能与主治】清心热，利小便。用于心烦，小便不利，口舌生疮。

【用法与用量】9～15 g。

【贮藏】置阴凉干燥处。

水灯心质量标准起草说明

【名称】沿用《四川省中药材标准》（1987年版）增补本。

【别名】野灯心草、席草、龙须草[1]。

【来源】本品历代本草虽未见记载，但在四川民间有较长的药用历史，药材市场已形成商品，经鉴定本品为灯心草科灯心草属植物野灯心草*Juncus setchuensis* Buchen.的干燥全草或地上部分。

【原植物形态】多年生草本。根状茎横走或短缩。茎簇生，有纵条纹，直径0.8～1.5 mm，高30～50 cm。芽包叶鞘状或鳞片状，围生于茎基部，下部常红褐色或暗褐色，长1～10 cm，叶片退化呈刺芒状。花序假侧生，聚伞状，多花或仅具几朵花；总苞片似茎的延伸，直或稍弓曲；先出叶卵状三角形；花被片6，近等长，长2.5～3 mm，卵状披针形，急尖，边缘膜质；雄蕊3，稍短于花被片，花药较花丝短。蒴果长于花被，卵状或近球状，不完全3室；种子偏斜倒卵形，长约0.5 mm。花期4—6月，果期7—9月[1]。

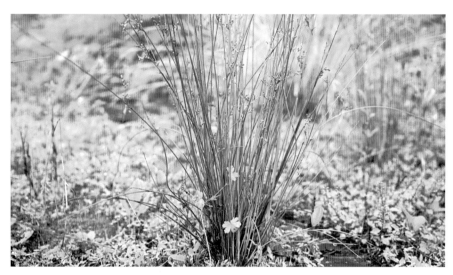

野灯心草植物图

【产地分布】分布于长江中、下游各省。重庆各地均产。

【生长环境】常生于沼泽、沟边、水边或浅水中。

【采收加工】有文献[1]记载：7—10月采收地上部分，洗净，晒干。本文沿用《四川省中药材标准》（1987年版）增补本。

【化学成分】主含黄酮类、挥发油、多种菲类衍生物、氨基酸以及糖类[2]。

【性状】参照文献[3]及样品据实描述。

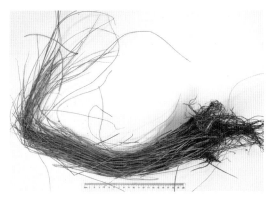

水灯心药材图

【鉴别】（1）**显微鉴别**　显微特征明显[3，4]，故收入标准正文。

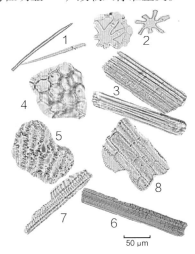

水灯心粉末显微特征图

1—非腺毛；2—髓部薄壁细胞；3—纤维；4—茎表皮细胞；5—果皮表皮细胞；

6—维管束鞘纤维；7—导管；8—种皮表皮细胞

（2）**薄层鉴别**　供试品及对照品溶液的制备、展开剂、显色剂及检视方法同标准正文。分别以环己烷-醋酸乙酯-甲酸（7：5：1）和甲苯-醋酸乙酯-丙酮（7：5：1）作为展开剂，供试品色谱中，在与对照品色谱相应的位置上，两种展开剂均能检出相同颜色的斑点，而以环己烷-醋酸乙酯-甲酸（7：5：1）展开R_f值更为适中，收入标准正文。

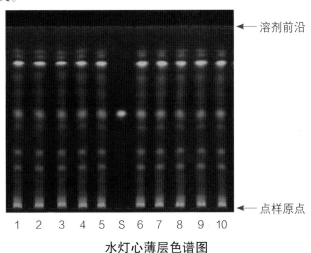

水灯心薄层色谱图

1—10. 水灯心样品；S—木犀草素对照品

【检查】**水分**　按水分测定法（《中国药典》通则0832）第二法测定，测定结果为6.9%~11.5%，平均值为9.1%。拟规定水分不得过12.0%。收入标准正文。

总灰分　按灰分测定法（《中国药典》通则2302）测定，测定结果为4.5%~5.8%，平均值为5.0%。拟规定总灰分不得过6.0%。收入标准正文。

酸不溶性灰分　按灰分测定法（《中国药典》通则2302）测定，测定结果为0.5%~1.2%，平均值为0.8%。拟规定酸不溶性灰分不得过2.0%，收入标准正文。

二氧化硫残留量　测定结果未检出。实际考察中未发现有熏硫现象，故未收入标准正文。

【浸出物】采用正文所述方法，测定结果为10.0%~14.2%，平均值为12.3%。拟规定浸出物不得少于10.0%，收入标准正文。

【含量测定】水灯心中化学成分含黄酮类化合物木犀草素，经研究选用80%乙醇为提取溶剂制备供试品溶液[2]，检测波长为350 nm，色谱柱为C_{18}柱，流动相为甲醇-0.4%磷酸溶液（45∶55）。木犀草素进样量在0.010 558~0.26 394 μg范围内，与峰面积呈良好的线性关系，方法回收率为89.4%，RSD为1.6%。收集的样品按该方法进行测定，结果为0.05%~0.06%，故规定本品按干燥品计算，含木犀草素（$C_{15}H_{10}O_6$）不得少于0.03%，收入标准正文。

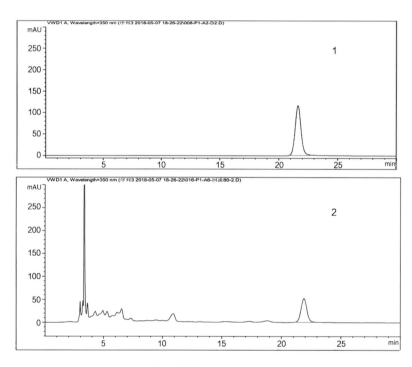

水灯心高效液相色谱图

1—木犀草素对照品；2—水灯心药材

水灯心水分、总灰分、酸不溶性灰分、浸出物、含量测定结果表

样品编号	来源/产地	水分/%	总灰分/%	酸不溶性灰分/%	浸出物/%	木犀草素含量/%
1	重庆市中药材市场	8.3	4.6	0.6	10.0	0.05
2	重庆市中药材市场	7.7	4.6	0.5	12.7	0.06
3	重庆市中药材市场	6.9	4.7	0.6	11.5	0.05
4	重庆南川太平	9.5	5.3	0.8	11.3	0.05
5	重庆南川太平	10.5	5.2	0.8	12.3	0.05

续表

样品编号	来源/产地	水分/%	总灰分/%	酸不溶性灰分/%	浸出物/%	木犀草素含量/%
6	重庆市中药材市场	11.5	4.6	0.6	12.9	0.06
7	重庆市中药材市场	9.4	5.8	1.2	14.2	0.06
8	重庆市中药材市场	8.6	5.2	0.7	13.2	0.06
9	重庆市中药材市场	10.3	5.8	1.1	12.0	0.05
10	重庆市中药材市场	8.6	4.5	0.6	13.3	0.06
平均值		9.1	5.0	0.8	12.3	0.055

【炮制】【性味与归经】【功能与主治】【用法与用量】【贮藏】参照《四川省中药饮片炮制规范》（2015年版）拟订。

【备注】商品中有片髓灯心草*Juncus glaucus* Ehrh. 的干燥全草或地上部分，易与野灯心草混淆。片髓灯心草的主要特征为：花被片条状披针形，外轮稍长；雄蕊6枚，茎内髓呈片髓状。

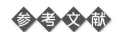

参 考 文 献

[1] 徐国均. 中国药材学：上册[M]. 北京：中国医药科技出版社，1996.

[2] 李红霞. 灯芯草化学成分研究[J]. 中药材，2006，29（11）.

[3] 吴和珍，杨艳芳，魏群. 川灯心草的性状、组织显微鉴别[J]. 中药材，2004，27（4）：253-254.

[4] 朱海涛，陈吉炎，陈黎，等. 水灯心的生药学研究[J]. 中国中药杂志，2006，31（3）：252-253.

台 乌

Taiwu

LINDERAE FRAGRANTIS RADIX

本品为樟科植物香叶子*Lindera fragrans* Oliv.的干燥块根。秋末至初春采挖，除去细根，洗净，趁鲜切片，干燥，或直接干燥。

【性状】本品块根多呈纺锤状，略弯曲，有的中部膨大成连珠状，长6～15 cm，直径1～3 cm。直根圆柱形。表面棕褐色或黄褐色，有纵皱纹及须根脱落的痕迹。质坚硬。切片者切面类黄色或淡黄棕色，射线放射状，可见淡棕色环纹，质脆，易折断。气香，味微辛、苦。

【鉴别】（1）本品粉末黄白色。淀粉粒甚多，单粒类球形、长圆形或卵圆形，直径5～50 μm，脐点点状、短棒状、裂缝状或叉状，复粒由2～3分粒组成。木纤维淡黄色，多成束，直径30～40 μm，壁厚约7 μm，有单纹孔。韧皮纤维长梭形，多单个散在，直径20～30 μm，壁极厚，孔沟明显。具缘纹孔导管直径约50 μm。木射线细胞壁稍增厚。油细胞长圆形，含棕色分泌物。

（2）取本品粉末1 g，加石油醚（30～60 ℃）30 ml，振摇10 min，滤过，滤液挥干，残渣加乙酸乙酯1 ml使溶解，作为供试品溶液。另取乌药醚内酯对照品，加乙酸乙酯制成每1 ml含1 mg的溶液，作为对照品溶液。照薄层色谱法（《中国药典》通则0502）试验，吸取上述两种溶液各5 μl，分别点于同一硅胶G薄层板上，以甲苯-乙酸乙酯（15：1）为展开剂，展开，取出，晾干，喷以1%香草醛硫酸溶液，在105 ℃加热至斑点显色清晰。供试品色谱中，在与对照品色谱相应的位置上，显相同颜色的斑点。

【检查】**水分**　不得过12.0%（《中国药典》通则0832第四法）。

总灰分　不得过6.0%（《中国药典》通则2302）。

酸不溶性灰分　不得过3.0%（《中国药典》通则2302）。

【浸出物】照醇溶性浸出物测定法（《中国药典》通则2201）项下的热浸法测定，用70%乙醇作为溶剂，不得少于12.0%。

【炮制】除去杂质；未切片者，润透，切片，干燥。

【性味与归经】辛，温。归肺、脾、肾、膀胱经。

【功能与主治】顺气止痛，温肾散寒。用于胸腹胀痛，气逆喘急，膀胱虚冷，遗尿尿频，疝气，痛经。

【用法与用量】4.5～9 g。

【贮藏】置阴凉干燥处，防蛀。

台乌质量标准起草说明

【名称】沿用《四川省中药材标准》（1987年版）。

【来源】根据主产区调查，台乌的原植物为樟科山胡椒属植物香叶子*Lindera fragrans* Oliv.。

【原植物形态】常绿灌木，高1～3 m。枝纤细，黄绿色，嫩枝具银白色绢毛。单叶互生，革质，狭卵状披针形，有香气，长3～9 cm，宽1～2.5 cm，表面绿色，有光泽，背面灰白色，被白色平贴丝毛，三出脉，其余侧脉细而不明显，叶柄长5～8 mm。雌雄异株。伞形花序腋生，有花2～7朵，黄色，有香气，花梗长约1 cm，有稀疏绢毛，花被片6，雄蕊9枚，花药2室，内向瓣裂。果实卵圆形或长卵圆形，长约1 cm，无毛，成熟时黑色，常具宿存花被片。花期4月，果期7月。

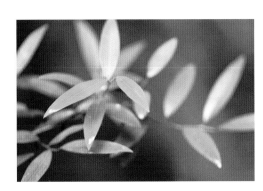
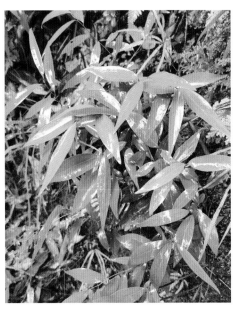

香叶子植物图

【产地分布】分布于重庆、四川、云南、贵州、陕西、湖北、广西等地。

【生长环境】常野生于海拔300～2 250 m处的向阳干燥山坡、路旁及疏林下。

【化学成分】本品乙醇提取物经研究含有生物碱类（如laurotetanine（Ⅰ）、norpredicentrine（Ⅱ）、norboldine（Ⅲ）），为台乌中的抗炎成分[1]；研究还发现，本品含有挥发性成分比如倍半萜类化合物（乌药醚、乌药酮、乌药内酯、新乌药内酯等）、黄酮类、脂肪酸、木脂素类等[2]。

【性状】沿用《四川中药材标准》（1987年版）及根据收集样品据实描述。

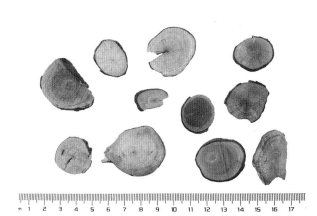
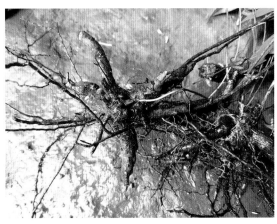

台乌药材图（切制）　　　　　　　　　　　台乌药材图（鲜）

【鉴别】（1）显微鉴别　沿用《四川中药材标准》（1987年版），显微特征明显，收入标准正文。

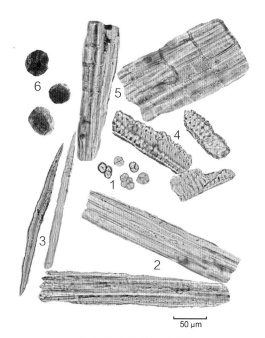

台乌粉末显微特征图

1—淀粉粒；2—木纤维；3—韧皮纤维；4—具缘纹孔导管；5—木射线细胞；6—油细胞

（2）**薄层鉴别**　供试品溶液、对照品溶液的制备、吸附剂、显色剂、检视方法同标准正文，采用甲苯-乙酸乙酯（15∶1）为展开剂，6批供试品色谱中，在与对照品色谱相应的位置上，均能检出相同颜色的斑点，R_f值适中，重现性好，收入标准正文。

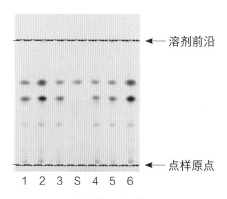

台乌薄层色谱图

1—6. 台乌样品；S—乌药醚内酯对照品

【检查】**水分**　按水分测定法（《中国药典》通则0832）第四法测定，测定结果为7.6%～8.8%，平均值为8.1%。拟规定水分不得过12.0%，收入标准正文。

总灰分　按灰分测定法（《中国药典》通则2302）进行测定，测定结果为1.0%～4.8%，平均值为3.5%。拟规定总灰分不得过6.0%，收入标准正文。

酸不溶性灰分　按灰分测定法（《中国药典》通则2302）进行测定，测定结果为0.5%～2.0%，平均值为1.3%。拟规定总灰分不得过3.0%，收入标准正文。

二氧化硫残留量　测定结果未检出。实际考察中未发现有熏硫现象，故未收入标准正文。

【浸出物】按正文要求进行测定，测定结果为16.9%～21.3%，平均值为19.2%。拟规定浸出物不得少于12.0%，收入标准正文。

台乌水分、总灰分、酸不溶性灰分和浸出物测定结果表

样品编号	来　源	水分/%	总灰分/%	酸不溶性灰分/%	浸出物/%
1	重庆	8.0	4.8	2.0	21.3
2	四川南充	7.6	4.2	1.5	20.3
3	重庆	7.9	4.6	1.9	18.0
4	南部	7.8	4.3	1.0	19.7
5	重庆	8.5	2.0	0.8	18.7
6	四川剑阁	8.8	1.0	0.5	16.9
平均值		8.1	3.5	1.3	19.2

　　【炮制】【性味与归经】【功能与主治】【用法与用量】【贮藏】参照《四川省中药饮片炮制规范》（2015年版）拟订。

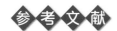
参 考 文 献

[1] 邱澄，周立新，丁怡. 香叶子的化学成分研究[J]. 中国药学杂志，2001，36（3）.

[2] 雷洁萍. 三种山胡椒属植物的化学成分及生物活性研究[D]. 成都：西南交通大学，2017.

兔耳风

Tuerfeng

GERBERAE PILOSELLOIDIS HERBA

本品为菊科植物毛大丁草*Gerbera piloselloides*（L.）Cass. 的干燥全草。春、夏二季采收，除去杂质，干燥。

【性状】本品根茎粗短，密被灰白色绵毛，丛生多数须根，长5～8 cm，直径1～2 mm，外表面灰褐色，质脆，断面黄白色。叶基生，多皱缩，完整叶片展平后椭圆形或倒卵状披针形，长4～8 cm，叶上表面黑褐色，下表面密被灰白色茸毛。气微，味涩。

【鉴别】（1）本品粉末灰褐色。石细胞较多，浅棕色，单个散在或数个聚集，有的已破碎，完整者呈长方形、类圆形或纺锤形，纹孔明显，石细胞长52～412 μm，宽39～78 μm。非腺毛众多，无色或浅黄色，多弯曲、碎断，顶端尖锐，直径8～30 μm，壁厚约2 μm。表皮碎片较多，细胞排列紧密，细胞壁波状弯曲。螺纹导管多见，直径13～39 μm，偶见网纹导管以及草酸钙簇晶。

（2）取本品粉末2 g，加75%乙醇20 ml，超声提取20 min，滤过，滤液浓缩至约2 ml，作为供试品溶液。另取毛大丁草对照药材2 g，同法制成对照药材溶液。照薄层色谱法（《中国药典》通则0502）试验，吸取上述两种溶液各5 μl，分别点于同一硅胶G薄层板上，以三氯甲烷-甲醇-水（30∶10∶0.4）为展开剂，展开，取出，晾干，置紫外光灯（365 nm）下检视。供试品色谱中，在与对照药材色谱相应的位置上，显相同的蓝色荧光斑点。

【检查】水分　不得过10.0%（《中国药典》通则0832第二法）。

【浸出物】照醇溶性浸出物测定法（《中国药典》通则2201）项下的冷浸法测定，用75%乙醇为溶剂，不得少于5.0%。

【炮制】除去杂质，淋润，切段，干燥。

【性味与归经】辛、微苦，温。归肺经。

【功能与主治】祛风散寒止咳。用于风寒咳嗽。

【用法与用量】6～15 g。

【贮藏】置阴凉干燥处。

兔耳风质量标准起草说明

【名称】沿用《四川省中药材标准》（1987年版）。

【来源】是四川、重庆习用药材，为菊科扶郎花属植物毛大丁草*Gerbera piloselloides*（L.）Cass. 的干燥全草[1]。《贵州省中药材、民族药材质量标准》（2003年版）等收载。

【原植物形态】为多年生草本。根茎粗壮，密生白色绵毛。须根较多，直径约2 mm。叶基生，有短柄，叶片长椭圆形至倒卵形，长5～10 cm，宽3～6 cm，叶片呈长椭圆形或倒卵形，长5～10 cm，宽3～6 cm，叶尖钝圆，基部楔形，全缘，质厚，叶背面密生灰白色绵毛。华葶单一，直立，高20～40 cm，表面密被淡褐色绵毛，头状花序顶生，总苞片2层，条状披针形，背面密生淡褐色绵毛，异型花，舌状花白色或紫色，雌性，长约8 mm；管状花两性。瘦果条状披针形，具纵肋。

【产地分布】分布于重庆、四川、江西、福建、广东、云南等地。

【生长环境】多生于山间潮湿地或草坡、林下处。

【采收加工】春夏采收，除去杂质，干燥。

【化学成分】全草含有酚类、苷类、还原糖、粘胶、挥发油及叶绿素等，还含有紫花前胡内酯、氢醌、熊果苷、异乔木萜醇和五环三萜类化合物；根中含有毛大丁草醛、毛大丁草酮、羟基异毛大丁草酮、羟基毛大丁草酮、环毛大丁草酮、去氧去氢环毛大丁草酮等[1]。

【性状】沿用《四川省中药材标准》（1987年版）。

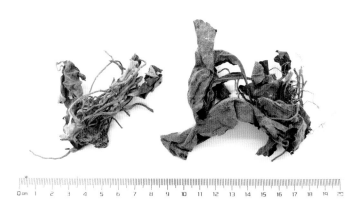

兔耳风药材图

【鉴别】（1）**显微鉴别**　粉末显微特征较明显，收入标准正文。

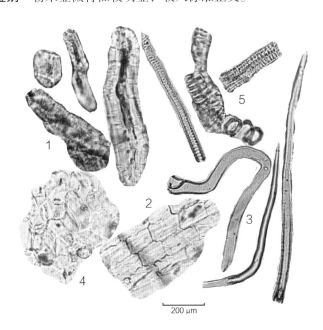

200 μm

兔耳风粉末显微特征图

1—石细胞；2—表皮碎片；3—非腺毛；4—草酸钙簇晶；5—导管

（2）**薄层鉴别**　对本品进行了薄层色谱鉴别研究。按照正文质量标准中的薄层鉴别项下方法，取兔耳风（毛大丁草）对照药材（中检院提供）制成对照药材溶液，照薄层色谱法（《中国药典》通则0502）试验，结果供试品色谱中，除在成都采集的一批样品色带干扰外，其他样品在与对照药材色谱相应的位置上，显相同颜色的斑点，且特征斑点清晰，R_f值适中，耐用性好，分离度良好，收入标准正文。

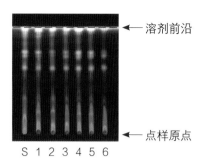

兔耳风薄层色谱图

S—兔耳风（毛大丁草）对照药材；1—6. 兔耳风样品

【检查】水分　按水分测定法（《中国药典》通则0832）第二法测定，测定结果为7.9%～10.0%，平均值9.1%。拟规定水分不得过10.0%，收入标准正文。

【浸出物】采用正文所述方法，测定结果为4.7%～7.1%，平均值为5.8%。拟规定浸出物不得少于5.0%，收入标准正文。

兔耳风水分、浸出物测定结果表

样品编号	来源/产地	水分/%	浸出物/%
1	贵州	8.1	6.9
2	成都荷花池中药材专业市场	9.6	5.9
3	重庆慧远药业	9.4	4.7
4	重庆泰尔森制药有限公司	10.0	6.1
5	重庆泰尔森制药有限公司	7.9	5.0
6	重庆华奥药业股份有限公司	9.7	4.7
7	贵州	8.8	7.1
平均值		9.1	5.8

【性味与归经】【功能与主治】【炮制】【用法与用量】【贮藏】参照《四川省中药饮片炮制规范》（2015年版）。

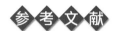

参 考 文 献

[1] 肖瑛，李建北，丁怡. 毛大丁草化学成分的研究[J]. 中草药，2003，34（2）：109-111.

威灵仙藤

Weilingxianteng

CLEMATIDIS CHINENSIS HERBA

本品为毛茛科植物威灵仙Clematis chinensis Osbeck的干燥地上部分。秋季采收，切段，干燥。

【性状】本品黑褐色。茎纤细，圆柱形，具棱。质脆易折断，断面灰白色。叶对生，一回羽状复叶，小叶3~7枚，多为5枚，叶片多已破碎，完整叶片卵形、卵状披针形或披针形，长1.2~7.5 cm，宽0.5~4 cm，全缘，叶脉具毛。气微，味淡。

【鉴别】（1）本品粉末棕褐色。非腺毛众多，由1~7个细胞构成，基部弯曲，顶部渐尖。叶上下表皮细胞不规则，不定式气孔微凸于表面。螺纹导管众多，偶见网纹导管，直径25~38 μm。草酸钙簇晶较多，散在或纵行排列。木纤维单个散在或成束，长227~420 μm，直径20~43 μm，孔沟明显，壁较厚；韧皮纤维成束，壁较薄。木栓细胞棕红色，不规则多角形。石细胞众多，呈淡黄绿色类方形、椭圆形，直径35~70 μm，或不规则形，长150~300 μm，宽45~88 μm，孔沟明显。

（2）取本品粉末1 g，加乙醇20 ml、盐酸3 ml，加热回流1 h，滤过，滤液加水10 ml，放冷，加石油醚（60~90 ℃）25 ml振摇提取，分取石油醚液，蒸干，残渣加无水乙醇1 ml使溶解，作为供试品溶液。另取齐墩果酸对照品，加无水乙醇制成每1 ml含0.5 mg的溶液，作为对照品溶液。照薄层色谱法（《中国药典》通则0502）试验，吸取上述两种溶液各5~10 μl，分别点于同一硅胶G薄层板上，以甲苯-乙酸乙酯-甲酸（20:3:0.5）为展开剂，展开，取出，晾干，喷以10%硫酸乙醇溶液，在105 ℃加热至斑点显色清晰，置紫外光灯（365 nm）下检视。供试品色谱中，在与对照品色谱相应的位置上，显相同颜色的荧光斑点。

【检查】**水分** 不得过13.0%（《中国药典》通则0832第二法）。

总灰分 不得过7.0%（《中国药典》通则2302）。

酸不溶性灰分 不得过2.0%（《中国药典》通则2302）。

【浸出物】照醇溶性浸出物测定法（《中国药典》通则2201）项下热浸法测定，用乙醇作溶剂，不得少于7.0%。

【炮制】除去杂质，洗净，润透，切段，干燥。

【性味与归经】辛、咸，温。归膀胱经。

【功能与主治】祛风除湿，通络止痛。用于风湿痹痛，肢体麻木，脚气肿痛。

【用法与用量】6~9 g。

【注意】气血虚弱者慎用。

【贮藏】置阴凉干燥处。

威灵仙藤质量标准起草说明

【名称】《中国药典》（2020年版）一部以威灵仙、绵团铁线莲、东北铁线莲的干燥根和根茎作为威灵仙药材的药用部位，而传统上原四川地区以毛茛科铁线莲属植物威灵仙Clematis chinensis Osbeck的地上部分作为药用部位，已被《四川省中药材标准》（1987年版）收载。为避免与药典收载品种名称重复，体现基源植物为威灵仙的一致性和与药典品种药用部位的差异性，故本次更名为威灵仙藤，与《四川省中药材标准》（2010年版）所收载的灵仙藤基源一致。

【来源】据文献记载，我国威灵仙有百合科和毛茛科植物两大类。《中国药典》（2020年版）一部用毛茛科植物威灵仙的根及根茎，重庆市习用其地上部分，故收入本标准[1]。

【原植物形态】木质藤本，长可达10 m。茎鲜时紫红色、红绿色或绿色，干后变黑，具有明显条纹，幼时被白色细柔毛，老时脱落。叶为一回羽状复叶，对生，长达25 cm；叶柄卷曲攀援他物，小叶柄长达2～3.5 cm；小叶卵形、卵状披针形或披针形，长1.2～7.5 cm，宽1.2～4 cm，顶端钝或渐尖，基部截形、广楔形或稍呈心形，全缘，上表面沿叶脉有细毛，下面无毛，主脉3条。花序圆锥状，腋生或顶生，长12～18 cm，疏生细白柔毛；苞片线形或叶状；花梗长1.5～3 cm；花白色或绿白色，直径15～20 mm；花被片4，有时5，近长方形、圆状倒卵形或倒披针形，长7～11 mm，外面边缘密生白色柔毛，内面无毛；雄蕊多数，不等长，长2～7 mm，花丝扁平，无毛，宽约0.4 mm，花药条形，长1～2 mm，宽约0.5 mm，雄蕊4～6枚。长4～6 mm；子房及花柱上密生向上的白色柔毛。瘦果扁卵形，长约3 mm，有短毛，花柱宿存，细长，呈白色羽毛状，长达18 mm。花期7—9月[2]。

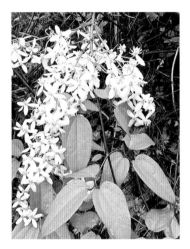 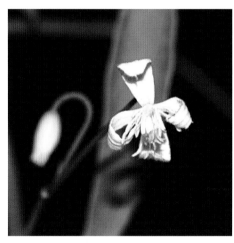

威灵仙植物图

【产地分布】主产重庆、四川、云南、贵州、两广、湖北及湖南等地。

【生长环境】多生于海拔1 000 m以下的山谷、山坡、林边或灌木丛中。

【化学成分】主要有效成分为三萜皂苷，其中又以齐墩果酸皂苷为主。叶含有白头翁素。

【性状】沿用《四川省中药材标准》（1987年版）描述。

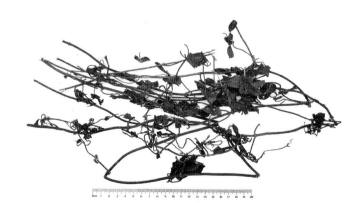

威灵仙藤药材图

【鉴别】（1）显微鉴别　本品粉末显微特征明显，故收入标准正文。

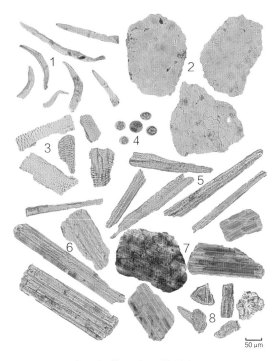

威灵仙藤粉末显微特征图

1—非腺毛；2—表皮细胞及气孔；3—导管；4—草酸钙簇晶；5—木纤维；

6—韧皮纤维；7—木栓细胞；8—石细胞

（2）**薄层鉴别**　样品的前处理、对照品溶液制备、展开剂、显色剂同标准正文。展开系统选用甲苯-乙酸乙酯-甲酸（20∶3∶0.5），供试品色谱中，在与对照品色谱相应的位置均显相同颜色的斑点。且斑点清晰，收入标准正文。

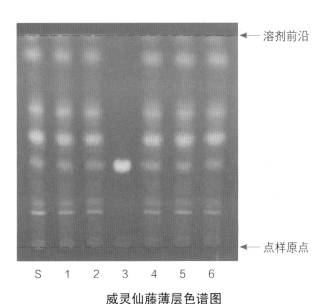

威灵仙藤薄层色谱图

1—6.威灵仙藤；S—齐墩果酸对照品

【检查】**水分**　按水分测定法（《中国药典》通则0832）第二法测定，测定结果为9.7%～13.5%，平均值为11.4%。拟规定水分不得过13.0%，收入标准正文。

总灰分　按灰分测定法（《中国药典》通则2302）进行测定，测定结果为5.5%～6.0%，平均值5.8%。

拟规定总灰分不得过7.0%，收入标准正文。

酸不溶性灰分　按灰分测定法（《中国药典》通则2302）进行测定，测定结果为0.4%～0.9%，平均值0.7%。拟规定酸不溶性灰分不得过2.0%，收入标准正文。

二氧化硫残留量　照二氧化硫残留测定法（《中国药典》通则2331）进行测定，测定结果均未检出。实际考察中未发现有熏硫现象，故未收入标准正文。

【浸出物】提取方式考察：分别考察冷浸、热浸两种方法对威灵仙藤药材浸出物的影响。以纯水为溶剂，冷浸法提取浸出物为4.7%、热浸法提取浸出物为6.2%，故选用热浸法进行试验。

提取溶剂考察：分别考察以纯水、30%乙醇、50%乙醇、70%乙醇、95%乙醇为溶剂，按浸出物测定法（《中国药典》通则2201）项下热浸法测定，结果见下表。

不同提取溶媒的浸出率表

提取溶媒	浸出率/%
纯水	6.2
30%乙醇	7.2
50%乙醇	8.2
70%乙醇	8.5
乙醇	8.9

因此，选定乙醇为提取溶媒。

以乙醇为溶剂，按浸出物测定法（《中国药典》通则2201）项下测定，测定结果为8.1%～9.9%，平均值为8.8%。拟规定浸出物不得少于7.0%，收入标准正文。

威灵仙藤水分、总灰分、酸不溶性灰分和浸出物测定结果表

样品编号	来源/产地	水分/%	总灰分/%	酸不溶性灰分/%	浸出物/%
1	重庆	11.1	5.8	0.6	9.9
2	重庆	13.5	5.9	0.4	9.3
3	重庆	9.7	6.0	0.9	8.1
4	重庆	10.5	5.5	0.8	8.5
5	贵州	12.1	5.7	0.7	8.6
6	四川	11.6	5.9	0.7	8.2
平均值		11.4	5.8	0.7	8.8

【炮制】【性味与归经】【功能与主治】【用法与用量】【贮藏】参照《四川省中药饮片炮制规范》（2015年版）拟订。

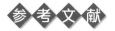

参 考 文 献

[1] 中国医学科学院药物研究所. 中药志：第1册[M]. 北京：人民卫生出版社，1979.

[2] 中国科学院植物研究所. 中国高等植物图鉴：第1册[M]. 北京：科学出版社，1972.

味牛膝

Weiniuxi

STROBILANTHIS RADIX ET RHIZOMA

本品为爵床科植物腺毛马蓝 *Strobilanthes forrestii* Diels的干燥根及根茎。夏、秋二季采收，洗净，干燥。

【性状】本品根茎粗大，呈不规则长块状或盘曲结节状，多分枝，长5～10 cm，直径 0.8～2 cm，表面灰褐色或灰绿褐色。上部有多数类圆形凹陷的茎痕，直径0.3～0.9 cm，下部须根丛生，根细长圆柱形，长达50 cm，直径1～6 mm；表面暗灰色，较光滑，常有环形的断节裂缝，有时脱落而露出木心；质硬，不易折断，断面皮部约为木部的1/3，皮部蓝褐色，木部暗灰或黄白色，有时可见放射状纹理，髓部灰白色。气微，味淡。

【鉴别】（1）本品根横切面：表皮细胞多脱落，脱落处为1～4列后生皮层细胞，多呈类圆形，壁略增厚。皮层细胞数列至10余列，形状多不规则，有的呈类圆形，散有含钟乳体的大型细胞，壁呈微波状弯曲；内皮层明显，可见凯氏点。韧皮部较窄，细胞稍皱缩，多呈切向延长，射线不明显，纤维数个成束或单个散在。形成层环较明显。木质部较宽，主要为导管和木纤维；导管直径有的较大，多单行径向排列；木射线明显，细胞1～4列。髓较小，散有含钟乳体的大型细胞。

粉末灰蓝色。钟乳体众多，呈长圆形、类圆形或卵圆形，直径28～69 μm，长可至120 μm，表面有众多圆形突起。木纤维长梭形，直径12～28 μm，长152～200 μm，纹孔及壁孔明显。韧皮纤维成束或散在，长梭形，直径10～28 μm，壁厚，胞腔稍窄。导管多为具缘纹孔，直径17～24 μm。淀粉粒多为单粒，圆球形，少数盔帽形，脐点点状、飞鸟状等。

（2）取本品粉末3 g，加三氯甲烷20 ml，加热回流1 h，滤过，滤液浓缩至2 ml，作为供试品溶液。另取味牛膝对照药材，同法制成对照药材溶液。照薄层色谱法（《中国药典》通则0502）试验，吸取上述两种溶液各5～10 μl，分别点于同一硅胶G薄层板上，以石油醚（60～90 ℃）-乙酸乙酯（9∶1）为展开剂，展开。取出，晾干，喷以5%香草酸硫酸溶液，于105 ℃加热至斑点显色清晰，供试品色谱中，在与对照药材色谱相应的位置上，显相同颜色的斑点。

（3）取本品粉末1 g，置具塞试管中，加水10 ml，超声处理5 min，滤过，滤液滴于滤纸上，晾干，置紫外光灯（365 nm）下观察，显蓝色荧光。

（4）取本品粉末0.5 g，滴加5%盐酸溶液，有气泡产生。

【检查】**酸不溶性灰分**　不得过3.0%（《中国药典》通则2302）。

【浸出物】照水溶性浸出物测定法（《中国药典》通则2201）项下的热浸法测定，不得少于10.0%。

【炮制】除去杂质，洗净，切段，干燥。

【性味与归经】酸、苦，平。归肝、肾经。

【功能与主治】行瘀血，消肿痛，强筋骨。用于闭经痛经，癥瘕疼痛，跌打损伤，腰膝酸痛。

【用法与用量】6～15 g。

【注意】孕妇慎用。

【贮藏】置阴凉干燥处。

味牛膝质量标准起草说明

【名称】本品在原川东及鄂西地区的民间被草医以"牛膝"入药，商品称味牛膝，曾出口外销，被《四川省中药材标准》（1987年版）收载，故收入本标准。

【别名】尾膝、末牛膝、野牛膝、窝牛膝。

【来源】经对本品市场流通药材对应的植物来源与《中国植物志》及《湖北省中药材质量标准》核对，本品基原确定为爵床科植物腺毛马蓝 *Strobilanthes forrestii* Diels。

【原植物形态】多年生直立草本，高达1 m，幼时遍生柔毛和腺毛，后渐脱落。根茎横生，呈连结状，须根丛生如马尾状，茎上部四棱形，节部稍膨大。叶对生，坚纸质，椭圆形，长5～10 cm，宽2～10 cm，顶端渐尖至尾尖，基部稍膨大，常不对称，边缘有粗锯齿，两面疏被白色短伏毛和短棒状钟乳体；叶柄长1～5 cm，茎上部的叶有短柄或近无柄。穗状花序顶生或腋生，总苞片叶状，苞片条形，外面密被腺毛；花萼5浅裂，裂片与苞片相似；花冠近唇形，淡紫红色，基部细狭，上部扩大而弯曲，外面被短毛，壁内有2列纵行粗毛；裂片5，近相等；雄蕊2，着生于花冠管壁上部，花柱细长，子房上位，每室2胚珠。蒴果椭圆形，黄棕色，背裂，果瓣外弯。种子扁圆形，长约4 mm，黑色，贴生黄色粗毛[1]。

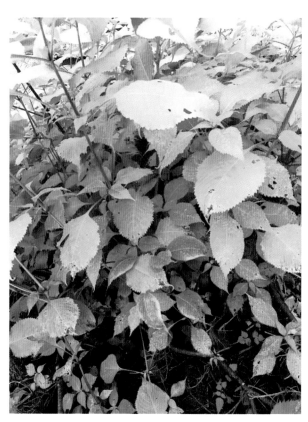

腺毛马蓝植物图

【产地分布】主产于重庆、湖北等地。

【化学成分】本品含有机酸、糖类、皂苷、内脂类、香豆精、少量挥发油及油脂[2]。

【性状】根据收集的药材性状进行描述。

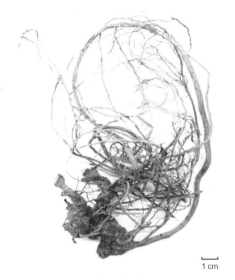

味牛膝药材图

【鉴别】（1）**显微鉴别**　本品根横切面及粉末显微特征明显，收入标准正文。

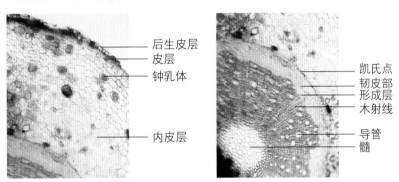

后生皮层
皮层
钟乳体

内皮层

凯氏点
韧皮部
形成层
木射线

导管
髓

味牛膝药材横切面图

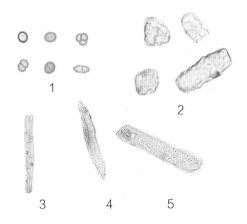

1　　　　　　　　2

3　　　　4　　　　5

味牛膝粉末显微特征图

1—淀粉粒；2—钟乳体；3—木纤维；4—韧皮纤维；5—导管

（2）**薄层色谱鉴别**　供试品溶液及对照药材溶液的制备、展开剂、显色剂及检视方法同标准正文，采用石油醚（60～90 ℃）-乙酸乙酯（9∶1）为展开剂，结果供试品色谱中，在与对照药材色谱相应的位置上，显相同颜色的斑点。R_f值适中，斑点清晰，收入标准正文。

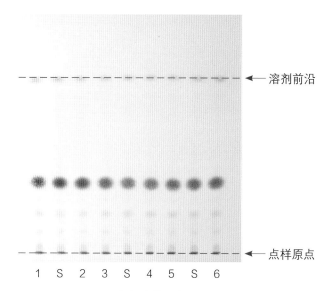

溶剂前沿

点样原点

1　S　2　3　S　4　5　S　6

味牛膝薄层色谱图

1—6.味牛膝样品；S—味牛膝对照药材

（3）**理化鉴别**　参考文献[2, 3]制定。

（4）**理化鉴别**　参考文献[2, 3]制定。

【检查】**酸不溶性灰分**　按灰分测定法（《中国药典》通则2302）进行测定，测定结果为0.9%～1.9%，平均值为1.4%。拟规定酸不溶性灰分不得过3.0%，收入标准正文。

二氧化硫残留量　照二氧化硫残留测定法（《中国药典》通则2331）进行测定，测定结果均未检出。实际考察中未发现有熏硫现象，故未收入标准正文。

【浸出物】按正文要求进行测定，测定结果为10.6%～32.2%，平均值为18.2%。拟规定浸出物不得少于10.0%，收入标准正文。

味牛膝酸不溶性灰分、浸出物测定结果表

样品编号	来源/产地	酸不溶性灰分/%	浸出物/%
1	重庆巫溪双阳乡	0.9	31.9
2	重庆巫溪兰英乡	0.9	32.2
3	重庆巫溪徐家镇	1.6	11.8
4	重庆巫溪乌龙乡	1.3	10.6
5	重庆巫溪鱼鳞乡	1.8	11.6
6	重庆巫溪红池坝镇	1.9	11.2
平均值		1.4	18.2

【炮制】【性味与归经】【功能与主治】【用法与用量】【贮藏】参照《湖北省中药材质量标准》（2018年版）拟订。

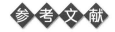

[1] 中国医学科学院药物研究所. 中药志：第1册[M]. 北京：人民卫生出版社，1979：16.

[2] 肖培根. 新编中药志：第5卷[M]. 北京：化学工业出版社，2007：304-306.

[3] 张秀桥，邹菁. 味牛膝的生药学研究[J]. 中国民族民间医药，2001，10（1）：48-49.

西昌丹皮

Xichangdanpi

PAEONIAE DELAVAYI CORTEX

本品为毛茛科植物野牡丹*Paeonia delavayi* Franch.、狭叶牡丹 *Paeonia delavayi* Franch.var.angustiloba Rehd.et Gagn.或黄牡丹*Paeonia delavayi* var.Lutea（ Franch.）Finet et Gangnep.的干燥根皮。秋季或春初采挖，洗净，剥取根皮，低温干燥。

【性状】本品呈筒状、半筒状或不规则的块片状，有纵剥开的裂缝，两边向内卷曲或略张开，厚1～3 mm。外表面棕褐色或黄褐色，有多数横长皮孔及细根痕，栓皮脱落处暗紫红色；内表面灰黄色或淡黄色，有明显的细纵纹，有时可见光亮的星点。质硬而脆，易折断，断面略显粉性。有特殊香气，味苦而涩，稍有刺舌感。

【鉴别】（1）本品粉末浅棕黄色。草酸钙簇晶众多，直径15～45 μm，有时存在于薄壁细胞中，排列成行，或一个细胞含数个簇晶。木栓细胞长方形，壁稍厚，浅红色。石细胞长方形、纺锤形、类三角形或类圆形。淀粉粒细小，单粒类圆形或多角形，直径4～12 μm，脐点点状、裂缝状；复粒由2～5分粒组成。

（2）取本品粉末2 g，加乙醚20 ml，密塞，振摇10 min，滤过，滤液挥干，残渣加丙酮1 ml使溶解，作为供试品溶液。另取丹皮酚对照品加丙酮制成每1 ml含2 mg的溶液，作为对照品溶液。照薄层色谱法（《中国药典》通则0502）试验，吸取上述两种溶液各10 μl，分别点于同一硅胶G薄层板上，以环己烷-乙酸乙酯（3：1）为展开剂，展开，取出，晾干，喷以盐酸酸性5%三氯化铁乙醇溶液，加热至斑点显色清晰。供试品色谱中，在与对照品色谱相应的位置上，显相同颜色的斑点。

【检查】**水分** 不得过13.0%（《中国药典》通则0832第四法）。

总灰分 不得过12.0%（《中国药典》通则2302）。

酸不溶性灰分 不得过1.0%（《中国药典》通则2302）。

【浸出物】照醇溶性浸出物测定法（《中国药典》通则2201）项下的热浸法测定，用乙醇作溶剂，不得少于25.0%。

【炮制】**西昌丹皮** 除去杂质，淋润，切片或段，低温干燥。

炒西昌丹皮 取净西昌丹皮，照清炒法（《中国药典》通则0213）炒至表面焦黄色。

【性味与归经】苦、辛，微寒。归心、肝、肾经。

【功能与主治】清热、凉血、活血、祛瘀。用于热入血分，发斑，惊痫，吐血，衄血，骨蒸劳热，经闭，癥瘕，痈疮。

【用法与用量】4.5～9 g。

【注意】孕妇慎用。

【贮藏】置阴凉干燥处。

西昌丹皮质量标准起草说明

【名称】本品因主产四川省原西昌地区，一直以西昌丹皮之名内销和出口，《四川省中药材标准》

（1987年版）收载，故沿用此名称。

【来源】该品种自1965年开始使用。经调查，主流产品为毛茛科牡丹属植物野牡丹*Paeonia delavayi* Franch.、狭叶牡丹 *Paeonia delavayi* Franch.var.angustiloba Rehd.et Gagn.和黄牡丹*Paeonia delavayi* var. Lutea（Franch.）Finet et Gangnep.的干燥根皮，故将这三种收入本标准。

【原植物形态】**野牡丹**　落叶小灌木，高30～150 cm，叶为2～3回羽状全裂；小裂片披针形，长1～6 cm，宽0.5～1.2 cm。花1至数朵生于茎的顶端，直径 3～6 cm；萼片7～8，大小形状不等，花瓣约8，紫红色，雄蕊多数，花丝狭条形，花盘肉质，包围心皮的下部，心皮2～3，蓇葖果。种子黑色。

狭叶牡丹　叶的小裂片斜线形或斜披针形，宽1 cm以下。

黄牡丹　花黄色，花瓣基部紫红色。

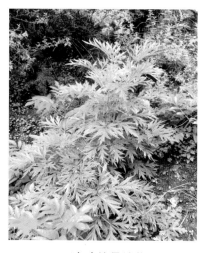　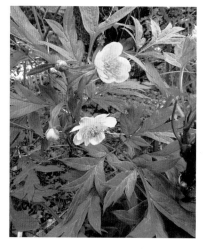　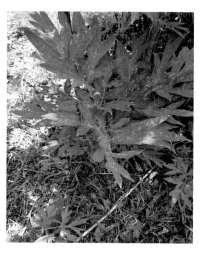

　　　狭叶牡丹植物　　　　　　　　黄牡丹植物图　　　　　　　　野牡丹植物图

【产地分布】**野牡丹**　分布于云南西北部、四川西南部及西藏东南部。

狭叶牡丹　产四川西部（巴塘、雅江、乾宁、道孚）、四川西南部（凉山彝族自治州）。

黄牡丹　分布于云南、四川西南部及西藏东南部[1]。

【生长环境】**野牡丹**　生长于海拔2 300～3 700 m的山地阳坡及草丛中。

狭叶牡丹　生长于海拔2 800～3 700 m的山坡灌丛中。

黄牡丹　生长于海拔2 500～3 500 m的山地林缘。[1]

【化学成分】根皮含丹皮酚，芍药苷，挥发油及植物甾醇等。

【性状】沿用《四川省中药材标准》（1987年版）及根据收集的样品据实描述。

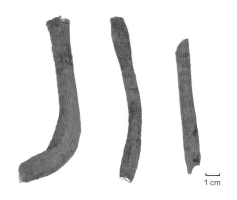

1 cm

西昌丹皮药材图（狭叶牡丹）

【鉴别】（1）**显微鉴别**　参考《四川省中药材标准》（1987年版），将横切面修订为粉末的显微鉴别，粉末显微特征明显，故收入标准正文。

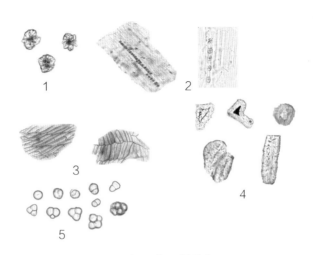

西昌丹皮粉末显微特征图

1—草酸钙簇晶；2—含晶细胞；3—木栓细胞；4—石细胞；5—淀粉粒

（2）**薄层鉴别**　供试品溶液及对照品溶液的制备、展开剂、显色剂及检视方法同标准正文，采用环己烷-乙酸乙酯（3∶1）为展开剂；以盐酸酸性5%三氯化铁乙醇溶液为显色剂。结果供试品色谱中，在与丹皮酚对照品色谱相应的位置上，显相同颜色的斑点，其R_f值适中，显色清晰，收入标准正文。

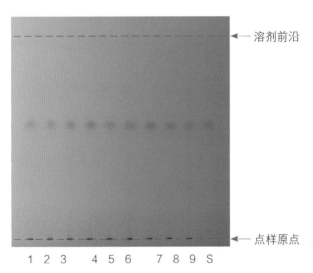

西昌丹皮薄层色谱图

1—6.西昌丹皮（狭叶牡丹）；7—8.西昌丹皮（黄牡丹）；9—西昌丹皮（野牡丹）；S—丹皮酚对照品

【检查】**水分**　按水分测定法（《中国药典》通则0832）第四法测定，测定结果为8.71%～14.5%，平均值为10.6%。拟规定水分不得过13.0%，收入标准正文。

总灰分　按灰分测定法（《中国药典》通则2302）进行测定，测定结果为2.8%～11.1%，平均值为7.6%。拟规定总灰分不得过12.0%，收入标准正文。

酸不溶性灰分　按灰分测定法（《中国药典》通则2302）进行测定，测定结果为0.2%～0.5%，平均值为0.3%。拟规定酸不溶性灰分不得过1.0%，收入标准正文。

二氧化硫残留量　照二氧化硫残留测定法（《中国药典》通则2331）进行测定，测定结果均未检出。实际考察中未发现有熏硫现象，故未收入标准正文。

【浸出物】按正文要求进行测定，测定结果为34.9%～50.9%，平均值为41.8%。拟规定浸出物不得少于25.0%，收入标准正文。

【含量测定】丹皮酚为西昌丹皮中含量较高的特征性成分。采用HPLC法测定西昌丹皮中丹皮酚的含量。参照《中国药典》（2020年版）一部牡丹皮项下【含量测定】，以甲醇为溶剂，采用超声提取制备供试品溶液，测定波长为274 nm，色谱柱为C_{18}柱，流动相为甲醇-水（45：55）。进样量在0.043 3～0.433 μg的范围内，线性关系良好（$r = 0.999\ 97$）。方法回收率为100.5%，RSD为1.53%。对收集的样品进行含量测定，结果为0.61%～1.1%，平均值为0.65%，由于收集到的黄牡丹和野牡丹样品批数较少，故暂不收入标准正文。

西昌丹皮水分、总灰分、酸不溶性灰分、浸出物、含量测定结果表

样品编号	来源/产地	水分/%	总灰分/%	酸不溶性灰分/%	浸出物/%	丹皮酚含量测定/%
1	狭叶牡丹（四川凉山彝族自治州）	10.4	8.4	0.2	34.9	1.1
2	狭叶牡丹（四川凉山彝族自治州）	10.4	10.5	0.2	37.3	0.83
3	狭叶牡丹（四川凉山彝族自治州）	10.3	11.1	0.3	38.2	1.0
4	狭叶牡丹（四川凉山彝族自治州）	10.4	9.8	0.3	38.0	0.82
5	狭叶牡丹（四川雅安）	14.5	7.0	0.4	45.1	0.97
6	狭叶牡丹（四川道孚）	11.4	6.4	0.3	45.6	0.61
7	黄牡丹（云南昆明呈贡区）	8.71	6.1	0.3	50.9	0.23
8	黄牡丹（云南香格里拉）	9.01	2.8	0.3	43.8	0.27
9	野牡丹（云南丽江）	10.6	5.9	0.5	42.2	0.01
平均值		10.6	7.6	0.3	41.8	0.65

【药理】本品能镇痛、镇静、催眠、退热，另有降压、抗菌等作用。

【备注】由于牡丹和芍药均为同属植物，且生长环境相同，故凡是生长牡丹的地方都有芍药生长，若不注意，则有混收的可能。但牡丹为灌木，芍药为草本；牡丹可自动脱皮，且内面光滑，而芍药不自动脱皮，且内面不光滑，故可以区别。

【炮制】【性味与归经】参照《重庆市中药饮片炮制规范及标准》（2006年版）拟订。

【功能与主治】【用法与用量】【注意】【贮藏】沿用《四川省中药材标准》（1987年版）。

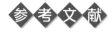

[1] 中国科学院《中国植物志》编委会. 中国植物志：第27卷[M]. 北京：科学出版社，1979：47.

西南手参

Xi'nanshoushen

GYMNADENIAE RHIZOMA

本品为兰科植物西南手参*Gymnadenia orchidis* Lindl.的干燥块茎。夏、秋二季采挖，除去须根及泥沙，置沸水中烫或煮至内无白心，干燥。

【性状】本品略呈手掌状，长1～4.5 cm，直径1～3 cm。表面浅黄色至褐色，有细皱纹，顶端有茎的残基或残痕，其周围有点状须根痕。下部有2～6指状分枝，长0.3～2.5 cm，直径 2～8 mm。质坚硬，不易折断，断面具黄白色，角质样。气特异，味淡，嚼之发黏。

【鉴别】（1）本品粉末黄白色。具极少数黑色小颗粒。薄壁细胞较多，部分薄壁细胞壁呈现不均匀增厚的现象。草酸钙针晶束存在于黏液细胞中或随处散在，长8～12 μm。导管多为螺纹导管或环纹，直径13～55 μm。石细胞成群或散在，卵圆形或多角形，淡黄棕色，壁厚，孔沟明显。

（2）取本品粉末2 g，加甲醇30 ml，回流1 h，滤过，滤液蒸干，残渣加甲醇1 ml使溶解，作为供试品溶液。另取对羟基苯甲醇对照品，加甲醇制成每1 ml含1 mg的溶液，作为对照品溶液。照薄层色谱法（《中国药典》通则0502）试验，吸取对照品溶液5 μl和供试品溶液10 μl，分别点于同一硅胶G薄层板上，以石油醚（60～90 ℃）-乙酸乙酯（1：1）为展开剂，展开，取出，晾干，喷以10%磷钼酸乙醇试液，在105 ℃加热至斑点显色清晰。供试品色谱中，在与对照品色谱相应的位置上，显相同颜色的斑点。

【检查】水分　不得过14.0%（《中国药典》通则0832第二法）。

总灰分　不得过4.0%（《中国药典》通则2302）。

【浸出物】照醇溶性浸出物测定法（《中国药典》通则2201）项下的热浸法测定，用50%乙醇作溶剂，不得少于16.0%。

【炮制】除去杂质，洗净，干燥。

【性味与归经】甘，平。归肺、脾、肾经。

【功能与主治】补肾益气，生津润肺。用于阳痿遗精，津伤口渴，肺虚咳喘。

【用法与用量】3～9 g。用时捣碎。

【贮藏】置干燥处，防霉、防蛀。

西南手参质量标准起草说明

【名称与来源】《四川省中药材标准》（1987年版）以手参药材名收载了西南手参*Gymnadenia orchidis* Lindl.和手参*Gymnadenia conopsea* （L.） R. Br.两个基源。现《卫生部药品标准》藏药第一册以手参为药材名称收载了手参这一基源。根据我市用药需求与习惯，保留西南手参的基源并以植物名命名药材名称。

【别名】手掌参、佛手参、手儿参[1]。

【原植物形态】植株高17～35 cm。块茎卵状椭圆形，长1～3 cm，肉质，下部掌状分裂，裂片细长。茎直立，较粗壮，圆柱形，基部具2～3枚筒状鞘，其上具3～5枚叶，上部具一至数枚苞片状小叶，叶片椭圆形或椭圆状长圆形，长4～16 cm，宽2.5～4.5 cm，先端钝或极尖，基部收狭成鞘状抱茎。总状花序具多数密生的花，圆柱形，长4～14 cm；花苞片披针形，直立伸展，先端渐尖，不成尾状，最下部的明显长于花；子房纺锤形，顶部稍弧曲，连花梗长7～8 mm；花紫红色或粉红色，极罕为带白色；中萼片直立，卵形，长3～5 mm，宽2～3.5 mm，先端钝，具3脉；侧萼片反折，斜卵形，较中萼片稍长和宽，边缘向外卷，先端钝，具3脉，前面1条脉常具支脉；花瓣直立，斜宽卵状三角形，与中萼片等长且较宽，较侧萼片稍狭，边缘具波状齿，先端钝，具3脉，前面的1条脉常具支脉；唇瓣向前伸展，宽倒卵形，长3～5 mm，前部3裂，中裂片较侧裂片稍大或等大，三角形，先端钝或稍尖；距细而长，狭圆筒形，下垂，长7～10 mm，稍向前弯，向末端略增粗或稍渐狭，通常长于子房或等长；花粉团卵球形，具细长的柄和黏盘，黏盘披针形。花期7—9月[3，4]。

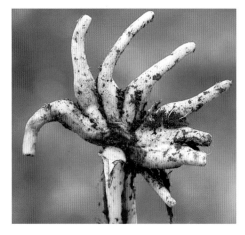 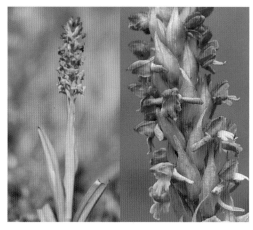

西南手参鲜块茎图　　　　　　　　　　　　西南手参植物图

【产地分布】分布于四川西部、云南西北部、西藏东部至南部、陕西南部、甘肃东南部、青海南部及湖北西部（兴山）等地[3，5]。

【生长环境】生于海拔2 800～4 100 m的山坡林下、灌丛下和高山草地中[3，4]。

【采收加工】夏、秋二季采挖，除去须根及泥沙，置沸水中烫或煮至内无白心，晒干[2]。

【化学成分】块茎中的化学成分主要有苷类、糖类、二氢芪类和菲类化合物，还含有甾醇类、酚酸类、醛类和醚类等，包括天麻素、对羟基苯甲醇、胡萝卜苷、薯蓣皂苷、β-D-正丁基吡喃果糖苷、腺嘌呤核苷、果糖、β-谷甾醇等[6-8]。

【性状】根据收集的样品据实描述。

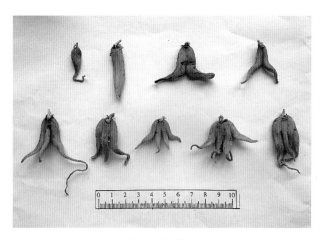

西南手参药材

【鉴别】（1）显微鉴别　粉末显微特征明显，收入标准正文。

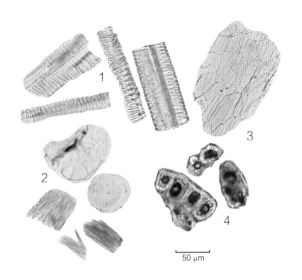

西南手参粉末显微特征

1—导管；2—黏液细胞及草酸钙针晶；3—薄壁细胞；4—石细胞

（2）**薄层鉴别**　分别以石油醚（60~90℃）-乙酸乙酯-甲酸（6：2：0.1）、乙酸乙酯-甲醇-水（9：1：0.2）、石油醚（60~90℃）-乙酸乙酯-甲酸（9：6：0.1）、石油醚（60~90℃）-乙酸乙酯（2：1）、石油醚（60~90℃）-乙酸乙酯（3：2）和石油醚（60~90℃）-乙酸乙酯（1：1）6种展开系统展开，其中石油醚（60~90℃）-乙酸乙酯（1：1）的分离效果最好，R_f值适中，收入标准正文。

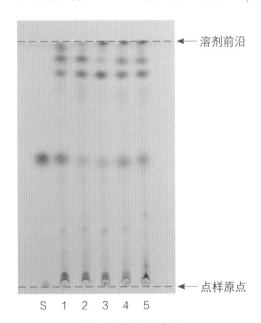

西南手参薄层色谱

S—对羟基苯甲醇；1—5.五批药材

【**检查**】**水分**　按水分测定法（《中国药典》通则0832）第二法测定，测定结果为12.8%~13.9%，平均值为13.4%。拟规定水分不得过14.0%，收入标准正文。

总灰分　按灰分测定法（《中国药典》通则2302）进行测定，测定结果为1.1%~1.4%，平均值为1.2%。拟规定总灰分不得过4.0%，收入标准正文。

酸不溶性灰分　未检测出，故暂未将酸不溶性灰分收入标准正文。

二氧化硫残留量　照二氧化硫残留量测定法（《中国药典》通则2331）测定，测定结果为：0~1.790 9 mg/kg，平均值为0.6 mg/kg。故未收入标准正文。

【浸出物】采用正文所述方法，测定结果为17.9%～32.5%，平均值为26.0%。拟规定浸出物不得少于16.0%，收入标准正文。

西南手参水分、总灰分、二氧化硫残留量及浸出物测定结果表

样品编号	样品来源	水分/%	总灰分/%	二氧化硫残留量/（μg·g⁻¹）	浸出物/%
1	阿坝藏族羌族自治州松潘县	13.0	1.1	0.8957	32.5
2	阿坝藏族羌族自治州理县	13.8	1.1	未检出	17.9
3	阿坝藏族羌族自治州若尔盖县	13.5	1.2	0.2985	21.6
4	成都荷花池中药材专业市场	12.8	1.2	未检出	31.6
5	成都荷花池中药材专业市场	13.9	1.4	1.7909	26.6
平均值		13.4	1.2	0.6	26.0

【药理】手参块茎具有抗过敏、抗氧化、抑制乙型肝炎病毒表面抗原、促进细胞增殖、调节免疫、保护神经、镇静催眠等作用[2, 7-8]。

【性味与归经】【炮制】【功能与主治】【用法与用量】【贮藏】参照《四川省中药饮片炮制规范》（2015年版）拟订。

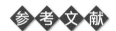

参考文献

[1] 韩鸿萍，曾阳. 中药手参的研究进展[J]. 青海科技，2010，17（1）：40-43.

[2] 格格日勒，包勒朝鲁，那生桑. 蒙药材手参研究概况[J]. 亚太传统医药，2013，9（10）：22-23.

[3] 艾铁民. 中国药用植物志：第12卷[M]. 北京：北京大学医学出版社，2013：514.

[4] 中国科学院《中国植物志》编委会. 中国植物志：第17卷[M]. 北京：科学出版社，1999：390-392.

[5] 吴金清，赵子恩，金义兴. 三峡库区珍稀濒危保护植物彩色图谱[M]. 北京：中国水利水电出版社，2009：187.

[6] 吴燕，杜蕾蕾，李彬，等. UPLC测定手参中的6种天麻素类成分[J]. 华西药学杂志，2017，32（1）：71-73.

[7] 张秀艳，温爱平. 蒙藏药手参属植物的药学研究进展[J]. 中国民族医药杂志，2014，20（5）：63-66.

[8] 邓永琦，耿耘，马超英. 手掌参化学成分及药理活性研究进展[J]. 贵州农业科学，2017，45（9）：81-83.

西五味子

Xiwuweizi

SCHISANDRAE FRUCTUS

本品为五味子科植物翼梗五味子*Schisandra henryi* Clarke.、红花五味子*Schisandra rubriflora* Rehd. et Wils. 或柔毛五味子*Schisandra pubescens* Hemsl. et Wils.的干燥成熟果实。秋季果实成熟时采摘，除去果梗及杂质，干燥或蒸后干燥。

【性状】**翼梗五味子**　呈不规则球形或扁椭圆形，直径4~6 mm。表面黄棕色或红褐色，皱缩不平，微有白色粉霜。种子1~2，肾状球形，直径约4 mm，表面棕色，全体被瘤状突起，种皮薄而脆。果肉气微，味微酸，种子破碎后微有香气，味微辛，稍苦。

红花五味子　呈不规则椭圆形或近球形，直径较翼梗五味子稍大。表面红褐色，稍皱缩，果肉较厚。种子肾圆形，黄棕色，略粗糙，直径约3.5 mm。

柔毛五味子　呈扁椭圆形或近球形，直径4~5 mm，表面黄棕色，皱缩不平，果肉薄而柔软，不易与种子分离，果柄较长，长2~3 mm，果皮和果柄密布黄棕色短微毛。种子圆肾形，直径约3 mm，黄棕色或棕色，有黄棕色毛。种子破碎后微香。

【鉴别】（1）本品粉末棕色。种皮表皮石细胞表面观多角形、卵圆形、长椭圆形或不规则形，壁厚，孔沟极细密，胞腔内含深棕色物质。种皮内层石细胞呈多角形、类圆形或不规则形，壁稍厚，纹孔较大。果皮表皮细胞表面观类多角形，表面有角质纹理，少数垂周壁略呈连珠状增厚。

（2）取本品粉末1 g，加三氯甲烷20 ml，超声处理30 min，滤过，滤液蒸干，残渣加三氯甲烷1 ml使溶解，作为供试品溶液。另取五味子甲素对照品，加三氯甲烷制成每1 ml含1 mg的溶液，作为对照品溶液。照（《中国药典》通则0502）薄层色谱法试验，吸取上述两种溶液各2~5 μl，分别点于同一硅胶GF$_{254}$薄层板上，以石油醚（30~60 ℃）-甲酸乙酯-甲酸（15:5:1）的上层溶液为展开剂，展开，取出，晾干，置紫外光灯（254 nm）下检视。供试品色谱中，在与对照品色谱相应的位置上，显相同颜色的斑点。

【检查】**杂质**　不得过1%（《中国药典》通则2301）。

水分　不得过15.0%（《中国药典》通则0832第二法）。

总灰分　不得过7.0%（《中国药典》通则2302）。

酸不溶性灰分　不得过2.0%（《中国药典》通则2302）。

【浸出物】照水溶性浸出物测定法（《中国药典》通则2201）项下的热浸法测定，不得少于20.0%。

【炮制】**西五味子**　除去杂质。

醋西五味子　取净西五味子，用醋蒸法（《中国药典》通则0213）蒸至透心，干燥。

酒西五味子　取净西五味子，用黄酒拌匀，用酒蒸法（《中国药典》通则0213）蒸至透心，干燥。

【性味与归经】酸、甘，温。归肺、心、肾经。

【功能与主治】收敛固涩，益气生津，补肾宁心。用于久咳虚喘，梦遗滑精，遗尿，尿频，久泻不止，自汗，盗汗，津伤口渴，短气脉虚，内热消渴，心悸失眠。

【用法与用量】1.5~6 g。

【贮藏】置通风干燥处，防霉。

西五味子质量标准起草说明

【名称】《四川省中药材标准》（1987年版）以五味子为名收载了数个原四川地区习用五味子品种，现为与《中国药典》收载五味子相区别，根据包括我市在内的原四川地区民间习称，更名为西五味子。

【来源】据调查，我市作西五味子入药的植物主要有3种，翼梗五味子Schisandra henryi Clarke、红花五味子Schisandra rubriflora Rehd. et Wils.、柔毛五味子Schisandra pubescens Hemsl. et Wils[1, 2]。

【原植物形态】**翼梗五味子**　落叶木质藤本。当年枝具棱，棱上有翅膜，无毛，被白粉。芽鳞卵形，宿存于幼枝基部，老枝紫褐色，方形至圆柱形，有狭翅或无翅。皮孔淡棕色，明显。单叶互生，近草质，在短枝上呈丛生状；叶片卵形，长9～11 cm，宽5～8 cm，顶端渐尖或短尾状，基部楔形或圆形，边缘常具明显的小牙齿，两面被白粉；叶柄长2.5～5 cm。花单性，雌雄异株，单生叶腋，淡绿色或黄绿色，直径约1.5 mm；雄花花梗长1.6～5 cm，雄蕊28～40，基部连合；雌花花梗长5～12 cm，雌蕊群近球形或长圆状椭圆形，心皮50。聚合果序长4～14.5 cm，浆果15～45个，圆球形，红色，直径4～5 mm。种子肾状球形，直径约4 mm，具瘤状突起。花期5—7月，果期8—9月[3]。

红花五味子　叶片倒卵形、长圆状倒卵形，长6～15 cm，宽3～7 cm，顶端渐尖，基部楔形。叶缘具细牙齿，叶柄长2～4 cm。花单性，雌雄异株，腋生，深红色；花梗细，长2～5 cm，雄蕊40～60，花丝基部稍连合；雌蕊群圆锥状卵形，心皮60～100。聚合果序长10～15 cm，浆果近圆球形，红色，直径1～1.2 cm。种子圆肾形。花期5—6月，果期7—10月[1]。

柔毛五味子　全株密被黄色短柔毛。叶片椭圆形或卵状椭圆形。花黄色，花梗长2～3 cm，雄蕊19～24，基部合生；雌蕊群近球形或椭圆形，心皮30～55，聚合果序长4～8 cm。浆果黄棕色。种子近圆状肾形至圆肾形。花期5—6月，果期7—8月[5]。

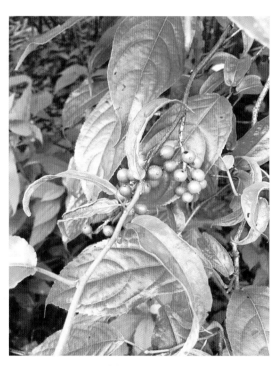

翼梗五味子植物图

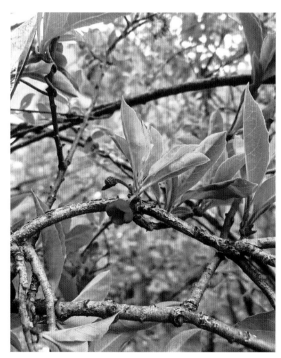

红花五味子植物图

【产地分布】翼梗五味子分布于长江以南各省区；红花五味子分布于重庆、湖北、四川和云南等省市；柔毛五味子分布于重庆、四川、湖北和湖南等省市[2, 6, 7]。

【生长环境】翼梗五味子多生长于疏林中；生于海拔1 500～3 000 m山地灌丛中[4]；柔毛五味子生于海拔500～1 500 m山坡灌丛[13]。

【采收加工】沿用《四川省中药材标准》（1987年版）。

【化学成分】含五味子酯甲（schisantherin A）、去氧五味子素（五味子甲素，deoxyschizandrin）、五味子乙素（γ-schizandrin）、五味子丙素（pseudo-r-schizandrin）等[3，5，8-10]。

【性状】沿用《四川省中药材标准》（1987年版）。

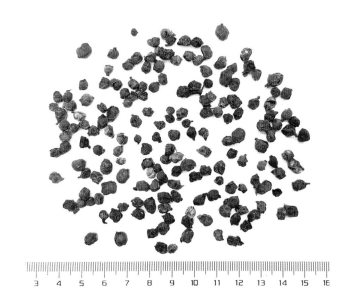

西五味子药材图

【鉴别】（1）**显微鉴别**　显微特征明显，收入标准正文[7，11，12，14]。

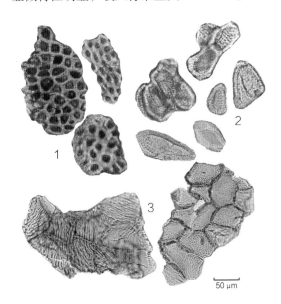

西五味子粉末显微特征

1—种皮表皮细胞；2—种皮内层石细胞；3—果皮表皮细胞

（2）**薄层鉴别**　供试品溶液及对照品溶液的制备、展开剂、显色剂及检视方法同标准正文，采用石油醚（30～60℃）-甲酸乙酯-甲酸（15:5:1）的上层溶液为展开剂，供试品色谱中，在与对照品色谱相应的位置上，检出相同颜色的斑点（仅一批五味子甲素斑点极弱），R_f值适中，收入标准正文。

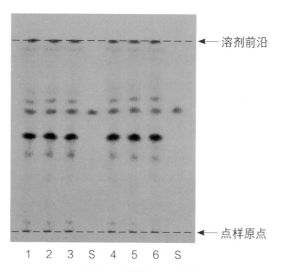

溶剂前沿

点样原点

1 2 3 S 4 5 6 S

西五味子薄层色谱图

1—6.西五味子样品；S—五味子甲素对照品

【检查】**杂质** 沿用《四川省中药材标准》（1987年版）规定。

水分 按水分测定法（《中国药典》通则0832）第二法测定，测定结果为11.1%～13.8%，平均值为12.5%。拟规定水分不得过15.0%，收入标准正文。

总灰分 按灰分测定法（《中国药典》通则2302）测定，测定结果为4.3%～5.7%，平均值为5.0%。参照《四川省中药材标准》（2010年版）该品种项下总灰分限度，暂定总灰分不得过7.0%，收入标准正文。

酸不溶性灰分 按灰分测定法（《中国药典》通则2302）测定，测定结果为0.2%～0.7%，平均值为0.4%。参照《四川省中药材标准》（2010年版）该品种项下酸不溶性灰分限度，暂定酸不溶性灰分不得过2.0%，收入标准正文。

二氧化硫残留量 照二氧化硫残留测定法（《中国药典》通则2331）测定，测定结果均未检出。实际考察中未发现有熏硫现象，故未收入标准正文。

【浸出物】按正文要求测定，测定结果为25.2%～41.1%，平均值为29.2%。参照《四川省中药材标准》（2010年版）该品种项下浸出物限度，暂定浸出物不得少于20.0%，收入标准正文。

西五味子水分、总灰分、酸不溶性灰分、浸出物测定结果表

样品编号	来源/产地	水分/%	总灰分/%	酸不溶性灰分/%	浸出物/%
1	重庆泰尔森制药有限公司	11.1	5.5	0.5	25.2
2	重庆泰尔森制药有限公司	12.3	4.8	0.2	32.8
3	成都荷花池中药材专业市场	13.8	4.8	0.4	34.3
4	成都荷花池中药材专业市场/山西	13.8	4.3	0.4	41.1
5	陕西	12.7	4.9	0.3	33.6
6	四川省平武	11.1	5.7	0.7	25.3
平均值		12.5	5.0	0.4	29.2

【炮制】【性味与归经】【功能与主治】【用法与用量】【注意】【贮藏】参照《四川省中药材标准》（2010年版）拟订。

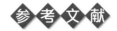

[1] 林祁，杨志荣. 五味子属（五味子科）分类系统的初步修订[J]. 植物研究，2007，27（1）：6-15.

[2] 周英. 五味子科化学分类及五味子属药用植物资源利用研究[D]. 北京：中国协和医科大学，2002.

[3] 薛永波. 五味子和翼梗五味子的化学成分及其生物活性研究[D]. 北京：中国科学院研究生院，2011.

[4] 宋万志，童玉懿，吴丰. 红花五味子的资源利用研究[J]. 中草药，1990，21（11）：36-37.

[5] 李磊. 毛叶五味子化学成分的研究[D]. 重庆：西南大学，2008.

[6] 马林，童玉懿，宋万志. 五味子属药用植物叶的鉴别研究[J]. 中药材，1990，13（10）：21-25.

[7] 罗鹏，何铸，罗林. 川产五味子属药用植物数量分类学研究[J]. 西南民族学院学报（畜牧兽医版），1989（4）：6-12.

[8] 杜金龙. 翼梗五味子化学成分研究[D]. 鞍山：辽宁科技大学，2016.

[9] 王彦涵，高建平，郁韵秋等. HPLC法测定红花五味子木脂素的含量[J]. 中草药，2003（10）：89-91.

[10] 丁蓓蒂，陈浩，刘航. HPLC测定翼梗五味子中五味子酯甲的含量[J]. 中国民族民间医药，2012，21（5）：46-47.

[11] 杨志荣，林祁，刘长江，等. 五味子属种子形态及其分类学意义[J]. 云南植物研究，2002（5）：627-637.

[12] 陈俊华. 中药粉末显微鉴别手册：第一卷[M]. 成都：四川省中药研究所，1985.

[13] 田仁荣，肖伟烈，杨柳萌，等. 红花五味子甲素的分离纯化及其抗HIV-1活性的研究[J]. 中国天然药物，2006，4（1）：40-44+87.

[14] 徐国均. 中药材粉末显微鉴定[M]. 北京：人民卫生出版社，1986.

香巴戟

Xiangbaji

SCHISANDRAE PROPINQUAE RADIX

本品为五味子科植物铁箍散 *Schisandra propinqua*（Wall.）Baill. var. *sinensis* Oliv.的干燥根。10—11月采挖，除去须根及杂质，洗净，干燥。

【性状】本品呈圆柱形，常细长而弯曲，有分枝，长20～40 cm，直径0.3～1 cm。表面褐色、灰褐色或棕红色，具环状裂缝、纵皱纹和疣状突起及分枝断痕。常横向断裂呈节节状，环裂处露出木心。质坚韧，不易折断，断面皮部灰白色，粉性，有众多棕红色小点，木部为灰棕色，皮部与木部交接处有紫棕色环。气香，味辛凉，嚼之有黏性。

【鉴别】本品粉末呈黄棕色。淀粉粒甚多，复粒由2～7分粒组成，脐点点状；单粒类圆形，脐点不明显。嵌晶纤维成束或散在，末端渐尖，壁极厚，胞腔不明显，壁中嵌有众多细小草酸钙方晶，有的方晶突出于胞壁表面。木栓细胞表面观多角形，垂周壁平直、菲薄；侧面观长方形。导管为具缘纹孔导管，多破碎。棕色块散在，棕红色或棕色。

【检查】**水分** 不得过15.0%（《中国药典》通则0832第二法）。

总灰分 不得过8.0％（《中国药典》通则2302）。

酸不溶性灰分 不得过1.0%（《中国药典》通则2302）。

【浸出物】照醇溶性浸出物测定法（《中国药典》通则2201）项下热浸法测定，用70%乙醇作溶剂，不得少于8.0％。

【炮制】除去杂质，洗净，润透，切片，干燥。

【性味与归经】辛、苦，微温。归肝经。

【功能主治】行气止痛，活血散瘀。用于跌打损伤，风湿麻木，筋骨疼痛，痨伤吐血，经闭，腹胀，痈肿。

【用法与用量】9～15 g。外用适量。

【贮藏】置通风干燥处。

香巴戟质量标准起草说明

【别名】铁箍散、小血藤、川巴戟、满山香、土巴戟。

【名称】沿用《四川省中药材标准》（1987年版）。

【来源】本品为民间习用草药。植物来源为五味子科植物铁箍散 *Schisandra propinqua* subsp. *sinensis*（Oliv.）R.M.K.Saunders的干燥根。本品拉丁名原川标1987年版为 *Schisandra propinqua*（Wall.）Baill. var. *sinensis* Oliv.，本标准根据《中国植物志》修订为 *Schisandra propinqua* subsp. *sinensis*（Oliv.）R.M.K.Saunders。

【原植物形态】多年生木质藤本，高达2m。单叶互生，革质，长椭圆形或卵状披针形至狭披针形，长3～10 cm，宽1～2 cm，基部圆形至阔楔形，先端长而渐尖，边缘有稀锯齿，上面淡绿色，嫩叶上面有时有浅色斑纹，下面紫红色，中脉平滑，下面凸起，侧脉6～8对，不明显；叶柄长约8 mm。花雌雄异株或同株；花小，腋生，黄绿色；花梗短，长5～10 mm；萼片和花瓣常无区别，共7～12枚；雄蕊6～9枚，合生为球形，花丝基部稍结合；心皮10～30枚，离生，结果时花托伸长3～7 cm。浆果，猩红色，集合成下垂的穗状聚合果。种子较小，肾形或近圆形，长4～4.5 mm，种皮灰白色，种脐狭V形，约为宽的1/3。花期6—8月，果期8—9月[1]。

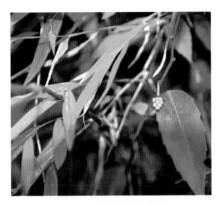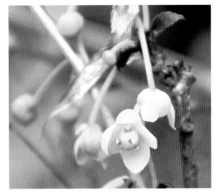

铁箍散植物图　　　　　　　　　　　铁箍散植物图（花）

【产地分布】分布于重庆、陕西、甘肃南部、江西、河南、湖北、湖南、四川、贵州、云南中部至南部等地。重庆市主产于巫溪县、云阳县、奉节县、万州区、垫江县、涪陵区、彭水苗族土家族自治县、南川区等地[2]。

【生长环境】生海拔700～1 500 m的向阳山坡或林边及路边[2]。

【采收加工】10—11月采收，洗净，除去须根及杂质，干燥。

【化学成分】本品含β-谷甾醇、胡萝卜苷、琥珀酸、对羟基苯乙醇苷、芦丁、恩施辛、表恩施辛、硬脂酸等。

【性状】根据对收集药材及饮片的实际观察，在《四川省中药材标准》（1987年版）基础上进行修订。

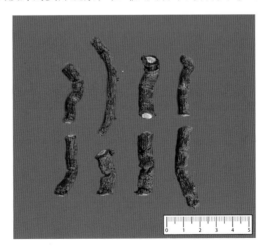

香巴戟药材

【鉴别】显微鉴别　经观察药材粉末样品，特征明显，易于鉴别和操作，在《四川省中药材标准》（1987年版）基础上增加了粉末特征的鉴别项，收入标准正文。

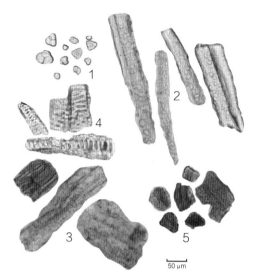

香巴戟粉末显微特征图

1—淀粉粒；2—嵌晶纤维；3—木栓细胞；4—导管；5—棕色块状物

【检查】**水分**　按水分测定法（《中国药典》通则0832）第二法测定，测定结果为9.0%～14.8%，平均值为12.3%。拟规定水分不得过15.0%，收入标准正文。

总灰分　按灰分测定法（《中国药典》通则2302）进行测定，测定结果为4.0%～6.9%，平均值为5.3%。拟规定总灰分不得过8.0%，收入标准正文。

酸不溶性灰分　按灰分测定法（《中国药典》通则2302）进行测定，测定结果为0.4%～0.9%，平均值为0.6%。拟规定酸不溶性灰分不得过1.0%，收入标准正文。

二氧化硫残留量　照二氧化硫残留量测定法（《中国药典》通则2331）测定，测定结果为10.5～19.4 mg/kg，平均值为15.2 mg/kg，故暂不收入标准正文。

【浸出物】采用正文所述方法，测定结果为15.4%～18.7%，平均值为17.9%。拟规定浸出物不得少于8.0%，收入标准正文。

香巴戟水分、总灰分、酸不溶性灰分、二氧化硫残留量、浸出物测定结果表

样品编号	来源/产地	水分/%	总灰分/%	酸不溶性灰分/%	二氧化硫残留量/（mg·kg⁻¹）	浸出物/%	备注
1	四川省峨眉山	13.0	4.9	0.5	19.4	18.7	自采（药材）
2	陕西省安康市	14.8	6.9	0.9	10.5	15.4	自采（药材）
3	云南省西双版纳	9.0	4.0	0.4	15.6	19.5	自采（药材）
	平均值	12.3	5.3	0.6	15.2	17.9	—

【炮制】【性味与归经】【功能与主治】【用法与用量】【贮藏】参照《四川省中药饮片炮制规范》（2015年版）拟订。

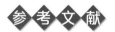

[1] 中国科学院《中国植物志》编委会. 中国植物志：第30卷[M]. 北京：科学出版社，1996：265-267.

[2] 钟国跃，秦松云. 重庆中草药资源名录[M]. 重庆：重庆出版社，2010：2.

小萹蓄

Xiaobianxu

POLYGONI PLEBEI HERBA

本品为蓼科植物习见蓼*Polygonum plebeium* R. Br. 的干燥全草。夏、秋二季采收，除去杂质，干燥。

【性状】本品长15～30 cm。主根明显，黄棕色。茎圆柱形，细弱，多分枝，直径1～2 mm，表面污绿色至灰棕色，具细纵纹，节膨大，节间长0.3～2 cm。叶互生，条形、狭倒卵形或披针形，长0.6～1.8 cm，宽2～5 mm；先端钝；基部具关节，渐狭成短柄状；全缘；中脉明显，向背面凸起；托叶鞘状，膜质而透明，先端撕裂状。花小，具短梗，1～3朵簇生叶腋。瘦果卵形，具三棱，黑褐色，平滑而有光泽，长不及2 mm，包藏于宿存花被内。气微，味淡。

【检查】水分　不得过13.0％（《中国药典》通则0832第二法）。

总灰分　不得过10.0％（《中国药典》通则2302）。

酸不溶性灰分　不得过3.0％（《中国药典》通则2302）。

【浸出物】照醇溶性浸出物测定法（《中国药典》通则2201）项下的热浸法测定，用50%乙醇作为溶剂，不得少于10.0%。

【含量测定】照高效液相色谱法（《中国药典》通则0512）测定。

色谱条件与系统适应性试验　以十八烷基硅烷键合硅胶为填充剂；以甲醇-0.4%磷酸溶液（50：50）为流动相；检测波长为370 nm。理论板数按槲皮素峰计算应不低于4 000。

对照品溶液的制备　精密称取槲皮素对照品适量，加甲醇制成每1 ml中含槲皮素20 μg的溶液，即得。

供试品溶液的制备　取本品粉末（过二号筛）约0.5 g，精密称定，置具塞锥形瓶中，加甲醇-25%盐酸溶液（4：1）混合液25 ml，加热回流30 min，立即冷却，转移至50 ml量瓶中，加甲醇稀释至刻度，摇匀，滤过，取续滤液，即得。

测定法　分别精密吸取对照品溶液5 μl与供试品溶液各5～10 μl，注入液相色谱仪，测定，即得。

本品按干燥品计算，含槲皮素（$C_{15}H_{10}O_7$）不得少于0.04%。

【炮制】除去杂质，洗净，切段，干燥。

【性味与归经】苦，凉。归膀胱经。

【功能与主治】利尿通淋，杀虫止痒。用于膀胱湿热，小便短赤，淋沥涩痛，恶疮疥癣，阴痒带下。

【用法与用量】9～15 g。

【贮藏】置通风干燥处，防潮。

小萹蓄质量标准起草说明

【名称】沿用《四川省中药材标准》（1987年版）增补本名称，取消副名。

【来源】经调查，我市使用的小萹蓄为蓼科植物习见蓼*Polygonum plebeium* R. Br. 的干燥全草。

【原植物形态】一年生草本。茎丛生，匍匐，多分枝，长15～30 cm；节间通常比叶短；小枝表面有细纵沟纹。叶小，互生，条形、狭倒卵形或披针形，长0.6～2 cm，宽2～5 mm，顶端钝，基部具关节，渐狭成短柄状；托叶鞘膜质，透明，上部撕裂状，长约2 mm。花小，1～3朵簇生叶腋；花梗短或近无，中部具关节；花被长不及2 mm，绿色，边缘白色，5裂；雄蕊5枚，比花被短，花丝线形，基部增粗；花柱3。瘦果卵形，具三棱，两端尖，长1～1.5 mm，黑褐色，平滑而有光泽，包藏于宿存花被内。花期5—6月[1]。

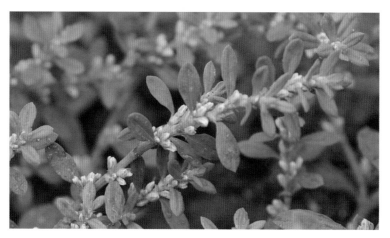

习见蓼植物图

【产地分布】除西藏外的全国大部分地区。

【生长环境】生于河岸草地、农田边、路旁。

【性状】沿用《四川省中药材标准》（1987年版）增补本。

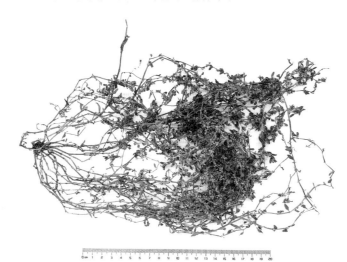

小蒿蓄药材图

【检查】水分　按水分测定法（《中国药典》通则0832）第二法测定，测定结果为10.03%～13.43%，平均值为11.5%。拟规定水分不得过13.0%，收入标准正文。

总灰分　按灰分测定法（《中国药典》通则2302）进行测定，测定结果为4.73%～9.75%，平均值为7.4%。拟规定总灰分不得过10.0%，收入标准正文。

酸不溶性灰分　按灰分测定法（《中国药典》通则2302）进行测定，测定结果为0.34%～2.66%，平均值为1.4%。拟规定酸不溶性灰分不得过3.0%。收入标准正文。

【浸出物】按照正文所拟方法测定，测定结果为10.70%～20.06%，平均值为15.8%。拟规定不得少于10.0%。收入标准正文。

【含量测定】根据文献报道及药效学研究结果，小蒿蓄中主要成分为槲皮素。参照文献，采用HPLC的方法对槲皮素的含量进行了测定。经研究选用甲醇-25%盐酸溶液（4∶1）混合溶液制备供试品溶液，测定波长370 nm，色谱柱为Agilent ZORBAX SB-C18 4.6×150 mm；流动相为甲醇-0.4%磷酸溶液（50∶50），槲皮素进样量在2.018~302.7 μg范围内，与峰面积线性关系良好（r = 0.9 999）方法回收率为100.9%，RSD为2.8%，测定11批样品，结果为0.027%~0.160%，平均值为0.09%。故规定按干燥品计算，含槲皮素（$C_{15}H_{10}O_7$）不得少于0.04%。

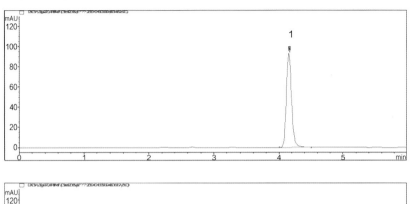

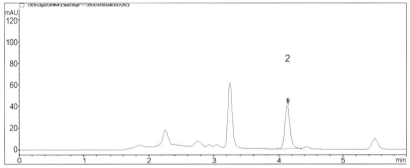

小蔃蓄HPLC图

1—槲皮素；2—小蔃蓄样品

小蔃蓄水分、总灰分、酸不溶性灰分、浸出物、含量测定结果表

样品编号	来源/产地	水分/%	总灰分/%	酸不溶性灰分/%	浸出物/%	槲皮素含量/%
1	重庆南川区南坪镇	10.47	9.26	1.84	20.06	0.088
2	重庆南川区南坪镇	10.19	7.89	1.45	18.8	0.071
3	重庆巫山县建平乡	12.52	6.89	0.69	13.32	0.089
4	重庆巫山县金坪乡	11.17	9.75	1.94	19.88	0.16
5	重庆万州区新田镇	10.37	4.73	0.34	10.7	0.027
6	重庆黔江区水市乡	13.43	7.72	1.37	16.6	0.105
7	重庆黔江区五里乡	13.16	8.77	0.71	13.2	0.081
8	重庆市中药材市场	10.03	7.27	1.74	11.83	0.027
9	重庆涪陵区天台乡	12.83	5.79	0.98	15.47	0.07
10	重庆綦江区石角镇	11.33	6.12	1.28	18.13	0.085
11	重庆市中药材市场	11.05	7.35	2.66	16.2	0.143
平均值		11.5	7.4	1.4	15.8	0.09

【药理】小蔃蓄水提物具有利胆、急性肝损伤保护及抗急性炎症反应的作用[2]；具有利尿、止血及镇痛作用[3]。

【炮制】【性味与归经】【用法与用量】【贮藏】参照《四川省中药饮片炮制规范》（2015年版）拟订。

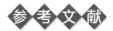 参 考 文 献

[1] 肖培根. 新编中药志：第三卷[M]. 北京：化学工业出版社，2002.

[2] 黄勇其，邓炜，叶世芸，等. 习见蓼的利胆、保肝及抗炎作用[J]. 西北药学杂志，2005，20（3）：115-117.

[3] 黄勇其，邓炜，叶世芸，等. 习见蓼提取物利尿止血及镇痛作用与急性毒性研究[J]. 时珍国医国药，2005，16（7）：601-602.

小天冬

Xiaotiandong

ASPARAGI MEIOCLADI RADIX

本品为天门冬科植物密齿天门冬*Asparagus meioclados* Levl.的干燥块根。秋、冬二季采挖，洗净，除去茎基和须根，置沸水中煮或蒸至透心，趁热除去外皮，洗净，干燥。

【性状】 本品呈纺锤形，微弯曲，较皱缩，长4~10 cm，直径0.4~2 cm，表面黄白色或黄棕色，略透明，偶见残存的灰棕色外皮。干者质硬脆，吸潮后质柔软，有黏性，断面角质样，木心黄白色。气微，味甘、微苦。

【鉴别】 本品横切面：根被有时残存，黄棕色。皮层宽广，外侧有2~3层石细胞连续排列成环。石细胞圆形、类圆形、长方形或长椭圆形。黏液细胞散在，偶见针晶。内皮层明显。中柱韧皮部束和木质部束通常17~27个，相间排列。髓部有少数导管束散在。

【检查】 **水分** 不得过16.0%（《中国药典》通则0832 第二法）。

总灰分 不得过5.0%（《中国药典》通则2302）。

【炮制】 除去杂质，洗净，切片，干燥。

【性味与归经】 甘、苦，寒。归肺经。

【功能与主治】 养阴生津，润肺清心。用于肺燥干咳，虚劳咳嗽，津伤口渴，心烦失眠，内热消渴，肠燥便秘。

【用法与用量】 6~12 g。

【贮藏】 置通风干燥处，防霉。

小天冬质量标准起草说明

【名称】 《四川省中药材标准》（1987年版）以天冬为名收载本品，但为与《中国药典》（2020年版）收载的天冬相区别，故本标准中更名为小天冬。

【来源】 本品为西南地区常用药材，为天门冬科植物密齿天门冬*Asparagus meioclados* Levl.的干燥块根。《四川省中药材标准》（1987年版）收载。

【原植物形态】 多年生直立草木，高可达1m。块根簇生，通常在近中部膨大成纺锤形或长圆柱形，长3~10 cm，直径0.5~2.5 cm。茎分枝多，具纵棱，棱上密生银白色软骨质齿，小枝基部叶状枝每5~10枚成簇，针形，长2~5 mm，宽约3 mm；鳞片状叶基部延伸为近刺状的距，无明显硬刺。雄花1~3朵腋生，绿黄色，花梗长2~3 mm，关节位于花梗下部，稀中部；花被片6，两轮；雄蕊6枚，两轮，内长外短，花丝中部以下贴生于花被片上；雌蕊1枚，子房上位，卵圆形，绿色，花柱、柱头不明显。浆果圆球形。直径5~7 mm，熟时橙红色。种子1~2。

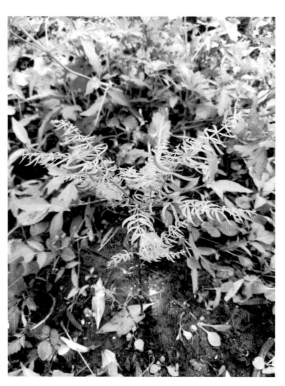

密齿天门冬植物图

【**产地分布**】分布于四川西南部、贵州东南部、云南西北部至东南部[1]。

【**生长环境**】生于林下、山谷、溪边或坡上。

【**采收加工**】沿用《四川省中药材标准》（1987年版）。

【**化学成分**】小天冬块根中含有β-谷甾醇、胡萝卜苷、正-三十二碳酸、棕榈酸、9-二十七碳烯、菝葜皂苷元、薯蓣皂苷元、菝葜皂苷元-3-O-[α-L-鼠李吡喃糖基（1-4）]-β-D-葡萄吡喃糖苷、黏液质、5-甲氧基甲基糠醛以及多种氨基酸，其中主要成分为多糖和皂苷[2]。

【**性状**】沿用《四川省中药材标准》（1987年版）描述。

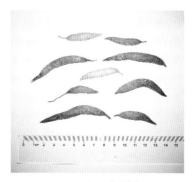

小天冬块根　　　　　　　　　　　小天冬药材

【**鉴别**】显微鉴别　显微特征明显，收入标准正文。

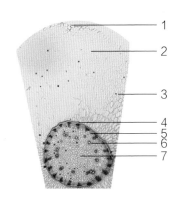

小天冬横切面显微图

1—根被；2—皮层；3—针晶束；4—内皮层；5—韧皮部束；6—木质部；7—髓

【检查】**水分**　按水分测定法（《中国药典》通则0832）第二法测定，测定结果为14.05%～15.54%，平均值为14.7%。拟规定水分不得过16.0%，收入标准正文。

总灰分　按灰分测定法（《中国药典》通则2302）进行测定，测定结果为1.85%～2.96%，平均值为2.3%。拟规定总灰分不得过5.0%，收入标准正文。

二氧化硫残留量　照二氧化硫残留量测定法（《中国药典》通则2331）测定，测定结果为7～54 mg/kg。故未收入标准正文。

小天冬水分、总灰分、二氧化硫的测定结果表

样品编号	来源/产地	水分/%	总灰分/%	二氧化硫/（mg·kg⁻¹）
1	云南	14.63	2.14	23
2	四川峨眉	15.54	2.20	31
3	四川攀枝花	14.27	2.69	17
4	云南文山	14.57	1.96	7
5	四川西昌	14.07	2.33	22
6	重庆	15.20	2.96	54
7	贵州	14.05	1.85	34
8	云南	15.27	2.43	27
平均值		14.7	2.3	27

【药理】现代药理研究表明，小天冬具有抗肿瘤、保护心肌、抗菌、镇咳祛痰、抗过氧化和提高免疫力的功能。

【炮制】【性味与归经】【功能与主治】【用法与用量】【贮藏】参照《四川省中药饮片炮制规范》（2015年版）及文献[3]拟订。

【备注】密齿天门冬同属的一些植物块根常发生混淆，应注意区别：

1. 叶状枝近圆柱形或稍压扁，常常有几条槽或棱，但不具中脉，也无腹背之分

　　2. 攀援植物，茎上具长于3 mm的刺手硬刺——攀援天门冬*Asparagus brachyphyllus* Turcz

　　2. 直立植物，茎与分枝无刺，有时有距状短刺，但不为长于3 mm的硬刺。——密齿天门冬*Asparagus meioclados* Levl.

1. 叶状枝扁平，明显具中脉，有时由于中脉龙骨状而使叶状枝呈锐三棱形

　　3. 花梗长10～20 mm——羊齿天门冬*Asparagus filicinus* Bach. -Ham.ex D.Don

　　3. 花梗长1～6 mm

4. 植株直立，有时上部攀援状；茎上无硬刺。分枝有时具极狭的翅，无软骨质齿；叶状枝扁平，宽1～3 mm，每3～4枚成簇；雄蕊6枚不等长，花丝中部以下贴生于花被片上；根下部呈纺锤状膨大——短梗天门冬*Asparagus lycopodineus*（Baker）Wang et Tang

4. 植株攀援或披散，茎上具硬刺。小枝（至少大部分）具硬刺；在花期叶已长成并张开；浆果有1颗种子。叶状枝通常每3枚成簇，花丝不贴生于花被片上——天门冬 *Asparagus cochinchinensis*（Lour.）Merr.

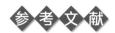

参考文献

[1] 中国药材公司. 中国中药资源志要[M]. 北京：科学出版社，1994.

[2] 李敏，费曜，王琦，等. 天冬中菝葜皂苷元含量测定方法的探讨[J]. 现代中药研究与实践，2004，18（4）：34-37.

[3] 赵素云. 实用中草药彩色图集：第5册[M]. 广州：广东科技出版社，2000.

小玉竹

Xiaoyuzhu

POLYGONATI PRATTII RHIZOMA

本品为天门冬科植物康定玉竹*Polygonatum prattii* Baker.的干燥根茎。秋季采挖，除去须根，洗净，晒至柔软后，反复揉搓、晾晒至无硬心，晒干；或蒸透后，揉至半透明，晒干。

【性状】本品呈不规则的圆柱形或略扁，多弯曲，两端钝尖，常呈不等的二叉分枝，表面黄白色或淡黄棕色，半透明或略透明，有隆起的浅棕色环节，质硬，易折断，断面角质样，不甚平坦，吸潮后易变软。无臭，味微甜，嚼之发黏。

【鉴别】（1）本品粉末淡黄白色至淡黄棕色。草酸钙针晶众多，成束或散在，有些存在于黏液细胞中。黏液细胞呈椭圆形或类椭圆形，有的已破碎，完整者壁呈连珠状。导管多为梯纹、螺纹，网纹少见。薄壁组织碎块易见，细胞呈不规则型，壁稍厚。

（2）取本品粉末2 g，加水20 ml，置水浴中加热30 min，滤过，取滤液2 ml，加碱性酒石酸铜试液2 ml，置水浴中加热10 min，生成红棕色沉淀；另取滤液2 ml，加5%α-萘酚乙醇溶液2～3滴，摇匀，沿管壁缓缓滴加硫酸1 ml，两液接界处显紫红色环。

【检查】**水分**　不得过15.0%（《中国药典》通则0832第二法）。

总灰分　不得过5.0%（《中国药典》通则2302）。

酸不溶性灰分　不得过0.5%（《中国药典》通则2302）。

【浸出物】照水溶性浸出物测定法（《中国药典》通则2201）项下的冷浸法测定，不得少于50.0%。

【炮制】除去杂质，淋润，切段，干燥。

【性味与归经】甘，微寒。归肺、胃经。

【功能与主治】养阴润燥，生津止渴。用于肺胃阴伤，燥热咳嗽，咽干口渴，内热消渴。

【用法与用量】6～12 g。

【贮藏】置通风干燥处，防霉，防蛀。

小玉竹质量标准起草说明

【名称】沿用《四川省中药材标准》（1987年版）。

【来源】本品市场有销售，四川、重庆、贵州等地有使用习惯。经鉴定结果为天门冬科黄精属植物康定玉竹*Polygonatum prattii* Baker.的干燥根茎。《贵州省中药材、民族药材质量标准》（2003版）收载了小玉竹。

【原植物形态】小玉竹根状茎细圆柱形，直径3～5 mm。茎高25～50 cm，具7～9（～11）叶。叶互生，椭圆形、长椭圆形或卵状椭圆形，长5.5～8.5 cm，先端尖至略钝，下面具短糙毛。花序通常仅具1花，花梗长8～13 mm，显著向下弯曲；花被白色，顶端带绿色，全长15～17 mm，裂片长约2 mm；花丝长约3 mm，稍两侧扁，粗糙，花药长约3 mm；子房长约4 mm，花柱长11～13 mm。浆果蓝黑色、紫红色或深褐色，直径约1 cm，有1～6粒种子。本种和玉竹很近，区别点仅在于本种根状茎较细，叶下面具短糙毛和花序通常仅具1花[1]。

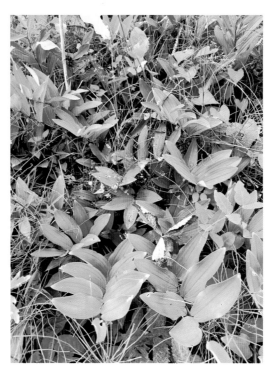

康定玉竹植物图

【产地分布】分布于四川西部、西南部和云南西北部。

【生长环境】生于海拔2 000～3 000 m的林下灌丛或山坡草地。

【化学成分】含多糖等。

【性状】参照《四川省中药材标准》（1987年版）及收集到的样品实际情况描述。

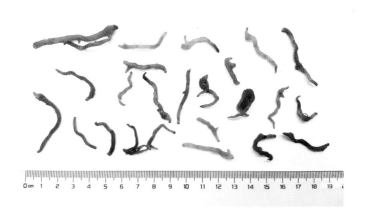

小玉竹药材图

【鉴别】（1）显微鉴别　本品粉末草酸钙针晶、黏液细胞、导管、显微特征明显，故收入标准正文。

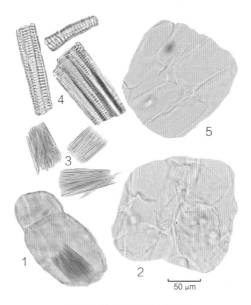

小玉竹粉末显微特征图

1—黏液细胞及草酸钙针晶束；2—黏液细胞；3—草酸钙针晶束；4—导管；5—薄壁组织碎块

（2）**理化鉴别**　取本品粉末2 g，加水20 ml，置水浴中加热30 min，滤过，取滤液2 ml，加碱性酒石酸铜试液2 ml，置水浴中加热10 min，生成红棕色沉淀；另取滤液2 ml，加5%α-萘酚乙醇溶液2～3滴，摇匀，沿管壁缓缓滴加硫酸1 ml，两液接界处显紫红色环。

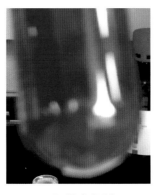 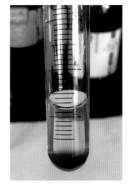

红棕色沉淀　　　　　　　　　紫红色环

【检查】**水分**　按水分测定法（《中国药典》通则0832）第二法测定，测定结果为12.47%～13.59%，平均值为13.1%。拟规定水分不得过15.0%，收入标准正文。

　　总灰分　按灰分测定法（《中国药典》通则2302）进行测定，测定结果为1.6%～2.8%，平均值为2.2%。拟规定总灰分不得过5.0%，收入标准正文。

　　酸不溶性灰分　按灰分测定法（《中国药典》通则2302）进行测定，测定结果为0.2%～0.3%，平均值为0.3%。拟规定酸不溶性灰分不得过0.5%，收入标准正文。

【浸出物】按正文要求进行测定，测定结果为55.21%～61.78%，平均值为57.1%。拟规定浸出物不得少于50.0%，收入标准正文。

小玉竹水分、总灰分、酸不溶性灰分、浸出物测定结果表

样品编号	来源/产地	水分/%	总灰分/%	酸不溶性灰分/%	浸出物/%
1	四川凉山彝族自治州	13.54	1.6	0.2	57.04
2	四川西昌	13.59	2.1	0.3	55.52
3	成都荷花池中药材专业市场	12.47	2.4	0.3	55.21
4	重庆巫溪	13.23	2.8	0.3	55.82
5	湖北利川	12.88	2.3	0.2	61.78
平均值		13.1	2.2	0.3	57.1

　　【炮制】【性味与归经】【功能与主治】【用法与用量】【贮藏】参照《四川省中药饮片炮制规范》（2015年版）拟订。

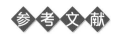

参 考 文 献

[1] 中国科学院《中国植物志》编委会. 中国植物志：第15卷[M]. 北京：科学出版社，1980.

绣球小通草

Xiuqiuxiaotongcao

HYDRANGEAE DAVIDIIS MEDULLA

本品为虎耳草科植物云南绣球*Hydrangea davidii* Franch.的干燥茎髓。秋季割取茎，截成段，趁鲜取出髓部，理直，干燥。

【性状】本品呈圆柱形，长30～50 cm，直径0.3～0.9 cm。表面淡黄白色，无纹理，每隔3～16 cm有明显或不明显的对生凹陷（叶柄着生处）。体轻，质柔韧，可卷曲成小环，捏之能变形。折断面实心，平坦，显银白色光泽。水浸后无黏滑感。气微，无味。

【鉴别】本品横切面：由薄壁细胞组成。边缘细胞类圆形或长圆形，长径100～560 μm，短径51～220 μm；中央细胞类圆形或多角形；纹孔稀少，椭圆形，直径1～4.5 μm。草酸钙针晶束易见，长71～205 μm。

【检查】**水分**　不得过11.0%（《中国药典》通则0832第二法）。

总灰分　不得过7.0%（《中国药典》通则2302）。

酸不溶性灰分　不得过1.0%（《中国药典》通则2302）。

【浸出物】取本品粉末约1 g，精密称定，精密加水100 ml，密塞，照水溶性浸出物测定法（《中国药典》通则2201）项下热浸法测定，不得少于2.5%。

【炮制】除去杂质，切段，干燥。

【性味与归经】甘、淡、寒，归肺、胃经。

【功能与主治】清热，利尿，下乳。用于小便不利，淋证，乳汁不下。

【用法与用量】3～6 g。

【贮藏】置干燥处。

绣球小通草质量标准起草说明

【名称】《四川省中药材标准》（1987年版）将云南绣球*Hydrangea davidii* Franch.、喜马山旌节花*Stachyurus himalaicus* Hook. f. et Thoms.、中国旌节花*Stachyurus chinensis* Franch.、青荚叶*Helwingia japonica*（Thunb.）Dietr.等4种基源植物的干燥茎髓以小通草为药材名进行收载。此药材名称与《中国药典》收载的小通草药材名重复。现为与药典名称相区别，故根据拟仅继续收载的云南绣球一基源的情况，将小通草前添加"绣球"二字作为本药材的名称，既体现基源特点又保持药材历史沿革。

【来源】《中国药典》已经收载了旌节花科植物喜马山旌节花*Stachyurus himalaicus* Hook. f. et Thoms.、中国旌节花*Stachyurus chinensis* Franch. 或山茱萸科植物青荚叶*Helwingia japonica*（Thunb.）Dietr. 的干燥茎髓。故只将虎耳草科绣球属植物云南绣球*Hydrangea davidii* Franch.的干燥茎髓收载入标准正文。

【原植物形态】灌木，高1～2 m。叶对生，纸质，长椭圆状披针形，长6～17 cm，宽2～6 cm，顶端渐尖或尾尖，基部楔形，边缘具锐锯齿，近基部全缘或微波状，密被平卧皱曲毛，上面黄绿色，有毛或无毛，脉上密被平卧皱曲毛，下面颜色较浅，有毛或无毛，沿中脉密被长毛，脉腋有簇毛；叶柄长

0.5～1.5 cm，被黄色长毛。伞状聚伞花序顶生，无总花梗，有数对小分枝，被毛，花二型；边缘放射状不孕花有萼瓣3～4枚，萼瓣阔卵形至圆形，大小不等，黄白色，全缘，长1～2 cm；孕性花蓝色，花萼无毛；裂片5；花瓣5；雄蕊多为10；花柱3～4，稀5；子房半上位。蒴果球形，直径约3 mm，顶端孔裂，有宿存花柱。种子卵形，无翅。花期5—6月，果期8—9月。

【产地分布】分布于四川、云南、贵州、湖北、广东、广西等地。

【生长环境】野生于海拔1 000～2 000 m的林下灌丛或路边。

【采收加工】秋季割取茎，截成段，趁鲜取出髓部，理直，晒干。

【成分】含多糖和多种氨基酸。

【性状】参照《四川省中药材标准》（1987年版），并根据自采和购买的商品药材性状特点进行修订。

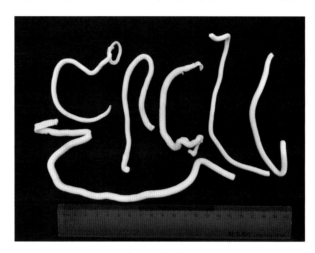

绣球小通草药材图

【鉴别】参照《四川省中药材标准》（1987年版），根据其横切面特征显著，进行修订后收入标准。

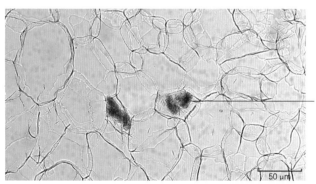

绣球小通草横切面图

【检查】**水分** 按水分测定法（《中国药典》通则0832）第二法测定，测定结果为3.1%～8.3%，平均值为6.8%。拟规定水分不得过11.0%。收入标准正文。

总灰分 按灰分测定法（《中国药典》通则2302）进行测定，测定结果为2.8%～8.0%，平均值为4.7%。拟规定总灰分不得过7.0%。收入标准正文。

酸不溶性灰分 按灰分测定法（《中国药典》通则2302）进行测定，测定结果为0.2%～0.5%，平均值为0.3%。拟规定酸不溶性灰分不得过1.0%，收入标准正文。

【浸出物】按正文要求进行测定，测定结果为2.7%～4.2%，平均值为3.4%。拟规定浸出物不得少于2.5%，收入标准正文。

绣球小通草水分、总灰分、酸不溶性灰分、浸出物测定结果表

样品编号	来源	产　地	水分/%	总灰分/%	酸不溶性灰分/%	浸出物/%
1	重庆中药材市场	云南	8.0	2.8	0.2	3.6
2	四川天植中药股份有限公司	四川	7.9	3.4	0.3	4.1
3	四川西昌	西昌	8.0	2.9	0.2	4.2
4	成都新鑫	云南	8.3	6.9	0.4	2.7
5	四川华奥药业有限公司	四川	6.9	8.0	0.5	3.9
6	成都市成都荷花池中药材专业市场	云南	5.3	5.4	0.3	2.7
7	重庆泰尔森制药有限公司	四川	3.1	3.8	0.2	2.7
平均值			6.8	4.7	0.3	3.4

【药理】药理试验表明，其水煎液利尿、解热、抗炎作用明显[1，2]。有一定调节免疫和抗氧化的作用[3，4]。

【炮制】【性味与归经】【功能与主治】【用法与用量】【贮藏】参照《四川省中药饮片炮制规范》（2015年版）拟订。

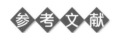

参考文献

[1] 贾敏如，沈映君，蒋麟，等. 七种通草对大鼠利尿作用的初步研究[J]. 中药材，1991（9）：40-42.

[2] 沈映君，曾南，贾敏如，等. 几种通草及小通草的抗炎、解热、利尿作用的实验研究[J].中国中药杂志，1998（11）：64-65，47，50.

[3] 沈映君，曾南，刘俊等. 通草及小通草多糖药理作用的初步研究[J]. 中国中药杂志，1998（12）：37-39，60.

[4] 曾南，沈映君，贾敏如，等. 通草及小通草多糖抗氧化作用的实验研究[J]. 中国中药杂志，1999（1）：47-49，66.

玄精石

Xuanjingshi

SELENITUM

本品为年久所结的小形片状石膏矿石。主含含水硫酸钙（CaSO$_4$·2H$_2$O）。采挖后除去泥土、杂石。

【性状】本品呈近六边形、椭圆形、类圆形。边薄中厚，大小不一，长0.5~2.5 cm，宽0.4~2 cm，厚1~5 mm。青白色、灰白色或略带浅灰棕色，中间多显黑色，形似龟背，半透明。质硬而脆，砸之易纵裂成棱形的条片状，具玻璃样光泽。气微，味微咸。

【鉴别】（1）取本品灼烧，则纵裂成白色片状。

（2）取本品粉末0.1 g，加稀盐酸10 ml，搅拌使溶解，滤过，滤液显钙盐和硫酸盐的鉴别反应（《中国药典》通则0301）。

【检查】**铁盐**　取本品粉末1 g，加稀盐酸20 ml，加热煮沸10 min，放冷，滤过。滤液加氢氧化钠试液中和后，置250 ml量瓶中，加水至刻度，摇匀。取10 ml，依法检查（《中国药典》通则0807），含铁量不得超过0.15%。

重金属　取本品粉末4 g，加冰醋酸4 ml与水96 ml，煮沸10 min，放冷，滤过。滤液加水使成100 ml，摇匀。取25 ml，依法检查（《中国药典》通则0821第一法），含重金属不得过百万分之二十。

砷盐　取本品粉末0.4 g，加盐酸5 ml，加水至23 ml，加热使溶解，放冷。依法检查（《中国药典》通则0 822第一法），含砷量不得过百万分之五。

【含量测定】取本品粉末约0.2 g，精密称定，置锥形瓶中。加稀盐酸10 ml，加热使溶解。加水100 ml与甲基红指示液1滴，滴加氢氧化钾试液至溶液显浅黄色，再继续多加5 ml，加钙黄绿素指示剂少量，用乙二胺四乙酸二钠滴定液（0.05 mol/L）滴定，至溶液的黄绿色荧光消失，并显橙色。每1 ml乙二胺四乙酸二钠滴定液（0.05 mol/L）相当于8.608 mg的含水硫酸钙（CaSO$_4$·2H$_2$O）。

本品含含水硫酸钙（CaSO$_4$·2H$_2$O）不得少于85.0%。

【炮制】除去杂质，洗净，干燥。

【性味与归经】咸，寒。归肾经。

【功能与主治】清热泻火，滋阴。用于壮热烦渴，阴虚内热。

【用法与用量】9~15 g。用时打碎。

【贮藏】置干燥处。

玄精石质量标准起草说明

【别名】元精石、阴精石、太阴、玄英石。

【名称】沿用《四川省中药材标准》（1987年版）。

【来源】为年久所结的小形片状石膏矿石，始载于《开宝本草》。原名太阴玄精，《本草纲目》以"玄精石"之名载于石部。时珍曰"此石乃碱卤至阴之精凝结而成，故有诸名"。"玄精石碱卤津液流渗入土，年久结成石片，片状如乌龟背之形。蒲、解出者，其色青白通彻"。时珍引沈存中笔谈云："太阴玄精生解州盐泽大卤中，沟渠土内得之。大者如杏叶，小者如鱼鳞，悉皆六角，端正似刻，正如龟甲状。龟绿而莹彻，叩之则直理而拆，莹明如鉴，拆处亦六角，如柳叶大。烧过则悉解拆，薄如柳叶，片片相离，白如霜雪，平洁可爱。此乃禀积阴之气凝结，故皆六角。"以上记载与历来使用的玄精石性状相同。

【原矿物】单斜晶系。完好晶体呈板块状，柱状，并常呈燕尾状双晶。集合体呈块状、片状、纤维状或粉末状，物色透明、白色半透明，或因含杂质而呈灰白、浅红、浅黄色等。玻璃光泽，解理面呈珍珠光泽，纤维状集合体呈绢丝光泽。硬度1.5～2，用指甲划之可得划痕。相对密度2.30～2.37。解理薄片具挠性。

【产地分布】主产重庆、四川、陕西、甘肃等地[1]。

【化学成分】主要为含水硫酸钙（$CaSO_4 \cdot 2H_2O$），还夹着铁、钠等离子及少量硅酸盐[1]。

【性状】根据对收集药材实际进行描述。

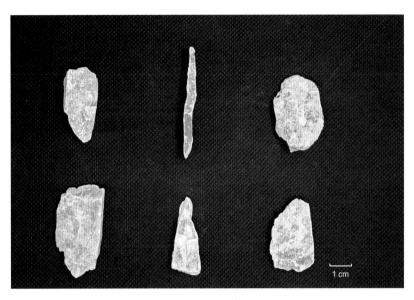

玄精石药材图

【鉴别】为《四川省中药材标准》（1987年版）收载项目。参照中国药典对该项目进行了文字规范。

【检查】**铁盐**　选定0.025%、0.05%、0.1%和0.15%4个梯度，测定方法同标准正文。8批样品结果均未过0.15%。故规定含铁量不得过0.15%，收入标准正文。

重金属　按重金属检查法（《中国药典》通则0821）第一法测定。8批样品测定结果均小于$2.0 \times 10-5$，故标准正文中规定含重金属不得过百万分之二十。

砷盐　按砷盐检查法（《中国药典》通则0822）第一法测定，8批样品测定结果均小于5.0×10^{-6}。故标准正文中规定含砷量不得过百万分之五。

【含量测定】本品主成分为含水硫酸钙（$CaSO_4 \cdot 2H_2O$），故参照药典方法，采用EDTA配位滴定法对其中主成分含水硫酸钙（$CaSO_4 \cdot 2H_2O$）进行含量测定。

测定方法同标准正文，结果含水硫酸钙（$CaSO_4 \cdot 2H_2O$）的量为0.187 3～0.206 5时，被滴定的含水硫酸钙量与消耗的滴定液体积呈良好线性关系（$r = 0.957\ 6$）；方法重现性较好，准确可靠，RSD为0.86%。8批样品含水硫酸钙的含量为97.2%～99.7%，平均值为97.9%，拟订本品含水硫酸钙（$CaSO_4 \cdot 2H_2O$）不得少于85.0%，收入标准正文。

玄精石铁盐、含量测定结果表

样品编号	来源/产地	铁盐/%	含水硫酸钙含量/%
1	安徽亳州中药材交易中心	<0.15	97.5
2	安徽亳州中药材交易中心	<0.15	97.3
3	安徽亳州中药材交易中心	<0.15	97.2
4	安徽亳州中药材交易中心	<0.15	98.4
5	河北安国中药材专业市场	<0.15	97.6
6	河北安国中药专业材市场	<0.15	97.9
7	河北安国中药材专业市场	<0.15	99.7
8	甘肃	<0.15	97.6
平均值		<0.15	97.9

　　【炮制】【性味归经】【功能与主治】【用法与用量】【贮藏】参照《四川省中药饮片炮制规范》（2015年版）拟订。

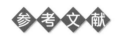

参 考 文 献

[1] 国家中医药管理局《中华本草》编委会. 中华本草：第1册[M]. 上海：上海科学技术出版社，1999.

百草霜

Baicaoshuang

FULIGO E HERBIS

本品为草木经燃烧后附于锅底或烟囱中之余烟残存物（烟灰）。全年可采，扫下或刮下，过细筛，去除杂质。

【**性状**】本品为黑色粉末或小颗粒，手捻即为细粉并染手。质轻，入水则漂浮分散，有轻微沉淀，无油腻感。有烟草气，味淡微辛。

【**检查**】**干燥失重** 取本品，在120 ℃干燥至恒重，减失重量不得过10.0%（《中国药典》通则0831）。

【**炮制**】除去杂质。

【**性味与归经**】辛，温。归肝、肺、胃经。

【**功能与主治**】消肿敛疮，止血，止泻。用于喉咙肿痛，口舌生疮，咯血，吐血，便血，外伤出血，食积泻痢。

【**用法与用量**】1～3 g；包煎；外用适量。

【**贮藏**】置干燥处，密闭。

百草霜质量标准起草说明

【**名称**】本品原名"灶额上墨"。《本草纲目》以"百草霜"名称列入土部，曰："此乃灶额及烟炉中墨烟，其质轻细，故谓之霜"。沿用《四川省中药材标准》（1987年版）。

【**别名**】锅烟墨。

【**来源**】本品为杂草燃烧后附于锅底或烟囱中之余烟残存物（烟灰）。

【**性状**】据药材实际情况描述。

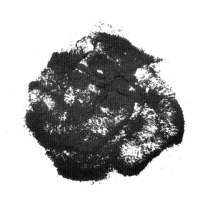

百草霜药材图

【检查】干燥失重 按干燥失重法（《中国药典》通则0831）测定，测定结果为3.9%～8.0%，平均值为6.1%。故规定不得过10.0%，收入标准正文。

酸碱度 取药材2.5 g，加水50 ml，煮沸5 min，放至室温，滤过，滤渣用水洗，合并滤液置50 ml容量瓶中，测定pH值，结果为3.20～8.13，平均值为6.6，由于差异大，暂未收入标准正文。

百草霜水分、pH值测定结果表

样品编号	来源/产地	干燥失重/%	酸碱度
1	四川仁寿	5.9	5.17
2	四川仁寿	4.3	4.64
3	四川仁寿	5.9	3.20
4	四川仁寿	3.9	8.86
5	太极集团重庆桐君阁药厂	7.2	8.02
6	太极集团重庆桐君阁药厂	7.5	8.02
7	太极集团重庆桐君阁药厂	8.0	8.13
平均值		6.1	6.6

二氧化硫残留量 实际考察中未发现有熏硫现象，故未收入标准正文。

【炮制】【性味与归经】【功能与主治】【用法与用量】【贮藏】参照《上海市中药饮片炮制规范》2018年版。

草灵脂

Caolingzhi

OCHOTONAE FAECES

本品为鼠兔科动物西藏鼠兔*Ochotona thibetana* Milne-Edwards的干燥粪便。全年可采收，除去杂质，干燥。

【性状】本品呈圆球形或椭圆形，直径3～5 mm，表面棕褐色，粗糙，破碎后仍为棕褐色。可见多数植物纤维及其他未消化的物质。体轻，质泡。陈久者气微，新鲜者微臭。

【炮制】除去杂质。

【性味与归经】苦、咸，温。归肝经。

【功能与主治】通经，祛瘀。用于月经不调，产后腹痛，跌扑损伤，瘀血积滞等。

【用法与用量】6～9 g。

【注意】孕妇忌用。

【贮藏】置通风干燥处。

草灵脂质量标准起草说明

【名称】沿用《四川省中药材标准》（1987版）增补本名称。

【别名】岩兔粪、岩鼠粪[1]。

【来源】草灵脂历代本草无记载，仅见于现代一些文献[1, 2]。据调查使用历史，四川西部和北部地区自解放前至今有销售，我市曾有用药历史，其原动物为鼠兔科动物西藏鼠兔*Ochotona thibetana* Milne-Edwards。故收入本标准。

【原动物】体形粗短，貌似豚鼠，长约14 cm。头部长而狭，耳郭短而圆，上唇纵裂，吻部两侧有发达的触须。四肢短小，后肢比前肢略长。无尾。体背面毛呈暗灰褐色，毛基暗灰色，中段黄白色，毛尖黑色；耳背毛黑色，内为棕黑色，耳缘毛白色；腹面毛色浅，毛尖黄或白；四足背面毛浅黄色，掌面被深褐色密毛[1, 2]。

【产地分布】分布于云南、湖北、山西、甘肃、陕西、青海、西藏和四川等地。主产阿坝藏族羌族自治州、甘孜藏族自治州。

【生长环境】栖息于半潮湿的海拔较高的草坡、灌丛或山坡石隙中。穴居。

【性状】参照《四川省中药材标准》（1987年版）增补本及采集样品描述。

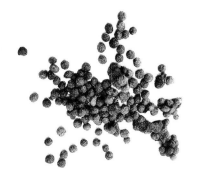 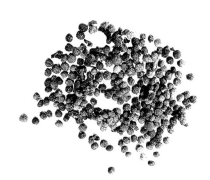

草灵脂药材（若尔盖.草丛）　　　　　　草灵脂药材（小金县.石隙）

【性味】【功能与主治】【用法与用量】【注意】【贮藏】参考文献[1, 2]拟订。

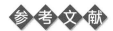

参 考 文 献

[1] 中国科学院四川分院中医中药研究所. 四川中药志：第3册[M]. 成都：四川人民出版社，1960.

[2] 江苏新医学院. 中药大辞典：下册[Z]. 上海：上海人民出版社，1977.

川赤芍

Chuanchishao

PAEONIAE RADIX ET RHIZOMA

本品为毛茛科植物毛赤芍*Paeonia veitchii Lynch* var. *woodwardii*（Stapf ex Cox.）Stern.、单花赤芍 *Paeonia veitchii* Lynch var. *uniflora* K. Y. Pan、美丽芍药*Paeonia mairei* Lévl.、草芍药*Paeonia obovata* Maxim.及毛叶草芍药*Paeonia obovata* Maxin. var. *willmottiae*（Stapf.）Stern.的干燥根及根茎。春、秋二季采挖，前两种分开根及根茎，除去须根及泥沙，干燥。前两种根习称"条芍"，其根茎及后三种习称"狗头赤芍"。

【性状】 **条芍** 本品呈圆柱形，稍弯曲，长2～25 cm，直径0.5～5 cm。表面呈灰棕色、紫褐色或淡紫堇色，具粗而略扭曲的纵皱纹及横向突起的皮孔。质硬而脆，易折断，断面黄白色至淡紫棕色，具粉性，内心有淡黄色至黄色菊花心。气微香，味微甜而后微苦、酸涩。

狗头赤芍 本品呈不规则形，根茎粗大，有数个至十余个碗状茎痕，部分下部有2～5条扭曲不直的根。断面略具粉性。

【鉴别】 （1）本品粉末淡紫色、黄棕色或淡灰褐色。草酸钙簇晶易见，直径15～60 μm，边缘晶瓣较大而钝，单个散在或存在薄壁细胞中，有的排列成行。淀粉粒众多，单粒类圆形，长椭圆形或半圆球形，直径3～25 μm，有的脐点明显，呈裂缝状、分枝状；复粒少见，由2～3分粒组成。网纹导管、梯纹导管、具缘纹孔导管、螺纹导管，直径20～65 μm。管胞为具缘纹孔，排列1～2行，末端斜尖。纤维较少，长梭形，直径20～45 μm，多已碎断，壁厚，微木化。

（2）取本品粉末0.5 g，加乙醇10 ml，振摇5 min，滤过，滤液蒸干，残渣加乙醇2 ml使溶解，作为供试品溶液。另取芍药苷对照品，加乙醇制成每1 ml含2 mg的溶液，作为对照品溶液。照薄层色谱法（《中国药典》通则0502）试验，吸取上述两种溶液各4 μl，分别点于同一硅胶G薄层板上，以二氯甲烷-乙酸乙酯-甲醇-甲酸（40：5：10：0.2）为展开剂，展开。取出，晾干，喷以5%香草醛硫酸溶液，105 ℃加热至斑点显色清晰。供试品色谱中，在与对照品色谱相应的位置上，显相同的蓝紫色斑点。

【检查】 **水分** 不得过14.0%（《中国药典》通则0832第二法）。

总灰分 不得过7.0%（《中国药典》通则2302）。

酸不溶性灰分 不得过1.0%（《中国药典》通则2302）。

【浸出物】 照水溶性浸出物测定法（《中国药典》通则2201）项下热浸法测定，不得少于20.0%。

【含量测定】 照高效液相色谱法（《中国药典》通则0512）测定。

色谱条件与系统适用性试验 以十八烷基硅烷键合硅胶为填充剂；以乙腈-水（20：80）为流动相；检测波长为230nm。理论板数按芍药苷峰计算应不低于4 000。

对照品溶液的制备 精密称取芍药苷对照品适量，加甲醇制成每1 ml含0.2 mg的溶液，即得。

供试品溶液的制备 取本品中粉约0.2 g，精密称定，置具塞锥形瓶中，精密加入甲醇25 ml，称定重量，浸泡3 h，超声处理（功率240 W，频率45 kHz）30 min，放冷，再称定质量，用甲醇补足减失的重量，摇匀，滤过，取续滤液，即得。

测定法 分别精密吸取对照品溶液与供试品溶液各10 μl，注入液相色谱仪，测定，即得。

本品按干燥品计算，含芍药苷（$C_{23}H_{28}O_{11}$），不得少于1.8%。

【炮制】除去杂质，分开大小，洗净，润透，切片，干燥。

【性味与归经】苦，微寒。归肝经。

【功能与主治】清热凉血，散瘀止痛，清肝火。用于温毒发斑，吐血衄血，经闭痛经，癥瘕腹痛，跌扑损伤，痈肿疮疡，目赤肿痛，肝郁胁痛。

【用法与用量】6～12 g。

【注意】不宜与藜芦同用。

【贮藏】置通风干燥处。

川赤芍质量标准起草说明

【名称】《四川省中药材标准》（1987年版）的收载名称为赤芍，为与《中国药典》一部收载的"赤芍"区别，更名为川赤芍。

【来源】本品为常用中药。《神农本草经》列为中品，但未将赤芍和白芍分开，统称为芍药，《本草经集注》始将其分述。此后历代本草集注均有记载，但均较模糊。《本草纲目》云："其品凡三十余种……"可见古代药用的"赤芍"实际上包括了芍药属多种植物。经考证，在四川省作芍药使用除《中国药典》一部收载的芍药、川赤芍两种外，尚有毛赤芍*Paeonia veitchii* Lynch var. *Woodwardii*（Stapf ex Cox）Stern、单花赤芍*Paeonia veitchii* Lynch var. *uniflora* K.Y. Pan、美丽芍药*Paeonia mairei* Lévl.、草芍药*Paeonia obovata* Maxim.及毛叶草芍药*Peaonia obovata* Maxim. var. willmottiae（Seapf）Stern的干燥根及根茎。

【原植物形态】**毛赤芍**　多年生草本。根圆柱形，直径1.5～4 cm，茎高30～80 cm，无毛。二回三出复叶；叶片宽卵形，长7.5～20 cm；小叶羽状分裂，裂叶窄披针形至披针形，宽0.5～1.6 cm，顶端渐尖，上面深绿色，下面淡绿色，叶脉具短硬毛。花2～4朵，顶生或腋生，通常仅顶生一朵开放，苞片2～3；萼片4，宽卵形；花瓣6～9，倒卵形，长2.3～4 cm，紫红色或红色；雄蕊花丝长5～10 cm，花盘肉质，仅包裹心皮基部；心皮2～3，密生黄色绒毛。蓇葖果长1～2 cm。花期5—6月，果期7月。

单花赤芍　单花顶生，叶仅沿叶脉疏生短柔毛，叶背无毛。

美丽芍药　根茎粗大，有数个碗状茎痕，形状多不规则，呈瘤状突起；下部有扭曲不直的根。小叶不分裂，长15～22 cm，顶生小叶长圆状卵形至长圆状倒卵形，长11～16 cm，宽4～6.5 cm，顶端尾状渐尖，两面无毛。单花顶生，蓇葖果长3～3.5 cm，顶端具外弯的喙。花期4—5月，果期6—8月。

草芍药　茎高30～70 cm，基部生数枚鞘状鳞片。小叶不分裂，顶生小叶倒卵形或宽椭圆形，长9.5～14 cm，宽4～10 cm，顶端基部短尖，无毛或沿脉疏生柔毛；单花顶生，直径7～10 cm，萼片3～5，花瓣6，心皮无毛，蓇葖果长2～3 cm，成熟时果皮反卷，呈红色。花期5—6月中旬，果期8—9月。

毛叶草芍药　小叶不分裂，叶背面密生长柔毛或绒毛。花瓣白色，心皮无毛，蓇葖果长圆柱形，长3～4 cm，成熟时果皮反卷，呈红色。

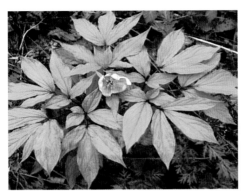
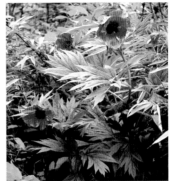

美丽芍药植物图　　　　　　　　　　　　单花赤芍植物图

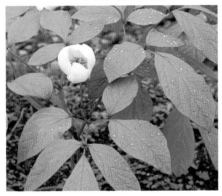
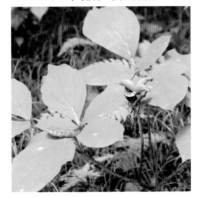

草芍药植物图　　　　　　　　　　　　毛叶草芍药植物图

【产地分布】毛赤芍分布于四川阿坝藏族羌族自治州、绵阳、雅安、乐山，重庆巫溪、奉节、开县、南川等地。单花赤芍分布于甘孜藏族自治州、阿坝藏族羌族自治州及雅安等地。美丽芍药分布于四川雅安天全、宝兴、芦山及凉山越西、重庆城口、巫山、巫溪、南川等地。草芍药分布于凉山越西、普格、泸州叙永、会东及重庆南川、巫溪、城口、涪陵、石柱、武隆等地。毛叶草芍药分布于四川阿坝藏族羌族自治若尔盖、理县、甘孜藏族自治州泸定、重庆巫溪、城口、开州、武隆、黔江、彭水、西阳、南川等地。

【生长环境】毛赤芍生于海拔2 500～3 700 m的山坡草地和灌丛中。单花赤芍生于海拔2 300～3 800 m的山地林下及山坡草地。美丽芍药生于海拔1 500～2 700 m的山坡林阴湿处，现有作为观赏植物栽培。草芍药生于海拔800～2 600 m的山坡草地及林缘、山沟中。毛叶草芍药生于海拔1 500～2 000 m的山坡林下。

【采收加工】沿用《四川省中药材标准》（1987年版）。

【化学成分】毛茛科芍药属植物的根普遍含芍药苷（paeoniflorin），此外含微量的芍药内酯苷（albiflorin）、羟基芍药苷（oxypaeoniflorin）、苯甲酰芍药苷（benzoylpaeoniflorin）、苯甲酸（benzoic acid）、β-谷甾醇（β-sitsterol）、胡萝卜苷（daucosterol）、没食子酸（gallic acid）[1，2]。另还富含本科其他植物不含的没食子酰鞣质（galloyltannin）。芍药苷为一种非晶形蒎烷环醚单萜苷，在碱性溶液中不稳定，产生苯甲酸[1-2]。

【性状】沿用《四川省中药材标准》（1987年版）。

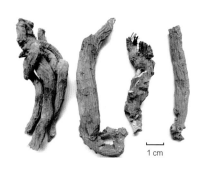 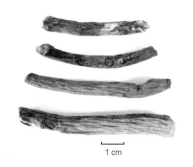

川赤芍药材（狗头赤芍）　　　　　　　　　川赤芍药材（条芍）

【鉴别】（1）**显微鉴别**　粉末显微特征明显，收入标准正文。

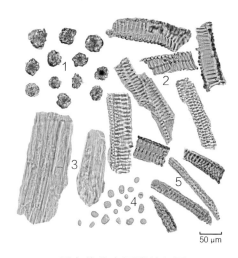

川赤芍粉末显微特征图

1—草酸钙簇晶；2—导管；3—纤维；4—淀粉粒；5—管胞

（2）**薄层鉴别**　将《四川省中药材标准》（1987年版）收载的化学反应鉴别修订为薄层色谱鉴别。参照《中国药典》（2020年版）一部"赤芍"的鉴别方法，将展开系统中三氯甲烷用二氯甲烷替代，即二氯甲烷-乙酸乙酯-甲醇-甲酸（40∶5∶10∶0.2）。对收集样品进行薄层色谱鉴别，结果表明供试品色谱中，在与芍药苷对照品色谱相应的位置上，显相同的蓝紫色斑点。R_f值适中，重现性好，故收入标准正文。

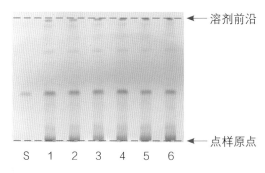

川赤芍薄层色谱图

S—芍药苷对照品；1—6.川赤芍样品

【检查】**水分**　按水分测定法（《中国药典》通则0832）第二法测定，测定结果为8.50%～8.78%，平均值为8.7%。拟规定水分不得过14.0%，收入标准正文。

总灰分　按灰分测定法（《中国药典》通则2302）测定，测定结果为4.29%～6.33%，平均值为5.2%。拟规定总灰分不得过7.0%，收入标准正文。

酸不溶性灰分　按灰分测定法（《中国药典》通则2302）测定，测定结果为0.68%～0.91%，平均值为0.8%。拟规定酸不溶性灰分不得过1.0%，收入标准正文。

二氧化硫残留量　照二氧化硫残留量测定法（《中国药典》通则2331）测定。在收集的药材样品中均未检测出二氧化硫残留，结合重庆、四川当地对于川赤芍实际干燥与贮藏方法中，鲜见使用硫黄熏制干燥，故二氧化硫残留测定未纳入标准正文。

【浸出物】按正文要求测定，测定结果为25.68%～28.25%，平均值为27.1%。拟规定浸出物不得少于20.0%，收录标准正文。

【含量测定】为川赤芍的有效成分芍药苷含量测定项方法，对收集样品中芍药苷含量进行测定。芍药苷对照进样量在1.051 3～40.268 μg范围时，线性曲线为$Y = 11\,191X + 13.89$（Y为峰面积，X为芍药苷含量），线性关系良好（$r = 0.999\,8$），该方法精密度RSD为0.96%，稳定性（8 h）RSD为1.23%，加样回收率为100.05%，RSD为2.18%。根据收集所得样品进行芍药苷含量测定，结果为5.19%～5.41%，平均值为5.3%。结合《中国药典》一部赤芍药材相关规定和样品的代表性情况，修订本品按干燥品计算，含芍药苷（$C_{23}H_{28}O_{11}$）不得少于1.8%，收入标准正文。

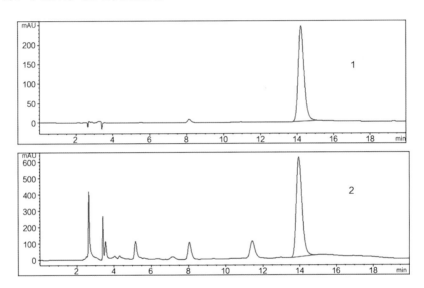

川赤芍高效液相色谱图

1—芍药苷对照品；2—川赤芍样品

川赤芍水分、总灰分、酸不溶性灰分、浸出物及含量测定结果表

样品编号	来源/产地	水分/%	总灰分/%	酸不溶性灰分/%	浸出物/%	芍药苷含量/%
1	重庆开州（条芍）	8.71	6.33	0.89	25.68	5.35
2	重庆南川（条芍）	8.78	5.26	0.75	27.32	5.41
3	重庆开州（毛赤芍）	8.50	5.02	0.68	28.25	5.24
4	成都荷花池中药材专业市场（毛赤芍）	8.48	4.89	0.82	27.16	5.30
5	重庆城口（美丽芍药）	8.74	5.12	0.91	26.85	5.19
6	重庆巫溪（美丽芍药）	8.73	4.29	0.87	27.43	5.38
平均值		8.7	5.2	0.8	27.1	5.3

【炮制】【性味与归经】【功能与主治】【用法与用量】【注意】【贮藏】参照《四川省中药饮片炮制规范》（2015年版）拟订。

【备注】芍药属5种植物检索表：

1. 小叶不分裂

  2. 心皮无毛；小叶倒卵形，长宽相差不大，顶生小叶顶端短尖。

    3. 叶下面无毛或沿脉疏生柔毛……………………………………………草芍药*Paeonia obovata* Maxim.

    3. 叶下面密生长柔毛…………………毛叶草芍药*Paeonia obovata* Maxin. var. wilmottiae（Stapf）Stern.

  2. 皮密生黄褐色短毛，小叶长圆状狭卵形，长大于宽很多，顶生小叶尾状渐尖，两面无毛…………
……………………………………………………………………美丽芍药*Paeonia mairei* Lévl.

1. 小叶多裂

    4. 花2～4朵，顶生及腋生，有时仅顶生一朵开放…………………………………………………
……………………………毛赤芍*Paeonia veitchii* Lynch var. *woodwardii*（Stapf ex Cox.）Stern.

    4. 单花顶生………………………………………单花赤芍*Paeonia veitchii* Lynch var. *uniflora* K. Y. Pan

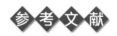

参 考 文 献

[1] 唐萍，吴海燕. 中药川赤芍的化学成分研究[J]. 中药材，2005（9）：36-38.

[2] 全维明，黎跃成，陈先玉，等. 川产赤芍中芍药苷的含量测定[J].药物分析杂志，2007（10）：
1617-1619.

川防风

Chuanfangfeng

PEUCEDANI SEU SESELIS RADIX

本品为伞形科植物竹节前胡*Peucedanum dielsianum* Fedde et Wolff.、松叶西风芹*Seseli yunnanense* Franch.或竹叶西风芹*Seseli mairei* Wolff.的干燥根及根茎。前者习称"竹节防风"，后二者习称"西防风"。春、秋二季采挖未抽花茎植株的根及根茎，除去须根和泥沙，干燥。

【性状】**竹节防风**　本品呈长圆柱形，稍弯曲，少分枝，长10～30 cm，直径0.5～1.5 mm。表面灰棕色、粗糙，有纵皱纹及竹节样环节。根茎部分常残留茎痕和环节状叶柄残痕，根部有多数瘤状突起和须根痕。体轻、质脆，易折断。断面不平坦而显纤维性，皮部棕色，木质部淡黄色。气特异，味辛、微苦。

西防风　本品略呈圆锥形或类圆柱形，长10～15 cm，直径4～10 mm。表面灰黄色或灰棕色，有细纵纹及稀疏的扁平皮孔和点状突起的细根痕。根头四周有环纹和灰黄色毛状残存叶茎。质坚实，易折断，断面不平坦。皮层黄白色，占根的大部分，散生棕色油点，接近形成层处尤多，木心淡黄色。气香，味微甜。

【鉴别】**竹节防风**　本品粉末黄棕色。木栓细胞，壁微木化。导管网纹或梯纹，直径20～40 μm。木纤维多成束，胞腔细小，长40～140 μm。

【检查】**水分**　**竹节防风**　不得过13.0%（《中国药典》通则0832第二法）。

总灰分　**竹节防风**　不得过8.0%（《中国药典》通则2302）。

酸不溶性灰分　**竹节防风**　不得过3.0%（《中国药典》通则2302）。

【浸出物】**竹节防风**　照醇溶性浸出物（《中国药典》通则2201）项下的热浸法测定，用稀乙醇作溶剂，不得少于13.0%。

【炮制】除去杂质，淋润，切片，干燥。

【性味与归经】辛、甘，温。归膀胱、肺、脾经。

【功能与主治】祛风解表，胜湿止痛，止痉。用于感冒头疼，风湿痹痛，风疹瘙痒，破伤风。

【用法与用量】5～10 g。

【贮藏】置阴凉干燥处，防蛀。

川防风质量标准起草说明

【名称】沿用《四川省中药材标准》（1987年版）。

【别名】云防风、西防风、三叶防风、竹叶防风。

【来源】本品为常用中药，始载于《神农本草经》，列为上品，以善祛风邪得名。《本草纲目》列入草部山草类。伞形科前胡属植物竹节前胡*Peucedanum dielsianum* Fedde et Wolff.的干燥根及根茎在重庆及川东地区很早作防风使用，商品称为竹节防风或川防风。伞形科西风芹属植物松叶西风芹*Seseli yunnanense* Franch.或竹叶西风芹*Seseli mairei* Wolff.的干燥根及根茎在川西、川南和云南早作西防风或云防风使用，其曾根据《四川省中药材标准》（1987年版）作为川防风流入我市使用。故沿用《四川省中药材标准》

（1987年版），将此3种收入本标准。

　　【原植物形态】**竹节前胡**　多年生草本，高30～100 cm。根茎圆柱形具环节。茎单生，稀丛生。基生叶具长柄，叶鞘短，边缘膜质；叶片长三角状卵形，2～3回三出式分裂，末回裂片卵形或三角状卵形，基部楔形或截形，长2～4 cm，宽1.5～3 cm，具圆锯齿，两面光滑无毛，上部叶与基生叶相似，唯较小，有短柄，无毛，复伞形花序顶生或侧生；无总苞；伞幅15～30，不等长，密生白色短柔毛；小苞片7～10，线状披针形；花梗20～25；花白色。分生果矩圆状椭圆形或倒卵状椭圆形；长5～7 mm，宽3 mm，棱槽内油管2～3个，合生面6个。花期7—8月，果期9—10月。

　　竹叶西风芹　多年生草本，高15～80 cm。全体光滑无毛。根茎粗短，有横纹及多数短小枯鞘纤维状残存叶基。茎通常单一，不分枝或中部以上有少数分枝，圆柱形，中心有髓。基生叶2至多数，叶柄通常2～18 cm，叶片稍革质，1～2回三出式全裂，椭圆形、披针形或线状披针形，顶端急尖，长2～12 cm，宽0.2～1.2（～4）cm，有柄或近无柄，全缘，脉近平行，3～10，中部叶与基生叶相似，上部叶为线形，常不分裂。复伞形花序，无总苞片；小伞形花序有花12～18，小总苞片6～10，与花柄近等长，比果柄短，分生果卵状长圆形，略带紫色，横切面每棱槽内油管1～2个，合生面4个。

　　松叶西风芹　多年生草本，高30～80 cm。根茎短，上端有枯鞘纤维状残叶基，根圆柱形，末端较细，径5～10 mm，长5～12 cm，有时1～2分枝，表皮棕色或棕红色，有不规则的纵向皱纹。茎单一或数茎丛生。基生叶多数，有长或短的叶柄，长2.5～9 cm，基部有叶鞘，边缘膜质，叶片2～4回三出全裂，裂片分裂处呈关节状。复伞形花序常呈二歧式分枝，伞形花序直径2～4 cm，总苞片无或有1片，线状披针形或钻形；小总苞片8～10，基部联合，披针形，边缘膜质与花柄近等长，比果柄短，长2.5 mm，宽0.5 mm；小伞形花序有花15～20；花柄粗壮，花瓣为圆形、长圆形或近方形等多种形状。小舌片内曲，长超过花瓣的一半，浅黄色，有3条显著的红黄色脉纹，有时边缘2条各分叉近似5条脉纹；萼齿不显；花柱粗短，花柱基扁圆锥形。分生果卵形，果棱不显著，光滑无毛；每棱槽内油管1～2个，合生面油管2～4个；胚乳腹面平直。花期8—9月，果期9—10月。

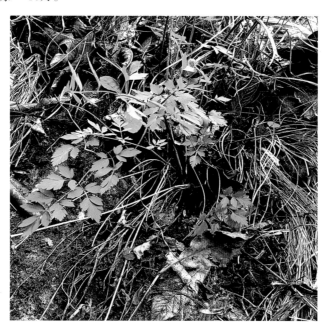

竹节前胡植物图

　　【产地分布】分布于重庆、湖北、四川、云南等地。竹节防风主产重庆、湖北。西防风主产四川凉山彝族自治州、攀枝花等地。

　　【生长环境】**竹节前胡**　生长于海拔600～1 500 m的山坡湿润岩石上。

　　竹叶西风芹　生长于海拔1 200～3 200 m的向阳山坡、稀疏林下、草丛中和旷地土坡。

松叶西风芹　生长于海拔600～3 100 m山坡、林下、灌木和草丛中。

【化学成分】本品主含挥发油[1]。

【性状】根据《四川省中药材标准》（1987年版）及药材据实描述。

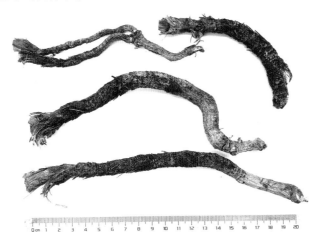

川防风药材图（竹节防风）

【鉴别】显微鉴别　竹节防风根据收集的样品观察进行描述。由于未收集到松叶西风芹，所以西防风样本未覆盖全部基源，该项目暂不收入标准正文。

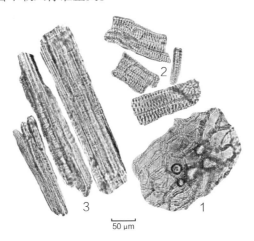

竹节防风粉末显微特征图

1—木栓细胞；2—导管；3—纤维

【检查】由于未收集到松叶西风芹，所以西防风样品未覆盖全部基源，暂不收入标准正文。

水分　竹节防风　按水分测定法（《中国药典》通则0832）第二法测定，测定结果为9.2%～11.9%，平均值为10.7%。拟规定水分不得过13.0%，收入标准正文。

总灰分　竹节防风　按灰分测定法（《中国药典》通则2302）测定，测定结果为5.1%～6.5%，平均值为5.9%。拟规定总灰分不得过8.0%，收入标准正文。

酸不溶性灰分　竹节防风　按灰分测定法（《中国药典》通则2302）测定，测定结果为1.9%～2.4%，平均值为2.2%。拟规定酸不溶性灰分不得过3.0%，收入标准正文。

二氧化硫残留量　照二氧化硫残留量测定法（《中国药典》通则2331）测定，测定结果为未检出。实际考察中未发现有熏硫现象，故未收入标准正文。

【浸出物】由于未收集到松叶西风芹，所以西防风样品未覆盖全部基源，不收入标准正文。

竹节防风　参照正文所述方法，测定结果为15.6%～23.6%，平均值为17.4%。拟规定浸出物不得少于13.0%，收入标准正文。

竹节防风水分、总灰分、酸不溶性灰分、二氧化硫残留量、浸出物测定结果表

样品编号	来源/产地	水分/%	总灰分/%	酸不溶性灰分/%	二氧化硫残留量/（mg·kg^{-1}）	浸出物/%
1	重庆丰都	11.8	5.2	2.0	未检出	23.6
2	亳州中药材交易中心	9.2	5.8	2.3	未检出	17.8
3	亳州中药材交易中心	10.3	5.1	1.9	未检出	18.1
4	重庆秀山	11.7	6.3	2.4	未检出	16.5
5	成都国际商贸城	11.5	5.9	2.1	未检出	17.5
6	成都国际商贸城	10.2	6.3	2.3	未检出	15.1
7	成都国际商贸城	11.9	5.7	2.2	未检出	15.8
8	重庆巫山	9.9	6.5	2.4	未检出	14.5
9	重庆涪陵	10.3	5.8	2.2	未检出	15.6
10	重庆武隆	10.4	6.5	2.4	未检出	19.9
平均值		10.7	5.9	2.2	/	17.4

【炮制】【性味与归经】【功能与主治】【用法与用量】【贮藏】参照《四川省中药饮片炮制规范》（2015年版）拟订。

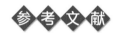
参 考 文 献

[1] 南京中医药大学. 中药大辞典：上册[Z]. 2版. 上海：上海科学技术出版社，2006.

川西马勃

Chuanximabo

BOVISTELLA

本品为灰包科真菌大口静灰球*Bovistella sinensis* Lloyd.和长根静灰球*Bovistella radicata* （Mont.） Pat.的干燥子实体。夏、秋二季采挖，除去泥沙及杂质，干燥；或趁鲜切块片，干燥。未成熟者习称"白马勃"，成熟者习称"灰马勃"。

【性状】**白马勃** 本品子实体类圆形或块片状，直径3~8 cm，黄白色，或灰白色，表面较粗糙。呈块片者中间薄，边缘稍厚，常向内卷曲。断面呈细颗粒状，显粉性。体轻，质松脆，略有弹性。有特殊香气。

灰马勃 本品子实体类球形、扁球形或块片状，直径5~12 cm，灰褐色或蓝灰色。不育基部较小或较大。残留的包被由淡蓝灰色的薄膜状外包被和稍厚的灰黄色或青褐色内包被所组成，外包被表面有颗粒状突起。包被质脆，上部呈块状脱落或开裂。胞体粉状，浅烟色或青褐色。手捻较滑。

【鉴别】（1）灰马勃粉末黄褐色。孢丝众多，浅青褐色或青黄色，多分枝，壁厚，主干直径可达10 μm。孢丝单独存在或相互交错，形成明显的孢丝团。孢子黄褐色，球形或扁圆形，直径3~5 μm，具无色小柄，长6~15 μm。

（2）取本品粉末1 g，加二氯甲烷40 ml，超声处理10 min，滤过，滤液蒸干，残渣加二氯甲烷1 ml使溶解，作为供试品溶液。另取麦角甾醇对照品，加二氯甲烷制成每1 ml含1 mg的溶液，作为对照品溶液。照薄层色谱法（《中国药典》通则0502）试验，吸取上述两种溶液各10 μl，分别点于同一硅胶G薄层板上，以石油醚（60~90 ℃）-乙酸乙酯（7∶3）为展开剂，展开，取出，晾干，喷以10%磷钼酸乙醇试液，在105 ℃加热至斑点显色清晰。供试品色谱中，在与对照品色谱相应的位置上，显相同颜色的斑点。

【检查】**水分** 不得过15.0%（《中国药典》通则0832第二法）。

总灰分 不得过10.0%（《中国药典》通则2302）。

【浸出物】照水溶性浸出物测定法（《中国药典》通则2201）项下的热浸法测定，不得少于30.0%。

【炮制】除去杂质；未切片者，切成小块。

【性味与归经】辛，平。归肺经。

【功能与主治】清热，利咽，止血。用于风热犯肺，咽喉肿痛，音哑；外治鼻衄，创伤出血。

【用法与用量】6~10 g；外用适量。

【贮藏】置干燥处，防尘。

川西马勃质量标准起草说明

【名称】《四川省中药材标准》（1987年版）中本品的收载名为马勃，为与中国药典收载的马勃相区别，参照其主产地为四川西部，而予以"川西马勃"命名。

【别名】马屁包、牛屎菇、马蹄包、灰包、马粪包、地烟[1，2]。

【来源】长期以来，除《中国药典》收载的马勃外，灰包科真菌大口静灰球*Bovistella sinensis* Lloyd.和长根静灰球*Bovistella radicata* （Mont.） Pat.的干燥子实体[3]均作为马勃药材在四川及我市作为地方药材使用。

【原植物形态】**大口静灰球**　子实体陀螺形至近球形。直径6～12 cm，不育基部小。外包被浅青褐色至浅烟色，薄，粉状，易脱落；内包被膜质，柔软，淡绿灰色，具光泽，上部开裂成不规则的大口。孢体浅烟色，不育基部海绵状，具弹性；孢子球形，褐色，光滑或具不明显小疣，直径3.7～4.8 μm，具无色小柄，长3～10 μm；孢丝与孢子同色，壁厚，多次分枝，主干粗7～10 μm，小枝向顶端尖削。

长根静灰球　子实体卵形或扁球形，开裂口较小，柄较长，不孕基部约占全部的1/3，其余性状与大口静灰球相似[1, 2]。

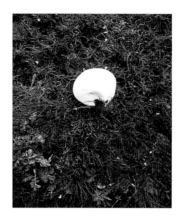

大口静灰球真菌图（未成熟）

【产地分布】分布于甘肃、青海、四川等全国大部分地区[1, 2]。

【生长环境】生于旷野湿草地、山坡、灌木丛、沙质土壤或腐朽树木落叶、粪草、腐黏质等有机质上[1]。

【采收加工】**白马勃**　夏、秋子实体未成熟时采挖，除去泥沙和杂质，干燥。

灰马勃　子实体成熟后采收，干燥[3, 4]。

【化学成分】马勃含有甾体化合物、萜类化合物、氨基酸、脂肪酸以及多糖、蛋白质和多肽等，包括麦角甾醇、天门冬氨酸、丝氨酸、苏氨酸、马勃菌素、马勃多糖、尿素、类脂体、磷酸钠等[5]。

【性状】根据收集的样品据实描述。

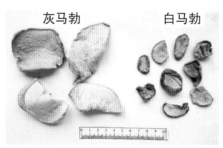

灰马勃　　　　　白马勃

川西马勃药材图

【鉴别】（1）**显微鉴别**　正文两个种灰马勃的粉末均具有以下显微特征，故收入标准正文。

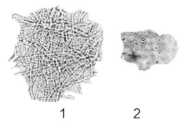

1　　　　　　2

川西马勃粉末显微特征图

1—孢丝；2—孢子

（2）**薄层鉴别**　供试品及对照品溶液的制备、显色剂及检视方法同标准正文。分别采用石油醚-乙酸乙酯-甲酸（7：4：0.3）和石油醚-乙酸乙酯（7：3）两种展开系统展开，以石油醚-乙酸乙酯（7：3）的分离效果较好，对照品斑点清晰，R_f值适中，收入标准正文。

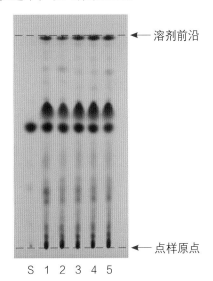

川西马勃薄层色谱

S—麦角甾醇对照品；1—5. 川西马勃样品

【检查】**水分**　按水分测定法（《中国药典》通则0832）第二法测定，测定结果为12.7%～16.0%，平均值为14.5%。拟规定水分不得过15.0%，收入标准正文。

总灰分　按灰分测定法（《中国药典》通则2302）测定，测定结果为6.0%～8.1%，平均值为6.9%。拟规定总灰分不得过10.0%，收入标准正文。

二氧化硫残留量　照二氧化硫残留量测定法（《中国药典》通则2331）测定，测定结果为0～2.687 1 mg/kg，平均值为1.4 mg/kg。故未收入标准正文。

【浸出物】采用正文所述方法检测，测定结果为44.9%～53.6%，平均值为51.1%。拟规定浸出物不得少于30.0%，收入标准正文。

川西马勃水分、总灰分、二氧化硫残留量、浸出物的测定结果表

样品编号	样品来源	水分/%	总灰分/%	二氧化硫残留量/（mg·kg⁻¹）	浸出物/%
1	阿坝藏族羌族自治州若尔盖县	15.1	6.1	1.7912	53.4
2	阿坝藏族羌族自治州若尔盖县	16.0	6.0	2.6871	50.9
3	阿坝藏族羌族自治州若尔盖县	12.7	7.2	2.6861	53.6
4	成都荷花池中药材专业市场	14.0	7.1	未检出	52.7
5	成都荷花池中药材专业市场	14.8	8.1	未检出	44.9
平均值		14.5	6.9	1.4	51.1

【药理】本品具有抑菌、抗炎、止咳、止血、抗肿瘤、抗增殖和抗细胞分裂活性、清除氧自由基、杀虫等作用[4, 5]。

【炮制】【性味与归经】【功能与主治】【用法与用量】【贮藏】参照《四川省中药饮片炮制规范》（2015年版）拟订。

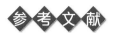

参 考 文 献

[1] 王燕雲，刁治民，陈克龙. 青海高原马勃资源及利用价值的研究[J]. 青海草业，2015，24（1）
21-30.

[2]《全国中草药汇编》编写组. 全国中草药汇编：上册[M]. 2版. 北京：人民卫生出版社，1996：79-
81.

[3] 四川省食品药品监督管理局. 四川省中药饮片炮制规范：2015年版[M]. 成都：四川科学技术出版
社，2016：59.

[4] 郭玫，张扬. 中药马勃的研究概况[J]. 甘肃中医学院学报，2010，27（1）60-62.

[5] 郭晶，江蔚新，范明松. 马勃化学成分及药理作用研究进展[J]. 现代医药卫生，2013，29（3）：
386-389.

茨　七

Ciqi

CAMPYLANDRAE CHINENSIS RHIZOMA

本品为百合科植物开口箭*Campylandra chinensis*（Baker）M.N.Tamura et al.的干燥根茎。秋季采挖，洗净，除去须根及粗皮，置沸水中潦或蒸透心，干燥。

【性状】本品呈圆柱形或扁圆柱形，微弯曲，两端稍细小，长10～20 cm，直径1～2 cm，表面浅棕黄色或淡黄色，常有残留粗皮，有的可见环状节，上有许多突起的须根痕。质坚实，不易折断，断面较平坦，淡棕色或淡黄色，半透明，微显油浸样，有的可见筋点（维管束）散在。气微，味苦、略涩。

【检查】**水分**　不得过15.0%（《中国药典》通则0832第二法）。

总灰分　不得过5.0%（《中国药典》通则2302）。

酸不溶性灰分　不得过1.0%（《中国药典》通则2302）。

【浸出物】照水溶性浸出物测定法（《中国药典》通则2201）项下的热浸法测定，不得少于20.0%。

【炮制】除去杂质，润透，切片，干燥。

【性味与归经】苦，凉；有毒。归肺经。

【功能与主治】除湿解毒。用于大风疬疾，杨梅疮毒，湿毒身痒。

【用法与用量】3～6 g。

【注意】本品有毒，用量不宜过大。

【贮藏】置干燥处。

茨七质量标准起草说明

【名称】沿用《四川省中药材标准》（1987年版）增补本名称。

【别名】刺七、牛尾七、开口箭[1]。

【来源】本品历代本草无记载。《四川中药志》首称"刺漆"[1]。据资料[2]记载：该品目前主供外贸出口，四川其余地方草医作"牛尾七"用。该药未去粗皮的生晒品，在陕西省以"竹根七"为名药用。

开口箭的拉丁名在《中国植物志（FRPS）》已由*Tupistra chinensis* Baker更名为*Campylandra chinensis*（Baker）M.N.Tamura et al.。本标准植物拉丁名按此进行变更。

【原植物形态】多年生草本。根茎粗大，长圆柱形，节上生多数须根。叶基生，4～8（～12）枚，亚革质，倒披针形、条状披针形或条形，长15～50 cm，宽1.5～5.5 cm，全缘，基部下延，略呈鞘状抱茎。夏秋季抽出穗状花序，侧生，直立，长2.5～10 cm；苞片绿色，位于花序下部的卵状披针形，短于花，位于花序上部的披针形，长于花；花呈短钟状，花被片6枚，下部合生，花被筒长22.5 mm，裂片卵形，顶端渐尖，长3～3.5 mm，宽约2 mm，肉质，黄色或黄绿色；雄蕊6，着生于花冠中部，花丝短，不外露；花丝基部扩大彼此合生或合生部分不明显，分离部分长1～2 mm，内弯，花药卵形；子房球形，花柱不明显；柱头3裂。浆果圆形，肉质，熟时紫红色[3、4]。

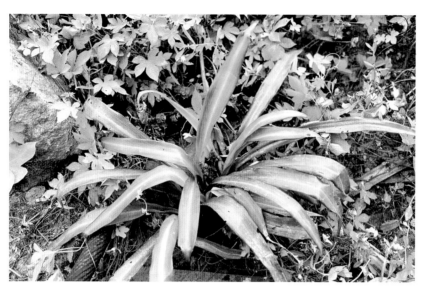

开口箭植物图

【产地分布】分布于重庆、四川、湖北、湖南、江西、福建、台湾、浙江、安徽、河南、陕西、云南、广西、广东等地。我市主要分布于涪陵、丰都、石柱、万州、江津等地。

【生长环境】生于山野阴湿处、林下、溪沟或路旁，海拔1 000～2 000 m[2、4]。

【化学成分】所含强心苷为万年青苷[3]。

【性状】根据《四川省中药材标准》（1987年版）增补本及自采药材据实描述。

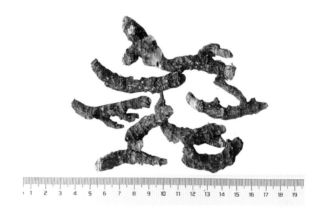

茨七药材图

【检查】水分　按水分测定法（《中国药典》通则0832）第二法测定，测定结果为6.6%～14.5%，平均值为11.3%。拟规定水分不得过15.0%，收入标准正文。

总灰分　按灰分测定法（《中国药典》通则2302）测定，测定结果为2.1%～4.6%，平均值为3.3%。拟规定总灰分不得过5.0%，收入标准正文。

酸不溶性灰分　按灰分测定法（《中国药典》通则2302）测定，测定结果为0.3%～0.9%，平均值为0.6%。拟规定酸不溶性灰分不得过1.0%，收入标准正文。

二氧化硫残留量　照二氧化硫残留量测定法（《中国药典》通则2331）测定。在收集的药材样品中均未检测出二氧化硫残留，故未收入标准正文。

【浸出物】按正文所述方法检测，测定结果为25.1%～43.1%，平均值为31.4%。拟规定浸出物不得少于20.0%，收入标准正文。

茨七水分、总灰分、酸不溶性灰分、二氧化硫残留量、浸出物测定结果表

样品编号	来源/产地	水分/%	总灰分/%	酸不溶性灰分/%	二氧化硫残留量/（mg·kg⁻¹）	浸出物/%
1	重庆丰都	7.9	3.5	0.6	未检出	37.3
2	重庆丰都	13.8	2.8	0.3	未检出	26.9
3	重庆涪陵	11.6	3.3	0.9	未检出	28.2
4	重庆石柱	14.5	3.7	0.7	未检出	27.8
5	重庆石柱	6.6	4.6	0.4	未检出	43.1
6	重庆万州	13.2	2.1	0.7	未检出	25.1
平均值		11.3	3.3	0.6	—	31.4

【性味与归经】参照《重庆市中药饮片炮制规范及标准》（2006年版）拟订。

【炮制】【功能与主治】【用法与用量】【贮藏】沿用《四川省中药材标准》（1987年版）增补本。

【注意】据文献[3]记载：本品的生晒品有毒，曾有用至9 g中毒的报告，故用量不可过大。中毒时有头痛、眩晕、恶心、呕吐等症状。又据文献[1]记载，蒸、潦加工品也有毒。

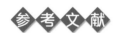

参 考 文 献

[1]《四川中药志》协作编写组. 四川中药志：第2册[M]. 成都：四川人民出版社，1980.

[2] 成都市卫生局. 成都市习用中药材质量规定[S]. 成都：成都卫生局，1984.

[3]《全国中草药汇编》编写组. 全国中草药汇编：上册[M]. 北京：人民卫生出版社，1975.

[4] 中国科学院植物研究所. 中国高等植物图鉴：第5册[M]. 北京：科学出版社，1983.

刺猬皮

Ciweipi

ERINACEI SEU HEMICHIANI CORIUM

本品为刺猬科动物刺猬 *Erinaceus europaeus* L.或短刺猬 *Hemichianus dauricus* Sundevall.的干燥带刺毛的皮。全年可捕捉，冬季较易，捕后剥皮，用竹片撑开或钉于木板上，除尽肌肉，内面撒上一层石灰，于通风处阴干。

【**性状**】呈三角形板刷状或长条形囊状。四爪已除去，长16～19 cm，宽10～12 cm。外表面密生硬刺，刺长1.5～2 cm，直径约1 mm，多数刺呈黄白色或下端黄白色上端呈灰褐色，坚硬如针。头部和腹部的皮上密生灰白色或灰黄色软毛、并杂以黑褐色软毛。皮内面灰白色、棕褐色或灰棕色，呈海绵状或具突起。富含脂肪，有特殊腥臭气。

【**炮制**】**刺猬皮块** 取刺猬皮，除去灰土，剔去软毛部分，切块。

烫刺猬皮 取净刺猬皮块，照砂烫法（《中国药典》通则0213）烫至刺尖鼓起，皮边略有焦性，呈金黄色，取出，筛去砂，放凉。

【**性味与归经**】苦，平。归胃、大肠经。

【**功能与主治**】化瘀止血，收敛止血，固精缩尿。用于胃脘疼痛，崩漏下血，便血，痔疮出血，遗精，遗尿。

【**用法与用量**】6～9 g。

【**注意**】孕妇忌用。

【**贮藏**】置干燥阴凉处，防泛油、虫蛀。

刺猬皮质量标准起草说明

【**名称**】沿用《四川省中药材标准》1987版增补本。

【**别名**】猬皮[1]。

【**来源**】刺猬皮始载于《神农本草经》。历代本草多有记载。别录曰："猬生楚山川谷田野。取无时。"弘景曰："处处野中有此兽。人犯之，便藏头足，毛刺人，不可得捉。《蜀·图经》曰：猬状如瑞、豚。小者如瓜。脚短多刺，尾长寸余。时珍曰：猬之头、嘴似鼠，刺毛似豪猪，卷缩则形如芡房及粟房，攒毛外刺"。[1]现代文献记载：其原动物为刺猬科动物刺猬 *Erinaceus europaeus* L.或短刺猬 *Hemichianus dauricus* Sundevall.的干燥带刺毛的皮[2-6]。川渝地区历来有使用习惯，故收入本标准。

【**原动物形态**】**刺猬** 体肥短，貌似鼠，长20～27 cm，体重约500 g。头宽，吻尖，耳短，耳长不超过周围棘刺。四肢短小，具5趾，有爪，爪较发达，尤以前肢爪特别锐利，趾垫宽。尾粗短，长约2 cm。几乎全身被棘刺，刺长1.5～2.5 cm，刺由两种不同颜色组成；少数为纯白色，另一种为基部和尖端白色，中部浅棕色、深褐色或黑色，或棘尖棕褐色；额面部、腹部、四肢、尾均密生细而硬的白色长毛；腹面有灰褐色软毛。雌体有乳头5对[2-6]。

短刺猬 体略小，耳较大，耳长比周围棘刺长，刺较细而短，棕褐色和白色相间，整个背部呈浅褐色。全体无白色的棘刺。腹毛土黄色[2-6]。

【产地分布】主产重庆、四川、河北、江苏、山东、陕西、甘肃、内蒙古、辽宁、浙江、安徽、吉林、湖北、湖南、云南等地。

【生长环境】**刺猬**　栖息于平原、丘陵或山地的灌木丛中，也见于市郊、村庄附近。

短刺猬　栖息于我国西北干旱地区草原地带的低洼地以及半荒漠地区的灌丛中。

【化学成分】刺猬皮上层主含角蛋白（keratin）；下层真皮层主含胶原（collagen）、弹性硬蛋白（elastin）、脂肪等[2]。

【性状】参照《四川省中药材标准》（1987年版）增补本，根据实际情况描述。

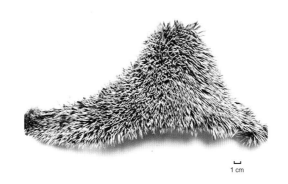

1 cm

刺猬皮药材图
刺猬皮药材样品来源信息表

样品编号	来源/产地	来源	收集时间	产　地
1	重庆慧远药业有限公司	刺猬	2016.03.30	四川
2	重庆泰尔森制药有限公司	刺猬	2016.03.09	重庆
3	成都荷花池中药材专业市场	刺猬	2018.10.15	四川
4	重庆泰尔森制药有限公司	短刺猬	2018.09.21	河北

【炮制】【性味与归经】【用法与用量】【功能与主治】【注意】【贮藏】参照《四川省中药饮片炮制规范》（2015年版）拟订。

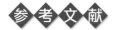

[1] 李时珍. 本草纲目（校点本）：下册[M]. 北京：人民卫生出版社，1985.

[2] 南京中医药大学. 中药大辞典：上册[Z]. 2版. 上海：上海科学技术出版社，2006.

[3] 中国医学科学院药物研究所. 中药志：第4册[M]. 北京：人民卫生出版社，1961.

[4] 《全国中草药汇编》编写组. 全国中草药汇编：下册[M]. 北京：人民卫生出版社，1978.

[5] 中国科学院四川分院中医中药研究院. 四川中药志：第3册[M]. 成都：四川人民出版社，1960.

[6] 南京药学院药材学教研组. 药材学[M]. 北京：人民卫生出版社，1960.

脆　蛇

Cuishe

OPHISAURUS

本品为蛇蜥科动物脆蛇蜥*Ophisaurus harti*（Boulenger）或细脆蛇蜥*Ophisaurus gracilis*（Gray）的干燥全体。春末、夏初捕捉，用酒醉死或用微火炕死，立即盘成圆盘状，低温干燥。

【性状】**脆蛇蜥**　本品呈盘状，盘径6～10 cm。背面棕黄色或绿褐色，有的杂有黑色斑点或蓝紫色横斑，腹面黄白色或灰褐色，侧面自颈部至尾端具1～2个鳞片宽的黑条纹。全身被鳞片，覆瓦状排列成方格形网纹，具光泽。头部在内，三角形；背面被大型鳞片。多数在放大镜下可见鼻鳞与单片的前额鳞之间有2枚鳞片；全长40～60 cm，体部长15～20 cm，腹两侧各有一条凹沟，两凹沟间背鳞16～18行，中央8～10行具棱，相连成明显的纵棱到尾部。腹鳞10行。尾渐细，长约为体长的2倍或呈粗短的再生尾。尾腹面的鳞具棱。体轻，质脆，气微腥。

细脆蛇蜥　体较细长，长约50 cm。背面黑棕色，腹面黄色，鼻鳞与单生的前额鳞之间有3枚鳞片；两凹沟间背鳞14～16行。

【检查】**水分**　不得过13.0%（《中国药典》通则0832第二法）。

【浸出物】**水溶性浸出物**　照水溶性浸出物测定法（《中国药典》通则2201）项下的热浸法测定，不得少于10.0%。

醇溶性浸出物　照醇溶性浸出物测定法（《中国药典》通则2201）项下的热浸法测定，用稀乙醇作溶剂，不得少于7.0%。

【炮制】去除杂质，切段或用时碾成粉末。

【性味与归经】辛、咸，平；有小毒。归肾、肝、脾经。

【功能与主治】祛风湿，活血止痛。用于风湿痹痛，跌扑损伤，骨折筋伤。

【用法与用量】3～6 g。

【注意】孕妇忌用。

【贮藏】置干燥处，防虫蛀、防潮。

脆蛇质量标准起草说明

【名称】沿用《四川省中药材标准》（1987版）。

【别名】金蛇、地鳝、锡蛇、银蛇、金星地鳝、金星鳝、片蛇、蛇蜥、无脚蛇、碎蛇等。

【来源】脆蛇，始名金蛇，载于唐·陈藏器《本草拾遗》，曰："金蛇，味咸，平"。"脆蛇"一名，首载于《本草纲目拾遗》曰："稍缓则碎矣，故名曰脆"据记载，我国产脆蛇蜥*Ophisaurus harti*（Boulenger）或细脆蛇蜥*Ophisaurus gracilis*（Gray），《四川省中药材标准》（1987年版）记载：因我省只产脆蛇蜥，所以只收载一种脆蛇。通过本次标准修订的调查了解，重庆境内有两种蛇蜥踪迹报道，且重庆药材市场长期以来不仅使用脆蛇蜥，还同时使用细脆蛇蜥，多为两者混用，《四川省中药材标准》（2010年版）也将细脆蛇蜥收入标准，故将脆蛇蜥、细脆蛇蜥两种基源均收入标准。

【原动物形态】脆蛇蜥　外形似蛇，全长40～60 cm。无四肢。头宽大于头高，头后直径约2.4 cm，头部背面覆有大型鳞片；顶间鳞较顶鳞宽，颊上鳞大小相似，吻端钝，吻鳞与单片的前额鳞之间有鳞片2枚，上唇鳞9～12枚，多为10枚，下唇鳞8～11枚，多为9枚；眼上鳞5枚，眼小、形长，眼径约为吻长的1/3，具有活动眼睑，耳孔与鼻孔几乎等大；全身背覆瓦状鳞片，背面棕色或深棕色，腹部呈金色，无四肢而有肢带残迹。体侧纵沟间背鳞16～18纵行，背鳞数为85～110枚，中央10～12行，鳞大而起棱，前后棱相连为纵脊，体两侧纵脊自颈后一直延伸至尾末端；腹鳞光滑，体侧两纵沟间腹鳞数均为10行。尾长约占3/5以上，尾部鳞片均起棱，尾易断，断后可再生。以蚯蚓、蛞蝓、鳞翅目幼虫为主食，群居。7～8月产卵，一年一次，每次产5～9枚，雌性有孵卵行为。有冬眠习惯，在10月中下旬陆续进入冬眠，第2年气温升至13 ℃以上，陆续出眠[6, 7]。

细脆蛇蜥　体较细长，长约50 cm。尾长超过头体长的2倍。鼻鳞与前额鳞间有3枚小鳞；体侧有纵沟，两纵沟间背鳞14～16行；体背浅棕色或暗褐色，腹面浅黄色或黄灰色。7—8月间产卵，每窝卵4～7枚。

【生长环境】脆蛇蜥　栖息于海拔800～1 000 m以上潮湿、阴凉的草丛、竹林、岩隙、土壤里。

细脆蛇蜥　栖息于海拔1 000 m左右的山坡旱地，营穴居生活，多栖息于石块下或树根及倒伏枯树下的缝穴中，白天常隐匿于树下、石块堆中，多夜间外出觅食，主食昆虫。

【产地分布】脆蛇蜥　分布于重庆、四川、云南、贵州、江苏、浙江、福建、台湾、广西等地。

细脆蛇蜥　分布于重庆、四川、湖南、广西、贵州、云南、西藏等地。

【采收加工】春末、夏初捕捉，捕得脆蛇后，放入竹筒或缸内，加酒醉死，不得久泡，或放入锅内微火炕死。取出，将头朝内尾朝外盘成圆盘状，用小麻绳捆或竹片夹住，不散开为度，再用微火炕干。干后去掉小麻绳或竹片，加工时，应注意鲜品不能久放，以免肉质腐烂，不堪入药。

【性状】按《四川省中药材标准》（1987年版）及收集的样本实际描述。以身干、完整、有光泽、腥而不臭、无虫蛀霉坏者为佳。

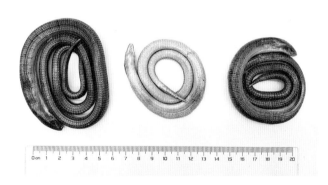

脆蛇蜥药材图

【检查】水分　按水分测定法（《中国药典》通则0832）第二法测定，测定结果为9.7%～12.3%，平均值为10.7%。拟规定水分不得过13.0%，收入标准正文。

【浸出物】本药材在临床应用中，一般采取水煎煮或酒浸泡的方式，因此，选择同时测定水溶性浸出物和醇溶性浸出物以控制本品质量。

水溶性浸出物　按照浸出物测定法（《中国药典》通则2201）项下的水溶性浸出物热浸法测定，测定结果为14.0%～24.5%，平均值为20.0%。拟规定水溶性浸出物不得少于10.0%，收入标准正文。

醇溶性浸出物　按照浸出物测定法（《中国药典》通则2201）项下的醇溶性浸出物热浸法测定，用稀乙醇作溶剂。测定结果为10.9%～17.2%，平均值为14.3%。拟规定醇溶性浸出物不得少于7.0%，收入标准正文。

脆蛇水分、醇溶性浸出物、水溶性浸出物测定结果表

样品编号	样品来源	水分/%	醇溶性浸出物/%	水溶性浸出物/%
1	重庆市中药材市场（细脆蛇蜥）	11.2	13.5	22.2
2	重庆市中药材市场（细脆蛇蜥）	11.0	12.3	15.2
3	云南（细脆蛇蜥）	10.7	12.8	15.1
4	重庆	10.9	13.8	20.8
5	重庆	10.4	17.2	22.4
6	云南	12.3	12.3	14.9
7	重庆市中药材市场	9.7	17.1	23.8
8	重庆市中药材市场	10.0	15.7	23.2
9	重庆市中药材市场	10.6	10.9	14.0
10	重庆市中药材市场	10.5	16.2	24.5
11	重庆市中药材市场	10.7	16.0	23.8
平均值		10.7	14.3	20.0

【炮制】根据实际使用中去除杂质，切段或用时碾成粉末而拟订。

【性味归经】【功能主治】【用法用量】【注意】【贮藏】参照《四川省中药饮片炮制规范》（2015年版）拟订。

葛藤花

Getenghua

PUERARIAE OMEOENSIS FLOS

本品为豆科植物葛麻姆*Pueraria lobata*（Willd.）Ohwi. var. *montana*（Lour.）或苦葛*Pueraria peduncularis* Grah.的干燥花。秋季采收，除去杂质，晒干或低温烘干。

【性状】本品呈灰褐色或黄绿色。不规则扁长形或扁肾形，长0.5～1.5 cm，宽0.2～1.6 cm。花萼筒状，5齿，其中2齿合生，表面密被黄色短硬毛；花瓣5片，其中旗瓣较宽，近圆形或椭圆形，紫色或黄色，中央有细长花丝10枚，其中9枚合成筒状；雌蕊花柱细长，微弯曲，伸在雄蕊之上。气微香，味淡。

【鉴别】本品粉末棕褐色。花粉粒众多，淡黄色，类球形，萌发孔为单孔或3孔，多具3萌发沟，表面具颗粒状纹饰。非腺毛众多，部分含棕色物质，少数具疣突。具螺纹导管和网纹导管。草酸钙方晶多见。

【检查】**水分**　不得过14.0%（《中国药典》版通则0832第二法）。

总灰分　不得过10.0%（《中国药典》通则2302）。

酸不溶性灰分　不得过1.0%（《中国药典》通则2302）。

【浸出物】照醇溶性浸出物测定法（《中国药典》通则2201），用65%乙醇作溶剂，不得少于20.0%。

【炮制】除去杂质。

【性味与归经】甘，平。归胃、肝经。

【功能与主治】解酒毒。用于酒毒烦渴，肠风下血。

【用法与用量】3～9 g。

【贮藏】置通风干燥处。

葛藤花质量标准起草说明

【名称】《四川省中药材标准》（1987年版）名称为葛花，为了区别《卫生部中药材标准》第一册收载的其他基原的葛花，更名为葛藤花。

【别名】葛花、葛条花。

【来源】本品始载于《名医别录》葛根项下，曰："其花并小豆花干末服方寸匕，饮酒不知醉。"唐慎微《证类本草》葛根项下将葛花列后，谓"花主消酒"。明、清以来各知名本草，皆在葛根项下附葛花，以葛花单独命名记载于近代《中药志》《中药材手册》等资料。本品为豆科葛属植物葛麻姆*Pueraria lobata*（Willd.）Ohwi. var. *montana*（Lour.）、苦葛*Pueraria peduncularis* Grah.的干燥花。

【原植物形态】**葛麻姆**　缠绕藤本，各部被稀疏黄色长硬毛。顶生小叶近圆形，长6～15 cm，宽4～12 cm。先端短尾状渐尖，基部圆形，侧生小叶基部偏斜；叶上表面被短柔毛，下面被绢质柔毛；托叶盾状，椭圆形，长约1 cm，两端钝圆，小托叶狭披针形。总状花序腋生，长15～30 cm；萼齿5，其中2齿合生，披针形，最下面一齿最长，均密被黄色短硬毛；花冠紫红色，长约1.5 cm，旗瓣宽椭圆形，翼瓣略短于旗瓣。荚果条形，密被锈黄色长硬毛，长5～10 cm。花期7—9月，果期8—10月[1、2]。

苦葛　全株近无毛，顶生小叶片卵状菱形，托叶舌状，花冠淡紫色或白色，荚果近无毛，花果期4—11月[1, 2]。

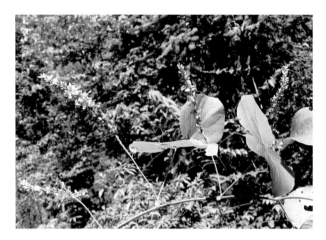

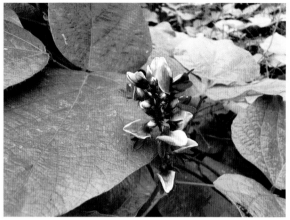

苦葛植物图　　　　　　　　　　　　　　　　　葛麻姆植物图

【产地分布】葛麻姆主要分布在四川、云南、贵州等地。苦葛主要分布在重庆、四川、云南、贵州、西藏、广西等地。

【生长环境】葛麻姆生于海拔800～1 700 m处的山沟或林中。苦葛生于旷野、山沟、林中、岩石上[1, 2]。

【化学成分】葛花中主要含异黄酮类、三萜皂苷类、甾醇类、多酚类、多糖、无机元素等成分。其中异黄酮类主要为：鸢尾苷（tectorigenin）、二甲基鸢尾首元（dimethyltectorigenin）、大豆苷（daidzin）、染料木素（genistein）等[3]。

【性状】沿用《四川省中药材标准》（1987年版）。

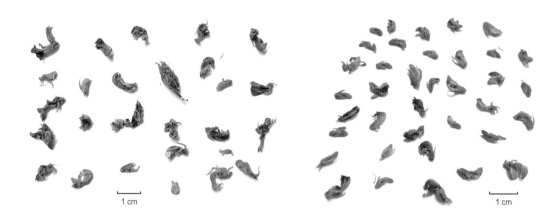

1 cm　　　　　　　　　　　　　　　　　　　　　　　1 cm

葛藤花药材（苦葛）　　　　　　　　　　　葛藤花药材（葛麻姆）

【鉴别】**显微鉴别**　根据收集到的样品，对正文收载两个种进行显微研究发现，显微均具有以下特征，故收入标准正文。

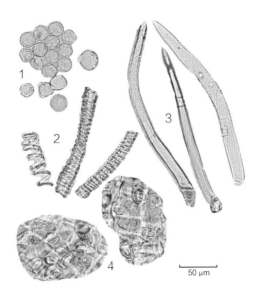

葛藤花粉末显微特征图

1—花粉粒；2—导管；3—非腺毛；4—草酸钙方晶

【检查】**水分**　按水分测定法（《中国药典》通则0832）第二法测定，测定结果为9.80%～9.93%，平均值为9.9%。拟规定水分不得过14.0%，收入标准正文。

总灰分　按灰分测定法（《中国药典》通则2302）测定，测定结果为7.96%～8.59%，平均值为8.1%。拟规定总灰分不得过10.0%，收入标准正文。

酸不溶性灰分　按灰分测定法（《中国药典》通则2302）测定，测定结果为0.75%～0.85%，平均值为0.8%。拟规定酸不溶性灰分不得过1.0%，收入标准正文。

二氧化硫残留量　照二氧化硫残留量测定法（《中国药典》通则2331）测定。在收集的药材样品中均未检测出二氧化硫残留，结合重庆、四川当地对于葛藤花实际干燥与贮藏方法中，鲜见使用硫黄熏制干燥过程，故二氧化硫残留测定未收入标准正文。

【浸出物】按正文要求测定，测定结果为25.06%～32.56%，平均值为28.0%。拟规定浸出物不得少于20.0%，收入标准正文。

葛藤花水分、总灰分、酸不溶性灰分及浸出物测定结果表

样品编号	来源/产地	水分/%	总灰分/%	酸不溶性灰分/%	浸出物/%
1	四川峨眉山（葛麻姆）	9.93	8.59	0.85	27.31
2	四川峨眉山（葛麻姆）	9.88	7.96	0.78	29.84
3	四川洪雅（葛麻姆）	9.93	8.02	0.82	26.72
4	四川宜宾市（葛麻姆）	9.88	7.98	0.75	26.28
5	重庆万州（苦葛）	9.92	8.11	0.76	32.56
6	重庆开州（苦葛）	9.80	8.06	0.81	25.06
平均值		9.9	8.1	0.8	28.0

【药理】葛藤花的主要作用为解酒、保肝，其有效成分对酒精代谢障碍及肝功能有改善作用；对酒精引起的脏器障碍及消化道功能障碍也有一定的改善作用[3]。此外，葛花中的异黄酮还能扩张脑血管、心血管和外周血管，解除平滑肌痉挛。

【性味与归经】【功能与主治】【贮藏】参照《四川省中药材标准》（2010年版）拟订。

参 考 文 献

[1] 中国科学院植物研究所. 中国高等植物图鉴：第2册[M]. 北京：科学出版社，1972.

[2] 中国科学院《中国植物志》编委会. 中国植物志：第41卷[M]. 北京：科学出版社，1995.

[3] 朱华，刘芯蕊，王孝勋. 葛花的研究进展[J]. 中医药学刊，2005（12）：2273-2274.

寄　生

Jisheng

TAXILLI ET VISCI HERBA

本品为桑寄生科植物四川桑寄生*Taxillus sutchuenensis*（Lecomte.）Danser var. *sutchuenensis*.、灰毛寄生*Taxillus sutchuenensis*（Lecomte.）Danser var. *Duclouxii*（Lecomte.）H. S. Kiu.、毛叶钝果寄生*Taxillus nigrans*（Hance.）Danser.以及扁枝槲寄生*Viscum articulatum* Burm.f.的干燥带叶茎枝，前三种习称杂寄生，后一种习称扁寄生。春、秋二季采收，除去粗茎，切段，干燥，或蒸后干燥。

【性状】**杂寄生**　茎枝呈圆柱形，有分枝，直径2~10 mm，表面黑褐色或灰黑色，具多数淡棕色点状皮孔，幼枝可见灰色或褐色茸毛。叶多脱落，完整叶片呈长卵形或椭圆形，下表面密被灰色、灰黄色或黄褐色星状茸毛，革质而脆。枝杆质脆易折断。断面黄棕色或黄白色。气微，味微涩。

扁寄生　本品茎基部圆柱形，两侧各具一棱，小枝扁平，常2~3叉状分支，表面黄绿色或黄棕色，有明显的纵条纹，边缘薄，节略膨大，节间长4~6 cm，每节小枝交相扭转，节间上端稍宽，基部渐窄，长短不等。质韧，不易折断，断面黄白色。气微，味微苦。

【鉴别】**杂寄生**　本品粉末浅黄色。石细胞单个或数个成群，呈类圆形、不规则形、类方形或分枝状，有的三面增厚；有的含草酸钙方晶和棕色物质。木质部薄壁细胞类方形或长方形，具纹孔。木纤维较长，稍呈弯曲状，具细长裂隙状纹孔。导管多为网纹、具缘纹孔。叠生星状毛淡棕红色，每叠3~4分枝，分枝常弯曲。

扁寄生　本品粉末淡黄色。表皮细胞碎片黄绿色，细胞类长方形，可见气孔。纤维成束或散在，直径8~25 μm，壁较厚，胞腔狭小，微木化，有的纤维束旁的薄壁细胞中可见草酸钙方晶，形成晶纤维。石细胞类圆形、类方形或类多角形，直径35~90 μm，壁厚，孔沟及纹孔均明显。导管多为碎片，具缘纹孔、梯纹或网纹，直径18~45 μm。草酸钙簇晶直径20~60 μm。

【检查】**水分**　不得过 13.0%（《中国药典》通则0832第二法）。

总灰分　不得过10.0%（《中国药典》通则2302）。

酸不溶性灰分　不得过1.0%（《中国药典》通则2302）。

【浸出物】照醇溶性浸出物测定法（《中国药典》通则2201）项下的热浸法测定，用稀乙醇作溶剂，不得少于15.0%。

【炮制】除去杂质；未切段者，略洗，润透，切片或段，干燥。

【性味与归经】微苦、涩，平。归肝、肾经。

【功能与主治】祛风湿，补肝肾，强筋骨。用于风湿性关节炎，腰膝酸痛，小儿惊风。

【用法与用量】9~15 g。

【贮藏】置通风干燥处，防蛀。

寄生质量标准起草说明

【名称】沿用《四川省中药材标准》（1987年版）。

【别名】杂寄生、毛叶寄生、扁枝寄生。

【来源】寄生始载于《本经》。《本草纲目》："此物寄寓他木而生，如鸟立于上，故曰寄生"。寄生在我市使用历史悠久，其植物来源复杂，《四川省中药材标准》（1987年版）寄生来源项下收载桑寄生科钝果寄生属四川桑寄生 *Taxillus sutchuenensis* （Lecomte.） Danser var. *sutchuenensis*.、灰毛寄生 *Taxillus sutchuenensis* （Lecomte.） Danser var. *Duclouxii* （Lecomte.） H. S. Kiu.、毛叶钝果寄生 *Taxillus nigrans* （Hance.） Danser.和槲寄生属扁枝槲寄生 *Viscum articulatum* Burn.f.[1, 2]。

【原植物形态】**四川寄生**　灌木，高0.5～1m。嫩枝、叶背密被褐色或红褐色星状毛。叶近对生或互生，革质，长卵形或椭圆形，长5～8 cm，宽3～4.5 cm；顶端钝，基部近圆形，上面无毛，下面被绒毛；叶柄长6～12 mm，无毛。总状花序极短，腋生，具花2～5朵，密被茸毛；苞片卵状三角形；花红色，被星状茸毛；花托椭圆形，长2～3 mm；副萼环状，具4齿；花萼花蕾时管状，稍弯，下半部膨胀，顶部椭圆状；裂片4枚，披针形，长6～9 mm，外折。果长椭圆形，黄绿色，长6～7 mm，直径3～4 mm，顶端钝，基部钝圆，果皮具颗粒状体和疏毛。花期6—8月[3]。

灰毛寄生　嫩枝、叶的下面和花序均密被灰色星状毛。花期4—5月。

毛叶寄生　叶被树枝状和星状灰黄色或褐色茸毛；花蕾顶部圆球形；花冠裂片匙形。花期8—11月，果期翌年4—5月。

扁枝槲寄生　亚灌木，高0.3～0.5m，直立或披散，茎基部近圆柱状，枝和小枝均扁平；枝交叉对生或二歧分枝，节间长1.5～2.5 cm，宽2～3 mm，稀长3～4 cm，宽3.5 mm，干后边缘薄，具纵肋3条，中肋明显。叶退化呈鳞片状。聚伞花序，1～3腋生，总花梗几无，总苞舟形，长约1.5 mm，具花3，中央1为雌花，侧生的为雄花，通常仅具雌花1或雄花1。雄花花蕾时球形，长0.5～1 mm，萼片4，花药圆形，贴生于萼片下半部；雌花花蕾时椭圆状，长1～1.5 mm，基部具环状苞片，花托卵球形，萼片4，三角形，长约0.5 mm，柱头垫状。果球形，直径3～4 mm，白色或青白色，果皮平滑。花果期几全年[2]。

【产地分布】分布于长江流域及以南各地。

【生长环境】海拔500～2 000 m山地阔叶林中，寄生于柿子树、板栗树、梨树等无毒树上。

【化学成分】四川寄生含黄酮类化合物，主要为广寄生苷（Avicularin），即槲皮素-3-阿拉伯糖苷、槲皮素（Quercetin）及槲皮苷（Quercitrin）。此外尚含d-儿茶素等[3]。

【性状】参照《四川省中药材标准》（1987年版）描述及根据商品药材实际情况拟订。

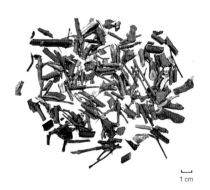
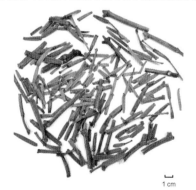

杂寄生药材图　　　　　　　　　扁寄生药材图

【鉴别】**显微鉴别**　分别取四川寄生、灰毛寄生、毛叶寄生、扁寄生药材粉末置显微镜下观察，四川寄生、灰毛寄生、毛叶寄生3种寄生的显微特征基本一致，扁寄生显微特征有所不同，分别收入标准正文。

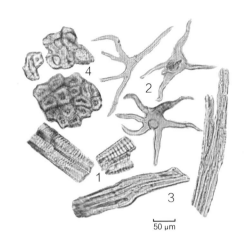

杂寄生粉末显微特征图

1—导管；2—星状毛；3—木纤维；4—石细胞

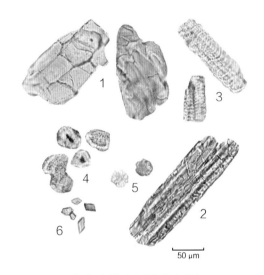

扁寄生粉末显微特征图

1—表皮细胞；2—晶纤维；3—导管；4—石细胞；5—草酸钙簇晶；6—草酸钙方晶

【检查】**水分**　按水分测定法（《中国药典》通则0832）第二法测定，测定结果为7.6%～11.1%，平均值为9.4%。拟规定水分不得过13.0%，收入标准正文。

总灰分　按灰分测定法（《中国药典》通则2302）测定，测定结果为1.8%～7.5%，平均值为3.8%。拟规定总灰分不得过10.0%，收入标准正文。

酸不溶性灰分　按灰分测定法（《中国药典》通则2302）测定，测定结果为0.04%～0.3%，平均值为0.1%。拟规定酸不溶性灰分不得过1.0%，收入标准正文。

二氧化硫残留量　照二氧化硫残留量测定法（《中国药典》通则2331）测定，测定结果均未检出。实际考察中未发现有熏硫现象，故未收入标准正文。

【浸出物】照醇溶性浸出物测定法（《中国药典》通则2201）项下的热浸法测定，用稀乙醇作溶剂，测定结果为12.7%～36.8%，平均值为23.2%。拟规定浸出物不得少于15.0%，收入标准正文。

寄生水分、总灰分、酸不溶性灰分、浸出物测定结果表

样品编号	样品来源	水分/%	总灰分/%	酸不溶性灰分/%	浸出物/%
1	杂寄生	11.1	6.0	0.2	12.7
2	扁寄生	9.5	2.3	0.05	34.7
3	杂寄生	9.5	1.8	0.07	16.4
4	杂寄生	7.6	5.0	0.1	31.4
5	扁寄生	8.1	7.5	0.3	36.8
6	杂寄生	9.7	2.4	0.2	17.2
7	杂寄生	10.0	3.6	0.1	22.2
8	杂寄生	9.2	1.8	0.04	14.5
9	杂寄生	9.7	3.4	0.05	22.9
平均值		9.4	3.8	0.1	23.2

【性味与归经】根据参考文献[3]拟订。

【功能与主治】【用法与用量】【贮藏】沿用《四川省中药材标准》（1987年版）。

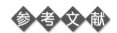

参 考 文 献

[1] 国家中医药管理局《中华本草》编委会.《中华本草》精选本：上册[M].上海：上海科学技术出版社，1996.

[2] 中国科学院《中国植物志》编委会.中国植物志：第24卷[M].北京：科学出版社，1983.

[3] 中国医学科学院药用植物资源开发研究所.中药志：第5册[M].北京：人民卫生出版社，1994.

角　麻

Jiaoma

SINACALIAE RHIZOMA

　　本品为菊科植物羽裂蟹甲草Cacalia tangutica（Maxim.）Hand.-Mazz.或双舌蟹甲草Cacalia davidii（Franch.）Hand.-Mass.的干燥块茎。秋季采挖，除去须根，干燥。

　　【性状】本品呈长椭圆形或纺锤形，微镰状弯曲，长5～13 cm，直径1～2.5 cm。表面黄白色或淡棕色，具环节及稀疏的纵皱纹，有须根痕。两端尖，一端具残留的茎基。质坚硬，不易折断，断面不平坦，灰白色或黄白色，有的内心有空隙。气微，味微甜。

　　【检查】水分　不得过14.0%（《中国药典》通则0832第二法）。

　　总灰分　不得过6.0%（《中国药典》通则2302）。

　　酸不溶性灰分　不得过1.0%（《中国药典》通则2302）。

　　【浸出物】照醇溶性浸出物测定法（《中国药典》通则2201）项下的热浸法测定，以稀乙醇作为溶剂，不得少于28.0%。

　　【炮制】除去杂质，润软，切片，干燥。

　　【性味与归经】微辛，平；有小毒。归肝，肺经。

　　【功能与主治】疏风止痛，祛痰止咳，清热解毒。用于阳明头痛，胸胁胀满，咳嗽，疮疡等。

　　【用法与用量】9～15 g。

　　【贮藏】置通风干燥处。

角麻质量标准起草说明

　　【名称】沿用《四川省中药材标准》（1987年版）增补本。

　　【别名】羊角天麻，猪肚子，鸡多囊，水萝卜，水葫芦七[1, 2]。

　　【来源】本品为民间习用草药，历代本草未见记载。《全国中草药汇编》以"猪肚子"为名收载，我市原执行中药材标准《四川省中药材标准》（1987年版）增补本收载。角麻的植物来源为菊科华蟹甲草属羽裂蟹甲草Cacalia tangutica（Maxim.）Hand.-Mazz.和双舌蟹甲草Cacalia davidii（Franch.）Hand.-Mass.[2]。

　　【原植物形态】羽裂蟹甲草　根状茎块状，茎1～1.5 cm，具多数纤维状根。茎粗壮，中空，高50～100 cm，基部茎5～6 mm，不分枝，幼时被疏蛛丝状毛，或基部无毛，上部被褐色腺状短柔毛。叶具柄，下部茎叶花期常脱落，中部叶片厚纸质，卵形或卵状心形，长10～16 cm，宽10～15 cm，顶端具小尖，羽状深裂，每边各有侧裂片3～4，侧裂片近对生，狭至宽长圆形，顶端具小尖，边缘常具数个小齿，基部截形或浅心形，上面深绿色，被疏贴生短硬毛，下面浅绿色，至少沿脉被短柔毛及疏蛛丝状毛，具明显羽状脉；叶柄较粗壮，长3～6 cm，基部扩大且半抱茎，被短柔毛或近无毛；上部茎叶渐小，具短柄。头状花序小，多数常排成多分枝宽塔状复圆锥形，花序轴及花序梗被黄褐色腺状短柔毛；花序梗细，长2～3 mm，具2～3个线形渐尖的小苞片。总苞圆柱状，长8～10 mm，宽1～1.5 mm，总苞片5，线状长圆形，长约8 mm，宽1～1.5 mm，顶端钝，被微毛，边缘狭于膜质。舌状花2～3，黄色，管部长4.5 mm，舌状长圆状披针形，长13～14 mm，宽2 mm，顶端具2小齿，具4条脉；管状花4，稀7，花冠黄色，长8～9 mm，檐部漏斗状，裂片长圆状卵形，长1.5 mm，顶端渐尖。花药长圆形，基部具短尾，附片长圆状渐尖；花柱分枝弯曲，顶端钝，被乳头状微毛。瘦果圆柱形，长约3 mm，无毛；冠毛粗毛状，白色。花期7—9月[2]。

双舌蟹甲草　叶常三角形或五角形，基部宽楔形或截形。头状花序有花4朵，舌状花2，筒状花2[2]。

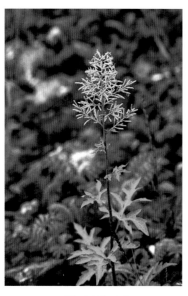 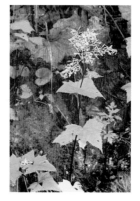

羽裂蟹甲草植物图　　　双舌蟹甲草植物图

【产地分布】分布于重庆、四川、河北、山西、陕西、甘肃、青海、湖南、湖北等地[2]。

【生长环境】常野生于海拔1 250～3 450 m的悬崖、沟边、山坡草地和林缘[2]。

【化学成分】主要含萜类及其衍生物（如α-姜烯、大牻牛儿烯D、α-蒎烯、α-金合欢烯、β-芹子烯、芳樟醇、β-月桂烯、γ-荜澄茄烯等）、黄酮类（如28-羟基-齐墩果-12-烯-3，11二酮、木犀草素等）、有机酸类（如3-氧-2α，23二羟基齐墩果-12-烯-28酸、2α-羟基乌索酸）、香豆素类（7-羟基香豆素、山柰酚-3-O葡萄糖苷等）、甾醇类（如β-谷甾醇、豆甾-4-烯-3β，6β-二醇、24-乙基-5α-胆甾-3β，5、6-β-三醇、22-β-二醇、豆甾-5-烯-3β，7α-二醇等）等[3-6]。

【性状】沿用《四川省中药材标准》（1987年版）增补本，根据药材样品据实描述。

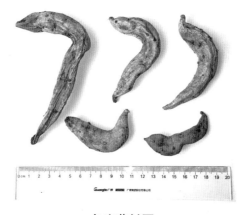

角麻药材图

【鉴别】（1）**显微鉴别**　本品粉末棕灰色。石细胞多成群，胞腔大，孔沟明显、木质化，胞腔内常含有棕色物质。草酸钙结晶呈多面体状，散在。网纹和具缘纹孔导管多见、木化，常成群与纤维束共存。

纤维多成束，偶有单个散在，壁不甚厚，木质化。可见不规则棕色块状物。由于未收到羽裂蟹甲草药材样品，显微鉴别暂不收入标准正文。

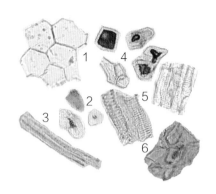

角麻粉末显微特征

1—薄壁细胞；2—不规则团块；3—木纤维；4—石细胞；5—导管；6—草酸钙结晶

（2）**薄层鉴别** 取样品粉末10 g，加乙醇50 ml，加热回流2 h，滤过，滤液蒸干，残渣加水20 ml使溶解，加石油醚（60～90 ℃）20 ml，振摇萃取，分取石油醚液，蒸干，残渣加石油醚（60～90 ℃）1 ml使溶解，作为供试品溶液。取双舌蟹甲草药材同法制成对照药材溶液。照薄层色谱法（《中国药典》通则0502）试验，吸取上述两种品溶液各4～6 μl，分别点于同一硅胶G薄层板上，以石油醚（60～90 ℃）-乙醚（7：3）为展开剂，展开。取出，晾干，置紫外灯（365 mm）下检视。供试品色谱中，在与对照药材色谱相应的位置上，显相同颜色的斑点。由于未收到羽裂蟹甲草药材样品且中检院无蟹甲草对照药材，薄层鉴别暂不收入标准正文。

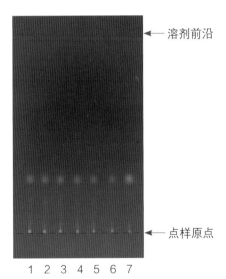

← 溶剂前沿

← 点样原点

1 2 3 4 5 6 7

角麻薄层色谱图

1—6.角麻；7—角麻自制对照药材（双舌蟹甲草）

【**检查**】**水分** 按水分测定法（《中国药典》通则0832）第二法测定，测定结果为11.51%～12.76%，平均值为12.2%。拟规定水分不得过14.0%，收入标准正文。

总灰分 按灰分测定法（《中国药典》通则2302）测定，测定结果为2.71%～4.18%，平均值为3.4%。拟规定总灰分不得过6.0%，收入标准正文。

酸不溶性灰分 按灰分测定法（《中国药典》通则2302）测定，测定结果为0.09%～0.33%，平均值为0.2%。拟规定酸不溶性灰分不得过1.0%，收入标准正文。

二氧化硫残留量 按照二氧化硫残留量测定法（《中国药典》通则2331）测定，样品均未检出二氧化硫，故不收入标准正文。

【浸出物】采用正文所述方法，测定结果为33.61%～36.81%，平均值为35.1%。拟规定浸出物不得少于28.0%，收入标准正文。

角麻水分、总灰分、酸不溶性灰分、浸出物的测定结果表

样品编号	来源/产地	水分/%	总灰分/%	酸不溶性灰分/%	浸出物/%
1	重庆丰都	12.30	3.36	0.25	33.61
2	湖北神农架	12.49	3.38	0.33	34.00
3	重庆巫山	12.76	2.71	0.30	35.09
4	四川峨眉山	12.54	2.87	0.20	34.87
5	成都荷花池中药材专业市场	11.51	4.12	0.09	36.38
6	成都荷花池中药材专业市场	11.81	4.18	0.09	36.81
平均值		12.2	3.4	0.2	35.1

【品种情况】经文献资料和调查考证，民间称为角麻的草药涉及2科3属5种植物，分别为：1.菊科蟹甲草属的兔儿风蟹甲草（*Parasenecio ainsliiflorus*（Franch.）Y. L. Chen）、掌裂蟹甲草（*Parasenecio palmatisectus*（J.F. Jeffrey）Y. L. Chen）；2.华蟹甲草属的双花华蟹甲草（*Sinacalia davidii*（Franch.）koyama）、华蟹甲草（*Sinacalia tangutica*（Maxim.）B. Nord.）；3.槭树科九子母属的羊角天麻（*Dobinea delavayi*（Baill）Engl.）。由于地方习用情况不同，存在同名异物和同物异名的情况，容易引起混淆。

在《中国高等植物图鉴》[7]中，双花华蟹甲草以双舌蟹甲草之名、华蟹甲以羽裂蟹甲草之名置于菊科蟹甲草属。《中国植物志》则将二者均移至我国特有的华蟹甲属[8]。

【炮制】【性味与归经】【功能与主治】【用法与用量】【贮藏】参照《四川省中药饮片炮制规范》（2015年版）拟订。

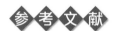

参 考 文 献

[1] 国家中医药管理局《中华本草》编委会. 中华本草：第7册[M]. 上海：上海科学技术出版社，1999.

[2] 中国科学院《中国植物志》编委会. 中国植物志：第77卷[M]. 北京：科学出版社，1999.

[3] 杨扬，朱顺英，唐李斐，等. 羽裂蟹甲草挥发油的化学成分分析及抗菌活性研究[J]. 武汉大学学报（理学版），2007，53（2）：198-203.

[4] 蓝晓聪，武海波，王文蜀. 双花华蟹甲草化学成分的研究[J]. 中国中药杂志，2010，35（8）：1001-1003.

[5] 赵燕. 华蟹甲化学成分研究[D]. 兰州：兰州大学，2008.

[6] 刘青，刘珍伶，田瑄. 羽裂蟹甲草中的甾醇类化合物[J]. 中国中药杂志，2008（9）：1035-1038.

[7] 中国科学院植物研究所. 中国高等植物图鉴[M].北京：科学出版社，1980.

[8] 张明明，马骥. 羊角天麻原植物辨析[J]. 现代中药研究与实践，2009，23（5）：31-33.

荆三棱

Jingsanleng

SCIRPI YAGARAE RHIZOMA

本品为莎草科植物荆三棱*Scirpus yagara* Ohwi的干燥块茎。春、秋二季采挖，除去残茎、须根，洗净，去皮或带皮，干燥。

【性状】本品呈球形或短倒圆锥形。长1～4 cm，直径1～3 cm。表面黑褐色或红棕色，有皱纹，顶端有疤状的茎痕及多数点状突起的须根痕。撞去外皮后表面灰白色，有残余的根茎疤痕及未去净的外皮黑斑。质轻而坚硬，入水中漂浮水面，稀下沉。断面平坦，黄白色或棕黄色，有散在的维管束小点。气微，味淡、嚼之微辛涩。

【鉴别】（1）本品横切面；外层为扁平木栓细胞，约3～4列，小而整齐，呈棕色或暗棕色，其内为2～3列石细胞所组成的环状石细胞带，内层为类圆形或多角形薄壁细胞，壁略增厚，排列紧密，含淀粉粒。维管束散在，外韧型，星散排列其间，外被维管束鞘。分泌细胞散在，周围细胞5～7个，多角形。

（2）本品横切面置紫外灯下观察：呈蓝紫色荧光。

【检查】**水分** 不得过13.0%（《中国药典》通则0832第二法）。

总灰分 不得过6.0%（《中国药典》通则2302）。

【浸出物】照醇溶性浸出物测定法（《中国药典》通则2201）项下的热浸法测定，用乙醇作溶剂，不得少于15.0%。

【炮制】**荆三棱片** 除去杂质，浸软，切成薄片，干燥。

醋荆三棱 取净荆三棱片，以醋喷淋，拌匀，稍润，照清炒法（《中国药典》通则0213）用文火炒至黄色，取出，晾干。

【性味与归经】苦，平。归肝、脾经。

【功能与主治】破血行气，消积止痛。用于癥瘕积聚，胸腹胀痛，经闭，产后瘀血腹痛。

【用法与用量】5～10 g。

【注意】孕妇忌服。

【贮藏】置干燥通风处，防虫蛀。

荆三棱质量标准起草说明

【名称】我市历史习用名称为（黑）三棱。原名与《中国药典》一部收载的三棱植物名一致，但来源不同。药典收载的三棱基原为黑三棱科黑三棱属植物黑三棱*Sparganium stoloniferum* Buch.-Ham，而我市名为黑三棱的药材基原为莎草科蔗草属植物荆三棱*Scirpus yagara* Ohwi。二者药材名和植物名恰好相反，为防止两者混淆，故本次将本品名称变更为荆三棱。

【来源】荆三棱之名始见于《开宝本草》，黑三棱之名见于《图经本草》。《本草纲目》载："……又有黑三棱，状如乌梅而稍大，体轻有须，相连蔓延，作漆色，……其根末将尽一魁，未发苗，小圆如乌梅者，黑三棱也"[1]。可见古用的黑三棱与今用的莎草科蔗草属植物荆三棱*Scirpus yagara* Ohwi的干燥块茎特征相符[2]。我市有本药材使用习惯，故收入本标准。

【原植物形态】多年生草本。根茎横走，末端具膨大的块茎，块茎略呈长圆球形，外皮黑褐色，长2~4 cm，直径2~3 cm，两端略尖，生多数须根。茎直立，三棱形，高80~120 cm。叶互生，线形，扁平，长20~30 cm，宽0.6~1 cm，先端渐尖，基部呈鞘状抱茎，表面光滑，边缘稍粗糙。复穗状花序，花序梗不等长，呈伞形聚集于茎的顶端；叶状苞片3枚，开展，苞片比花序梗长2~3倍；小穗长圆形，长约1 cm，颖长椭圆形，先端尖，芒状；雄蕊3，花药长圆形；雌蕊花柱细长，柱头2~3裂。小坚果倒卵形，褐色，长约3 mm。花期5—7月。果期7—8月。

【产地分布】分布于黑龙江、吉林、辽宁、河北、山西、内蒙古、江苏、安徽、浙江、台湾等地[3]。

【生长环境】生于沼泽、湿地、低洼水沟等处[3]。

【性状】【鉴别】【检查】【浸出物】【炮制】【性味与归经】【功能与主治】【用法与用量】【注意】【贮藏】参照《吉林省药品标准》（1977年版）和《辽宁省中药材标准》（第一册）（辽YCBZ0046—2009）拟订。

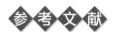
参考文献

[1] 李时珍. 本草纲目（校点本）：上册[M]. 北京：人民卫生出版社，1982.

[2] 吉林省卫生局. 吉林省药品标准[S]. 吉林：吉林省卫生局，1977.

[3] 中国医学科学院药物研究所. 中药志：第二册[M]. 北京：人民卫生出版社，1982.

菊 参

Jushen

TRAGOPOGONIS RADIX

本品为菊科植物蒜叶婆罗门参*Tragopogon porrifolius* L.的干燥根。早春及晚秋采挖未抽花茎植株的根，除去须根及泥沙，干燥。

【性状】本品呈圆柱形或圆锥形，下部有分枝或无分枝，长10~20 cm，根头部直径0.5~2.5 cm，常附有膜质残存叶基。表面褐色或灰褐色，有细皱纹及须根痕，支根断落处常有紫黑色或黑褐色胶状物。质较硬而脆，易折断，断面皮部类白色，木部淡黄色，可见放射状纹理或裂隙。有豆腥气，味苦而微涩。

【鉴别】（1）本品粉末灰白色。乳管碎片多见，为有节乳管，有分枝，直径20~25 μm，胞腔内有黄棕色颗粒状内含物。梯纹或网纹导管多见，直径60~90 μm，菊糖存在于韧皮薄壁细胞中，呈扇形、半圆形或圆形，表面有辐射状纹理。木栓细胞少见，呈多角形。

（2）取本品细粉5 g，加70%乙醇溶液50 ml，置60~70 ℃水浴中浸渍1 h，滤过。

取滤液10 ml，置沸水浴上挥干，放冷，用3 ml稀盐酸溶解，滤过，滤液等分装入3支试管中，分别加入碘化汞钾、碘化钾碘和硅钨酸试液各2~3滴，放置5 min，分别可见黄色、棕色和白色沉淀。

取滤液10 ml，置沸水浴上挥干，放冷，用2 ml醋酐溶解，过滤于试管中，沿管壁缓缓加入浓硫酸5~10滴，在两液层间可见棕色环，且上层液由黄绿色变成橙黄色。

【检查】**水分** 不得过15.0%（《中国药典》通则0832第二法）。

总灰分 不得过8.0%（《中国药典》通则2302）。

酸不溶性灰分 不得过2.0%（《中国药典》通则2302）。

【浸出物】照醇溶性浸出物测定法（《中国药典》通则2201）项下热浸法测定，用稀乙醇做溶剂，不得少于45.0%。

【炮制】除去杂质，洗净，润透，切片，干燥。

【性味与归经】甘、微苦，温。归脾、肺、心经。

【功能与主治】补气安神，生津止渴，祛痰止咳。用于气虚乏力，失眠多梦，津伤口渴，喘促咳嗽等。

【用法与用量】10~30 g。

【贮藏】置通风干燥处，防蛀、防霉。

菊参质量标准起草说明

【名称】沿用《四川省中药材标准》（1987年版）增补本。

【别名】巴茅参。

【来源】系菊科婆罗门参属植物蒜叶婆罗门参*Tragopogon porrifolius* L.。

【原植物形态】一年至二年生或多年生草本。主根圆柱形或圆锥形，下部有分枝或无分枝，直径可达2.5 cm，表面黄白色，损伤后有乳白色液体流出，在空气中氧化后颜色逐渐加深，最后变成紫黑色。茎直立，高25~125 cm，分枝或不分枝，具细纵棱，绿色，无毛，中空。基生叶呈长条状披针形，长

25～45 cm，宽1～2.5 cm，全缘，无毛；茎生叶互生，披针形或卵状披针形，长8～15 cm，宽1～2 cm，全缘，无毛，先端渐尖，基部扩大半抱茎。茎和叶片折断时均有乳汁流出。头状花序顶生，直径约5 cm；总苞片一层，8～12片呈覆瓦状排列，卵状披针形，顶端渐尖，长3～8 cm；花全为舌状花，紫红色或紫蓝色，顶端5齿裂，外层花冠较内层花冠约长1～2 mm；雄蕊5，聚药；花柱长1 cm，圆柱形，子房下位，柱头2裂，胚珠1枚。瘦果微弯，褐色或黄褐色，长约1.5 cm，顶端具白色羽毛状冠毛；外层瘦果有粗棱和浅棱各4～5个，棱上有刺状或瘤状突起，内层瘦果则只有棱而无突起。种子银白色，纺锤形，长约1 cm，有4～5条钝棱。

【产地分布】主产于四川。

【生长环境】生于山坡、原野、沟边及路旁。

【采收加工】沿用《四川省中药材标准》（1987年版）增补本。

【化学成分】本品含有皂苷、生物碱、多糖、香豆素、酚、鞣质、氨基酸、蛋白质、有机酸等[1, 2]。

【性状】沿用《四川省中药材标准》（1987年版）增补本。

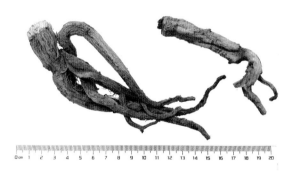

菊参药材图

【鉴别】（1）显微鉴别　本品粉末显微特征明显，收入标准正文，将《四川省中药材标准》（1987年版）增补本收载的横切面显微鉴别删去。

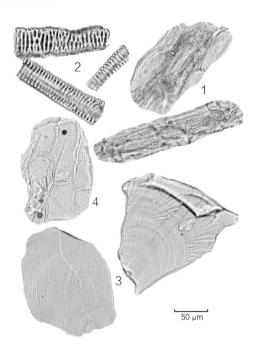

菊参显微特征图

1—乳管；2—导管；3—菊糖；4—木栓细胞

（2）理化鉴别　菊参含生物碱及皂苷类活性成分，参照《四川省中药材标准》（1987年版）增补本修订。

【检查】水分　按水分测定法（《中国药典》通则0832）第二法测定，测定结果为13.2%～14.0%，平均值为13.7%。拟规定水分不得过15.0%，收入标准正文。

总灰分　按灰分测定法（《中国药典》通则2302）测定，测定结果为5.3%～6.2%，平均值为5.8%。拟规定总灰分不得8.0%，收入标准正文。

酸不溶性灰分　按灰分测定法（《中国药典》通则2302）测定，测定结果为0.7%～0.9%，平均值为0.8%。拟规定酸不溶性灰分不得过2.0%，收入标准正文。

【浸出物】按正文要求进行测定，测定结果为59.5%～60.1%，平均值为59.8%。拟规定浸出物不得少于45.0%，收入标准正文。

菊参水分、总灰分、酸不溶性灰分、浸出物的测定结果表

样品编号	来源/产地	水分/%	总灰分/%	酸不溶性灰分/%	浸出物/%
1	四川	13.2	6.2	0.9	60.1
2	四川	13.8	5.3	0.7	59.8
3	四川	14.0	6.0	0.8	59.5
平均值		13.7	5.8	0.8	59.8

【炮制】【性味与归经】【功能与主治】【贮藏】参照《四川省中药饮片炮制规范》（2015年版）拟订。

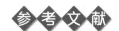

参 考 文 献

[1] 王化远，杨培全，邹肇娥，等. 民族药菊参化学成分研究[J]. 华西药学杂志，1991（4）：205-206.

[2] 崔红梅，罗恒，杨安东等. 菊参化学成分及其药理活性探析[J]. 世界科学技术−中医药现代化，2014，16（6）：1434−1437.

鸭内金

Ya'neijin

ANATIS GIGERII ENDOTHELIUM CORNEUM

本品为鸭科动物家鸭 *Anas platyrhynchos domestica* L.的干燥沙囊内壁。杀鸭后，取出鸭肫，立即剥下内壁，洗净，干燥。

【性状】本品呈类圆形的块片状或不规则碎片，厚约1 mm，表面黄绿色或黑绿色，略呈半透明，边缘稍卷曲，具少而稀疏的皱纹。质硬，易碎，断面角质状。气腥，味微苦。

【检查】**水分**　不得过15.0%（《中国药典》通则0832第二法）。

总灰分　不得过2.0%（《中国药典》通则2302）。

【浸出物】照醇溶性浸出物测定法（《中国药典》通则2201）项下的热浸法测定，用稀乙醇作溶剂，不得少于4.0%。

【炮制】**鸭内金**　除去杂质。

炒鸭内金　取净鸭内金，照清炒法（《中国药典》通则0213）炒至鼓起。

【性味与归经】甘，平。归脾、胃、小肠经。

【功能与主治】健脾胃，消积食。用于食积胀满，呕吐，泻痢，小儿疳积。

【用法与用量】3～9 g。

【贮藏】置干燥处，防蛀。

鸭内金质量标准起草说明

【名称】沿用《四川省中药材标准》（1987年版）。

【别名】鸭肫衣。

【来源】鸭内金始载于《本草纲目》，时珍曰：“肫衣即膍胵内皮也”。样品经鉴定为鸭科动物家鸭 *Anas platyrhynchos domestica* Linnaeus的干燥沙囊内壁。

【原动物形态】嘴扁，颈长，翼小尾短。体扁，腹面如舟底，脚位于后端，各有4趾，前3趾有蹼，后1趾略小。羽毛甚密，色有全白、粟色和黑褐色之别，尾端有分泌脂肪的小突起，称为“尾脂腺”，时时以嘴取油遍涂于羽，故入水不湿。雄体较大，头颈部多呈黑色，有金属光泽。

【产地分布】全国各地。

【采收加工】将鸭杀死后，取出鸭肫，剖开，立即剥取内壁，洗净，晒干。

【化学成分】鸭内金内含有18种氨基酸、微量元素、淀粉酶和蛋白酶，鸭内金蛋白酶活性是鸡内金和鹅内金的三倍[1]。

【性状】沿用《四川省中药材标准》（1987年版）。

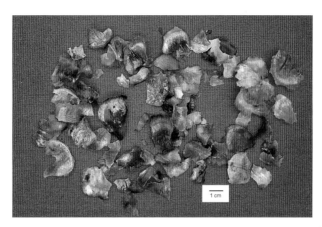

鸭内金药材图

【检查】**水分**　按水分测定法（《中国药典》通则0832）第二法测定，测定结果为11.4%～12.0%，平均值11.5%。拟规定水分不得过15.0%，收入标准正文。

总灰分　按灰分测定法（《中国药典》通则2302）进行测定，测定结果为0.7%～1.2%，平均值0.95%，拟规定总灰分不得过2.0%，收入标准正文。

【浸出物】选取同批样品，用3种不同溶剂：水、稀乙醇、乙醇，采用冷浸和热浸法分别测定浸出物，结果用稀乙醇作溶剂，明显高于乙醇或水作溶剂，热浸法高于冷浸法。故最终确定采用稀乙醇作溶剂，热浸法测定浸出物。收集到的样品浸出物测定结果为3.2%～8.4%，平均值为5.6%。故规定浸出物不得少于4.0%，收入标准正文。

不同溶剂冷浸和热浸法测定浸出物结果表

溶剂	水热浸	水冷浸	稀乙醇热浸	稀乙醇冷浸	乙醇热浸	乙醇冷浸
浸出物/%	6.18	4.01	8.37	4.12	5.77	2.83

鸭内金水分、总灰分、浸出物测定结果表

样品编号	样品来源/产地	水分/%	总灰分/%	浸出物/%
1	重庆中药材市场	12.0	0.8	8.4
2	重庆垫江	11.4	0.7	7.6
3	重庆长寿	11.6	0.7	6.0
4	重庆众景中药饮片有限责任公司	11.8	1.2	4.9
5	重庆中药材市场	11.2	1.2	3.2
6	重庆康迪药业有限公司	11.6	1.1	4.8
7	重庆国舒制药有限公司	11.2	1..2	4.6
平均值		11.5	0.95	5.6

【炮制】【性味与归经】【功能与主治】【用法与用量】【贮藏】参照《四川省中药饮片炮制规范》（2015年版）拟订。

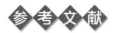

[1] 吕武清，马珠. 鸭、鹅、鸡内金化学成分比较研究[J]. 中药材，1992（1）：14-16.

崖桑皮

Yasangpi

MORL AUSTRALIS CORTEX

本品为桑科植物鸡桑*Morus australis* Poir. 或华桑*Morus cathayana* Hemsl.的干燥根皮。秋末叶落至次春发芽前采挖根部，刮去粗皮，纵向剖开，剥取根皮，干燥。

【**性状**】本品为干燥根皮，呈扭曲的卷筒状、板片状或槽状，长短宽窄不一，厚1~4 mm。外表面黄棕色或棕褐色，较粗糙，具纵皱纹，栓皮薄，易成鳞片状剥落，剥落处显淡黄白色或黄白色，环状皮孔多而明显，多呈紫红色；内表面黄白色或灰黄色，有细纵纹。体轻，质韧，纤维性强，难折断，易纵向撕裂，撕裂时有微尘飞扬。气微，味微甘。

【**鉴别**】（1）本品粉末呈淡黄棕色。纤维甚多，多碎断，直径10~50 μm，壁厚。草酸钙方晶、棱晶直径10~30 μm。石细胞类圆形、长方形或类三角形，直径25~60 μm，壁厚，纹孔和孔沟明显。淀粉粒甚多，单粒类圆形，直径5~20 μm；复粒由2~8分粒组成。偶见含晶厚壁细胞。

（2）取本品粉末2 g，加饱和碳酸钠溶液20 ml，超声处理20 min，滤过，滤液加稀盐酸调节pH值至1~2，静置30 min，滤过，滤液用乙酸乙酯振摇提取2次，每次10 ml，合并乙酸乙酯液，蒸干，残渣加甲醇1ml使溶解，加三氯化铝试液3~4滴，溶液黄色加深，点于滤纸上，置紫外光灯（365 nm）下观察，显黄绿色荧光。

【**检查**】**水分**　不得过12.0%（《中国药典》通则0832第二法）。

总灰分　不得过10.0%（《中国药典》通则2302）。

酸不溶性灰分　不得过3.0%（《中国药典》通则2302）。

【**炮制**】**崖桑皮**　除去杂质，洗净，稍润，切丝或块，干燥。

蜜崖桑皮　取净崖桑皮丝或块，照蜜炙法（《中国药典》通则0213）炒至不黏手。

【**性味与归经**】甘，寒。归肺经。

【**功能与主治**】泻肺平喘，利水消肿。用于肺热喘咳，水肿胀满尿少，面目浮肿。

【**用法与用量**】9~15 g。

【**贮藏**】置通风干燥处，防潮、防蛀。

崖桑皮质量标准起草说明

【**别名**】桑皮。

【**名称**】沿用《四川省中药材标准》（1987年版）。

【**来源**】本品为桑科桑属植物鸡桑*Morus australis* Poir. 或华桑*Morus cathayana* Hemsl.的干燥根皮。

【**原植物形态**】**鸡桑**　落叶灌木或小乔木。树皮灰褐色，冬芽大，圆锥状卵圆形。叶互生，卵圆形，长5~14 cm，宽3.5~12 cm，先端急尖或尾状，基部楔形或心形，边缘具粗锯齿，不分裂或3~5裂，表面粗糙，密生短刺毛，背面疏被粗毛；叶柄长1~1.5 cm，被毛；托叶线状披针形，早落。花单性，雌雄异株，腋生穗状花序；雄花序长1~1.5 cm，被柔毛，雄花绿色，具短梗，花被片卵形，花药黄色；雌花序球形，长约1 cm，密被白色柔毛，雄花被片和雄蕊均4，不育雄蕊螺旋形；雌花花被片长圆形，暗绿色，花柱很长，柱头2裂，内面被柔毛，宿存。聚花果短椭圆形，直径约1 cm，成熟时红色或暗紫色。花期3—4月，果期4—5月。

华桑 叶卵形或宽卵形，顶端短尖或长渐尖，边缘有粗钝锯齿，有时分裂，上面疏生糙伏毛，下面密生短柔毛[1]。花雌雄同株异序，雄花序长3～5 cm；雌花序长1～3 cm，雌花花被片倒卵形，先端被毛，花柱短。聚花果圆筒形，长2～3 cm，成熟时白色、红色或紫黑色。

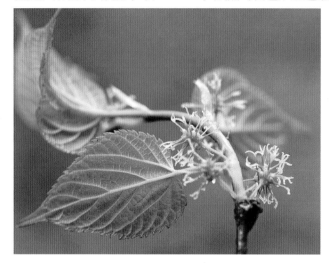

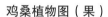

| 鸡桑植物图（花期） | 鸡桑植物图（果） |

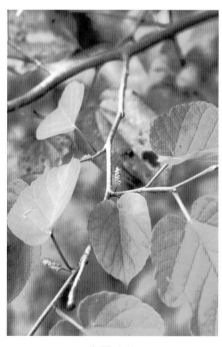

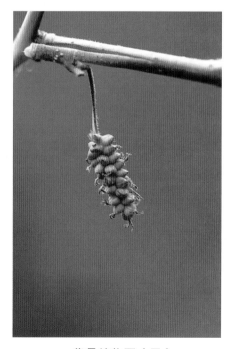

| 华桑植物图 | 华桑植物图（果） |

【**产地分布**】鸡桑分布于重庆、四川、贵州、云南、辽宁、河北、陕西、甘肃、山东、安徽、浙江、江西、福建、台湾、河南、湖北、湖南、广东、广西、西藏等地。华桑分布于重庆、四川、河北、山东、河南、江苏、陕西、湖北、安徽、浙江、湖南等地[1, 2]。

【**生长环境**】鸡桑常生于海拔500～1 000 m石灰岩山坡、林缘或荒地，性耐干旱。华桑常生于海拔400～1 300 m的向阳山坡或沟谷上，性耐干旱[3]。

【**采收加工**】秋末叶落时至次春发芽前采挖根部，用水将根洗净，刮去黄棕色粗皮，纵向剖开，剥取根皮，晒干，贮通风干燥处[3]。

【化学成分】本品含Diels-Alder型加合物，黄酮类化合物，芪类化合物，香豆素类化合物，酚类化合物，三萜类化合物，甾体化合物，多羟基生物碱等化合物[3]。

【性状】对收集样品据实描述。

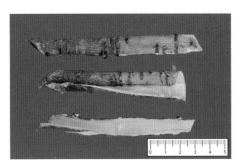

崖桑皮药材

【鉴别】（1）**显微鉴别**　横切面：木栓层数列，有时已除去。皮层较狭窄。石细胞断续排列呈带状；韧皮部宽广，散有乳管和石细胞；纤维单个散在或成束，非木化或微木化；韧皮射线明显，宽2～5列细胞；薄壁细胞含淀粉粒，有的细胞含草酸钙方晶、棱晶及棕黄色物质。

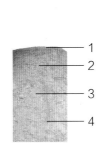 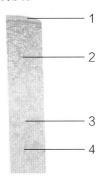

崖桑皮（鸡桑）横切面显微图　　　　　崖桑皮（华桑）横切面显微图

1—木栓层；2—皮层；3—韧皮层；4—韧皮射线

粉末：《四川省中药材标准》（1987年版）收载了根横切面及粉末的显微鉴别，此次标准修订删除根横切面显微特征，保留了本品的粉末显微鉴别项并进行了修订。

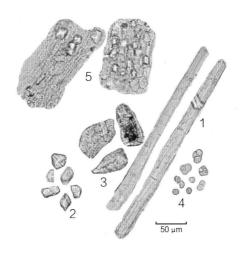

崖桑皮粉末特征图

1—纤维；2—草酸钙结晶；3—石细胞；4—淀粉粒；5—含晶细胞

（2）**化学鉴别**　本品含黄酮类化合物，用正文所述方法检验，呈正反应，故收入标准正文。

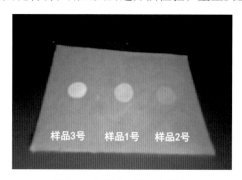

崖桑皮化学鉴别实验结果

【检查】**水分**　按水分测定法（《中国药典》通则0832）第二法测定，测定结果为7.6%～10.3%，平均值为9.1%。拟规定水分不得过12.0%，收入标准正文。

总灰分　按灰分测定法（《中国药典》通则2302）测定，测定结果为5.7%～8.6%，平均值为7.4%。拟规定总灰分不得过10.0%，收入标准正文。

酸不溶性灰分　按灰分测定法（《中国药典》通则2302）测定，测定结果为0.7%～1.5%，平均值为1.1%。拟规定酸不溶性灰分不得过3.0%，收入标准正文。

二氧化硫残留量　照二氧化硫残留量测定法（《中国药典》通则2331）测定，测定结果为0～17.9 mg/kg，平均值为7.7 mg/kg。故未收入标准正文。

崖桑皮中水分、总灰分、酸不溶性灰分、二氧化硫残留量测定结果表

样品编号	来源/产地	水分/%	总灰分/%	酸不溶性灰分/%	二氧化硫残留量/（mg·kg^{-1}）
1	成都荷花池中药材专业市场	10.3	8.6	1.0	5.3
2	成都荷花池中药材专业市场	7.6	5.7	1.5	0
3	重庆万州区汽车南站药材市场	9.5	7.9	0.7	17.9
平均值		9.1	7.4	1.1	7.7

【炮制】【性味与归经】【用法与用量】【贮藏】参照《四川省中药饮片炮制规范》（2015年版）拟订。

【功能与主治】参照《中国药典》一部桑白皮项下的【功能与主治】拟订。

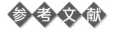

参 考 文 献

[1] 中国科学院《中国植物志》编委会. 中国植物志：第23卷[M]. 北京：科学出版社，1998：6-23.

[2] 钟国跃，秦松云. 重庆中草药资源名录[M]. 重庆：重庆出版社，2010：146.

[3] 张庆建. 鸡桑、华桑化学成分及生物活性研究[D]. 北京：中国协和医科大学，2007.

野黑豆

Yeheidou

GLYCINE SOJAE SEMEN

本品为豆科植物野大豆 *Glycine soja* Sieb.et Zucc.的干燥成熟种子。秋季采收成熟果实，晒干，打下种子，除去杂质。

【性状】本品呈椭圆形，略扁，长2.5~4 mm，宽1.8~2.5 mm。表面褐色至黑色，略有光泽，有的具横向皱纹，一侧边缘具长圆形种脐。质坚硬。种皮薄，内表面灰黄色，子叶2，肥厚，黄绿色。气微，味淡，嚼之有豆腥味。

【鉴别】本品粉末淡褐色。种皮栅状细胞顶面观呈长多角形，壁厚，孔沟明显；侧面观呈长柱形，长37~102 μm，直径9~10 μm，胞壁自一端向另一端增厚；表面观多角形，内含棕黑色物。支柱细胞哑铃状或骨状，长26~170 μm，宽20~73 μm，中部缢缩，宽12~26 μm，顶面观呈类圆形，胞腔明显；子叶细胞多角形，类圆形或长圆形，有的呈栅状，内含众多细小糊粉粒、脂肪油滴。草酸钙棱晶、柱晶长18~33 μm，宽3~10 μm。

【检查】**水分** 不得过13.0%（《中国药典》通则0832第二法）。

总灰分 不得过8.0%（《中国药典》通则2302）。

【浸出物】照醇溶性浸出物测定法（《中国药典》通则2201）项下的热浸法测定，用乙醇作溶剂，不得少于12.0%。

【炮制】除去杂质。

【性味与归经】甘，平。归脾、肾经。

【功能与主治】益精明目，养血祛风，利水解毒。用于阴虚烦渴，头晕目昏，体虚多汗，肾虚腰痛，水肿尿少，痹痛拘挛，手足麻木。

【用法与用量】9~30 g。

【贮藏】置通风干燥处，防蛀。

野黑豆质量标准起草说明

【名称】《四川中药材标准》（1987年版）增补本收载的黑豆为豆科大豆属植物野大豆 *Glycine soja* Sieb.et Zuce.或大豆 *Glycine max*（L.）Merr。现中国药典已以大豆 *Glycine max*（L.）Merr作为黑豆的唯一基源进行收录。为与中国药典收载的黑豆相区别，故更名为野黑豆。

【别名】乌豆、冬豆子、野料豆、马料豆、野大豆、稆豆[1, 2]。

【来源】本品始见于《图经本草》。有黑豆二种，入药用黑者。紧小者为雄，用之尤佳。《四川省中药材标准》（1987年版）增补本原收载野大豆、大豆两个基源，现中国药典已以大豆 *Glycine max*（L.）Merr作为黑豆的唯一基源进行收录。为与中国药典收载的黑豆相区别，故将本品在更名为野黑豆的基础上，参照《四川省中药材标准》（1987年版）增补本黑豆项下的基源规定，确定野黑豆的基源为豆科植物野大豆的黑色干燥成熟种子。

【原植物形态】一年生缠绕草本。茎细瘦，各部有黄色长硬毛。三出复叶，薄纸质，顶生小叶卵状披针形，长1～5 cm，宽1～2.5 cm，先端急尖，基部圆形，两面有白色短柔毛，侧生小叶斜卵状披针形；托叶卵状披针形，急尖，有黄色柔毛；小托叶狭披针形，有毛。总状花序腋生；花萼钟状，萼齿5，上面2齿连合，披针形；花冠紫红色，长约4 mm。荚果长椭圆形，长约3 cm。种子2～4颗，黑色。花、果期8—9月[2]。

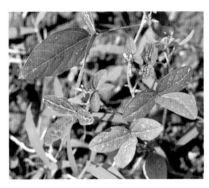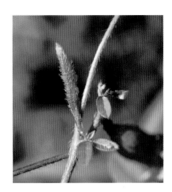

野大豆植物图

【产地分布】全国大部分地区。

【生长环境】生于海拔150～2 650 m潮湿的田边、园边、沟旁、河岸、湖边、沼泽、草甸、沿海和岛屿向阳的矮灌木丛或芦苇丛中，稀见于沿河岸疏林下[2]。

【化学成分】含较丰富的蛋白质、脂肪和碳水化合物、胡萝卜素（carotene）、维生素B$_1$、B$_2$、烟酸（nicotinic acid）等。并含异黄酮类：大豆苷（daidzin）、染料木苷（genistin）。皂苷类：大豆皂醇（soyasapogenol）A、B、C、D、E，与苷元结合的糖有葡萄糖、木糖、半乳糖、阿拉伯糖、鼠李糖和葡萄糖醛酸，苷元与糖的比例为1∶1。又含胆碱（choline）、叶酸（folic acid）、亚叶酸（folinic acid）、泛酸（pantothenic acid）、生物素（biotin）、唾液酸（sialic acid）、维生素B$_{12}$、水解产物中含乙酰丙酸（levulinic acid）[2]。

【性状】根据药材据实描述。

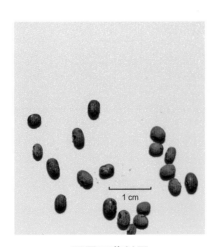

1 cm

野黑豆药材图

【鉴别】显微特征明显，具有鉴别意义，收入标准正文。

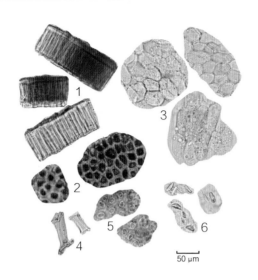

野黑豆粉末显微图

1—栅状细胞侧面观；2—栅状细胞表面观；3—子叶细胞；

4—支柱细胞侧面观；5—支柱细胞表面观；6—草酸钙结晶

【检查】**水分** 按水分测定法（《中国药典》通则0832）第二法测定，测定结果为8.5%～10.6%，平均值为9.5%。拟规定水分不得过13.0%，收入标准正文。

总灰分 按灰分测定法（《中国药典》通则2302）测定，测定结果为4.7%～8.4%，平均值为6.0%。拟规定总灰分不得过8.0%，收入标准正文。

【浸出物】按正文要求进行测定，测定结果为16.68%～24.7%，平均值为20.3%。拟规定浸出物不得少于12.0%，收入标准正文。

野黑豆水分、总灰分、浸出物测定结果表

样品编号	来源/产地	水分/%	总灰分/%	浸出物/%
1	成都荷花池中药材专业市场	10.6	4.8	24.7
2	成都荷花池中药材专业市场	9.7	4.7	19.6
3	河北省安国中药材专业市场	8.5	8.4	21.5
4	亳州中药材交易中心	9.2	6.6	19.2
5	亳州中药材交易中心	9.5	5.3	16.6
平均值		9.5	6.0	20.3

【炮制】【性味与归经】【功能与主治】【用法与用量】参照《四川省中药饮片炮制规范》（2015年版）拟订。

【贮藏】参照《四川省中药材标准》（1987年版）增补本及文献[1, 2]拟订。

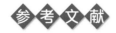

[1] 中国科学院《中国植物志》编委会，中国植物志：第41卷[M]. 北京：科学出版社，1995.

[2] 南京中医药大学. 中药大辞典：上册[Z]. 2版. 上海：上海科学技术出版社，2006.

夜关门

Yeguanmen

LESPEDEZAE HERBA

本品为豆科植物截叶铁扫帚*Lespedeza cuneata* （Dum. Cours.）G. Don.的干燥地上部分。9—10月采收，除去泥沙，切段，干燥。

【性状】本品呈长短不一的段。茎圆柱形，淡棕褐色或棕黄色，直径5～8 mm，有纵棱，多分枝。质硬，易折断，折断面浅黄色，中央具黄白色髓。完整叶片先端截形，有短尖头，基部楔形，全缘，暗绿色或灰绿色；上面无毛，斜向平行脉，下面被白色长柔毛。气微，味淡。

【鉴别】本品茎横切面：呈圆形，边缘略呈波状。表皮为1列类圆形的细胞，外被角质层。皮层狭窄，内含草酸钙方晶。中柱鞘纤维成束，大小相间，排列成环，呈长条状或盔帽状。形成层不明显。木质部大型，长度约为韧皮部的5倍，射线1～4列。导管多径向排列成行。髓鞘细胞多含红棕色物质，髓部多裂隙，薄壁细胞可见纹孔。

本品粉末绿褐色至棕褐色。导管为具缘纹孔导管或网纹导管，直径20～30 μm。叶表皮细胞多角形，垂周壁略弯曲，气孔不定式或平轴式，副卫细胞2～3个。非腺毛较多，以单细胞为主，壁具细小疣状突起或较平滑。晶纤维多，含草酸钙方晶或棱晶。

【检查】**水分** 不得过13.0%（《中国药典》通则0832第二法）。

总灰分 不得过6.0%（《中国药典》通则2302）。

酸不溶性灰分 不得过2.0%（《中国药典》通则2302）。

【浸出物】照醇溶性浸出物测定法（《中国药典》通则2201）项下的热浸法测定，用稀乙醇作溶剂，不得少于9.0%。

【炮制】除去杂质。

【性味与归经】甘、涩，平。归脾、肾经。

【功能与主治】固精缩尿，健脾利湿。用于肾虚遗精、滑精，遗尿，尿频，带下，泄泻。

【用法与用量】15～30 g。

【贮藏】置阴凉干燥处。

夜关门质量标准起草说明

【名称】沿用我市民间习用名称。

【别名】铁扫帚、菌串子、蛇垮皮、蛇脱壳[1, 2]。

【来源】我市及四川省历来就有使用夜关门的习惯。根据收集样品判定为豆科植物截叶铁扫帚*Lespedeza cuneata*（Dum. Cours.）G. Don.的干燥地上部分。《上海市中药材标准》以铁扫帚之名收载了截叶铁扫帚的干燥地上部分。

【原植物形态】小灌木，高达1 m。茎直立或斜升，被毛，上部分枝，枝斜上举。叶密集，柄短；小叶楔形或线状楔形，长1～3 cm，宽2～7 mm，先端截形或近截形，具小刺尖，基部楔形，上面近无毛，下面密被伏毛。总状花序腋生，具2～4朵花；总花梗极短；小苞片卵形或狭卵形，长1～1.5 mm，先端渐尖，背面被白色伏毛，边缘具毛；花萼狭钟形，密被伏毛，5深裂，裂片披针形；花冠淡黄色或白色，旗瓣基部有紫斑，有时龙骨瓣先端带紫色，翼瓣与旗瓣近等长，龙骨瓣稍长；闭锁花簇生于叶腋。荚果宽卵形或近球形，被伏毛，长2.5～3.5 mm，宽约2.5 mm。花期7—8月，果期9—10月[2]。

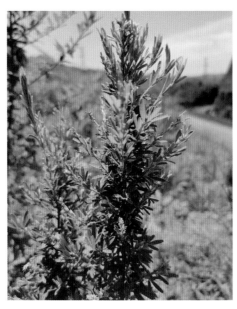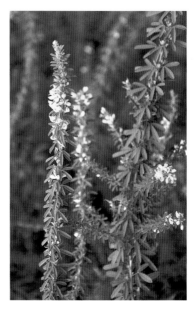

截叶铁扫帚植物图

【产地分布】分布于重庆、四川、陕西、甘肃、云南、贵州、湖北等地[2, 3]。

【生长环境】常生于丘陵地带的山坡、荒地或路边[2-4]。

【化学成分】主要含有蒎立醇（pinitol）、黄酮类、β-谷甾醇、酚性、鞣质、酸性物质及多糖等多种成分[4, 5]。

【性状】参照文献[1]进行描述，并根据药材实际情况略作补充。

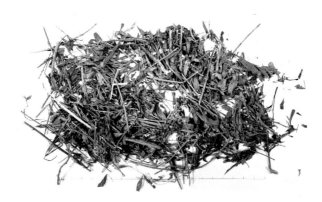

夜关门药材图

【鉴别】本品夜关门茎的横切面、夜关门粉末显微特征明显，参考文献[5]描述，收入标准正文。

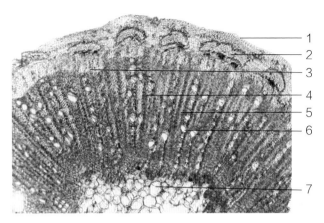

夜关门茎横切面显微图

1—表皮；2—皮层；3—中柱鞘纤维；4—木质部；5—射线；6—导管；7—髓部

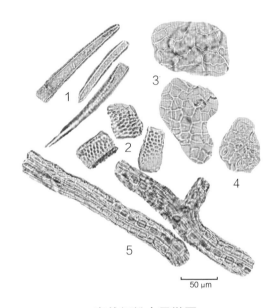

50 μm

夜关门粉末显微图

1—非腺毛；2—导管；3—叶表皮细胞；4—气孔；5—晶纤维

【检查】水分　按水分测定法（《中国药典》通则0832）第二法测定，测定结果为11.1%~11.4%，平均值为11.3%。拟规定水分不得过13.0%，收入标准正文。

总灰分　按灰分测定法（《中国药典》通则2302）测定，测定结果为4.1%~4.5%，平均值为4.3%。拟规定总灰分不得过6.0%，收入标准正文。

酸不溶性灰分　按灰分测定法（《中国药典》通则2302）测定，测定结果为0.5%~0.9%，平均值为0.7%。拟规定酸不溶性灰分不得过2.0%，收入标准正文。

二氧化硫残留量　照二氧化硫残留测定法（《中国药典》通则2331）测定，测定结果均未检出。实际考察中未发现有熏硫现象，故未收入标准正文。

【浸出物】照正文所述方法测定，测定结果为16.6%~17.5%，平均值为17.0%。拟规定浸出物不得少于9.0%，收入标准正文。

夜关门水分、总灰分、酸不溶性灰分、浸出物测定结果表

样品编号	来源/产地	水分/%	总灰分/%	酸不溶性灰分/%	浸出物/%
1	重庆	11.1	4.1	0.5	16.6
2	重庆	11.4	4.3	0.7	17.0
3	重庆	11.4	4.5	0.6	16.8
4	重庆	11.3	4.2	0.9	17.5
平均值		11.3	4.3	0.7	17.0

【性味与归经】【功能与主治】【炮制】【用法与用量】【贮藏】参照《四川省中药饮片炮制规范》（2015年版）拟订。

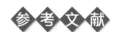

参 考 文 献

[1] 四川中药志协作编写组. 四川中药志：第1卷[M]. 成都：四川人民出版社，1980.

[2] 中国科学院《中国植物志》编委会. 中国植物志：第41卷[M]. 北京：科学出版社，1995.

[3] 南京中医药大学. 中药大辞典：上册[Z]. 2版. 上海：上海科学技术出版社，2006.

[4] 杨海涛，李志洲，李星彩. 铁扫帚中总多糖提取工艺的研究[J]. 氨基酸和生物资源，2005（4）：17-18.

[5] 刘文啟. 铁扫帚显微鉴别研究[J]. 中国中药杂志，2007（23）：2549-2551.

夜明砂

Yemingsha

VESPERTILIONIS FAECES

本品为蝙蝠科动物蝙蝠*Vespertilio superans* Thomas 或普通伏翼*Pipistrellus abramus* Temminck 的干燥粪便。夏季采收，除去泥沙，干燥。

【性状】本品呈颗粒及碎屑状，完整颗粒呈长椭圆形，两端稍尖，棕褐色或灰棕色，表面粗糙，破碎者呈小颗粒或碎屑薄片状，具小亮点，质软，不刺手，微臭。

【鉴别】取本品15 g，研细，加甲醇100 ml，超声处理30 min，滤过，滤液浓缩至近干，加水10 ml使溶解，用三氯甲烷萃取三次，每次10 ml，合并三氯甲烷液，挥至0.5 ml作为供试品溶液。另取胆固醇对照品，加三氯甲烷制成每1 ml含1 mg的溶液，作为对照品溶液。照薄层色谱法（《中国药典》通则0502）试验，吸取上述两种溶液各5~10 μl，分别点于同一硅胶G薄层板上，以甲苯-乙酸乙酯-甲醇-甲酸（15：2：1：0.6）为展开剂，展开，取出，晾干，喷以10%硫酸乙醇溶液，在105 ℃加热至斑点显色清晰。供试品色谱中，在与对照品色谱相应的位置上，分别显相同颜色的斑点。

【检查】**水分**　不得过15.0 %（《中国药典》通则0832第二法）。

【浸出物】照水溶性浸出物测定法（《中国药典》通则2201）项下的热浸法测定，不得少于12.0%。

【炮制】除去杂质。

【性味与归经】辛、寒。归肝经。

【功能与主治】清热明目，散瘀消积。用于目赤肿痛，目生障翳，雀目，白睛溢血，小儿疳积，跌打伤痛。

【用法与用量】3~9 g。包煎。

【贮藏】置通风干燥处。

夜明砂质量标准起草说明

【名称】沿用《四川省中药材标准》（1987年版）。

【别名】蝙蝠屎、檐老鼠屎、天鼠屎、鼠洁、石肝、黑砂星[1]。

【来源】夜明砂始见于《日华子本草》，沿用至今。根据文献和安县采集的动物标本鉴定，夜明砂的原动物主要为蝙蝠科动物蝙蝠*Vesportilio superans* Thomas 及同科动物普通伏翼*Pipistrellus abramus* Temminck、山蝠*Nyctalus noctula* Schreber、大耳蝠*Plecotus auritus* Linnaeus 及菊头蝠科动物马铁菊头蝠*Rhinolophus ferrumequinum* Schrehen等的粪便也作夜明砂药用。因不是商品主流，故未收入标准正文。

【原动物形态】**蝙蝠**　是一种小型的飞行兽类。形体甚小，长4~8 cm。前肢特化，指骨延长。由指骨末端向下至上肱骨，向后至躯体两侧后肢及尾间，生有一层薄的翼膜。膜上无毛。胸骨具有如同鸟类的龙骨突。这些构造都使蝙蝠能适应飞行生活。躯体背部及腹部生有灰褐色的细毛，腹毛色较浅。鼻部正常，无鼻叶或其他衍生物。耳短而宽，三角状卵形，长1.5~2 cm，宽1~1.2 cm，左右耳分开，耳屏钻状，顶端稍圆钝，眼细小。尾发达，向后延伸直至股间膜的后缘。牙齿锐利。雌体有乳头一对，位于腹部。

蝙蝠的视觉极弱，而听觉极其发达。在飞行时发出声音，借声波的回音来测别方向，指示飞行和寻觅食物。

本动物多栖息于古屋阁楼间或阴湿黑暗的岩洞内，常于黄昏时飞出，捕食昆虫。

普通伏翼　耳大，卵圆形，长约2 cm，宽1.5～2 cm，耳屏小，长约5 mm，顶端圆钝，略向前弯转，内缘凹，外缘凸出，尾之末端伸出股间膜。

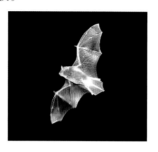

蝙蝠动物图

【**产地分布**】主产重庆万州、四川绵阳等地，四川省低山区及平原带均有分布。

【**化学成分**】本品主含尿素、尿酸、胆甾醇及少量维生素A及磷、钾[2-6]。

【**性状**】沿用《四川省中药材标准》（1987年版）及根据收集的样品据实描述。

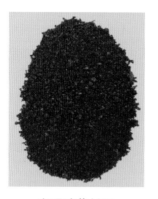

夜明砂药材图

【**鉴别**】薄层鉴别　供试品溶液及对照品溶液的制备、展开剂、显色剂及检视方法同标准正文。采用甲苯-乙酸乙酯-甲醇-甲酸（15∶2∶1∶0.6）为展开剂，喷以10%硫酸乙醇溶液，在105 ℃加热，12批样品在与对照品色谱相应的位置上，均能检出相同颜色的斑点，且R_f值适中，收入标准正文。

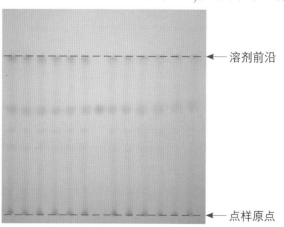

夜明砂薄层色谱图

1—12.夜明砂样品；S—胆固醇对照品

【检查】**水分**　按水分测定法（《中国药典》通则0832）第二法测定，测定结果为7.44%～19.7%，平均值为14.0%。拟规定水分不得过15.0%，收入标准正文。

总灰分　按灰分测定法（《中国药典》通则2302）测定，测定结果为21.2%～48.2%，平均值为30.9%。暂不收入标准正文。

酸不溶性灰分　按灰分测定法（《中国药典》通则2302）测定，测定结果为5.8%～37.9%，平均值为16.6%。暂不收入标准正文。

【浸出物】按正文要求测定，测定结果为7.3%～22.3%，平均值为15.9%。拟规定浸出物不得少于12.0%，收入标准正文。

夜明砂水分、总灰分、酸不溶性灰分、浸出物测定结果表

样品编号	来源/产地	水分/%	总灰分/%	酸不溶性灰分/%	浸出物/%
1	重庆万州	7.57	42.9	32.8	10.3
2	成都荷花池中药材专业市场	10.1	40.5	26.3	11.0
3	四川北川	19.7	22.2	6.0	22.3
4	四川江油	18.7	22.8	6.6	21.2
5	四川广元	19.6	21.5	6.0	20.0
6	四川江油	18.6	23.1	6.5	20.9
7	成都荷花池中药材专业市场	19.5	21.2	5.8	19.3
8	广西桂林	9.38	38.2	28.8	9.7
9	四川绵阳安州区	7.44	48.2	37.9	7.3
10	成都荷花池中药材专业市场	7.60	35.5	20.8	12.4
11	广西桂林	10.6	33.0	15.7	14.8
12	成都荷花池中药材专业市场	19.0	22.0	6.1	21.5
平均值		14.0	30.9	16.6	15.9

【性味与归经】【功能与主治】【用法与用量】参照《上海市中药饮片炮制规范》（2018年版）拟订。

【炮制】【贮藏】沿用《四川省中药材标准》（1987版）。

【备注】六种原动物检索表

1. 耳极大，与前臂近等长………………………………………………………………大耳蝠*Plecotus auritus* Linnaeus

1. 耳小，远比前臂短。

　2. 鼻部有复杂的叶状皮肤衍生物，形成特殊的鼻叶……………………………………………………………………

　………………………………………………………………马铁菊头蝠*Rhinolophus* ferrumequinum Schreber

　2. 鼻部无上述特征。

　　3. 鼻孔不呈长管状………………………………………大管鼻蝠*Murina leucogaster* Milne-Edwards

　　3. 鼻孔不呈长管状。

　　　4. 耳宽圆如蘑菇状，基部细，顶端膨大……………………………………山蝠 *Nyctalus noctula*

　　　4. 耳不呈蘑菇状。

　　　　5. 耳卵圆形，耳屏小，长约5 mm，内缘凹，外缘凸出，尾伸出股间膜………………………………

　　　　………………………………………………………普通伏翼 *Pipistrellus abramus* Temminck

　　　　5. 耳三角状卵形，耳屏长约1 cm，内缘不凹陷，尾不伸出股间膜………………………………………

　　　　………………………………………………………………蝙蝠*Vespertilio superans* Thomas

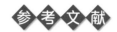

参 考 文 献

[1] 高昂，巩江，郑辉，等. 夜明砂药学研究[J]. 吉林中医药，2012，32（10）：1047-1049.

[2] 张穗坚. 中国地道药材鉴别使用手册[M]. 广州：广东旅游出版社，2002：269-270.

[3] 杨仓良，齐英杰. 动物本草[M]. 北京：中医古籍出版社，2001：181-183.

[4] 余有庆，李喜香. 中药临床备要[M]. 兰州：甘肃文化出版社，2008：72-73.

[5] 张水利，朱伟英. 浙江省蝙蝠种类及夜明砂[J]. 中药材，2001，24（1）：15-17.

[6] 汪良华. 动物粪便也是药[J]. 开卷有益（求医问药），1994（2）：39.

一支箭

Yizhijian

OPHIOGLOSSI HERBA

本品为瓶尔小草科植物尖头瓶尔小草*Ophioglossum pedunculosum* Desv.、狭叶瓶尔小草*Ophioglossum thermale* Kom.的干燥全草。春、夏二季采挖，除去杂质，干燥。

【性状】**尖头瓶尔小草**　本品纤弱细小，灰绿色至黄绿色，常皱缩弯曲或断碎。根状茎稍粗壮，直径1～2 mm，上端稀疏着生数枚叶片或仅见残留的叶柄，下端着生细根数条。细根直径约1 mm，灰黄色，质脆易断，断面白色。叶片展开后呈卵圆形或卵状三角形，长2～6 cm，宽1.5～2.8 cm，顶端锐尖或圆钝，全缘，基部宽楔形或圆截形；叶柄长5～10 mm。孢子囊穗条形，完整者长2.5～3.5 cm，先端尖，从总柄顶端生出。质柔软，难折断。气微，味淡。

狭叶瓶尔小草　叶片展开后呈披针形、阔披针形或矩圆状倒披针形，长2～5 cm，宽0.3～1 cm，先端渐尖或稍钝，基部狭楔形，无柄。

【鉴别】本品粉末黄绿色。淀粉粒众多，单粒，圆形或类圆形，脐点裂缝状，长径至15 μm。上表皮细胞呈多角形，有的细胞壁呈浅波状弯曲，下表皮细胞壁呈深波状弯曲，气孔不定式。导管为网纹、环纹或螺纹，直径约30 μm。薄壁细胞类长方形，长径至220 μm，宽至50 μm。

【检查】**水分**　不得过15.0%（《中国药典》通则0832第二法）。

总灰分　不得过17.0%（《中国药典》通则2302）。

酸不溶性灰分　不得过8.0%（《中国药典》通则2302）。

【浸出物】照醇溶性浸出物测定法（《中国药典》通则2201）项下的热浸法测定，用稀乙醇作为溶剂，不得少于30.0%。

【炮制】除去杂质，洗净，切段，干燥。

【性味与归经】苦、甘、微寒。归肝经。

【功能与主治】清热解毒，活血祛瘀。用于痈肿疮毒，毒蛇咬伤，烧烫伤，瘀滞腹痛，跌打损伤。

【用法与用量】15～30 g。外用适量。

【贮藏】置通风干燥处。

一支箭质量标准起草说明

【名称】沿用民间习用名称。

【别名】青藤、小青藤、蛇咬子、金枪草[2]。

【来源】一支箭始载于《草木便方》。《四川中药志》《中药大辞典》《全国中草药汇编》《中华本草》等书籍也有收载。经实地调查商品使用情况和采集原植物标本鉴定，西南地区民间较广泛习用的一支箭[1]主要使用瓶尔小草科瓶尔小草属植物尖头瓶尔小草*Ophioglossum pedunculosum* Desv.、心叶瓶尔小草*Ophioglossum reticulatum* L.、柄叶瓶尔小草.*Ophioglossum petiolatum* Hook.或狭叶瓶尔小草*Ophioglossum Thermale* Kom.的干燥全草，其中以尖头瓶尔小草和狭叶瓶尔小草为主流品种，故将这两种收入标准正文。

【原植物形态】**尖头瓶尔小草**　多年生小草本，高14～26 cm。圆柱形根状茎短，有数条肉质棕黄色粗根[3]。不育叶单生或2～3叶同自根部生出，总柄长11～22 cm，纤细；叶片卵圆形至卵状三角形，长2～6 cm，宽1.5～2.8 cm，顶端锐尖或圆钝，全缘，细脉网状或不明显，基部宽楔形或圆截形，下延成较宽的叶柄，柄长5～10 mm。孢子囊穗条形，自总柄顶端生出，黄绿色，长2.5～3.5 cm，顶端有小突尖；孢子囊扁圆形，无柄，下陷，沿囊托两侧各排列成一行，熟时横裂，孢子灰白色，孢子呈球状四面体[4]。

狭叶瓶尔小草　植株高10～20 cm。根茎短而直立。根肉质，簇生，纤细，不分枝。叶单生或2～3片同由根部分出。总叶柄纤细，长3～6 cm，绿色或埋于土中的部分呈灰白色。营养叶草质，从总柄下部3～6 cm处生出，倒披针形或长圆状倒披针形，长2～5 cm，宽0.3～1 cm，基部狭楔形，全缘，先端微尖或稍钝；叶脉网状。孢子叶自总柄顶端抽出，具5～7 cm长的柄，高出营养叶。孢子囊穗狭线形，长2～3 cm，先端具小突尖。

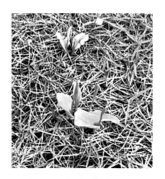

尖头瓶尔小草植物图

【产地分布】广泛分布于西南地区。

【生长环境】生于海拔400～1 800 m的山地、草坡、草地阴湿处、河滩和开阔的灌丛边缘[1-5]。

【化学成分】瓶尔小草属植物大都含有黄酮类化合物[5, 6]。

【性状】根据收集的药材样品据实描述。

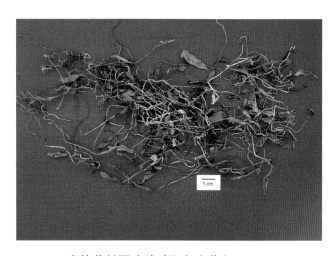
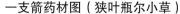

一支箭药材图（狭叶瓶尔小草）

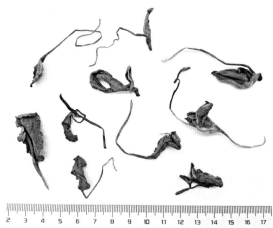

一支箭药材图（尖头瓶尔小草）

【鉴别】本品粉末显微特征明显[7]具鉴别意义，收入标准正文。

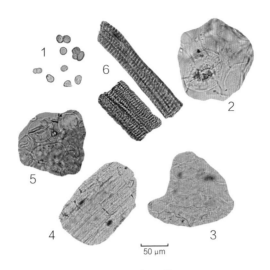

一支箭粉末显微图

1—淀粉粒；2—气孔；3—下表皮细胞；4—上表皮细胞；5—薄壁细胞；6—导管

【检查】**水分**　按水分测定法（《中国药典》通则0832）第二法测定，测定结果为8.6%～12.8%，平均值为10.8%。拟规定水分不得过15.0%，收入标准正文。

总灰分　按灰分测定法（《中国药典》通则2302）进行测定，测定结果为10.4%～16.2%，平均值为13.2%。拟规定总灰分不得过17.0%，收入标准正文。

酸不溶性灰分　按灰分测定法（《中国药典》通则2302）进行测定，测定结果为1.9%～7.0%，平均值为4.2%。拟规定酸不溶性灰分不得过8.0%，收入标准正文。

【浸出物】按正文拟订方法测定，测定结果为41.5%～53.6%，平均值为47.7%。拟规定浸出物不得少于30.0%，收入标准正文。

一支箭水分、总灰分、酸不溶灰分、浸出物测定结果表

样品编号	来源/产地	水分/%	总灰分/%	酸不溶性灰分/%	浸出物/%
1	重庆华奥医药有限责任公司	10.1	16.2	7.0	53.6
2	四川阿坝藏族羌族自治州	12.8	11.8	2.0	47.5
3	重庆泰尔森制药有限公司	11.6	10.4	1.9	41.5
4	重庆泰尔森制药有限公司	8.6	14.6	6.1	48.2
平均值		10.8	13.2	4.2	47.7

【炮制】【性味与归经】【功能与主治】【用法与用量】【贮藏】参照《四川省中药饮片炮制规范》（2015年版）及文献[8-11]拟订。

【备注】瓶尔小草属数种植物检索表如下：

1.小型植物，高5～15 cm，少有较高，不育叶为披针形，如为椭圆形，则长仅达2 cm，叶宽通常不超过15 mm。

　　2.不育叶为披针形或阔披针形，远高出地面上，总柄长8～13 cm。………………………………………………………………………………狭叶瓶尔小草 *Ophioglossum thermale* Kom.

　　2.不育叶椭圆形或椭圆状卵形，长达2 cm，总柄长4～8 cm。…………………………………………………………小叶瓶尔小草*Ophioglossum parvifolium* Grev. Et Hook in Hook.

1.植物通常较高（若高度不到12 cm，则叶基部阔楔形或圆截形，具明显的柄），不育叶为卵形或卵圆形，长度通常超过2 cm，宽度通常超过15 mm。

3. 不育叶卵状矩圆形，基部下延为狭长楔形，无柄。………瓶尔小草*Ophioglossum Vulgatum* L.。

3. 不育叶为卵形、卵圆形或近圆形、卵状三角形，基部心形或截形，有柄。

    4. 不育叶卵形或近圆形，长3~8 cm，宽2.5~5 cm，长稍过于宽或长宽几相等，边缘波状，基部心形。……………………………心叶瓶尔小草*Ophioglossum Reticulatum* L.

    4. 不育叶卵形或卵状三角形，长（2~）4~6 cm，宽（1.5~）2~2.8 cm，基部圆截形或阔楔形，边缘不呈波状，叶柄较宽而明显，长5~10 mm。…………………………………………………尖头瓶尔小草*Ophioglossum Pedunculosum* Desv.[12]。

参考文献

[1] 杨兰，王东，龙扬，等. 民间草药"一支（枝）箭"的基源考证[J]. 中药与临床，2017，8（3）：58-61.

[2] 朱涛，曾碧涛，王天霞，等. 珍稀药用植物瓶尔小草的研究进展[J]. 安徽农业科学，2014，42（14）：4226-4228.

[3] 郑园园，郭水良，陈国奇，等. 珍稀蕨类植物瓶尔小草根状茎形态、光合和种群生态学研究[J]. 上海师范大学学报（自然科学版），2009，38（4）：423-430.

[4] 范亚文，包文美，王全喜. 中国瓶尔小草科植物孢子形态的研究[J]. 西北植物学报，1997，17（6）：182-189.

[5] 赵保发，张志信，张仕秀，等. 不同采收季节瓶尔小草黄酮类化合物含量分析[J]. 时珍国医国药，2009，20（2）：345-346.

[6] 张帼威. 狭叶瓶尔小草化学成分的研究[D]. 成都：西南交通大学，2008.

[7] 焦瑜，陈立群，宋书银. 七指蕨科和瓶尔小草科植物的叶表皮特征[J]. 植物研究，1999，19（2）：131-135.

[8] 《四川中药志》协作编写组. 四川中药志：第1卷[M]. 成都：四川人民出版社，1980.

[9] 国家中医药管理局《中华本草》编委会. 中华本草：第4卷[M]. 上海：上海科学技术出版社，1999.

[10] 南京中医药大学. 中药大辞典：上册[Z]. 2版. 上海：上海科学技术出版社，2006.

[11] 《全国中草药汇编》编写组. 全国中草药汇编：上册[M]. 北京：人民卫生出版社，1975.

[12] 中国科学院《中国植物志》编委会. 中国植物志：第2卷[M]. 北京：科学出版社，1959.

银　耳

Yiner

TREMELLAE HYMENOPHORUM

本品为银耳科真菌银耳*Tremella fuciformis* Berk.的干燥子实体。全年采收，除去杂质，干燥。

【性状】本品呈半圆形或不规则皱缩块片状，由众多波状卷曲或屈曲的瓣片组成，外表黄白色或浅棕黄色，微具光泽。质硬脆。遇水变软，易膨胀，透明，具黏性。有清香气，味淡。

【鉴别】本品粉末黄白色或浅棕黄色。菌丝散在或黏结成团，无色或浅棕色，长而稍弯曲，多无分枝。

【检查】水分　不得过16.0%（《中国药典》通则0832第二法）。

总灰分　不得过8.0%（《中国药典》通则2302）。

【浸出物】照水溶性浸出物测定法（《中国药典》通则2201）项下的热浸法测定，不得少于20.0%。

【含量测定】对照品溶液的制备　精密称取105 ℃干燥至恒重的无水葡萄糖对照品适量，加水制成每1 ml中含无水葡萄糖0.15 mg的溶液，即得。

标准曲线的制备　精密量取对照品溶液0.2 ml、0.4 ml、0.6 ml、0.8 ml、1.0 ml，分别置具塞试管中，加水至1.0 ml，分别加5%苯酚溶液0.5 ml，摇匀，迅速精密加入浓硫酸5 ml，摇匀，置60 ℃水浴中加热10 min后，立即置冰浴中冷却5 min，以相应试剂为空白。照紫外-可见分光光度法（《中国药典》通则0401），在485 nm的波长处测定吸光度，以吸光度为纵坐标，浓度为横坐标，绘制标准曲线。

测定法　取本品粗粉约0.1 g，精密称定，置锥形瓶中，精密加水100 ml，称定重量，浸置过夜，加热回流3 h，放冷，再称定重量，用水补足减失的重量，摇匀，滤过，精密量取续滤液0.2 ml，置具塞试管，加水至1.0 ml，摇匀，照标准曲线的制备项下的方法，自"分别加5%苯酚溶液0.5 ml"起，依法测定吸光度，从标准曲线上读出供试品溶液中银耳多糖的重量（μg），计算，即得。

本品按干燥品计算，含银耳多糖以无水葡萄糖（$C_6H_{12}O_6$）计，不得少于37.0%。

【炮制】除去杂质。

【性味与归经】甘，平。归肺、胃、肾经。

【功能与主治】滋阴润肺，养胃生津。用于肺虚咳嗽，阴虚低热，津少口渴。

【用法与用量】3～10 g。

【贮藏】置阴凉干燥处。

银耳质量标准起草说明

【名称】沿用《四川省中药材标准》（1987年版）增补本。

【别名】白木耳。

【来源】木耳始载于《神农本草经》，列为中品，未分黑木耳或白木耳。《本草再新》以白木耳之名收载，是指天然银耳。现在所用多为人工培育品。

【真菌形态】子实体呈银白色或淡黄色，有平滑柔软的胶质披襞，半透明，分裂成扁薄而卷缩如叶状或花状的瓣片，用手指触破时能放出白色或黄色的黏液。担子亚球形，长12～31 μm，厚10 μm，透明；担孢子亚球形，长6～7.5 μm，宽5～6 μm。

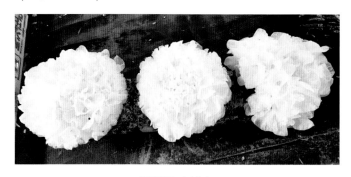

银耳图（鲜）

【**产地分布**】主要分布于重庆、四川、贵州、云南、江苏、浙江、广西、福建、湖北、陕西等地[1]。

【**生长环境**】野生者寄生于阔叶树的腐朽茎木上，以死的栎树茎木为佳[2]。目前多为人工栽培。

【**采收加工**】银耳采收没有固定时期，以银耳成熟度而定。采收时要摘大留小，不能连根拔起，也不能留下残片。采收的银耳去掉耳根发黄部分，用水漂洗，晒干或烘干，烘烤温度为40～60 ℃[1]。

【**化学成分**】银耳多糖是银耳的主要活性成分，主要分为五大类，分别为酸性杂多糖、中性杂多糖、胞壁多糖、胞外多糖及酸性低聚糖[3]。

【**性状**】沿用《四川省中药材标准》（1987年版）增补本及根据收集的样品据实描述。

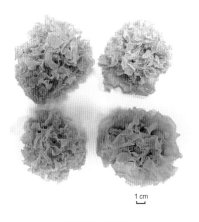

1 cm

银耳药材图

【**鉴别**】**显微鉴别**　粉末显微特征明显，收入标准正文。

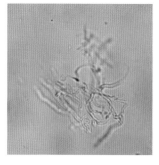

银耳粉末显微图

【**检查**】**水分**　按水分测定法（《中国药典》通则0832）第二法测定，测定结果为11.1%～14.8%，平均值为13.9%。拟规定水分不得过16.0%，收入标准正文。

　　总灰分　按灰分测定法（《中国药典》通则2302）测定，测定结果为5.5%～7.4%，平均值为6.4%。拟规定总灰分不得过8.0%，收入标准正文。

酸不溶性灰分　按灰分测定法（《中国药典》通则2302）测定，测定结果为0.06%～0.26%，平均值为0.12%。暂不收入标准正文。

【浸出物】按正文要求测定，测定结果为19.1%～33.1%，平均值为28.0%。拟规定浸出物不得少于20.0%，收入标准正文。

【含量测定】银耳多糖是银耳的主要活性成分，采用紫外-可见分光光度法，选择葡萄糖为对照品，对总多糖含量进行测定[3]。经研究选用水为提取溶剂，制备供试品溶液，测定波长为485 nm，葡萄糖量在0.0 299～0.1 495 mg的范围内，吸光度与之有良好的线性关系（$r = 0.9 995$），方法回收率为98.7%，RSD为3.0%，根据收集到的9批样品进行测定，含量测定结果为24.4%～71.4%，平均值为43.4%。故规定本品按干燥品计算，含银耳多糖以无水葡萄糖（$C_6H_{12}O_6$）计，不得少于37.0%，收入标准正文。

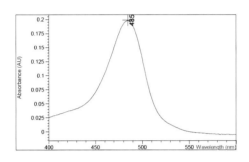
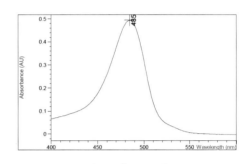

葡萄糖对照品光谱图　　　　　　　　　　　　　　银耳药材光谱图

银耳水分、总灰分、酸不溶性灰分、浸出物、多糖含量测定结果表

样品编号	样品来源/产地	水分/%	总灰分/%	酸不溶性灰分/%	浸出物/%	多糖含量/%
1	四川	14.6	5.5	0.26	19.1	24.4
2	重庆慧远	11.1	5.6	0.10	31.9	42.6
3	重庆慧远	12.9	5.5	0.12	25.4	28.2
4	重庆泰尔森制药有限公司	12.9	5.5	0.14	24.5	37.9
5	重庆泰尔森制药有限公司	14.6	6.4	0.15	33.1	46.5
6	重庆泰尔森制药有限公司	14.5	7.4	0.07	29.0	47.7
7	重庆泰尔森制药有限公司	14.7	7.2	0.08	27.0	71.4
8	重庆泰尔森制药有限公司	14.6	7.3	0.06	30.5	40.4
9	重庆泰尔森制药有限公司	14.8	7.0	0.10	31.3	51.5
平均值		13.9	6.4	0.12	28.0	43.4

【炮制】【性味与归经】【功能与主治】【用法与用量】【贮藏】参照《四川省中药饮片炮制规范》（2015年版）拟订。

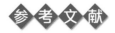

[1] 万德光. 四川道地中药材志[M]. 成都：四川科学技术出版社，2005.

[2] 杨勇. 从重庆黔江银耳产业发展看巴中之银耳产业未来[J]. 重庆中草药研究，2012（1）：31-34.

[3] 陈飞飞，蔡东联. 银耳多糖的主要生物学效用研究进展[J]. 中西医结合学报，2008，6（8）862-866.

鱼胆草

Yudancao

SWERTIAE DAVIDIS HERBA

本品为龙胆科植物川东獐芽菜*Swertia davidii* Franch.的干燥全草。夏、秋二季采收，除去杂质，干燥。

【性状】本品呈黄绿色。根纤细，少分枝。根茎呈圆柱形，略弯曲，长1～2.5 cm，直径1～2 mm，节明显。茎纤细，类圆柱形或略呈四棱形，基部多分枝，长10～20 cm，直径1～2 mm。单叶对生，基部叶具短柄，上部叶近无柄，叶片皱缩，多已破碎。完整叶片展平后呈条形或条状披针形，长1～5 cm，宽1～5 mm，顶端渐尖或稍钝，基部渐狭，微扩大抱茎，全缘，略反卷。偶见聚伞花序，花梗纤细，长1.5～4.5 cm；花萼4片，呈狭披针形，长为花冠的1/2～3/4；花冠4深裂至基部，裂片长椭圆形。质脆，易折断。气微，味极苦。

【鉴别】（1）取本品粉末1 g，加甲醇20 ml，加热回流30 min，滤过，滤液浓缩至约2 ml，作为供试品溶液。另取齐墩果酸对照品，加甲醇制成1 ml含1 mg的溶液，作为对照品溶液。照薄层色谱法（《中国药典》通则0502）试验，吸取上述两种溶液各4 µl，分别点于同一硅胶G薄层板上，以三氯甲烷-甲醇（40∶1）为展开剂，展开，取出，晾干，喷以10%硫酸乙醇溶液，在105 ℃加热至斑点显色清晰。供试品色谱中，在与对照品色谱相应的位置上，显相同颜色的斑点。

（2）取獐牙菜苦苷对照品，加甲醇制成每1 ml含2 mg的溶液，作为对照品溶液。照薄层色谱法（《中国药典》通则0502）试验，吸取【鉴别】（1）项下的供试品溶液及上述对照品溶液各2～4 µl，分别点于同一硅胶GF$_{254}$薄层板上，以乙酸乙酯-甲醇-水（20∶2∶1）为展开剂，展开，取出，晾干，置紫外光灯（254 nm）下检视。供试品色谱中，在与对照品色谱相应的位置上，显相同颜色的斑点。

【检查】水分　不得过13.0%（《中国药典》通则0832第二法）。

总灰分　不得过9.0%（《中国药典》通则2302）。

【浸出物】照醇溶性浸出物测定法（《中国药典》通则2201）项下热浸法测定，用稀乙醇做溶剂，不得少于12.0%。

【含量测定】照高效液相色谱法（《中国药典》通则0512）测定。

色谱条件与系统适用性试验　以十八烷基硅烷键合硅胶为填充剂；以甲醇-水（18∶82）为流动相；检测波长为254 nm。理论板数按獐牙菜苦苷峰计算应不低于5 000。

对照品溶液的制备　精密称取獐牙菜苦苷对照品适量，加甲醇制成每1 ml含100 µg的溶液，即得。

供试品溶液的制备　取本品粉末（过三号筛）1 g，精密称定，置锥形瓶中，精密加入50%甲醇25 ml，称定重量，超声处理（功率500 W，频率40 kHz）10 min，放冷，再称定重量，用50%甲醇补足减失的重量，摇匀，滤过，取续滤液，即得。

测定法　分别精密吸取上述对照品溶液与供试品溶液各10 µl，注入液相色谱仪，测定，即得。

本品按干燥品计算，含獐牙菜苦苷（$C_{10}H_{22}O_{10}$）不得少于0.30%。

【炮制】除去杂质，洗净，切段，干燥。

【性味与归经】苦，凉。归肺、肝、胆经。

【功能与主治】清热，杀虫。用于黄疸，发热，咽喉肿痛，疥癣瘙痒。

【用法与用量】3～6 g；外用适量。

【贮藏】置干燥处，防霉、防蛀。

鱼胆草质量标准起草说明

【名称】沿用《四川省中药材标准》（1987年版）。

【别名】水灵芝、青鱼胆草。

【来源】本品为川渝地区习用多年的中草药，曾收载于《四川省中药材标准》（1987年版），为龙胆科（Gentianaceae）獐牙菜属植物川东獐芽菜*Swertia davidii* Franch.的干燥全草。

【原植物形态】多年草本，高达15～50 cm。根纤细，略分枝，呈黄色或黄褐色。茎纤细，直立，四棱形，棱上具狭翅，基部多分枝。单叶对生，基生叶及下部叶具短柄，上部叶近于无柄；狭椭圆形，连柄长1.5～7 cm，宽2～5 mm；叶片条形、条状披针形至条状椭圆形，长1～5 cm，宽1～5 mm，先端渐尖或稍钝，基部渐狭，微扩大抱茎，边缘全缘略反卷，两面均为绿色。圆锥状复聚伞花序，长达36 cm，稀为聚伞花序；花梗纤细，长1.5～4.5 cm；花萼4片，呈窄披针形，线状披针形，长为花冠的1/2～3/4；花冠淡蓝色或淡紫色，直径1.5 cm，具蓝紫色脉纹，4深裂，裂片卵形或卵状披针形，长7～11 mm，先端渐尖，花瓣内侧基部有2腺窝，腺体沟状，具长毛状流苏；雄蕊4枚，着生于花冠基部，较花丝稍短，花丝线形，花药背着；子房上位，狭椭圆形，无柄，花柱短，不明显，柱头2裂。蒴果椭圆形。种子多数[1]。

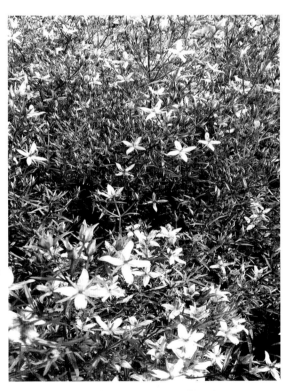

川东獐芽菜植物图（花期）

【产地分布】分布于重庆、四川、安徽、浙江、湖北、湖南、云南等地。

【生长环境】生于海拔900～1 200 m的混交林下潮湿地、江河边。

【化学成分】主含黄酮类、环烯醚萜类、三萜类化合物等，以獐牙菜苦苷，龙胆苦苷，熊果酸、齐墩果酸为其代表成分[2]。

【性状】沿用《四川省中药材标准》（1987年版）及根据收集的样品据实描述。

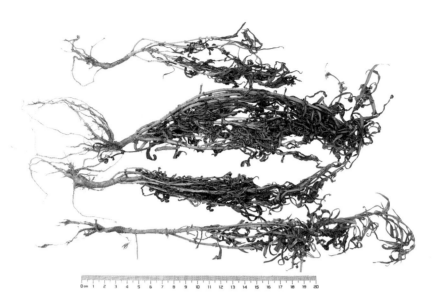

鱼胆草药材图

【鉴别】（1）**薄层色谱**　参照湖南省中药材标准和四川省中药材标准鱼胆草项下的薄层色谱鉴别方法，对本品进行了薄层色谱研究，供试品溶液及齐墩果酸对照品溶液的制备、吸附剂、检视方法同标准正文，分别以甲苯-乙酸乙酯-冰醋酸（12:4:0.5）和三氯甲烷-甲醇（40:1）为展开剂，供试品色谱中，在与对照品色谱相应的位置上，均能检出相同颜色的斑点，其中以三氯甲烷-甲醇（40:1）作展开剂，斑点清晰，分离度好，R_f 值适中，方法可行，故收入标准正文。

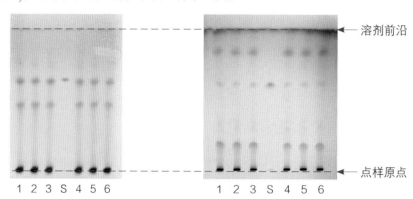

甲苯-乙酸乙酯-冰醋酸（12:4:0.5）　　　三氯甲烷-甲醇（40:1）

鱼胆草薄层色谱图

1—6. 鱼胆草样品；S—齐墩果酸对照品

（2）**薄层色谱**　参照四川省中药材标准鱼胆草项下的薄层色谱鉴别方法，对本品进行了薄层色谱研究，供试品溶液及獐牙菜苦苷对照品溶液的制备、展开剂、检视方法同标准正文，用乙酸乙酯-甲醇-水（20:2:1）为展开剂，供试品色谱中，在与对照品色谱相应的位置上，检出相同颜色的斑点，斑点清晰，R_f 值适中，方法可行，收入标准正文。

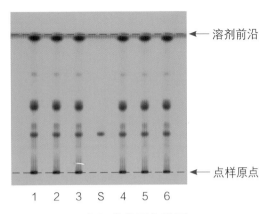

鱼胆草薄层色谱图

1—6 鱼胆草样品；S—獐牙菜苦苷对照品

【检查】**水分**　按水分测定法（《中国药典》通则0832）第二法测定，测定结果为8.9%～9.7%，平均值为9.2%。拟规定水分不得过13.0%，收入标准正文。

总灰分　按灰分测定法（《中国药典》通则2302）测定，样品测定结果为4.1%～6.5%，平均值为5.0%。拟规定总灰分不得过9.0%，收入标准正文。

【浸出物】按醇溶性浸出物测定法（《中国药典》通则2201）项下热浸法测定。改变不同的提取溶剂和不同的提取方法测定浸出物，确定以稀乙醇热浸法提取浸出物的方法为最佳方法。测定结果为13.7%%～33.5%，平均值为22.0%。拟规定浸出物不得少于12.0%，收入标准正文。

【含量测定】獐牙菜苦苷为鱼胆草含量较高的成分，具有提高肌肤机能、促进毛发生长、抑制中枢神经、镇痛、抗炎等活性。本研究参照《湖南省中药材标准》鱼胆草项下含量测定项，采用HPLC法测定鱼胆草中獐牙菜苦苷的含量。经实验研究确定采用50%甲醇超声提取10 min制备供试品溶液的方法，色谱条件为检测波长为254 nm，色谱柱为C_{18}柱，流动相为甲醇-水（18：82）。獐牙菜苦苷进样量为0.103 4～2.068 0 μg与峰面积呈良好的线性关系，方法回收率为97.9%，RSD为1.4%。收集的样品按该方法进行测定，结果为0.36%～4.47%，平均值为1.79%。拟规定按干燥品计算，含獐牙菜苦苷（$C_{10}H_{22}O_{10}$）不得少于0.30%。

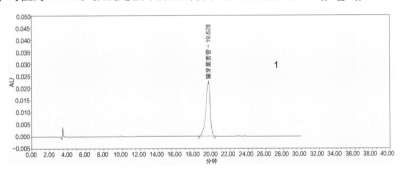

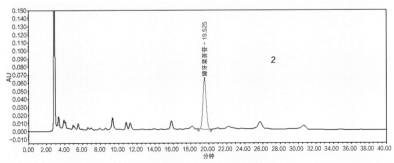

鱼胆草高效液相色谱图

1—獐牙菜苦苷对照品；2—鱼胆草样品

鱼胆草水分、总灰分、浸出物、含量测定结果表

样品编号	来源/产地	水分/%	总灰分/%	浸出物/%	獐芽菜苦苷含量/%
1	重庆中药材市场1	9.4	5.4	15.7	0.36
2	重庆中药材市场2	9.2	4.4	14.6	0.61
3	四川	9.7	4.1	13.7	0.48
4	重庆	8.9	4.8	33.5	3.01
5	重庆	9.0	6.5	32.7	4.47
6	贵州	9.2	4.9	21.9	1.80
平均值		9.2	5.0	22.0	1.79

【炮制】【性味与归经】【功能与主治】【用法与用量】【贮藏】参照《四川省中药饮片炮制规范》（2015年版）拟订。

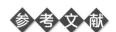

参 考 文 献

[1] 涂建雄. 川东獐牙菜的生药学研究[J]. 湖南中医药导报，1999（12）：12.

[2] 徐康平，李福双，谭健兵，等. 高效液相色谱法测定川东獐牙菜中多种成分的含量[J]. 药物分析杂志，2005，25（1）：14-16.

云前胡

Yuqianhu

PEUCEDANI RUBRICAUDICI RADIX

本品为伞形科植物红前胡 *Peucedanum rubricaudicum* Shan et Sheh mss.的干燥根。秋末至次春植株枯萎后或未抽花茎时采挖，除去须根，洗净，低温干燥。

【性状】本品呈不规则的圆锥形或圆柱形，微扭曲，下部常分枝，长5～25 cm，直径1～3 cm。表面棕色至棕褐色，顶端茎基常单1，少数2～3个，茎基处具多数黄棕色至棕褐色纤维状叶鞘残基，上端有密集的细环纹，下部具纵皱纹，并有横向皮孔及点状须根痕。皮部与木部易分离。质较柔软，干者质硬而脆，易折断，断面不整齐。皮部较疏松，淡黄白色。木部黄白色至黄色，于放大镜下观察，皮部散在多数棕黄色油点。气芳香，味辛，微苦。

【鉴别】（1）取本品粉末1 g，加乙醚10 ml，浸渍2 h后，取乙醚液2滴，分别点于两张小滤纸片上，置紫外光灯（365 nm）下观察，显淡天蓝色荧光。然后滴加15%氢氧化钠溶液数滴，2 min后荧光消失。将一张滤纸片避光保存，另一张滤纸片曝光，约3 h后，置紫外光灯（365 nm）下观察，曝光者天蓝色荧光加强，避光者不显荧光。

（2）取本品粉末5 g，加甲醇30 ml，加热回流10 min，滤过。取滤液2 ml，蒸干，残渣加冰醋酸1 ml使溶解，再加乙酰氯5滴和氯化锌数粒，置水浴中加热1～2 min，溶液显红色。

【检查】**水分**　不得过15.0%（《中国药典》通则0832第二法）。

总灰分　不得过15.0%（《中国药典》通则2302）。

酸不溶性灰分　不得过5.0%（《中国药典》通则2302）。

【浸出物】照醇溶性浸出物测定法（《中国药典》通则2201）项下的热浸法测定，用稀乙醇作溶剂，不得少于15.0%。

【炮制】除去杂质，洗净，润透，切片，干燥。

【性味与归经】苦、辛，微寒。

【功能与主治】散风清热，降气化痰。用于风热咳嗽痰多，痰热喘满，咯痰黄稠。

【用法与用量】3～9 g。

【贮藏】置阴凉干燥处，防霉防蛀。

云前胡质量标准起草说明

【名称】沿用《四川省中药材标准》（1987年版）名称，因主产云南，故名。

【别名】红前胡。

【来源】前胡始载于《名医别录》，列为中品。历史上云前胡产于云南的昭通地区和四川省的会东、盐边、米易等县。

对于云前胡植物的来源，有关资料曾有记载，但极不一致。《滇南本草》[1]前胡项下记载原植物为伞形科植物短片藁本 *Ligusticum brachylobum* Franch.；《四川中药志》[2]记载云前胡原植物为伞形科植物白花前胡*Peucedanum praeruptorum* Dunn.；《四川省成都地区中药材生产资料汇编》[3]认为云前胡原植物为伞形科植物白花前胡*Peucedanum praeruptorum* Dunn.和伞形科植物紫花前胡*Peucedanum decursivum.*（Miq.）Maxim；《中药志》[4]认为其原植物是红前胡*Peucedanum rubricaudicum* Shan et Sheh mss.。《四川省中药材标准》（1987年版）认为其原植物为红前胡*Peucedanum rubricaudicum* Shan et Sheh mss.。

其中短片藁本的根我市多作毛前胡用，已收入本标准毛前胡项下；白花前胡和紫花前胡药典也有收载；故本标准只收载红前胡一种。

【原植物形态】多年生草本，高1 m左右。根较粗大，圆锥形，常分枝，根头具多数黄棕色至棕褐色纤维状叶鞘残基。茎直立，圆柱形，具浅纵沟纹，紫色，上部分枝，被短毛。基部叶有长柄，下部扩大成鞘状抱茎；叶片三角状卵形，三出式二至三回羽状分裂；长4～10 cm，宽约8 cm，第一回羽状裂片有柄，末回裂片线形，长3～10 mm，宽1～1.5 mm。两面无毛，复伞形花序顶生和侧生，伞幅12～20；总苞片6～10，线形，长约8 mm；小伞序有花约20，花梗不等长；小总苞片多数，线状披针形，与花梗等长或超过；花淡黄白色。果实卵形至椭圆形，长4～5 mm，宽约3 mm，背棱和中棱线突起，侧棱扩展成翅，棱槽内油管1～3，合生面4～6。花期7—10月，果期10—11月。

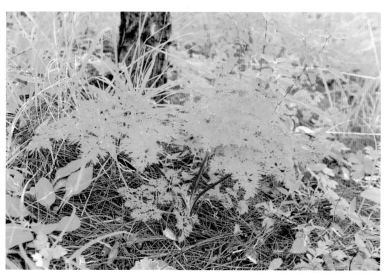

红前胡植物图

【产地分布】分布于四川、云南。主产于四川省的会东、盐边、米易等县。

【生长环境】生长于海拔2 000～3 000 m的山坡岩石边、草丛及矮灌丛中。

【化学成分】文献报道，有人从本品的乙醇提取物中分离出4个萜类化合物，分别为：sinodielides A（Ⅰ）、B（Ⅱ）、积雪草酸和乌苏酸；分离出13个香豆素类化合物[5, 6]。

【性状】根据采集药材样品描述。

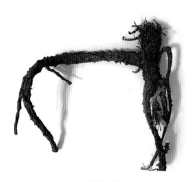

云前胡药材图

【鉴别】本品含萜类、香豆素类化合物，参照《四川省中药材标准》（1987年版）并结合实验结果拟订正文鉴别方法。

【检查】水分　按水分测定法（《中国药典》通则0832）第四法测定，测定结果为12.4%～13.6%，平均值为12.9%。拟规定水分不得过15.0%，收入标准正文。

总灰分　按灰分测定法（《中国药典》通则2302）测定，测定结果为9.8%～12.4%，平均值为11.1%。拟规定总灰分不得过15.0%，收入标准正文。

酸不溶性灰分　按测定法（《中国药典》通则2302）测定，测定结果为2.8%～3.6%，平均值为3.2%。拟规定酸不溶性灰分不得过5.0%，收入标准正文。

二氧化硫残留量　按照二氧化硫残留量测定法（《中国药典》通则2331）测定，未检测出二氧化硫残留。未收入标准正文。

【浸出物】按正文所述方法测定，测定结果为18.8%～22.3%，平均值为20.6%。拟规定浸出物不得少于15.0%，收入标准正文。

云前胡水分、总灰分、酸不溶性灰分、二氧化硫残留量、浸出物测定结果表

样品编号	来源/产地	水分/%	总灰分/%	酸不溶性灰分/%	二氧化硫残留量/（mg·kg^{-1})	浸出物/%
1	四川米易县采挖	12.4	11.3	3.2	未检出	21.6
2	四川会东县采挖	12.8	9.8	2.8	未检出	19.8
3	云南昭通采购	12.4	12.4	3.3	未检出	20.6
4	四川米易县采购	13.3	10.9	3.6	未检出	18.8
5	四川会东县采购	13.6	11.2	3.1	未检出	22.3
平均值		12.9	11.1	3.2	—	20.6

【炮制】【性味与归经】【功能与主治】【用法与用量】【贮藏】参照《四川省中药材标准》（1987年版）拟订。

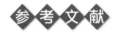

参 考 文 献

[1] 兰茂. 滇南本草：第3卷[M]. 昆明：云南人民出版社，1978.

[2] 中国科学院四川分院中医中药研究所. 四川中药志：第2册[M]. 成都：四川人民出版社，1960.

[3] 成都中药材站. 四川省成都地区中药材生产资科汇编[M]. 成都：成都中药材站，1971.

[4] 中国医学科学院药物研究所. 中药志：第2册[M]. 北京：人民卫生出版社，1982.

[5] 饶高雄，黄浩，孙汉董. 云前胡的萜类成分研究[J]. 天然产物研究与开发，2006，18（1）：69-70.

[6] 饶高雄，孙汉董，林中文，等. 中药云前胡的化学成分研究[J]. 药学学报，1991，26（1）：30-36.

枣槟榔

Zaobinglang

ARECAE FRUCTUS

本品为棕榈科植物槟榔Areca catechu L.的干燥未成熟果实。秋季采下未成熟的果实，熏干或加水煮后烘干。

【性状】 本品呈椭圆形或长卵形，长5～7 cm，直径2.5～4 cm。表面深棕色至近黑色，平滑或略带纵皱纹，微有光泽。一端残存果柄及宿萼，剖开后内有不成熟的种子1粒，扁球形或圆锥形，暗红棕色，具皱纹。气微香，味微涩、微甘。

【检查】 水分　不得过14.0%（《中国药典》通则0832 第二法）。

总灰分　不得过5.0%（《中国药典》通则2302）。

酸不溶性灰分　不得过1.5%（《中国药典》通则2302）。

【性味与归经】 甘、微涩，平。归肺、脾、胃经。

【功能与主治】 止咳化痰，降逆止呕。用于治疗脾胃不和，消化不良，呕吐，腹部胀满，胸腹闷滞，咳嗽吐痰。

【用法与用量】 5～9 g。

【注意】 中气虚弱者忌服。

【贮藏】 置阴凉干燥处。

枣槟榔质量标准起草说明

【名称】 沿用《四川省中药材标准》（1987年版）增补本。

【别名】 枣儿槟榔，槟榔干，枣儿槟，壳槟榔。

【来源】 本品为棕榈科植物槟榔Areca catechu L.的干燥未成熟果实。

【原植物形态】 乔木，高10～18m。不分枝，叶脱落后形成明显的环纹。羽状复叶，丛生于茎顶端，长1.3～2m，光滑，叶轴三棱形；小叶片披针状线性或线性，长30～70 cm，宽2.5～6 cm，基部较狭，顶端小叶愈合，有不规则分裂。花序着生于最下一叶的基部，有佛焰苞状大苞片，长倒卵形，长达40 cm，光滑，花序多分枝；花单性同株；雄花小，多数，无柄，紧贴分枝上部，通常单生，很少对生，萼片3，厚而细小，花瓣3，卵状长圆形，长5～6 mm，雄蕊6，花丝短小，退化雌蕊3，丝状；雌花较大而少，无梗，着生于花序轴或分枝基部，萼片3，长圆状卵形，长12～15 mm。坚果卵圆形或长圆形，长5～6 cm，花萼和花瓣宿存，熟时红色。每年开花2次，花期3—8月，冬花不结果；果期12月至翌年6月[1]。

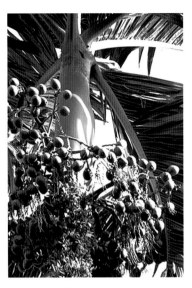

槟榔植物图

【**产地分布**】主产云南、海南、广西、广东、福建及台湾等地。

【**化学成分**】含有的生物总碱有槟榔碱（arecoline）及少量的槟榔次碱（arecaidin）、去甲基槟榔碱（guvacoline）、去甲基槟榔次碱（guvacine），异去甲基槟榔次碱（isoguvacine）、槟榔副碱（arecolidine）、高槟榔碱（homoarecoline）等，均与鞣酸结合形式存在。含有的主要脂肪酸有月桂酸（lauric acid）、肉豆蔻酸（myristic acid）、棕榈酸（palmitic acid），硬脂酸（stearic acid）、油酸（oleic acid）等。还含氨基酸，主要有脯氨酸（proline），以及色氨酸（tryptophane）、甲硫氨酸、酪氨酸、精氨酸、苯丙氨酸等[2]。

【**性状**】沿用《四川省中药材标准》（1987年版）增补本及根据收集的样品据实描述。

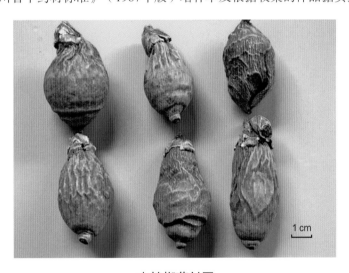

枣槟榔药材图

【**检查**】**水分**　按水分测定法（《中国药典》通则0832）第二法测定，测定结果为8.7%~14.3%，平均值为11.1%。拟规定水分不得过14.0%，收入标准正文。

总灰分　按灰分测定法（《中国药典》通则2302）测定，测定结果为2.7%~4.6%，平均值为3.4%。拟规定总灰分不得过5.0%，收入标准正文。

酸不溶性灰分　按灰分测定法（《中国药典》通则2302）测定，测定结果为0.7%~1.3%，平均值为1.0%。拟规定酸不溶性灰分不得过1.5%，收入标准正文。

枣槟榔水分、总灰分、酸不溶性灰分测定结果表

样品编号	来源/产地	水分/%	总灰分/%	酸不溶性灰分/%
1	成都荷花池中药材专业市场	10.6	4.6	1.3
2	成都荷花池中药材专业市场	10.3	3.5	1.0
3	成都荷花池中药材专业市场	8.7	2.9	0.9
4	成都荷花池中药材专业市场	10.4	3.4	1.2
5	亳州中药材交易中心	11.0	3.5	1.1
6	亳州中药材交易中心	14.3	3.5	0.9
7	亳州中药材交易中心	12.4	2.7	0.7
平均值		11.1	3.4	1.0

【性味与归经】【功能与主治】【注意】【贮藏】参照《重庆市中药饮片炮制规范及标准》（2006年版）及文献[1, 2]拟订。

【用法与用量】参照《山东省中药材标准》（2012年版）拟订。

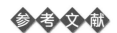

参 考 文 献

[1] 南京中医药大学. 中药大辞典：上册[Z]. 2版. 上海：上海科学技术出版社，2006.

[2] 中国科学院《中国植物志》编委会. 中国植物志：第1卷[M]. 北京：科学出版社，1991.

长前胡

Changqianhu

PEUCEDANI TURGENIIFOLII HERBA

本品为伞形科前胡属植物长前胡*Peucedanum turgeniifolium* Wolff 的干燥全草。夏末、秋初花叶茂盛时采收，除去泥沙及杂质，干燥。

【性状】本品长50～130 cm。根细长，长圆锥形，长8～15 cm，直径0.6～1.5 cm，单一或分枝，表面棕褐色或灰褐色。根茎粗短，包围有棕色纤维状叶鞘残存物。茎圆柱形，表面棕黄色或紫棕色，有纵棱槽，自下部开始分枝，呈叉状二歧式，髓部充实。叶片灰绿色，皱缩卷曲，完整者展开可见2～3回三出羽状分裂。复伞形花序顶生，花白色，分生果卵状椭圆形。小枝、花梗、果实具稀疏柔毛。气微，味淡、微麻。

【鉴别】本品粉末淡黄绿色至淡黄棕色。导管主为网纹导管，也有具缘纹孔导管及螺纹导管，直径10～40 μm。韧皮纤维无色，较长，多断裂，壁极厚，外壁略呈波状，胞腔线形，直径12～15 μm。木纤维多断裂，两端锐尖或分叉，胞腔大，纹孔口斜裂缝状，直径10～20 μm。髓薄壁细胞类圆形，具密集圆点状单纹孔。

【检查】**水分** 不得过14.0%（《中国药典》通则0832第二法）。

总灰分 不得过8.0%（《中国药典》通则2302）。

酸不溶性灰分 不得过1.0%（《中国药典》通则2302）。

【浸出物】照醇溶性浸出物测定法（《中国药典》通则2201）项下的热浸法测定，用稀乙醇作溶剂，不得少于8.0%。

【炮制】除去杂质，淋润，切段，干燥。

【性味与归经】苦、辛，微寒。归肺经。

【功能与主治】宣散风热，祛痰止咳，下气。用于风热感冒，咳嗽，痰稠，喘满，头痛及胸闷。

【用法与用量】3～9 g。

【贮藏】置通风干燥处。

长前胡质量标准起草说明

【名称】沿用《四川省中药材标准》（1987年版）。

【别名】全胡。

【来源】长前胡之名始见于《四川中药志》，为川渝常用中药材之一。其植物来源为伞形科植物长前胡*Peucedanum turgeniifolium* Wolff. 的干燥全草。

【原植物形态】多年生草本，高50～130 cm。根茎粗壮，直径0.7～1.5 cm，存留有多数棕色枯鞘纤维；根细长，圆柱形，长8～15 cm，直径0.6～1.5 cm，下部通常具2～4分枝，表皮褐色或灰褐色。茎通常单一，圆柱形，髓部充实，直径3～9 mm，具细条纹，稍突起，自下部开始分枝，分枝呈叉状二歧式，常带淡紫色，下部光滑，上部粗糙，有短毛。抽茎前，叶片3～4，具长柄，叶柄长3～20 cm；叶片轮廓卵圆形，二回羽状三出式分裂，末回裂片较宽，卵形或倒卵状楔形，长2～3 cm，宽1.5～2.5 cm，边缘具粗锯齿；抽茎后，基生叶数片，具短柄，有时近无柄，叶柄长1～7 cm，基部具狭窄叶鞘抱茎，略带紫色；叶片轮廓为长卵形，二至三回羽状分裂，长7～12 cm，宽4～7 cm，第一回羽片3～4对，下部羽片具长柄，上部者无柄，末回裂片线形、倒披针形或倒卵形，基部呈楔形，顶端裂片基部渐狭呈楔形，长1～2.5 cm，宽0.5～1.5 cm，边缘具2～3粗锯齿或呈浅裂状，上表面主脉稍突起，下表面网状脉显著突起，稍带粉绿色，叶柄及下表面常有短糙毛，边缘具短睫毛；茎上部叶无柄，具叶鞘抱茎，叶片一回羽状分裂，裂片狭长细小。复伞形花序顶生和侧生，花序梗粗壮，顶端多糙毛；总苞片无；伞形花序直径2～10 cm；伞辐5～20，长0.3～4 cm，极不等长，有短毛；小总苞片8～12，线形或线状披针形，先端长渐尖，比花柄长，比果柄短，密生短柔毛；每小伞形花序有花10～20，花柄不等长，有毛；花瓣近圆形，白色，外部有稀疏柔毛；萼齿细小不显著；花柱向下弯曲，花柱基圆锥形。分生果卵状椭圆形，背部扁压，长3～3.5 mm，宽2～3 mm，有稀疏短柔毛，背棱和中棱线形突起，侧棱呈狭翅状；每棱槽内有油管3～4，合生面油管6～10；胚乳腹面微凹入。花期7—9月，果期9—10月[1]。

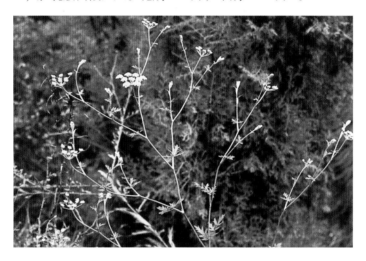

长前胡植物图（花期）

【产地分布】分布于重庆、四川等地[2]。

【生长环境】常野生于海拔2 000～3 600 m的高山向阳山坡草地、灌丛和河谷滩地上[1]。

【化学成分】长前胡含有长前胡甲素 turgeniifolin A 、长前胡乙素turgeniifolin B、长前胡丙素turgeniifolin C、顺式消旋凯尔内酯（±）-cis-khellactone、反式消旋凯尔内酯（±）transkhellac-tone、（±）diisovalerylkhllactoneh、（±）peuformosin、（±）7-羟基-8-（2′，3′-二羟基-3′-甲基-丁基）-香豆素（±）7-hydroxy-8-（2′-3′-dihydroxy-3′-methyl-butyl）-coumarin、异氧化前胡素isooxypeuce-danin和甘露醇D-mannitol[3]。

【性状】沿用《四川省中药材标准》（2010年版）和根据收集的样品据实描述。

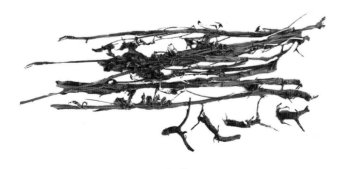

长前胡药材图

【鉴别】（1）**显微鉴别**　显微特征明显，故收入标准正文。

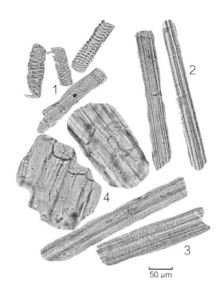

长前胡粉末显微特征图

1—导管；2—韧皮纤维；3—木纤维；4—薄壁细胞

（2）**光谱鉴别**　取本品粉末0.5 g，加乙醇25 ml，超声处理30 min，滤过，取续滤液1 ml，置25 ml量瓶中，加乙醇稀释至刻度，摇匀，照紫外-可见分光光度法（《中国药典》2020年版通则0401）测定，以乙醇为空白，在200～500 nm波长范围内进行扫描，结果8批样品均在323 nm波长处有最大吸收。将继续积累数据对所含成分进行研究，暂不收入标准正文。

【检查】**水分**　按水分测定法（《中国药典》通则0832）第二法测定，测定结果为9.2%～12.7%，平均值为11.2%。拟规定水分不得过14.0%，收入标准正文。

总灰分　按灰分测定法（《中国药典》通则2302）测定，测定结果为5.2%～7.9%，平均值为6.1%。拟规定总灰分不得过8.0%，收入标准正文。

酸不溶性灰分　按灰分测定法（《中国药典》通则2302）测定，测定结果为0.3%～0.4%，平均值为0.3%。拟规定酸不溶性灰分不得过1.0%，收入标准正文。

二氧化硫残留量　按照二氧化硫残留量测定法（《中国药典》通则2331）测定，未检测出二氧化硫残留。未收入标准正文。

【浸出物】按正文要求测定，测定结果为11.5%～13.6%，平均值为12.3%。拟规定浸出物不得少于8.0%，收入标准正文。

长前胡水分、总灰分、酸不溶性灰分、二氧化硫残留量、浸出物测定结果表

样品编号	来源/产地	水分/%	总灰分/%	酸不溶性灰分/%	二氧化硫残留量/（mg·kg⁻¹）	浸出物/%
1	四川绵阳	10.9	5.9	0.3	未检出	12.5
2	四川崇州	11.5	6.6	0.4	未检出	11.5
3	四川绵阳	11.7	5.7	0.3	未检出	12.1
4	四川邛崃	12.7	5.2	0.3	未检出	12.4
5	四川绵阳	9.2	7.9	0.4	未检出	13.6
6	成都荷花池中药材专业市场	11.6	5.3	0.3	未检出	11.7
7	成都荷花池中药材专业市场	11.2	6.4	0.4	未检出	12.7
8	成都荷花池中药材专业市场	12.1	5.5	0.3	未检出	12.1
平均值		11.2	6.1	0.3	—	12.3

　　【炮制】【性味与归经】【功能与主治】【贮藏】参照《四川省中药饮片炮制规范》（2015年版）拟订。

　　【备注】原四川省各地（含原重庆市、涪陵、万县、黔江等地）除使用《中国药典》一部收载的前胡（白花前胡*Peucedanum praeruptorum* Dunn）及《川标》（1987年版）收载的毛前胡（短片藁本*Ligusticum brachylobum* Franch.）、云前胡（红前胡*Peucedanum rubricaudicum* Shan et Sheh mss.）、光前胡（华中前胡*Peucedanum medicum* Dunn.）的干燥根外，都有使用长前胡的习惯。此品种产量大，流通比较广泛，是全国前胡类唯一药用全草的品种[3]。

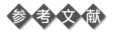

参 考 文 献

[1] 中国科学院《中国植物志》编委会. 中国植物志：第55卷[M]. 北京：科学出版社，1992.

[2] 方建国. 川产前胡的品质评价[D]. 成都：成都中医院，1992.

[3] 徐国钧. 常用中药材品种整理和质量研究：第二册 [M]. 福州：福建科学技术出版社，1997.

长松萝

Changsongluo

USNEAE LONGISSIMAE LICHEN

本品为松萝科植物长松萝 *Usnea longissima* Ach.的干燥地衣体。全年采收，除去杂质，干燥。

【性状】本品呈丝状缠绕成团，灰绿色或黄绿色，主轴单一，极少有大的分枝。两侧有细短的侧枝密生，呈蜈蚣状，侧枝长0.3～1.5 cm，柔软，略有弹性，易折断，断面绿白色，断面中央具线状柔韧的中轴。气微，味酸。

【鉴别】取本品粉末3 g，加乙醇40 ml，超声处理30 min，滤过，取续滤液，作为供试品溶液。另取长松萝对照药材3 g，同法制成对照药材溶液。照薄层色谱法（《中国药典》通则0502）试验，吸取上述两种溶液各8 μl，分别点于同一硅胶G薄层板上，以正己烷-乙酸乙酯-甲酸（6∶3∶1）为展开剂，展开，取出，晾干，喷以10%硫酸乙醇溶液，置105 ℃加热至斑点显色清晰，置日光下检视。供试品色谱中，在与对照药材色谱相应的位置上，显相同颜色的斑点。

【检查】**水分** 不得过15.0%（《中国药典》通则0832第二法）。

总灰分 不得过3.0%（《中国药典》通则2302）。

酸不溶性灰分 不得过0.5%（《中国药典》通则2302）。

【浸出物】照水溶性浸出物测定法（《中国药典》通则2201）项下的热浸法测定，不得少于7.0%。

【炮制】除去杂质，切段，干燥。

【性味与归经】甘，平。归肝、肺经。

【功能与主治】祛风活络，清热解毒，止咳化痰。用于风湿痹痛，疮肿，乳痛，痰热咳嗽。

【用法与用量】6～9 g。外用适量。

【贮藏】置通风干燥处。

长松萝质量标准起草说明

【名称】《四川省中药材标准》（1987年版）以松萝为名收载本品，但与《卫生部药品标准》维药分册收载的松萝重名，故现以"长松萝"重新命名本品。

【别名】云雾草、山挂面、老君须[1]。

【来源】《四川省中药材标准》（1987年版）收载的松萝来源为节松萝 *Usnea diffracta* Vain和长松萝 *Usnea longissima* Ach.。节松萝以松萝为名已收载于卫生部药品标准维药分册，故只将长松萝收入本标准。

【原植物形态】藻、菌共生的地衣体。长丝状，细长不分枝，长可达1 m以上，向下悬垂。主轴单一，极少大分枝，两侧密生细而短的侧枝，形似蜈蚣，灰绿色，柔软。子囊果稀少，侧生，盘状，孢子椭圆形。

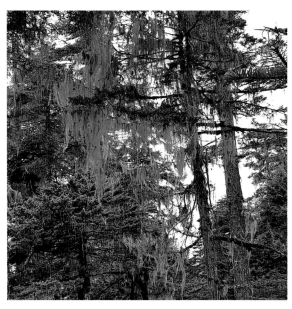

长松萝植物图

【产地分布】分布于重庆、四川、黑龙江、吉林、辽宁、陕西、安徽、浙江、湖北、广东、云南、西藏等地。

【生长环境】主要生长在海拔2 800～3 070 m的冷杉等树干及灌木丛。

【采收加工】根据参考资料[2]拟订。

【化学成分】长松萝的地衣丝状体含巴尔巴地衣酸（barbatic acid）、松萝酸（usnic acid）、地弗地衣酸（diffractaicacid）、拉马酸（ramalic acid）、地衣聚糖（lichenin）、长松萝多糖、扁枝衣酸乙酯（ethyl everninate）[2]。

【性状】参照《四川省中药材标准》（1987年版）及根据收集的样品实际性状进行描述。

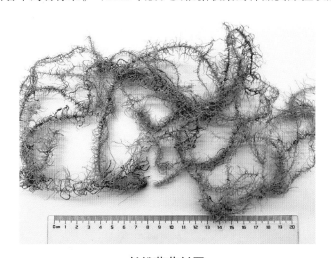

长松萝药材图

【鉴别】薄层鉴别　供试品溶液和对照药材溶液的制备、吸附剂、显色剂及检视方法[3]同标准正文，分别采用以正己烷-乙酸乙酯-甲酸（6∶3∶1）10 ℃以下放置的上层溶液和石油醚（60～90 ℃）-三氯甲烷-甲醇（2∶4∶1）为展开剂，供试品色谱中，在与对照药材色谱相应的位置上，均能检出相同颜色的斑点和荧光斑点，前者R_f值适中，收入标准正文。

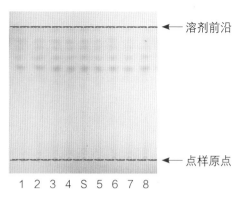

长松萝薄层色谱图（日光下检视）

1—8. 长松萝样品；S—长松萝对照药材

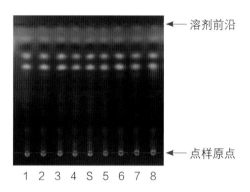

长松萝薄层色谱图（紫外光365 nm下检视）

1—8. 长松萝样品；S—长松萝对照药材

【检查】**水分** 按水分测定法（《中国药典》通则0832）第二法测定，测定结果为9.9%～10.9%，平均值为10.5%。拟规定水分不得过15.0%，收入标准正文。

总灰分 按灰分测定法（《中国药典》通则2302）测定，测定结果为1.6%～2.6%，平均值为1.9%。拟规定总灰分不得过3.0%，收入标准正文。

酸不溶性灰分 按灰分测定法（《中国药典》通则2302）测定，测定结果为0.01%～0.22%，平均值为0.1%。拟规定酸不溶性灰分不得过0.5%，收入标准正文。

【浸出物】按正文所述方法，测定结果为6.2%～10.5%，平均值为8.3%。拟规定浸出物不得少于7.0%，收入标准正文。

长松萝水分、总灰分、酸不溶性灰分及浸出物测定结果表

样品编号	产地/来源	水分/%	总灰分/%	酸不溶性灰分/%	浸出物/%
1	四川自贡马吃水镇	10.5	2.1	0.10	9.6
2	西昌凉山彝族自治州	10.4	1.6	0.01	10.5
3	安徽	9.9	2.2	0.10	10.4
4	四川乐山	10.9	1.6	0.09	6.2
5	四川自贡	10.1	2.6	0.22	8.1
6	重庆市中药材市场	10.5	2.2	0.21	8.1
7	四川乐山	10.6	1.6	0.07	6.2
8	四川资中	10.9	1.5	0.02	7.0
平均值		10.5	1.9	0.1	8.3

【炮制】【性味与归经】【功能与主治】【用法与用量】【贮藏】参照《四川省中药饮片炮制规范》（2015年版）拟订。

【备注】本品在一些地区误当成海风藤使用。

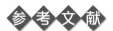

[1] 国家中医药管理局《中华本草》编委会. 中华本草：第1册. 上海：上海科学技术出版社，1999.

[2] 南京中医药大学. 中药大辞典：上册[Z]. 2版. 上海：上海科学技术出版社，2006.

[3] 李荣钦，苏印泉，王中奎. 薄层层析-分光光度法测定松萝酸含量的研究[J]. 安徽农业科学，2008（06）：2164-2165，2167.

枳 椇

Zhiju

HOVENIAE ACERBR SEMEN

本品为鼠李科植物枳椇*Hovenia acerba* Lindl.的干燥成熟种子。10—11月果实成熟时采收，除去果壳、果柄等杂质，收集种子，干燥。

【性状】本品呈扁圆形，直径3～5 mm，厚约2 mm。外表黑褐色、黑紫色或红棕色，平滑有光泽。背部稍隆起，腹面有1条纵行而隆起的种脊，基部凹陷处有一点状种脐，顶端有微凸的合点。质坚硬，不易破碎，胚乳黄白色，内有两片肥厚的子叶，淡黄色，富油性。气微，味淡、微涩。

【鉴别】（1）本品粉末黄棕色至棕褐色。种皮细胞顶面观呈圆多角形，排列紧密，胞腔细小；种皮细胞侧面观狭条形，呈栅栏状，长170～250 μm，宽约10 μm，两端壁薄，侧壁厚。色素块棕色至棕红色，不规则多角形，大小不一。子叶细胞含圆簇状小结晶。

（2）取本品粉末1 g，加75%乙醇50 ml，超声处理30 min，滤过，滤液蒸至无醇味，加水50 ml，混匀，用石油醚（60～90 ℃）振摇提取2次，每次25 ml，弃去石油醚液，水液加乙酸乙酯振摇提取2次，每次25 ml，合并乙酸乙酯液，蒸干，残渣加甲醇适量使溶解，置50 ml量瓶中，加甲醇稀释至刻度，取5 ml，置25 ml量瓶中，加甲醇稀释至刻度，摇匀，照紫外-可见分光光度法（《中国药典》通则0401）测定，在290 nm波长处有最大吸收。

【检查】**杂质** 不得过6%（《中国药典》通则2301）。

水分 不得过15.0%（《中国药典》通则0832第二法）。

总灰分 不得过6.0%（《中国药典》通则2302）。

酸不溶性灰分 不得过2.5%（《中国药典》通则2302）。

【浸出物】照水溶性浸出物测定法（《中国药典》通则2201）项下的热浸法测定，不得少于6.0%。

【炮制】除去杂质。

【性味与归经】甘、酸，平。归心、脾经。

【功能与主治】止渴除烦，解酒毒。用于烦渴呕逆，酒醉，少腹拘急，热痢。

【用法与用量】9～15 g；用时捣碎。

【贮藏】置通风干燥处。

枳椇质量标准起草说明

【名称】《四川省中药材标准》（1987年版）以枳椇子为名收载本品，但与《卫生部药品标准》中药材第一册收载的枳椇子重名，故现以"枳椇"重新命名本品。

【别名】鸡爪子、鸡距子、拐枣子、梨枣子。

【来源】本品为鼠李科枳椇属植物枳椇*Hovenia acerba* Lindl.的干燥成熟种子。枳椇始载于《唐本草》，入药部分有果实、木汁、木皮等。另《中华人民共和国卫生部药品标准》中药材第一册收载的枳椇子为鼠李科枳椇属植物枳椇的干燥成熟种子，根据《中国植物志》的描述，该品为北枳椇。

【原植物形态】高大乔木，高10～25 m；小枝褐色或黑紫色，被棕褐色短柔毛或无毛，有明显白色的皮孔。叶互生，厚纸质至纸质，宽卵形、椭圆状卵形或心形，长8～17 cm，宽6～12 cm，顶端长渐尖或短渐尖，基部截形或心形，稀近圆形或宽楔形，边缘常具整齐浅而钝的细锯齿，上部或近顶端的叶有不明显的齿，稀近全缘，上面无毛，下面沿脉或脉腋常被短柔毛或无毛；叶柄长2～5 cm，无毛。花排成对称的二歧式聚伞圆锥花序，顶生和腋生，被棕色短柔毛；花两性，直径5～6.5 mm；萼片具网状脉或纵条纹，无毛，长1.9～2.2 mm，宽1.3～2 mm；花瓣椭圆状匙形，长2～2.2 mm，宽1.6～2 mm，具短爪；花盘被柔毛；花柱半裂，稀浅裂或深裂，长1.7～2.1 mm，无毛。浆果状核果近球形，直径5～6.5 mm，无毛，成熟时黄褐色或棕褐色；果序轴明显膨大；种子暗褐色或黑紫色，直径3.2～4.5 mm。花期5—7月，果期8—10月[1]。

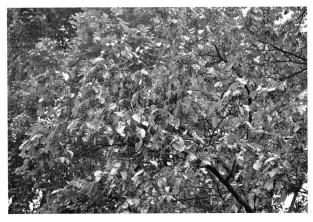 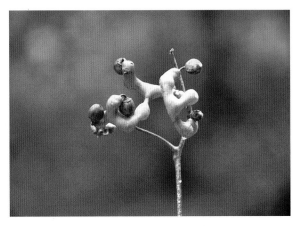

枳椇植物图   枳椇植物图（果实）

【产地分布】分布于重庆、四川、云南、贵州、甘肃、陕西、河南、安徽、江苏、浙江、江西、福建、广东、广西、湖南、湖北等地。重庆主产于涪陵、万州、江津等地[1]。

【生长环境】生于海拔2 100 m以下的开旷地、山坡林缘或疏林中；庭院宅旁常有栽培[1]。

【采收加工】10—11月果实成熟时采收，将果实连同果梗采下，晒干，碾碎，除去果梗、果壳，筛去杂质，收集种子。

【化学成分】枳椇含有皂苷和糖苷：枳椇皂苷C、D、G、G'、H（hovenoside C、D、G、G'、H），北枳椇皂苷（hovenidulcioside）A1、A2、B1、B2，北拐枣苷Ⅲ（hoduloside Ⅲ）；生物碱：黑麦草碱（perlolyrine）；黄酮类化合物：山奈酚（kaempferol）、双氢山奈酚（dihydrokaempferol）、洋芹素（apigenin）、杨梅黄素（myricetin）、槲皮素（quercetin）、双氢杨梅黄素（dihydromyricetin）；脂肪酸等[2]。

【性状】沿用《四川省中药材标准》（1987年版）并根据药材据实描述。

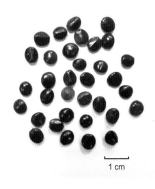

1 cm

枳椇药材图

【鉴别】（1）**显微鉴别**　粉末显微特征明显，收入标准正文。

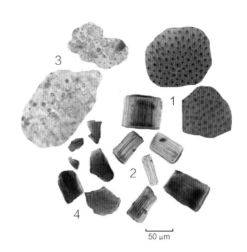

枳椇粉末显微图

1—种皮细胞顶面观；2—种皮细胞侧面观；3—圆簇状小结晶；4—色素块

（2）**紫外鉴别**　按正文方法测定，结果均在（290±2）nm处有最大吸收，重现性好，故收入标准正文。

【检查】**杂质**　样品测定结果为2.5%～6.4%，平均值4.1%。拟规定杂质不得过6%，收入标准正文。

水分　按水分测定法（《中国药典》通则0832）第二法测定，测定结果为9.2%～12.5%，平均值为11.5%。拟规定水分不得过15.0%，收入标准正文。

总灰分　按灰分测定法（《中国药典》通则2302）测定，测定结果为2.2%～4.6%，平均值为3.1%。拟规定总灰分不得过6.0%，收入标准正文。

酸不溶性灰分　按灰分测定法（《中国药典》通则2302）测定，测定结果为0.01%～1.62%，平均值为0.5%。拟规定酸不溶性灰分不得过2.5%，收入标准正文。

【浸出物】按正文要求测定，样品测定结果为6.1%～10.9%，平均值为9.4%。拟规定浸出物不得少于6.0%，收入标准正文。

枳椇杂质、水分、总灰分、酸不溶性灰分、浸出物测定结果表

样品编号	样品来源/产地	杂质/%	水分/%	总灰分/%	酸不溶性灰分/%	浸出物/%
1	四川	2.5	11.5	3.3	0.85	8.6
2	四川	2.9	12.0	2.2	0.16	6.1
3	四川	4.1	11.5	3.8	0.78	8.7
4	四川	4.9	11.1	2.9	0.02	9.0
5	陕西	4.0	9.2	2.4	0.26	8.0
6	陕西	6.4	12.2	2.8	0.34	10.9
7	陕西	5.1	12.5	2.8	0.09	11.9
8	陕西	3.6	12.2	4.6	1.62	10.8
9	陕西	3.2	11.3	2.8	0.01	10.4
平均值		4.1	11.5	3.1	0.5	9.4

【炮制】【性味与归经】【功能与主治】【用法与用量】【贮藏】参照《重庆市中药饮片炮制规范及标准》2006年版、《四川省中药材标准》（2010年版）拟订。

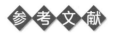

参 考 文 献

[1] 中国科学院《中国植物志》编委会. 中国植物志：第48卷[M]. 北京：科学出版社，1982.

[2] 时涛，王晓玲，陈振德，等. 枳椇子化学成分及其药理活性研究进展[J]. 中药材，2006，29
　　（5）：510-513.

朱砂七

Zhushaqi

FALLOPOAE MULTIFLORAE RADIX

本品为蓼科植物毛脉蓼*Polygonum cillinerve*（Nakai.）Ohwi.的干燥块根。秋、冬二季茎叶枯萎时采挖，除去须根及泥沙，切片，干燥。

【性状】本品呈不规则的团块或片块，大小不一。外皮棕褐色，有残存须根，根茎有钉角状突起。断面黄褐色，粗糙，纤维状，纵横交错，黄色纤维凸出，部分可见朱砂点。质地坚硬，不易折断。气微，味微苦涩。

【鉴别】（1）本品粉末深黄棕色。淀粉粒多为单粒，椭圆形或类长椭圆形，直径5~20 μm，脐点及层纹不明显，复粒少。纤维成束或单个散在，直径20~30 μm，长条形，微弯曲，有的一端膨大呈纺锤形，壁厚，胞腔小。石细胞多，成群或单个散在，单个呈类方形、类圆形或类椭圆形，直径30~105 μm，壁厚，孔沟明显。草酸钙簇晶多，直径5~60 μm，方晶呈类方形或棱形，直径5~60 μm。导管直径可达70 μm。

（2）取本品粗粉1 g，加水10 ml，浸泡10 min，溶液呈朱砂红色。

（3）取本品粉末0.5 g，加甲醇20 ml，超声处理20 min，滤过，滤液浓缩至2 ml，作为供试品溶液。另取大黄素、大黄素甲醚对照品，加甲醇制成每1 ml各含1 mg的混合溶液，作为对照品溶液。照薄层色谱法（《中国药典》通则0502）试验，吸取上述供试品溶液5 μl、对照品溶液2 μl，分别点于同一硅胶G薄层板上，以石油醚（30~60 ℃）-甲酸乙酯-甲酸（15：5：1）的上层溶液为展开剂，展开，取出，晾干，置紫外光灯（365 nm）下检视。供试品色谱中，在与对照品色谱相应的位置上，显相同的两个橙黄色荧光斑点；置氨蒸气中熏后，斑点变为红色。

【检查】**水分**　不得过12.0%（《中国药典》通则0832第二法）。

总灰分　不得过12.0%（《中国药典》通则2302）。

酸不溶性灰分　不得过1.0%（《中国药典》通则2302）。

【浸出物】照醇溶性浸出物测定法（《中国药典》通则2201）项下的冷浸法测定，用乙醇作溶剂，不得少于10.0%。

【含量测定】照高效液相色谱法（《中国药典》通则0512）测定。

色谱条件与系统适应性试验　以十八烷基硅烷键合硅胶为填充剂，以甲醇-0.1%磷酸溶液（85：15）为流动相；检测波长为254 nm。理论板数按大黄素峰计算应不低于3 000。

对照品溶液的制备　取大黄素对照品适量，精密称定，加甲醇制成每1 ml含0.1 mg的溶液，即得。

供试品溶液的制备　取本品粉末（过三号筛）0.2 g，精密称定，置具塞锥形瓶中，精密加入75%甲醇50 ml，称定重量，加热回流45 min，放冷，再称定重量，用75%甲醇补足减失的重量，摇匀，滤过，取续滤液，即得。

测定法　分别精密吸取对照品溶液与供试品溶液各10 μl，注入液相色谱仪，测定，即得。

本品按干燥品计算，含大黄素（$C_{15}H_{10}O_5$）不得少于0.80%。

【炮制】除去杂质。

【性味与归经】苦、涩，平。归心、肝、胃经。

【功能与主治】清热解毒，凉血止血。用于咽喉肿痛，疮肿，泻痢，吐血便血。

【用法与用量】3～12 g。

【注意】孕妇慎用。

【贮藏】置通风干燥处。

朱砂七质量标准起草说明

【名称】沿用《四川省中药材标准》（1987年版）名称。本品断面黄褐色，鲜时色如朱砂，故名朱砂七。

【别名】雄黄连、康莲、红药子。

【来源】本品为包括我市在内的原四川地区习用草药，有较长的使用历史，疗效好，已成商品，被收载入《四川省中药材标准》（1987年版），我市沿用朱砂七为蓼科植物毛脉蓼*Polygonum cillinerve*（Nakai.）Ohwi.的干燥块根。

【原植物形态】多年生蔓性或缠绕草本，长达1 m。块根卵形，褐色，须根多。茎细长，绿紫色，分支少。单叶互生，叶片长卵形，长4～9 cm，宽2～7 cm，顶端尾尖，基部心形，全缘或微波状，下面脉上密被短柔毛；叶柄长1～4 cm；托叶鞘短桶状，膜质，褐色。花白色，圆锥花序顶生或腋生，花被5裂，3片较大，具棱脊；雄蕊8；花柱短，柱头3；瘦果三棱形，两头尖，包于具翅的宿存花被内。花期6—7月，果期8—9月。

【产地分布】分布于重庆、四川、云南等地[1]。

【生长环境】生于山坡、路边、滩地或乱石中。

【化学成分】本品含蒽醌类（游离型和结合型两种，母核全部为大黄素型蒽醌）、芪类（一般具二苯乙烯母核，具有抗肿瘤、抗氧化、抗炎等药理作用，分离出来的有白藜芦醇、白藜芦醇苷等）、黄酮类（分离出来的有山奈苷、Annulatin3'-O-β-D-xyloside）、萘苷类、生物碱类等[1]。

【性状】沿用《四川省中药材标准》（1987年版）并根据收集的药材实际进行描述。

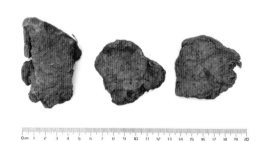

朱砂七药材图

【鉴别】（1）**显微鉴别**　本品横切面：木栓层为数列细胞，皮层散在大小不等的石细胞群。韧皮部较宽，维管束散乱，为外韧型，导管大型。薄壁细胞中有草酸钙簇晶和方晶，并有淀粉粒和褐色内含物。

本品粉末淀粉粒、纤维束、石细胞、草酸钙簇晶、草酸钙方晶、导管特征明显。

朱砂七直径较大，横切面操作较难，仅将粉末特征收入标准正文。

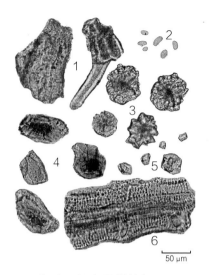

朱砂七粉末显微特征图

1—纤维束；2—淀粉粒；3—草酸钙簇晶；4—石细胞；5—草酸钙方晶；6—导管

（2）**化学反应**　为本品含有的水溶性色素的鉴别，继续收入标准正文。

（3）**薄层鉴别**　对本品进行了薄层色谱研究，供试品溶液及对照品溶液的制备、薄层板、检视方法同标准正文，用石油醚（30～60 ℃）-甲酸乙酯-甲酸（15：5：1）的上层溶液为展开剂，供试品色谱中，在与对照药材色谱相应的位置上，均能检出相同颜色的斑点，斑点清晰、R_f值适中，方法可行，收入标准正文。

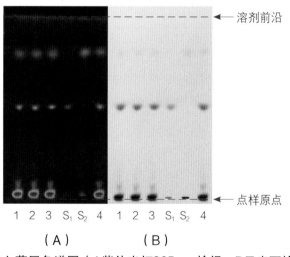

朱砂七薄层色谱图（A紫外光灯365 nm检视、B日光下检视）

1—4.朱砂七样品；S_1—大黄素对照品；S_2—大黄素甲醚对照品

【**检查**】**水分**　按水分测定法（《中国药典》通则0832）第二法测定，测定结果为8.9%～10.1%，平均值为9.6%。拟规定水分不得过12.0%，收入标准正文。

　　总灰分　按灰分测定法（《中国药典》通则2302）进行测定，测定结果为5.8%～10.4%，平均值为8.0%。拟规定总灰分不得过12.0%，收入标准正文。

　　酸不溶性灰分　按灰分测定法（《中国药典》通则2302）进行测定，测定结果为0.23%～0.40%，平均值为0.3%。拟规定酸不溶性灰分不得过1.0%，收入标准正文。

　　二氧化硫残留量　测定结果未检出。实际考察中未发现有熏硫现象，故未收入标准正文。

【**浸出物**】按正文所述方法进行测定，测定结果为24.9%～30.1%，平均值为26.7%。拟规定浸出物不得少于10.0%，收入标准正文。

【含量测定】朱砂七中化学成分主要为蒽醌类化合物，故参考同科同属药材大黄的含量测定的色谱条件，测定其含量较高的蒽醌类物质大黄素。经研究选用75%甲醇为提取溶剂制备供试品溶液，检测波长为254 nm，色谱柱为C_{18}柱，流动相为甲醇-0.1%磷酸溶液（85∶15）。大黄素进样量在0.078 3～0.352 4 μg范围内，与峰面积呈良好的线性关系，方法回收率为102%，RSD为1%。收集的样品按该方法进行测定，结果为0.90%～2.83%，平均值为1.73%，考虑到不同来源的朱砂七中大黄素含量波动较大，故规定本品按干燥品计算含大黄素（$C_{15}H_{10}O_5$）不得少于0.80%。

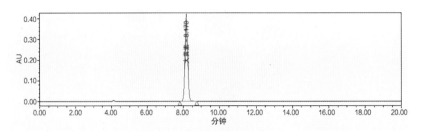

大黄素对照品HPLC图

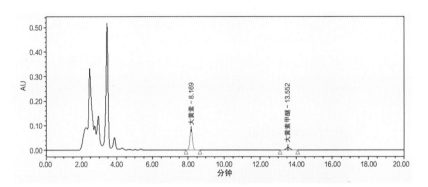

朱砂七药材样品HPLC图

朱砂七水分、总灰分、酸不溶性灰分、浸出物、大黄素含量测定结果表

样品编号	来源/产地/提供人	水分/%	总灰分/%	酸不溶性灰分/%	浸出物/%	大黄素含量测定/%
1	重庆/重庆泰而森制药有限公司	9.8	8.5	0.40	30.1	0.90
2	四川/慧远药业	9.6	5.8	0.29	24.9	1.00
3	四川/华奥药业	8.9	7.3	0.23	25.4	2.83
4	重庆/重庆泰而森制药有限公司	10.1	10.4	0.38	26.5	2.18
平均值		9.6	8.0	0.3	26.7	1.73

【炮制】【性味与归经】【功能与主治】【用法与用量】【贮藏】参照《四川省中药饮片炮制规范》（2015年版）拟订。

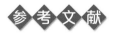

参 考 文 献

[1] 任慧，张红，崔小敏，等. 朱砂七化学成分、药理作用及质量控制研究进展[J]. 现代中药研究与实践，2022，36（1）：91-97.

竹叶柴胡

Zhuyechaihu

BUPLEURI HERBA

本品为伞形科植物竹叶柴胡*Bupleurum marginatum* Wall. ex DC.、马尾柴胡*Bupleurum microcephalum* Diels.或马尔康柴胡*Bupleurum malconense* Shan et Y. Li.的干燥全草。夏、秋二季花初开时采收，除去泥沙，干燥。

【性状】本品长50～120 cm。根圆柱形或长圆锥形，微有分支，直伸或稍弯曲，外表棕褐色或黄棕色，具细纵皱纹及稀疏小横突起。茎单生或丛生，分枝，圆柱形，微具纵棱，基部常残存叶柄纤维，断面实心，白色。叶易破碎，脱落，完整叶展平后呈披针形、线状披针形或线形，长10～16 cm，宽0.6～1.5 cm，顶端具硬尖头，基部半抱茎，叶缘软骨质，具9～13脉；有的基生叶基部下延呈长柄状。花序复伞形，伞幅5～9；小总苞披针形或线状披针形；花黄色。体轻，质稍脆。气清香，味微苦。

马尾柴胡 叶狭线形，长16～30 cm，宽2.5～5 mm，基部渐狭或柄状，5脉；复伞形花序，伞幅4～6。

马尔康柴胡 根粗壮，茎丛生多分枝。叶狭线形，长10～15 cm，宽2.5～5 mm，3～7脉；复伞花序多而小，伞幅3～5。

【鉴别】（1）本品粉末绿色至棕黄色。纤维大多成束或单个散离，直径10～20 μm。叶表皮细胞垂周壁略波状弯曲，有的可见连珠状增厚，气孔不定式。木栓细胞类圆形，方形或长方形，黄棕色，壁稍厚。导管多为网纹导管和螺纹导管，直径10～35 μm。

（2）取本品粉末1 g，加甲醇50 ml，加热回流提取1 h。冷却，过滤，滤液水浴蒸干，加水25 ml使溶解，用乙酸乙酯振摇提取2次，每次20 ml，合并乙酸乙酯液，水浴蒸干，加甲醇2 ml使溶解，作为供试品溶液。另取芦丁对照品，加甲醇制成每1 ml含0.5 mg的溶液，作为对照品溶液。照薄层色谱法（《中国药典》通则0502）试验，吸取上述两种溶液1～2 μl，分别点于同一硅胶G薄层板上，以乙酸乙酯-甲酸-水（7：2：1）为展开剂，展开，取出，晾干。喷以5%三氯化铝溶液，在105 ℃加热至斑点显色清晰，在紫外光灯（365 nm）下检视。供试品色谱中，在与对照品色谱相应的位置上，显相同颜色的荧光斑点。

（3）取本品粉末1 g，加入80%甲醇50 ml，加热回流提取1 h，滤过，滤液蒸干。残渣加水10 ml，用乙醚振摇提取2次，每次10 ml，弃去乙醚液，水液加稀盐酸10 ml，水浴加热回流1 h，用乙酸乙酯振摇提取2次，每次20 ml，合并乙酸乙酯液，加水30 ml洗涤1次，弃去水液，乙酸乙酯液蒸干，残渣加甲醇2 ml使溶解，作为供试品溶液。另取槲皮素对照品，加甲醇制成每1 ml含0.5 mg的溶液，作为对照品溶液。照薄层色谱法（《中国药典》通则0502）试验，吸取上述两种溶液各1 μl，分别点于同一硅胶G薄层板上，以正己烷-乙酸乙酯-甲酸（7：5：0.8）为展开剂，展开，取出，晾干。喷以5%三氯化铝溶液，在105 ℃加热至斑点显色清晰，在紫外光灯（365 nm）下检视。供试品色谱中，在与对照品色谱相应的位置上，显相同颜色的荧光斑点。

【检查】**水分** 不得过13.0%（《中国药典》通则0832第二法）。

总灰分 不得过10.0%（《中国药典》通则2302）。

酸不溶性灰分 不得过5.0%（《中国药典》通则2302）。

【浸出物】照水溶性浸出物测定法（《中国药典》通则2201）项下的热浸法测定，不得少于14.0%。

【炮制】除去杂质，洗净，稍润，切段，干燥。

【性味与归经】苦，微寒。归肝、胆经。

【功能与主治】疏风退热，疏肝，升阳。用于感冒发热，寒热往来，疟疾，胸胁胀痛，月经不调，子宫脱垂，脱肛。

【用法与用量】3~9 g。

【贮藏】置通风干燥处，防蛀。

竹叶柴胡质量标准起草说明

【名称】《四川省中药材标准》（1987年版）原名为柴胡，与中国药典收载品种柴胡重名，故参照《四川省中药材标准》2010年版更名为竹叶柴胡。

【来源】经实地调查商品使用情况和采集原植物标本鉴定，川渝地区常将伞形科柴胡属植物竹叶柴胡*Bupleurum marginatum* Wall. ex DC.的干燥全草作竹叶柴胡使用，马尾柴胡*Bupleurum microcephalum* Diels.或马尔康柴胡*Bupleurum malconense* Shan et Y. Li.主要在四川部分地区使用，曾有少量商品按照《四川省中药材标准》（1987年版）在本市作为柴胡（现名竹叶柴胡）使用的历史，故一并收入本标准。

【原植物形态】**竹叶柴胡**　多年生草本，高50~120 cm。根圆锥形，直立，稍分支，木质化，外皮棕褐色或黄棕色。茎单生或丛生，上部分枝呈"之"字状，绿色，基部常木质化，紫棕色，上部茎有淡绿色粗条纹，断面实心。叶近革质，边缘软骨质，较宽，白色，茎下部与中部叶同形，长披针形，长10~16 cm，宽0.6~1.5 cm，顶端急尖或渐尖，具硬尖头，基部微收缩，抱茎，主脉9~13条，在下面凸起；茎上部叶渐小，基生叶基部渐狭呈长柄状。复伞形花序，伞辐5~9，不等长，长1~3 cm。总苞片2~5，披针形或鳞片状，小总苞片5，披针形或线状披针形，常短于花梗；花瓣浅黄色；花梗长2~4.5 mm。双悬果长圆形，长3.5~4.5 mm，棕褐色，棱狭翼状，每棱槽油管3，合生面油管4。花期6~9月，果期9—10月[1]。

马尾柴胡　二年生草本。根细圆柱形，下端微膨大，有少数分支。茎单生，分枝细，直展。基生叶丛生，狭线形，长16~30 cm，宽2.5~5 mm，基部渐狭或柄状，5脉；茎中部叶同形，渐短，半抱茎。复伞形花序，伞辐4~6，纤细，不等长；总苞片3~5，披针形或鳞片状；小总苞片椭圆状披针形。果实广卵形。花期7~8月，果期8—10月[1]。

马尔康柴胡　根粗壮，圆锥形，紫褐色。茎丛生，高30~65 cm，直挺。基生叶狭线形，长10~15 cm，宽2.5~5 mm，基部渐狭成鞘状，抱茎，5~7脉；茎生叶与基生叶同形，较小，基部狭，半抱茎，3~5脉，复伞花序多而小，总苞片2~3，线形或鳞片状，不等大；伞辐3~5，长1~2 cm；小总苞片5，披针形，短于小伞花序。果实卵状椭圆形。花期7—9月，果期9—10月[1]。

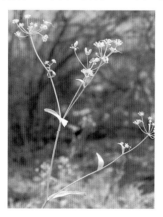

竹叶柴胡植物图

【产地分布】**竹叶柴胡**　分布于我国西南、中部和南部各省区[1]。

马尾柴胡　分布于四川西部和东部及甘肃等地[1]。

马尔康柴胡　产四川省西北部、甘肃省南部以及青海等地[1]。

【生长环境】竹叶柴胡生于海拔370～2 300 m的山坡草地或林下；马尾柴胡，生于海拔1 400～3 200 m的山坡草地或灌丛中；马尔康柴胡生长于海拔2 040～2 950 m的山坡草地及灌丛边缘，有时也生长在河边及耕作地旁。

【采收加工】夏、秋二季花初开时采收，除去泥沙，干燥。

【化学成分】含黄酮类如槲皮素、芦丁、山奈素等；皂苷类如柴胡皂苷a、柴胡皂苷d等；挥发油类如月桂醛、氧化石竹烯等[2]。

【性状】沿用《四川省中药材标准》（1987年版）及根据样品据实描述。

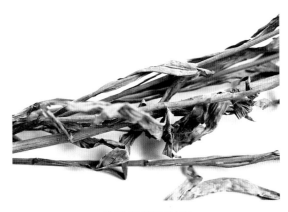

竹叶柴胡药材图

【鉴别】由于仅收集到基源为竹叶柴胡的药材，故相关鉴别项目仅控制竹叶柴胡质量。

（1）**显微鉴别**　显微特征较为明显，故收入标准正文。

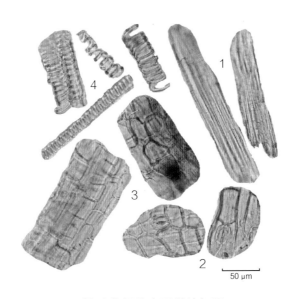

竹叶柴胡粉末显微特征图

1—纤维；2—叶表皮细胞及气孔；3—木栓细胞；4—导管

（2）**薄层鉴别**　本鉴别为黄酮苷类成分鉴别，供试品及对照品溶液的制备、展开剂、显色剂及检视方法同标准正文。结果分离效果较好，斑点较为清晰，收入标准正文。

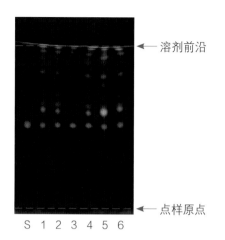

竹叶柴胡薄层色谱图

S—芦丁对照品；1—6. 竹叶柴胡样品

（3）**薄层鉴别**　本鉴别为黄酮苷元类成分鉴别，供试品及对照品溶液的制备、展开剂、显色剂及检视方法同标准正文。结果分离效果较好，斑点较为清晰，收入标准正文。

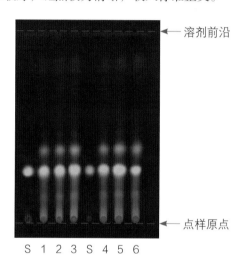

竹叶柴胡薄层色谱图

S—槲皮素对照品；1—6. 竹叶柴胡样品

【检查】由于仅收集到基源竹叶柴胡的药材，故相关鉴别项目仅控制竹叶柴胡质量。

水分　按水分测定法（《中国药典》通则0832）第二法测定，测定结果为7.18%～12.64%，平均值为9.7%。拟规定水分不得过13.0%，收入标准正文。

总灰分　按灰分测定法（《中国药典》通则2302）测定，测定结果为4.82%～9.09%，平均值为6.0%。拟规定总灰分不得过10.0%，收入标准正文。

酸不溶性灰分　按灰分测定法（《中国药典》通则2302）测定，测定结果为0.25%～3.15%，平均值为1.0%。拟规定酸不溶性灰分不得过5.0%，收入标准正文。

【浸出物】由于仅收集到基源为竹叶柴胡的药材，故仅控制竹叶柴胡的浸出物。

按正文要求测定，测定结果为20.90%～29.94%，平均值为25.6%。拟规定浸出物不得少于14.0%。

【含量测定】文献报道竹叶柴胡中含黄酮类化合物如槲皮素，预试验显示竹叶柴胡中槲皮素的含量较高，槲皮素的HPLC含量测定方法较成熟，因此，在充分考虑各种因素的基础上，采用HPLC法测定竹叶柴胡中槲皮素的含量。经研究选用85%乙醇制备供试品溶液，测定波长为360 nm，色谱柱为C_{18}柱，流动相为乙腈-0.1%磷酸梯度洗脱0～15 min（20%～25%乙腈），15～30 min（25%～70%乙腈），质量浓度在0.020 5～0.656 mg/ml的范围内时，线性关系良好（r = 0.999 7），对收集到的样品进行测定，结果为0.127%～0.834%，由于本品为多基源药材，有种植及野生两种来源，收集的样本多为夏初开花时种植样品，野生较少，故暂未将本项目收入质量标准中。

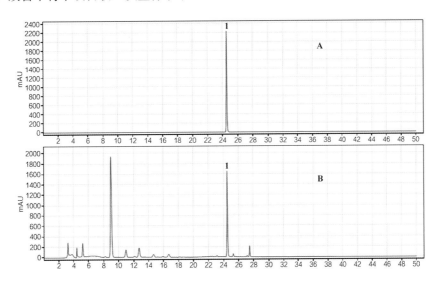

竹叶柴胡液相色谱图

A—槲皮素对照品；B—竹叶柴胡样品

竹叶柴胡水分、总灰分、酸不溶性灰分、浸出物和含量测定结果

样品编号	来源/产地	水分/%	总灰分/%	酸不溶性灰分/%	浸出物/%	槲皮素含量/%
1	四川荣县	9.74	5.12	0.61	25.53	0.538
2	四川荣县	9.71	4.82	0.25	27.72	0.480
3	四川荣县	11.62	5.43	0.61	20.90	0.228
4	四川荣县	12.64	5.65	0.48	29.94	0.834
5	四川荣县	7.18	5.75	1.18	22.98	0.182
6	四川荣县	7.29	9.09	3.15	26.67	0.127
	平均值	9.7	6.0	1.0	25.6	0.398

【炮制】【性味与归经】【功能与主治】【用法与用量】【贮藏】参照《四川省中药材标准》（2010年版）拟订。

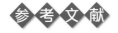

[1] 中国科学院《中国植物志》编委会. 中国植物志：第55卷[M]. 北京：科学出版社，1977.

[2] 姚玉乔，高映，彭财英，等. 竹叶柴胡化学成分及药理活性的研究进展[J]. 安徽医药，2019，23（10）：1913-1916.

紫草皮

Zicaopi

ONOSMAE RADICIS SUBER

本品为紫草科植物露蕊滇紫草 *Onosma exsertum* Hemsl.、滇紫草 *Onosma paniculatum* Bur. et Franch. 或密花滇紫草 *Onosma confertum* W. W. Smith. 的干燥根部栓皮。秋季挖出根部，剥取外部紫色薄皮，干燥。

【性状】本品呈紫褐色碎薄片，大小不等，常数层重叠。外表面略粗糙，有皱纹。内表面较平滑，有时附有棕黄色网络状物。体轻质脆，易碎。气微，味微酸、涩。

【鉴别】（1）本品横切面：可见数至10数列切向延长的木栓细胞，壁厚而略呈波状，深紫红色，加碱液变蓝紫色。

（2）取本品一小片，投于冷水中，水溶液无色；投入50%～60%乙醇中，溶液显紫红色。

（3）取本品碎片，置蒸发皿中，盖上盖玻片，微火缓缓加热，玻片上有红色结晶生成。

【检查】水分　不得过14.0%（《中国药典》通则0832第二法）。

【炮制】除去杂质，筛去灰屑。

【性味与归经】甘、咸，寒。归心、肝经。

【功能与主治】清热凉血，解毒化斑。用于发斑发疹、痈肿疔疮，湿疹，烧烫伤。

【用法与用量】3～9 g。外用适量。

【贮藏】置通风干燥处。

紫草皮质量标准起草说明

【名称】沿用《四川省中药材标准》（1987年版）。

【别名】滇紫草皮。

【来源】其主流品种为滇紫草属植物露蕊滇紫草 *Onosma exsertum* Hemsl.、滇紫草 *Onosma paniculatum* Bur.et Franch. 或密花滇紫草 *Onosma confertum* W. W. Smith.。

【原植物形态】**露蕊滇紫草**　二年生草本。直根粗，外皮暗紫色。茎单一，高40～100 cm，粗约1.2 cm，下部被淡黄棕色或淡黄色的贴生长硬毛，上部有贴生的短硬毛。叶互生，无柄；基生叶狭长椭圆形或披针形，长达30 cm，宽1～1.5 cm，顶端渐尖，基部楔形，渐狭窄下延抱茎；茎中部叶长椭圆形或披针形，长5～13 cm；茎上部叶较小，两面密生短硬毛。圆锥花序顶生，长20～40 cm；苞片狭卵形；花萼裂片5，近分生，条状披针形，长约8 mm，两面密生紧贴的短糙毛；花冠紫蓝色，筒状，长5～8 mm，5浅裂，两面均有毛；雄蕊5，无毛，花药合生成筒，伸出，长5～6 mm，花柱长约1.5 cm，子房上位。小坚果三棱形，长约3 mm，基部有皱折[1]。

滇紫草　基生叶和茎下部叶丛生，叶长10～20 cm。苞片三角形；萼片长9～15 mm；花冠红色或暗红色，长1.2～1.5 cm；花药内藏或顶部伸出花冠外，花丝和花柱有短毛[1]。

密花滇紫草　叶上部有贴伏的硬毛，下面密生短糙毛及柔毛。苞片狭披针形；花萼裂片钻状条形；花冠红色，长1.3～1.8 cm；花药内藏或顶部伸出花冠外，花丝和花柱有短毛[1]。

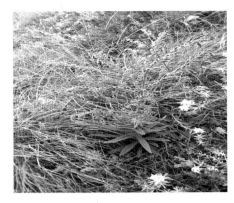 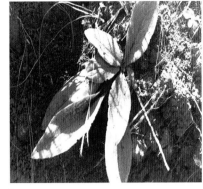 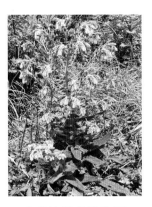

滇紫草植物图   露蕊滇紫草植物图   密花滇紫草植物图

【产地分布】露蕊滇紫草分布于云南、四川西南部及贵州；滇紫草分布于西藏、四川、云南和贵州西部；密花滇紫草分布于云南西北和四川西南部。

【生长环境】露蕊滇紫草生于海拔1 500～3 000 m的山地荒坡上；滇紫草生于海拔1 500～3 000 m的山地干燥山坡；密花滇紫草生于海拔3 000 m左右的山坡。

【化学成分】均含有去氧紫草素（deoxyshikonin）、β，β'-二甲基丙烯酰阿卡宁（β，β'-dimethylacryl-shikonin）[2, 3]、乙酰紫草素（acetyl-shikonin）、紫草素（shikonin）。滇紫草、露蕊滇紫草还含有β-谷甾醇、10多种氨基酸等成分[2-4]。滇紫草另含齐墩果酸[5]。

【性状】沿用《四川省中药材标准》（1987年版）性状描述。

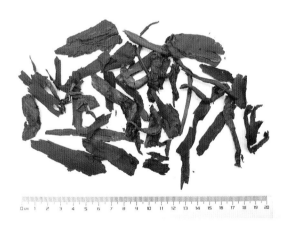

紫草皮药材图

【鉴别】（1）为横切面显微鉴别，沿用《四川省中药材标准》（1987年版）。紫草皮脆、薄，常数层重叠，切片时非常容易断裂、掉渣。

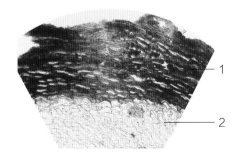

紫草皮横切面显微图

1—木栓细胞；2—薄壁细胞

（2）（3）均为化学鉴别，沿用《四川省中药材标准》（1987年版）。

（4）**薄层鉴别**　参考文献[4]收载的鉴别方法，进行了改进，取本品粉末2 g，加4%氢氧化钠溶液20 ml，搅拌，滤过，滤液加稀盐酸至溶液变为红色，用三氯甲烷20 ml振摇提取，取三氯甲烷液，蒸干，残渣加甲醇1 ml使溶解，作为供试品溶液。另取左旋紫草素对照品，加甲醇制成每1 ml含1 mg的溶液，作为对照品溶液。照薄层色谱法（《中国药典》通则0502）试验，吸取上述两种溶液各5 μl，分别点于同一硅胶G薄层板上，以环己烷-甲苯-醋酸乙酯-甲酸（5∶5∶0.5∶0.1）为展开剂，展开，取出，晾干，置日光下检视，在与对照品色谱相应的位置上显相同的红色斑点；喷以10%氢氧化钾甲醇溶液，斑点变为蓝色。鉴于目前仅收到滇紫草和露蕊滇紫草药材样品，密花滇紫草暂未收到，薄层鉴别暂时不收入标准正文。

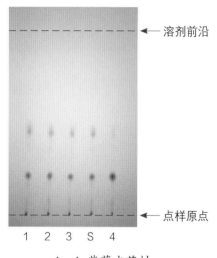

1—4.紫草皮药材；　　　　　　　　　　　　　　　1—4.紫草皮药材；

S—左旋紫草素对照品日光下检视　　　　　　　S—左旋紫草素对照品（显色后斑点变为蓝色）

【**检查**】**水分**　按水分测定法（《中国药典》通则0832）第二法测定，测定结果为9.11%～14.67%，平均值为12.3%。拟规定水分不得过14.0%，收入标准正文。

紫草皮水分测定结果表

样品编号	来源/产地	水分/%
1	四川	9.11
2	云南	10.96
3	贵州	12.88
4	四川	13.47
5	云南	12.94
6	重庆	12.35
7	云南	14.67
8	重庆	11.27
9	四川	12.64
平均值		12.3

【**炮制**】【**性味与归经**】【**功能与主治**】【**用法与用量**】【**贮藏**】参照《四川省中药材标准》（2010年版）拟订。

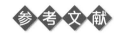

[1] 中国科学院植物研究所. 中国高等植物图鉴：第3册[M]. 北京：科学出版社，1974.

[2] 周迎新，简洋辉，方乍浦. 露蕊滇紫草化学成分研究[J]. 中草药，1992，23（11）：610.

[3] 艾克蕙，李凤英，李勇，等. 密花滇紫草萘醌成分研究及紫草素含量测定[J]. Journal of Integrative Plant Biology，1989（07）：549-553.

[4] 高秀丽，张荣平，胡建林，等. 滇紫草及露蕊滇紫草的氨基酸和元素分析[J]. 广东微量元素科学，2003（5）：36-38.

[5] 胡军，普琼惠. 滇紫草化学成分的研究[J]. 云南中医中药杂志，2008，29（3）：29.

紫荆皮

Zijingpi

KADSURAE LONGIPEDUNCULATAE CORTEX

本品为五味子科植物南五味子*Kadsura longipedunculata* Finet et Gagnep.的干燥根皮。夏、秋二季采收，剥取根皮，干燥。

【性状】本品呈卷筒状、槽状或不规则块片，厚0.1～0.4 cm。栓皮灰棕色或灰黄色，疏松轻泡有少许横裂纹，粗糙，栓皮脱落处呈棕褐色。内表面暗棕色至灰棕色，可见纵向的细纤维，有细纵纹。体轻，易折断，断面纤维性。气微香，味苦、涩，有清凉感。

【鉴别】（1）本品粉末棕褐色。嵌晶纤维较多，完整者长梭形，末端稍尖，偶见分叉；胞腔线形，次生壁外层嵌有众多草酸钙小方晶，结晶稍凸出于纤维表面，有的结晶均匀分布满整个纤维，有的结晶偏于一边。嵌晶石细胞多分枝呈星形、三角形、人字形、纺锤形或不规则形，壁极厚，孔沟不明显，胞腔细小或不明显，次生壁外层嵌有众多草酸钙小棱晶，结晶稍凸出于纤维表面，直径4～8 μm。木栓细胞多角形，直径40～60 μm，壁略厚，胞腔内含棕红色物。

（2）取本品粉末0.5 g，加石油醚（30～60 ℃）20 ml，超声处理30 min，滤过，滤液挥干，残渣加石油醚（30～60 ℃）1 ml使溶解，作为供试品溶液。另取紫荆皮对照药材0.5 g，同法制成对照药材溶液。照薄层色谱法（《中国药典》通则0502）试验，吸取上述两种溶液各5 μl，分别点于同一硅胶G薄层板上，以环己烷-三氯甲烷-乙酸乙酯（4∶1∶1）为展开剂，展开，取出，晾干，喷以1%香草醛硫酸溶液，在105 ℃加热至斑点显色清晰。供试品色谱中，在与对照药材色谱相应的位置上，显相同颜色的斑点。

【检查】水分　不得过15.0%（《中国药典》通则0832 第二法）。

总灰分　不得过6.0%（《中国药典》通则2302）。

酸不溶性灰分　不得过2.0%（《中国药典》通则2302）。

【浸出物】照醇溶性浸出物测定法（《中国药典》通则2201）项下的热浸法测定，用乙醇作溶剂，不得少于12.0%。

【炮制】除去杂质，润透，切段，干燥。

【性味与归经】苦、甘、平。归肝、肾经。

【功能与主治】活血通经，消肿止痛，解毒，祛风止痒。用于血滞经闭，痛经，跌打损伤，风湿痹痛，咽喉肿痛，皮肤瘙痒，湿疹。

【用法与用量】9～15 g。

【贮藏】置阴凉干燥处。

紫荆皮质量标准起草说明

【名称】沿用历史习用名称。

【别名】南五味子根皮、红木香、紫金藤、紫金皮[1]。

【来源】本品始载于《本草纲目拾遗》，一名广福藤，又名紫金皮。谓："立夏后生苗，枝茎蔓延，叶类桂，略尖而软，叶蒂红色，咀之微香，有滑涎，根入药用，洗净，去外粗皮，取内皮色红者用之。"又《植物名实图考》所载紫金皮的形态及附图，与本种相似，故将本品收入标准[1]。

紫荆皮为南方各省区常用民间草药。紫荆之名始载于唐《本草拾遗》，是千屈菜科植物紫薇。豆科植物紫荆始载于宋《日华子诸家本草》，名紫荆木。清代以前豆科紫荆与千屈菜科紫薇被分别称为"紫荆木"和"紫荆"，而"紫荆"又常释名为"紫珠"。宋代开始出现两者混用。自清代开始使用木兰科长梗南五味子，称之为"紫金皮"或"内风消"，而豆科紫荆和千屈菜科紫薇，则分别以其植物名直称之。从本次商品调查看，我市所用品种为木兰科南五味子*Kadsura longipedunculata* Finet et Gagnep.的根皮。其主产于浙江，华东、华南、西南（包括我市）等地区也有分布。我市临床上主要用于活血行气，消肿解毒，治疗风湿痹痛、胃寒痛及蛇虫狂犬咬伤、跌打损伤等。我国其他地区尚有作紫荆皮用的豆科紫荆*Cercis chinensis* Bunge、美丽胡枝子*Lespedeza thunbergii* subsp. *formosa*（Vogel）H. Ohashi、千屈菜科紫薇*Lagerstroemia indica* L.、卫矛科昆明山海棠*Tripterygium hypoglaucum*（Lévl.）Hutch.、大戟科余甘子*Phyllanthus emblica* L.等植物，其植物形态、药材性状、功能、主治与原《四川省中药材标准》收载内容都有不同，且与我市临床用药习惯不一致，故未将其余基源收入本标准。

《山东省中药材标准》2012年版、《四川省中药材标准》2010年版、《黑龙江省中药材标准》2001年版等以紫荆皮之名收载了南五味子*Kadsura longipedunculata* Finet et Gagnep. 的干燥根皮。

【原植物形态】藤本，各部无毛。叶长圆状披针形、倒卵状披针形或卵状长圆形，长5～13 cm，宽2～6 cm，先端渐尖或尖，基部狭楔形或宽楔形，边有疏齿，侧脉每边5～7条；上面具淡褐色透明腺点，叶柄长0.6～2.5 cm。花单生于叶腋，雌雄异株；雄花花被片白色或淡黄色，8～17片，中轮1片最大，椭圆形，长8～13 mm，宽4～10 mm；花托椭圆体形，顶端长圆柱状，不凸出雄蕊群外；雄蕊群球形，直径8～9 mm，具雄蕊30～70枚；雄蕊长1～2 mm，药隔与花丝连成扁四方形，药隔顶端横长圆形，药室几与雄蕊等长，花丝极短。花梗长0.7～4.5 cm；雌花花被片与雄花相似，雄蕊群椭圆体形或球形，直径约10 mm，雌蕊40～60枚；子房宽卵圆形，花柱具盾状心形的柱头冠，胚珠3～5叠生于腹缝线上。花梗长3～13 cm。聚合果球形，直径1.5～3.5 cm；小浆果倒卵圆形，长8～14 mm，外果皮薄革质，干时显出种子。种子2～3，稀4～5，肾形或肾状椭圆体形，长4～6 mm，宽3～5 mm。花期6—9月，果期9—12月[2]。

【产地分布】产于重庆、四川、云南、江苏、安徽、浙江、江西、福建、湖北、湖南、广东、广西等地。

【生长环境】生于海拔1 000 m以下的山坡、林中[2]。

【采收加工】夏、秋二季采收，剥取根皮，晒干。

【化学成分】含挥发油、糖类、有机酸及水解鞣质等。挥发油呈蓝绿色，极易氧化成蓝色[3]。油中主要有α-蒎烯、β-蒎烯、苧烯、龙脑、乙酸龙脑酯等25种成分[1]。

【性状】根据实际商品药材性状拟订。

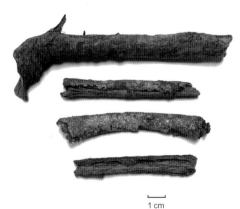

1 cm

紫荆皮药材图

【鉴别】（1）**显微鉴别**　紫荆皮药材粉末显微鉴别特征明显，故将《四川省中药材标准》（1987年版）收录的横切面显微鉴别修订为粉末显微鉴别，收入标准正文。

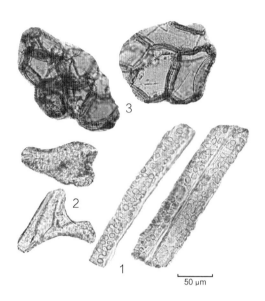

紫荆皮粉末显微特征图

1—嵌晶纤维；2—嵌晶石细胞；3—木栓细胞

（2）**薄层鉴别**　对本品进行了薄层色谱鉴别研究。中国食品药品检定研究院提供了紫荆皮对照药材，故以此作为对照。供试品溶液及对照药材溶液的制备、吸附剂、点样量、检视方法同标准正文，分别以环己烷-三氯甲烷-乙酸乙酯（4∶1∶2）、环己烷-三氯甲烷-乙酸乙酯（4∶1∶1）和石油醚（60～90 ℃）-乙酸乙酯-甲醇（12∶5∶1）为展开剂，12批次样品在与对照药材色谱相应的位置上，均能检出相同颜色斑点，其中以正文所述展开剂（环己烷-三氯甲烷-乙酸乙酯（4∶1∶1））斑点清晰、R_f值适中、耐用性好，故收入标准正文。

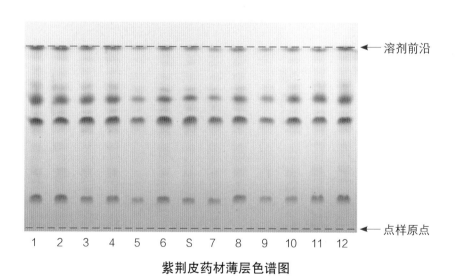

紫荆皮药材薄层色谱图

1—12. 紫荆皮样品；S—紫荆皮对照药材

【检查】**水分**　按水分测定法（《中国药典》通则0832）第二法测定，测定结果为10.5%～14.2%，平均值为13.0%。拟规定水分不得过15.0%，收入标准正文。

总灰分　按灰分测定法（《中国药典》通则2302）进行测定，测定结果为4.8%～5.7%，平均值为5.4%。拟规定总灰分不得过6.0%，收入标准正文。

　　酸不溶性灰分　按灰分测定法（《中国药典》通则2302）进行测定，测定结果为0.12%～1.50%，平均值为0.50%。拟规定酸不溶性灰分不得过2.0%，收入标准正文。

　　二氧化硫残留量　照二氧化硫残留量测定法（《中国药典》通则2331）测定，测定结果为9～65 mg/kg。实际考察中未发现有熏硫现象，故未收入标准正文。

　　【浸出物】采用正文所述方法，测定结果为12.6%～18.4%，平均值为15.6%。拟规定浸出物不得少于12.0%，收入标准正文。

紫荆皮水分、总灰分、酸不溶性灰分和浸出物测定结果表

样品编号	样品来源/产地	水分/%	总灰分/%	酸不溶性灰分/%	浸出物/%
1	四川	10.5	5.7	1.50	14.6
2	四川	12.2	4.8	0.20	18.4
3	四川	12.8	5.3	0.30	16.4
4	湖北	14.1	5.6	0.39	12.6
5	湖北	14.2	5.4	0.74	14.9
6	重庆市中药材市场	12.2	5.1	0.61	13.8
7	重庆市中药材市场	13.0	5.5	0.24	15.6
8	重庆市中药材市场	13.5	5.3	0.12	17.5
9	重庆市中药材市场	13.7	5.3	0.41	16.3
10	重庆市中药材市场	13.4	5.5	0.43	15.1
11	重庆市中药材市场	13.7	5.3	0.32	18.0
12	重庆市中药材市场	13.0	5.6	0.70	13.4
平均值		13.0	5.4	0.50	15.6

　　【性味与归经】【功能与主治】【炮制】【用法与用量】【贮藏】参照《四川省中药饮片炮制规范》（2015年版）拟订。

　　【备注】除四川曾用千屈菜科植物紫薇的树皮外，广东、广西、北京及东北还用大戟科植物余甘子的根皮；河南、陕西用豆科植物紫荆的根皮；湖北用豆科植物美丽胡枝子的根皮；贵州用千屈菜科植物紫薇的树皮；云南用卫矛科植物昆明山海棠的根皮。

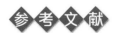

[1] 徐国均. 中国药材学：上册 [M]. 北京：中国医药科技出版社，1996.

[2] 中国科学院《中国植物志》编委会. 中国植物志[M]. 北京：科学出版社，1996.

[3] 中国医学科学院药物研究所. 中药志：第五卷[M]. 北京：人民卫生出版社，1994.

紫薇皮

Ziweipi

LAGERSTROEMIAE CORTEX

本品为千屈菜科植物紫薇 *Lagerstroemia indica* L.的干燥树皮。夏、秋二季老树干皮脱落时采收，干燥。

【性状】 本品呈不规则卷筒状或半卷筒状。外表面灰棕色，具细纵皱纹，内表面黄棕色，光滑。质轻脆，易碎。气微，味淡、微涩。

【鉴别】 本品横切面：木栓层为数列棕色细胞，有的可见落皮层，散有石细胞。皮层窄。韧皮部射线宽1~2列细胞。薄壁细胞有的含棕色物质或方晶。

本品粉末灰褐色。木栓细胞类方形或类多角形，壁增厚。石细胞多角形、类方形、类圆形、短条形或类三角形，直径10~20 μm，胞腔明显，可见纹孔，有的壁一面增厚。薄壁细胞长方形或类长方形，垂周壁略呈连珠状增厚，可见圆形单纹孔。

【检查】 **水分** 不得过14.0%（《中国药典》通则0832 第二法）。

酸不溶性灰分 不得过3.0%（《中国药典》通则2302）。

【浸出物】 照水溶性浸出物测定法（《中国药典》通则2201）项下的热浸法测定，不得少于5.0%。

【炮制】 除去杂质，洗净，略润，切段或丝，干燥。

【性味与归经】 苦、平。归肝经。

【功能与主治】 清热解毒，散风止痒。用于咽喉肿痛，疮痈，皮肤痒疹。

【用法与用量】 6~12 g。

【贮藏】 置干燥处。

紫薇皮质量标准起草说明

【名称】 《四川省中药材标准》（1987年版）收载名为紫荆皮，为了区别我市收载的紫荆皮（木兰科植物南五味子 *Kadsura longipedunculata* Finet et Gagnep.的干燥根皮），更名本品为紫薇皮。

【别名】 瘙痒树皮、痒痒树皮。

【来源】 我国现有紫薇18种，栽培品种多达48个[1, 2]。紫薇始载于《拾遗记》，为夏季重要的观赏乔木。紫薇皮为民间常用草药，已被《四川省中药材标准》（1987年版）、《重庆市中药饮片炮制规范及标准》（2006年版）和《贵州省中药材、民族药材质量标准》（2003年版）收载，均为千屈菜科紫薇属植物紫薇 *Lagerstroemia indica* L.的干燥树皮。

【原植物形态】 落叶灌木或小乔木，高可达7 m。树皮光滑，灰色或灰褐色；枝干多扭曲，小枝纤细，具4棱，略呈翅状。叶互生或有时对生，纸质，椭圆形、阔矩圆形或倒卵形，长2.5~7 cm，宽1.5~4 cm，顶端短尖或钝形，有时微凹，基部阔楔形或近圆形，无毛或下面沿中脉有微柔毛，侧脉3~7对，小脉不明显；无柄或叶柄很短。花淡红色或紫色、白色，直径3~4 cm，常组成7~20 cm的顶生圆锥花序；花梗长3~15 mm，中轴及花梗均被柔毛；花萼长7~10 mm，外面平滑无棱，但鲜时萼筒有微突起短棱，两面无毛，裂片6，三角形，直立，无附属体；花瓣6，皱缩，长12～20 mm，具长爪；雄蕊36～42，外面6枚着生于花萼上，比其余的长得多；子房3～6室，无毛。蒴果椭圆状球形或阔椭圆形，长1～1.3 cm，幼时绿色至黄色，成熟时或干燥时呈紫黑色，室背开裂；种子有翅，长约8 mm。花期6—9月，果期9—12月[3]。

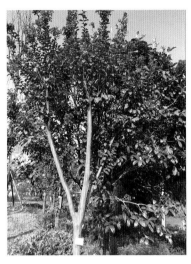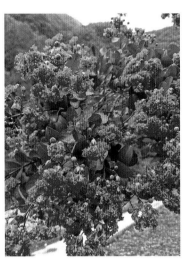

紫薇植物图

【产地分布】多分布于我国西南和中南地区，全国各地均有栽培[2, 3]。

【生长环境】半阴生，喜温暖湿润、阳光充足、土壤肥沃环境，多栽培于庭园、公路旁，野生于海拔1 200 m以下的山坡或林缘[2, 3]。

【采收加工】沿用《四川省中药材标准》（1987年版）。

【化学成分】含鞣花酸类；萜类如熊果酸等；鞣质类如没食子鞣质、逆没食子鞣质等；黄酮类如槲皮素、山奈酚、金丝桃苷等；生物碱类如德雪宁碱、紫薇碱、甲基紫薇碱、二氢轮生碱等；芳香酸如没食子酸、咖啡酸等；蒽醌类；甾醇类如β谷甾醇、豆甾醇等[4, 5]。

【性状】观察收集的多批药材及自采样品，并参照文献[4]据实描述。

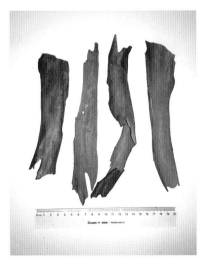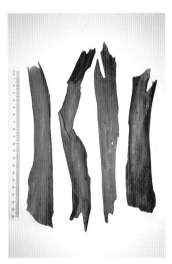

紫薇皮药材

【鉴别】显微鉴别　横切面、粉末显微特征明显，收入标准正文。

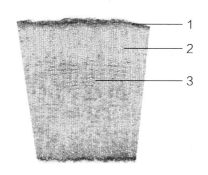

紫薇皮横切图

1—木栓层；2—皮层；3—方晶

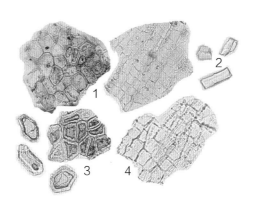

紫薇皮粉末图

1—木栓细胞；2—方晶；3—石细胞；4—薄壁细胞

【检查】**水分**　按水分测定法（《中国药典》通则0832）第二法测定，测定结果为12.4%～14.6%，平均值为13.3%。拟规定水分不得过14.0%，收入标准正文。

总灰分　按灰分测定法（《中国药典》通则2302）测定，测定结果为8.8%～16.9%，平均值为12.2%。暂不收入标准正文。

酸不溶性灰分　按灰分测定法（《中国药典》通则2302）测定，测定结果为0.5%～1.3%，平均值为1.0%。拟规定酸不溶性灰分不得过3.0%，收入标准正文。

二氧化硫残留量　照二氧化硫残留量测定法（《中国药典》通则2331）测定，均未检出，暂不收入标准正文。

【浸出物】采用正文所述方法，测定结果为6.7%～9.8%，平均值为8.3%。拟规定浸出物不得少于5.0%，收入标准正文。

紫薇皮水分、总灰分、酸不溶性灰分、浸出物测定结果表

样品编号	来源/产地	水分/%	总灰分/%	酸不溶性灰分/%	浸出物/%
1	重庆市万州区	13.2	10.1	0.8	9.8
2	重庆市丰都	14.6	8.8	0.5	9.6
3	四川成都	12.4	16.9	1.3	6.7
4	重庆市开州区	12.8	13.7	1.2	7.4
5	重庆市巫山	13.7	12.3	1.1	7.8
6	重庆市	13.0	11.5	1.1	8.5
平均值		13.3	12.2	1.0	8.3

【炮制】【性味与归经】【功能与主治】【用法与用量】【贮藏】参照《四川省中药饮片炮制规范》（2015年版）拟订。

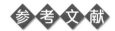

[1] 王献. 我国紫薇种质资源及其亲缘关系的研究[D]. 北京：北京林业大学，2004.

[2] 靳晓翠，范义荣. 紫薇种质资源概况及应用现状分析[J]. 河北农业科学，2009，13（1）：16-17.

[3] 中国科学院《中国植物志》编辑委员会. 中国植物志：第52卷[M]. 北京：科学出版社，1983.

[4] 《全国中草药汇编》编写组. 全国中草药汇编：上册[M]. 北京：人民卫生出版社，1976.

[5] 王燕，詹勤，席忠新，等. 紫薇属植物的化学成分和药理作用研究进展[J]. 药学实践杂志，2010，28（2）：88-93.

蝉 花

Chanhua

CORDYCEPS CICADAE

本品为麦角菌科真菌大蝉草*Cordyceps cicadae* Shing的无性型蝉拟青霉*Paecilomyces cicadae*（Miq.）Samson寄生于山蝉*Cicada flammata* Dist.幼虫上的真菌孢梗束或子座和幼虫尸体的干燥复合体。6—8月采挖，除去泥土，干燥。

【性状】本品由虫体与从虫头部长出的真菌孢梗束或子座相连而成。虫体呈长椭圆形，微弯曲，长3～4 cm，直径1～1.5 cm；表面灰褐色至棕黄色，大部分被灰白色菌丝包被，头部隐约可见眼及口器，胸腹间两侧具有一对翅芽，下侧有2对足，腹部呈圆锥形，背面有环节，尾短尖。数枚灰褐色或灰白色孢梗束从虫体前端生出，分枝或不分枝，长1～6 cm，结实部长椭圆形、椭圆形或纺锤形，长5～8 mm，直径2～3 mm，白色粉状，柄部直径1～2 mm，褐色或黑褐色；或子座单个或数枚成束地从虫体前端生出，长条形，常卷曲，扭曲，长2～6 cm，中空，其柄部深肉桂色，直径1.5～4 mm，有时具有不孕的小分枝，头部呈棒状，长7～28 mm，直径2～7 mm，灰褐色或灰白色。质脆，易折断，虫体内充满白色或类白色松软物质。气微腥，味淡。

【鉴别】（1）本品粉末黄褐色。刚毛红棕色或黄棕色，胞腔内含深棕色物质，偶见角状，短粗，壁较厚，胞腔较大的刚毛。体壁碎片较多，淡黄色或黄棕色，表面密布乳头状突起。菌丝无色或浅黄色，细长分支状。有的聚集形成菌丝团。

（2）取本品粉末1 g，加50%乙醇溶液20 ml，超声处理40 min，滤过，滤液蒸干，残渣加70%乙醇溶液2 ml使溶解，取上清液作为供试品溶液。另取腺苷对照品，加70%乙醇溶液制成每1 ml含1 mg的溶液，作为对照品溶液。照薄层色谱法（《中国药典》通则0502）试验，吸取上述对照品溶液5 μl和供试品溶液10 μl，分别点于同一硅胶GF$_{254}$薄层板上，以三氯甲烷-乙酸乙酯-异丙醇-水（8：2：6：0.5）为展开剂，展开，取出，晾干，置紫外光灯（254 nm）下检视。供试品色谱中，在与对照品色谱相应的位置上，显相同颜色的斑点。

【检查】水分　不得过13.0%（《中国药典》通则0832第二法）。

总灰分　不得过15.0%（《中国药典》通则2302）。

【浸出物】照水溶性浸出物测定法（《中国药典》通则2201）项下的热浸法测定，不得少于8.0%。

【炮制】除去杂质。

【性味与归经】咸、甘，寒。归肝、心经。

【功能与主治】疏散风热，透疹，熄风止痉，明目退翳。用于外感风寒，发热头昏，咽痛；麻疹初期，疹出不畅；小儿惊风，夜啼；目赤肿痛，翳膜遮睛。

【用法与用量】3～9 g。

【贮藏】贮干燥容器内，置阴凉干燥处。

蝉花质量标准起草说明

【名称】沿用《四川省中药材标准》（1987年版）名称。

【别名】虫花、金蝉花[1]。

【来源】依据《中国真菌志》第32卷把本品基源修订为麦角菌科真菌大蝉草*Cordyceps cicadae* Shing的无性型蝉拟青霉*Paecilomyces cicadae*（Miq.）Samson寄生在山蝉*Cicada flammata* Dist.幼虫上的真菌孢梗束或子座及幼虫尸体的干燥复合体。

【原植物形态】**蝉拟青霉**　孢梗束丛生，从寄主山蝉幼虫的前端发出，新鲜时白色，高1.5～6 cm，前端膨大，呈纺锤形；柄分枝或不分枝，粗1～2 mm，有时基部连接，顶部分枝并有粉末状分生孢子。分生孢子长方卵形，两端稍尖，长6～9 μm，直径2～2.5 μm，往往含2个油滴，透明无色[4]。

大蝉草　蝉花虫体呈长椭圆形，微弯曲，长约3 cm，直径1～1.4 cm，形似蝉蜕。虫体头部有1～2枚棒状子座，长条形或卷曲，分枝或不分枝，长3～7 cm，直径3～4 mm，黑褐色，顶端稍膨大，表面有多数细小点状突起。

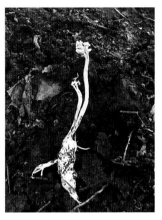

蝉花图（鲜）

【产地分布】主要分布于安徽、浙江、云南、广东、陕西、江西、四川等省[3, 6]。

【生长环境】每年4—8月生于竹林或针阔叶混交林地[3]，寄生于蝉幼虫上。

【化学成分】蝉花含多种必需氨基酸、多糖、腺苷、麦角甾醇、虫草素、虫草酸、肝糖、甘露醇、多种生物碱以及多种微量元素等成分[5, 6]。

【采收加工】每年6—9月自土中挖出，去掉泥土，晒干[2]。

【性状】根据收集的样品据实描述。

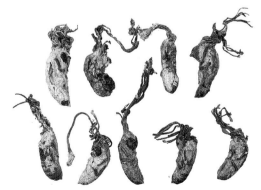

蝉花药材图

【鉴别】（1）**显微鉴别** 粉末显微特征明显，收入标准正文。

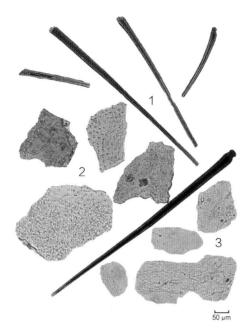

蝉花粉末显微特征图

1—刚毛；2—体壁细胞；3—菌丝

（2）**薄层鉴别** 供试品及对照品溶液的制备、吸附剂、显色剂及检视方法同标准正文。分别采用三氯甲烷-乙酸乙酯-异丙醇-水（8∶2∶6∶0.5）、三氯甲烷-乙酸乙酯-异丙醇-水-氨水（8∶2∶6∶0.2∶0.3）和三氯甲烷-乙酸乙酯-异丙醇-水-氨水（5∶2∶6∶0.6∶0.13）的三种展开系统展开，以三氯甲烷-乙酸乙酯-异丙醇-水（8∶2∶6∶0.5）的分离效果较好，斑点较为清晰，收入标准正文。

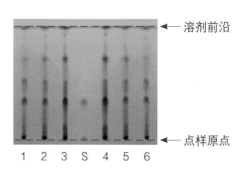

蝉花薄层色谱图

1—6. 蝉花药材；S—腺苷

【检查】**水分** 按水分测定法（《中国药典》通则0832）第二法测定，测定结果为7.8%～11.6%，平均值为9.5%。故规定水分不得过13.0%，收入标准正文。

总灰分 按灰分测定法（《中国药典》通则2302）测定，测定结果为8.6%～23.7%，平均值为13.5%。故规定总灰分不得过15.0%，收入标准正文。

二氧化硫残留量 按照二氧化硫残留量测定法（《中国药典》附录2 331）检测，测定结果为0～2.687 2 mg/kg，平均值为1.3 mg/kg，故未收入标准正文。

【浸出物】按正文所述方法检测，测定结果为34.6%～47.0%，平均值为41.3%。考虑到收到的样品批次和数量少，参照《四川省中药材标准》（2010年版）该品种项下浸出物限度，拟规定浸出物不得少于8.0%，收入标准正文。

蝉花水分、总灰分、二氧化硫残留量及浸出物测定结果表

样品编号	样品来源	水分/%	总灰分/%	浸出物/%	二氧化硫残留/（g·kg⁻¹）
1	四川乐山	11.6	8.6	42.8	1.953 1
2	四川北川	7.8	17.0	38.7	0.895 6
3	四川江油	11.4	8.9	42.2	0
4	四川德昌县	7.9	10.5	42.2	2.001 3
5	成都荷花池中药材专业市场	8.5	12.1	47.0	2.687 2
6	成都荷花池中药材专业市场	9.9	23.7	34.6	0.522 6
平均值		9.5	13.5	41.3	1.3

【药理作用】蝉花具有滋补强壮、抗疲劳抗应激、镇静催眠、解热镇痛、免疫调节、改善肾功能、促进造血、抗肿瘤等作用[7]。

【性味与归经】【功能与主治】【炮制】【用法与用量】【贮藏】参照《四川省中药材标准》（2010年版）。

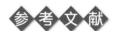

参 考 文 献

[1] 黄小玲. 中药材饮片鉴别图典[M]. 广州：羊城晚报出版社，2004：18.

[2] 刘振启，刘杰. 蝉花的鉴别与临床药用[J]. 首都食品与医药，2015，22（1）：55.

[3] 蒋宁，高大伟，林金盛，等. 蝉花的研究进展[J]. 江苏农业科学，2017，45（08）：11-14.

[4] 丁恒山. 中国药用孢子植物[M]. 上海：上海科学技术出版社，1982：15.

[5] 陈玲，宋捷民. 蝉花的研究进展[J]. 中国中医药科技，2009，16（2）：159-160.

[6] 张洪梅，史晓飒，刘腾飞，等. 不同产地蝉花中腺苷、虫草素和麦角甾醇的含量比较[J]. 环球中医药，2017，10（3）：297-301.

[7] 裘洁，宋捷民. 蝉花的药理作用研究进展[J]. 中国民族民间医药，2009，18（9）：4-6.

狗脊贯众

Goujiguanzhong

WOODWARDIAE RHIZOMA

本品为乌毛蕨科植物单芽狗脊蕨*Woodwardia unigemmata*（Makino）Nakai的干燥根茎。春、秋二季采挖，削去叶柄，除去须根及泥土，干燥；或趁鲜切片，干燥。

【性状】本品呈柱状或四方柱形，稍弯曲或较直，一端较粗钝，另一端较尖，长6～26 cm，直径2～7 cm。表面红棕色至黑褐色，密被粗短的叶柄残基及棕色鳞片，并有弯曲的须根残基。叶柄残基近半圆柱形或镰状。质坚硬，不易折断。切片呈不规则类圆形或长方形块片，长3～6 cm，宽2～5 cm。切面有黑点及不规则黄白色筋脉（维管束）。味微苦、涩。

【鉴别】（1）本品粉末棕红色。淀粉粒众多，脐点点状、短缝状、人字状，层纹明显，复粒较少。中柱鞘纤维黄棕色，成束或单个散在，多碎断。橙红色块状物呈不规则形散在。梯纹管胞多见。薄壁细胞多破碎，壁稍厚，纹孔大小不一。

（2）取本品粉末1 g，加甲醇-稀盐酸（4∶1）溶液30 ml，加热回流1 h，放冷，滤过，滤液蒸干，残渣加水20 ml使溶解，用乙酸乙酯提取3次，每次20 ml，合并乙酸乙酯提取液，蒸干，残渣加甲醇1 ml使溶解，作为供试品溶液。另取山奈素对照品，加甲醇制成每1 ml含1 mg的溶液，作为对照品溶液。照薄层色谱法（《中国药典》通则0502）试验，吸取上述两种溶液各2 μl，分别点于同一硅胶G薄层板上，以三氯甲烷-乙酸乙酯-甲酸（10∶3∶1）为展开剂，展开，取出，晾干，喷以2%三氯化铝乙醇溶液，置紫外光灯（365 nm）下检视。供试品色谱中，在与对照品色谱相应的位置上，显相同颜色的荧光斑点。

【检查】**水分**　不得过15.0%（《中国药典》通则0832第二法）。

总灰分　不得过9.0%（《中国药典》通则2302）。

【浸出物】照水溶性浸出物测定法（《中国药典》通则2201）项下的热浸法测定，不得少于10.0%。

【炮制】**狗脊贯众**　除去杂质，未切片者洗净，润透，切厚片，干燥。

狗脊贯众炭　取净狗脊贯众，照清炒法（《中国药典》通则0213）炒至外表带黑色，内部褐色。

【性味与归经】苦，微寒；有小毒。归肝、脾经。

【功能与主治】清热解毒，止血。用于疫毒感冒，鼻衄头晕，痢疾，崩漏。

【用法与用量】4.5～9 g。

【贮藏】置干燥处，防蛀。

狗脊贯众质量标准起草说明

【名称】采用《四川省中药材标准》（1987年版）中对单芽狗脊蕨基原的习称。

【别名】管仲[1]。

【来源】全国使用的贯众比较复杂，据文献记载，有5科31种。贯众始载于《神农本草经》，历代本草均有记载。《四川省中药材标准》（1987年版）贯众来源项下收载植物为乌毛蕨科狗脊属植物单芽狗脊蕨*Woodwardia unigemmata*（Makino.）Nakai和紫萁科紫萁属紫萁*Osmunda japonica* Thunb.，后者已被《中国药典》收载，称为紫萁贯众。故此次标准修订，贯众基源只收载乌毛蕨科狗脊属植物单芽狗脊蕨，并更名。

【原植物形态】多年生草本，高约1 m。根茎粗大，倾斜，密被棕褐色膜质披针形鳞片及黑色细根。叶近生，叶柄长30～60 cm，黄绿色；叶片卵状长圆形，近革质或厚纸质，长40～80 cm，宽25～30 cm，在叶轴顶部和羽片着生处下面生有1个（偶有2个）具红棕色鳞片包被的芽孢，2回深羽裂，羽片长18～25 cm，宽5～7 cm，基部对称，羽裂达4/5；裂片三角状卵形或长圆状三角形，先端有软骨质尖锯齿。孢子囊群着生在近主脉两侧的一行网脉上，囊群盖长肾形，褐色，成熟时向内开裂[1]。

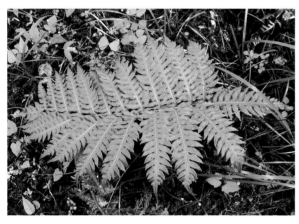

单芽狗脊蕨植物图（叶面）

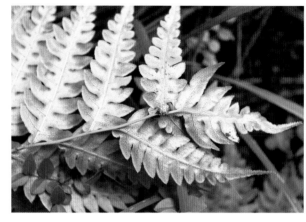

单芽狗脊蕨植物图（叶背）

【产地分布】分布于四川、重庆、贵州、云南、陕西、甘肃、西藏、江苏、浙江、江西、福建、台湾、湖北、湖南、广东、广西等地[2-4]。

【生长环境】生于林下或灌丛中[2]。

【采收加工】春、秋二季采挖，削去叶柄，除去须根及泥土，洗净，晒干；或趁鲜切片，晒干[2, 3]。

【化学成分】含有儿茶酚衍生物、黄酮类、鞣质、甾醇、三萜等成分，包括山奈酚-3，7-O-α-L-二鼠李糖苷、狗脊蕨酸、β-谷甾醇、胡萝卜苷等[5-7]。

【性状】根据收集的样品据实描述。

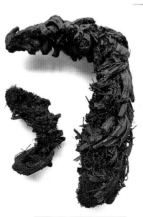

狗脊贯众药材图

【鉴别】（1）**显微鉴别**　粉末显微特征明显，收入标准正文。

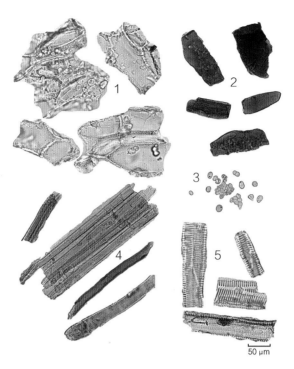

狗脊贯众粉末显微特征图

1—薄壁细胞；2—棕色团块；3—淀粉粒；4—中柱鞘纤维；5—管胞

（2）**薄层鉴别** 供试品及对照品溶液的制备、展开剂、显色剂及检视方法同标准正文。分别采用三氯甲烷乙酸乙酯（10∶3）、三氯甲烷-甲醇（20∶1）、三氯甲烷-乙酸乙酯-甲酸（10∶5∶0.5）、三氯甲烷-甲醇-甲酸（20∶1∶1）和三氯甲烷-乙酸乙酯-甲酸（10∶3∶1）的5种展开系统展开，以三氯甲烷-乙酸乙酯-甲酸（10∶3∶1）的分离效果较好，斑点较清晰，收入标准正文。

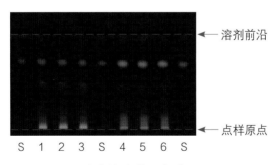

狗脊贯众薄层色谱图

1—6.狗脊贯众药材；S—山奈素对照品

【检查】**水分** 按水分测定法（《中国药典》通则0832）第二法测定，测定结果为12.2%～16.9%，平均值为14.2%。拟规定水分不得过15.0%，收入标准正文。

总灰分 按灰分测定法（《中国药典》通则2302）测定，测定结果为4.1%～9.5%，平均值为6.9%。拟规定总灰分不得过9.0%，收入标准正文。

二氧化硫残留量 照二氧化硫残留测定法（《中国药典》通则2331）测定，测定结果为0.895 9～3.686 0 mg/kg，平均值为2.6 mg/kg。故按照《中国药典》通则0212药材和饮片检定原则规定二氧化硫残留量不得过150 mg/kg，未收入标准正文。

【浸出物】按正文要求测定，测定结果为25.3%～28.6%，平均值为27.3%。拟规定浸出物不得少于10.0%，收入标准正文。

狗脊贯众水分、总灰分、二氧化硫残留量及浸出物测定结果表

样品编号	样品来源	水分/%	总灰分/%	二氧化硫残留量/（mg·kg⁻¹）	浸出物/%
1	四川峨眉山	14.1	9.5	0.8959	25.3
2	四川青城山	12.8	8.4	2.6873	28.6
3	四川峨眉山	16.9	4.1	3.6860	28.0
4	重庆南川	16.2	6.4	3.0242	28.2
5	重庆中药材市场	12.8	5.6	2.8232	26.4
6	重庆中药材市场	12.2	7.2	2.6648	27.5
平均值		14.2	6.9	2.6	27.3

【药理作用】本品具有抗菌、抗病毒、子宫抑制、促凝血、抗寄生虫等作用[7, 8]。

【炮制】【性味与归经】【功能与主治】【用法与用量】【贮藏】参照《四川省中药饮片炮制规范》（2015年版）拟订。

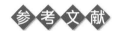

参 考 文 献

[1] 中国医学科学院药物研究所. 中药志：第2册[M]. 北京：人民卫生出版社，1981：142-145.

[2] 林余霖. 本草纲目：珍藏版[M]. 北京：中医古籍出版社，2016.

[3] 刘霞，张小慧，冯玛莉，等. 两种狗脊属药材的鉴别研究[J]. 中华中医药杂志，2014，29（10）：3312-3314.

[4] 贺家仁，刘志斌. 甘孜州高等植物[M]. 成都：四川科学技术出版社，2008：42-43.

[5] 马秉智，鞠海，田雪峰，等. HPLC测定不同产地单芽狗脊中山柰酚-3，7-0-α-L-二鼠李糖苷的含量[J]. 中国实验方剂学杂志，2012，18（12）：130-131.

[6] 崔月曦，刘合刚. 贯众的研究进展[J]. 中国现代中药，2014，16（12）：1043-1048.

[7] 马秉智，高增平. 狗脊属植物化学成分及药理作用的研究进展[J]. 药品评价，2004（5）：383-384，382.

[8] 兰娅玲. 单芽狗脊成分研究[D]. 武汉：湖北中医学院，2009.

光皮木瓜

Guangpimugua

CHAENOMELIS SINENSIS FRUCTUS

本品为蔷薇科植物木瓜*Chaenomeles sinensis*（Thouin）Koehne.的干燥成熟果实。夏、秋二季果实呈绿黄色时采收，置沸水中烫后，纵剖成二或四瓣，干燥。

【性状】本品多呈瓣状或条状，长5～10 cm，厚2～2.5 cm。外表面紫红色，平滑不皱，切面较平坦，果肉粗糙，颗粒性，质硬。种子红棕色，呈扁三角形。气微，味涩微酸，嚼之有沙粒感。

【鉴别】（1）本品粉末黄棕色至棕红色。石细胞较多，成群或散在，无色、淡黄色或橙黄色，圆形、长圆形或类多角形，直径20～82 μm，层纹明显，孔沟细，胞腔含棕色或橙红色物。外果皮细胞多角形或类多角形，直径10～35 μm，胞腔内含棕色或红棕色物。中果皮薄壁细胞，淡黄色或浅棕色，皱缩。网纹、螺纹导管，直径5～27 μm。

（2）取本品粉末1 g，加乙醚25 ml，加热回流1 h，滤过，弃去乙醚液，药渣挥尽乙醚，加乙醇25 ml，加热回流1 h，滤过，滤液蒸干，残渣加甲醇1 ml使溶解，作为供试品溶液。取熊果酸对照品，加甲醇制成每1 ml含1 mg的对照品溶液。照薄层色谱法（《中国药典》通则0502）试验，吸取上述两种溶液各5 μl，分别点于同一硅胶G薄层板上，以环己烷-乙酸乙酯（7∶3）为展开剂，展开，取出，晾干，喷以10%硫酸乙醇溶液，在105 ℃加热至斑点显色清晰，置日光下检视。供试品色谱中，在与对照品色谱相应的位置上，显相同颜色的斑点。

【检查】水分　不得过15.0%（《中国药典》通则0832第二法）。

总灰分　不得过4.0%（《中国药典》通则2302）。

【浸出物】照水溶性浸出物测定法（《中国药典》通则2201）项下的热浸法测定，不得少于18.0%。

【含量测定】对照品溶液的制备　精密称取芦丁对照品适量，加80%乙醇制成每1 ml中含无水芦丁0.6 mg的溶液，即得。

标准曲线的制备　精密量取对照品溶液0.5 ml、1.0 ml、1.5 ml、2.0 ml、3.0 ml与4.0 ml，分别置25 ml量瓶中，加5%亚硝酸钠溶液1.0 ml，混匀，放置6 min，加10%三氯化铝溶液1.0 ml，摇匀，放置6 min，加入20%氢氧化钠溶液10.0 ml，再加水至刻度，摇匀，放置15 min，以相应试剂为空白，照紫外-可见分光光度法（《中国药典》通则0401），在502 nm波长处测定吸光度，以吸光度为纵坐标，浓度为横坐标，绘制标准曲线。

测定法　取本品粗粉约1 g，精密称定，置具塞锥形瓶中，精密加入80%乙醇50 ml，称定重量，加热回流30 min，放冷，再称定重量，用80%乙醇补足减失的重量，摇匀，滤过，精密量取续滤液0.5 ml，置25 ml量瓶中，照标准曲线制备项下的方法，自"加5%亚硝酸钠溶液1 ml"起，依法测定吸光度，从标准曲线上读出供试品溶液中含无水芦丁的重量（mg），计算，即得。

本品按干燥品计算，含总黄酮以无水芦丁（$C_{27}H_{30}O_{16}$）计，不得少于5.0%。

【炮制】洗净，润透或蒸透后切片，干燥。

【性味与归经】酸，温。归肝、脾经。

【功能与主治】舒筋活络，和胃化湿。用于湿痹拘挛，腰膝关节酸重疼痛，暑湿吐泻，转筋挛痛，脚气水肿。

【用法与用量】6~12 g。

【贮藏】置阴凉干燥处，防潮，防蛀。

光皮木瓜质量标准起草说明

【名称】沿用《四川省中药材标准》（1987年版）。

【别名】土木瓜、榠楂、木李。

【来源】本品首载于《本草经集注》，曰：榠楂大而黄，可进酒。《图经本草》记述：榠楂木、叶、花、实酷似木瓜。欲辨之，看蒂间别有重蒂如乳者为木瓜，无此者为榠楂，《木草纲目》榠楂乃木瓜大而黄色，无重蒂者也。木瓜*Chaenomeles sinensis*（Thouin）Koehne. 在全国各地使用，商品名"光皮木瓜"。

【原植物形态】灌木或小乔木，高5~10 m。树皮呈片状脱落；小枝无刺，幼时被柔毛，不久即脱落，紫红色或紫褐色；冬芽半圆形，先端圆钝，无毛，紫褐色。叶片椭圆状长圆形或椭圆卵形，稀倒卵形，长5~8 cm，宽3.5~5.5 cm，先端急尖，基部楔形或圆形，边缘有刺芒状尖锐锯齿，齿尖有小腺体，幼时具黄白色绒毛，不久脱落无毛；叶柄长0.5~1 cm，微被柔毛，有腺齿；托叶大，膜质，卵状披针形，边缘具腺齿，长约0.7 cm。花单生于叶腋，淡粉红色，直径2.5~3 cm；萼筒钟状，外面无毛；萼片三角披针形，长0.6~1 cm，先端渐尖，边缘有腺齿，内面密被浅褐色绒毛，反折；花瓣倒卵形，雄蕊多数，长不及花瓣之半；花柱3~5，基部合生，常被柔毛，约与雄蕊等长或稍长。梨果长椭圆形，长10~15 cm，暗黄色，木质，芳香，果梗短。花期4月，果期9—10月。

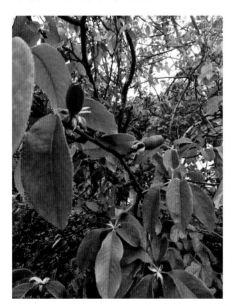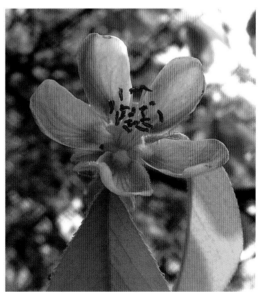

木瓜植物图（左图：果期，右图：花）

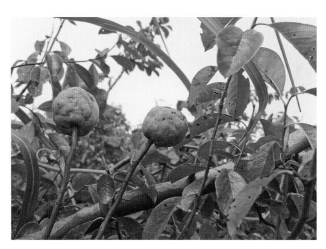

木瓜植物图

【产地分布】主产于重庆、四川、山东、陕西、湖北、江西、安徽、江苏、浙江、广东、广西等地。

【生长环境】常生长于海坡100～1 500 m的砂壤土地区。

【化学成分】光皮木瓜含有多种化学成分，主要有三萜类、黄酮类、有机酸类、甾类、木脂素类、糖类化合物等，此外还含有10-二十九烷醇、鞣质类化合物、多元醇衍生物5-O-P-coamaroylquinic acid butyl ester。三萜类主要为熊果酸（ursolic acid）、齐墩果酸（oleanolic acid）、乙酰熊果酸、羟基熊果酸、马斯里酸、白桦脂酸、羟基白桦脂酸等多种三萜酸和古柯二醇、白桦脂醇、香豆酰基白桦脂醇、羽扇三醇等多种三萜醇；黄酮类化合物主要为忍冬苷（lonicerin）、（-）儿茶素［（-）epicatechin］、广寄生苷（avicularin）、异黄酮衍生物-染料木素-5-O-D-吡喃葡萄糖苷（genistein-5-O-D-glucopyranoside）、染料木素7-O-D-吡喃葡萄糖苷（genistein-7-O-D-glucopyranoside）。有机酸类化合物为棕榈酸、硬脂酸（stearic acid）、苹果酸（malic acid）、酒石酸（tartaric acid）、枸橼酸（citric acid）等。

【性状】沿用《四川省中药材标准》（1987年版）。

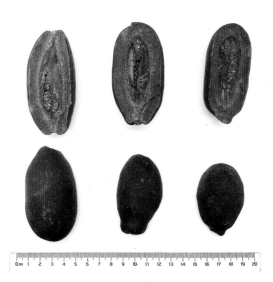

光皮木瓜药材图

【鉴别】《四川省中药材标准》（1987年版）收载的化学反应专属性差，故删去。

（1）**显微鉴别**   粉末显微特征明显，故收入标准正文。删去"偶含细小草酸钙方晶"。

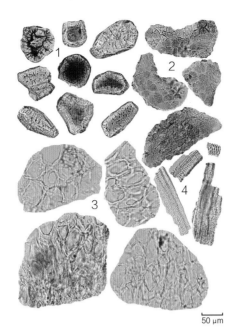

光皮木瓜粉末显微特征图

1—石细胞；2—外果皮细胞；3—中果皮薄壁细胞；4—导管

（2）**薄层色谱**　对本品进行了薄层色谱研究，确定供试品溶液、对照品溶液的制备、展开剂、检视方法同标准正文。供试品色谱中，在与对照品色谱相应的位置上，检出相同颜色的斑点，R_f值适中，收入标准正文。

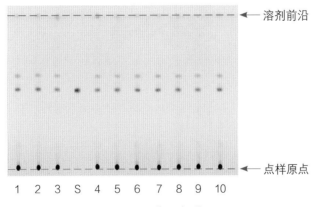

光皮木瓜薄层色谱图

1—10. 光皮木瓜样品；S—熊果酸对照品

【检查】**水分**　按水分测定法（《中国药典》通则0832）第二法测定，测定结果为8.6%～14.7%，平均值为10.8%。拟规定水分不得过15.0%，收入标准正文。

总灰分　按灰分测定法（《中国药典》通则2302）进行测定，测定结果为1.9%～3.1%，平均值为2.4%。拟规定总灰分不得过4.0%，收入标准正文。

二氧化硫残留量　照二氧化硫残留量测定法（《中国药典》通则2331）测定，测定结果未检出。实际考察中未发现有熏硫现象，故未收入标准正文。

【浸出物】按正文要求进行测定，测定结果为21.6%～31.0%，平均值为26.1%，最低测定结果为21.6%，故规定浸出物不得少于18.0%，收入标准正文。

【含量测定】光皮木瓜含有多种化学成分，主要有三萜类、黄酮类、有机酸类等，故测定其含量较高的黄酮类成分[1、2]。以芦丁为对照物质，采用紫外分光光度法测定。经研究选用80%甲醇为提取溶剂制备供试品溶液，检测波长为502 nm。芦丁在0.279 88～2.239 00 μg范围内，与吸收度呈良好的线性关系，方法回收率为98.3%，RSD为1%。收集的样品按该方法进行测定，结果为5.8%～16.9%，故本品按干燥品计算，含总黄酮以无水芦丁（$C_{27}H_{30}O_{16}$）计，不得少于5.0%。

光皮木瓜水分、总灰分、浸出物、含量测定结果表

样品编号	来源/产地	水分/%	总灰分/%	浸出物/%	含量/%
1	重庆泰尔森制药有限公司	14.7	2.4	31.0	16.9
2	重庆市中药材市场	11.5	2.3	22.0	5.8
3	四川巴中	11.6	3.1	28.1	13.9
4	重庆市中药材市场	9.5	2.5	26.5	11.3
5	重庆市中药材市场	8.9	2.2	29.1	14.2
6	重庆市中药材市场	10.6	3.0	21.6	5.8
7	重庆市中药材市场	12.8	2.5	25.2	10.8
8	重庆市中药材市场	8.6	2.1	27.7	12.5
9	重庆市中药材市场	9.8	2.3	26.9	11.9
10	重庆市中药材市场	9.7	1.9	22.9	8.2
平均值		10.8	2.4	26.1	11.1

【性味与归经】【功能与主治】参照《四川省中药饮片炮制规范》（2015年版）拟订。

【用法与用量】【贮藏】沿用《四川省中药材标准》（1987年版）。

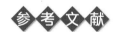

参 考 文 献

[1] 张冬松，高慧媛，吴立军. 光皮木瓜的化学成分药理活性及临床研究进展[J]. 沈阳药科大学学报，2007，142（11）：721-726.

[2] 常楚瑞. 乙酸乙酯回流法提取木瓜总黄酮及含量测定[J]. 贵阳医学院学报，2001，26（4）：326-327.

光桃仁

Guangtaoren

PRUNI MIRAE SEMEN

本品为蔷薇科植物光核桃 *Prunus mira*（Koehne）Yü et Lu的干燥成熟种子。果实成熟时采收，除去果肉及核壳，取出种仁，干燥。

【性状】 本品呈类扁卵圆形，长1.2～1.8 cm，宽0.8～1.2 cm，厚0.4～0.6 cm。表面黄棕色至红棕色，顶端尖斜，中部略膨大，基部钝圆形而偏斜，边缘较薄。尖端一侧有深褐色棱线状脐点，自底部合点处散出多数脉纹。子叶两片，乳白色，富油性。气微，味微苦。

【鉴别】 （1）本品种皮粉末黄色或黄棕色。种皮外表皮石细胞黄色或黄棕色，侧面观贝壳形、盔帽形、弓形或椭圆形，长54～153 μm，底部宽约至180 μm，壁一边较厚，层纹细密；表面观类圆形、圆多角形或类方形，底部壁上纹孔大而较密。

（2）取本品粉末2 g，置索氏提取器中，加三氯甲烷适量，加热回流2 h，弃去三氯甲烷液，药渣挥去三氯甲烷，加甲醇30 ml，加热回流30 min，放冷滤过，滤液浓缩约至5 ml，作为供试品溶液。另取苦杏仁苷对照品，加甲醇制成每1 ml含2 mg的溶液，作为对照品溶液。照薄层色谱法（《中国药典》通则0502）试验，吸取上述两种溶液各3 μl，分别点于同一硅胶G薄层板上，以三氯甲烷-乙酸乙酯-甲醇-水（15：40：30：5）10 ℃以下放置12 h的下层溶液为展开剂，展开，取出，晾干。喷以新配制的0.8%磷钼酸的15%硫酸乙醇溶液，加热至斑点显色清晰。供试品色谱中，在与对照品色谱相应的位置上，显相同颜色的斑点。

【检查】**水分** 不得过8.0%（《中国药典》通则0832第二法）。

总灰分 不得过6.0%（《中国药典》通则2302）。

酸败度 照酸败度测定法（《中国药典》通则2303）测定。

酸值 不得过10.0。

羰基值 不得过11.0。

【炮制】除去杂质。

【性味与归经】苦、甘，平。归心、肝、大肠经。

【功能与主治】活血祛瘀，润肠通便。用于痛经，血滞经闭，产后瘀滞腹痛，癥瘕结块，跌打损伤，瘀血肿痛，肺痈，肠痈，肠燥便秘。

【用法与用量】6～10 g，用时捣碎。

【注意】孕妇慎用。

【贮藏】置阴凉干燥处，防蛀。

光桃仁质量标准起草说明

【名称】《中国药典》一部收载的桃仁为蔷薇科植物桃 *Prunus persica* （L.）Batsch.或山桃 *Prunus davidiana* （Carr.） Franch.的干燥成熟种子[1]，为了与《中国药典》一部收载的桃仁相区别，故更名为光桃仁。

【来源】本品为蔷薇科李属植物光核桃*Prunus mira*（Koehne）Yü et Lu的干燥成熟种子[1]。

【原植物形态】乔木，高达10 m；枝条细长，开展，无毛，嫩枝绿色，老时灰褐色，具紫褐色小皮孔。叶片披针形或卵状披针形，长5～11 cm，宽1.5～4 cm，先端渐尖，基部宽楔形至近圆形，上面无毛，下面沿中脉具柔毛，叶边有圆钝浅锯齿，近顶端处全缘，齿端常具小腺体；叶柄长8～15 mm，无毛，常具紫红色扁平腺体。花单生，先于叶开放，直径2.2～3 cm；花梗长1～3 mm；萼筒钟形，紫褐色，无毛；萼片卵形或长卵形，紫绿色，先端圆钝，无毛或边缘微具长柔毛；花瓣宽倒卵形，长1～1.5 cm，先端微凹，粉红色；雄蕊多数，比花瓣短得多；子房密被柔毛，花柱长于或几与雄蕊等长。果实近球形，直径约3 cm，肉质，不开裂，外面密被柔毛；果梗长约4～5 mm；核扁卵圆形，长约2 cm，两侧稍压扁，顶端急尖，基部近截形，稍偏斜，表面光滑，仅于背面和腹面具少数不明显纵向浅沟纹。花期3—4月，果期8—9月。

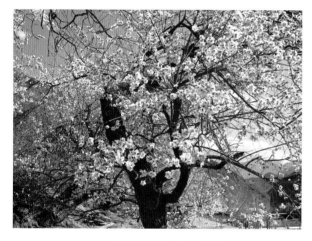
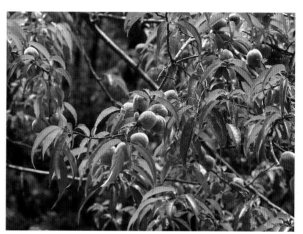

光核桃植物图（花期）　　　　　　　　　光核桃植物图（果期）

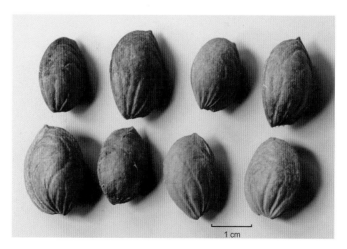

光核桃种子图

【产地分布】主产四川、云南、西藏。

【生长环境】生于山坡杂木林中或山谷沟边，海拔2 000～3 400 m。野生或栽培。

【化学成分】主要含有苦杏仁苷、杏仁酶、维生素B_1和大量脂肪酸（包括绿原酸、油酸和亚油酸）。

【性状】根据商品药材据实描述。

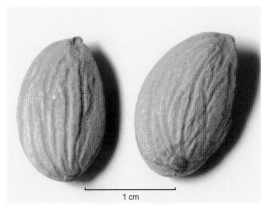

光桃仁药材图

【鉴别】（1）**显微鉴别**　显微特征描述同正文，种皮石细胞特征明显，有鉴别意义，收入标准正文；而子叶、胚乳、胚芽等组织和细胞特征和桃仁无明显区别，故未收入标准正文。

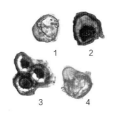

光桃仁粉末显微特征图

1—2.石细胞侧面观；3—4.石细胞表面观

（2）**薄层鉴别**　供试品及对照品的制备、展开剂、显色剂及检视方法同正文。采用三氯甲烷-乙酸乙酯-甲醇-水（15∶40∶30∶5）为展开剂。结果在供试品色谱中，在与对照品色谱相应的位置上，均能检出相同颜色的斑点，且与附近斑点分离度良好，收入标准正文。

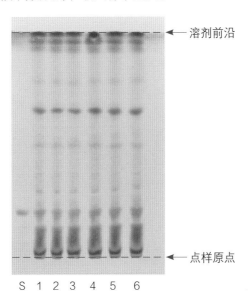

光桃仁薄层色谱图

S—苦杏仁苷对照品；1—6.光桃仁样品

【检查】水分　按水分测定法（《中国药典》通则0832）第二法测定，测定结果为4.7%～7.8%，平均值为5.8%。拟规定水分不得过8.0%，收入标准正文。

总灰分　按灰分测定法（《中国药典》通则2302）测定，测定结果为2.1%～7.3%，平均值为4.3%。拟规定总灰分不得过6.0%，收入标准正文。

酸败度　按酸败度测定法（《中国药典》通则2303）测定，酸度测定结果为2.7～6.4，平均值为4.0。拟故规定酸值不得过10.0，收入标准正文。羰基值测定结果为7.8～12.9，平均值为10.1。拟规定羟基值不得过11.0，收入标准正文。

光桃仁水分、总灰分、酸值、羰基值测定结果表

样品编号	来源/产地	水分/%	总灰分/%	酸值	羰基值
1	成都荷花池中药材专业市场	4.7	2.1	2.7	7.8
2	成都荷花池中药材专业市场	4.9	5.5	3.2	8.2
3	四川得荣县	7.8	3.1	3.9	9.3
4	四川得荣县	6.5	3.2	3.4	11.0
5	安徽亳州中药材交易中心	5.6	7.3	6.4	11.6
6	安徽亳州中药材交易中心	5.3	4.8	4.6	12.9
平均值		5.8	4.3	4.0	10.1

【性味与归经】参照《四川省中药材标准》（2010年版）拟订。

【炮制】【功能与主治】【用法与用量】【贮藏】沿用《四川省中药材标准》（1987年版）增补本。

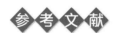

参 考 文 献

[1] 中国科学院《中国植物志》编辑委员会. 中国植物志：第38卷[M]. 北京：科学出版社，1986.

莱菔头

Laifutou

RAPHANI RADIX

本品为十字花科植物萝卜*Raphanus sativus* L.的干燥老根。待种子成熟后采挖，除去地上部分，洗净，干燥。

【**性状**】本品为圆柱形或纺锤形干燥根，微扁，略扭曲，大小不等。表面色泽多变化，呈紫红色、黄褐色、土黄色或灰褐色等，不平整，具波状纵皱纹，多交叉成网状纹理，有的可见横向排列的条纹及支根或支根痕，顶端具中空的茎基，其周围具叶柄残痕。质轻泡，不易折断，断面淡黄白色或淡黄色，疏松或中空。气微，味略辛。

【**鉴别**】本品粉末浅黄棕色。导管多为具缘纹孔导管，较大，纹孔较密。木纤维呈长条状或不规则长梭形，多弯曲，末端较尖，有的一端分枝，单斜纹孔或相交成十字形，稀疏。网纹细胞形状不规则，具网状纹孔，纹孔大，卵圆形或不规则形。

【**检查**】**水分**　不得过12.0%（《中国药典》通则0832第二法）。

总灰分　不得过20.0%（《中国药典》通则2302）。

酸不溶性灰分　不得过4.0%（《中国药典》通则2302）。

【**浸出物**】照水溶性浸出物测定法（《中国药典》通则2201）项下的热浸法测定，不得少于13.0%。

【**炮制**】除去杂质，洗净，稍润，切厚片，干燥。

【**性味与归经**】甘、微辛，平。归脾、胃、肺经。

【**功能与主治**】行气消积，宣肺化痰，利水消肿。用于食积气滞，腹胀痞满，痢疾，咳嗽痰多，脚气，水肿。

【**用法与用量**】10～30 g。

【**贮藏**】置干燥处。

莱菔头质量标准起草说明

【**名称**】沿用《四川省中药材标准》（1987年版）。

【**别名**】萝卜头、地骷髅、枯萝卜、老萝卜、仙人骨[1]。

【**来源**】莱菔头为传统中药，使用历史悠久，历代本草均有记载。重庆市各地均有栽培。《重庆市中药饮片炮制规范》2006年版、《四川省中药材标准》（1987年版）均收载有莱菔头，来源为十字花科萝卜属植物萝卜*Raphanus sativus* L.开花结实后的老根。

【**原植物形态**】一年生或二年生草本，高20～100 cm。直根，肉质，长圆形、球形或圆锥形，外皮绿色、白色或红色。茎有分枝，无毛，稍具粉霜。基生叶和下部茎生叶大头羽状半裂，长8～30 cm，宽3～5 cm，顶裂片卵形，侧裂片4～6对，长圆形，有钝齿，疏生粗毛；上部叶长圆形，有锯齿或近全缘，基部具短柄或近无柄。总状花序顶生及腋生；花白色、紫色或粉红色，直径1.5～2 cm；花梗长5～15 mm；萼片长圆形，长5～7 mm；花瓣4，倒卵形，长1～1.5 cm，具紫纹，下部有长5 mm的爪；雄蕊6，4长2短；

雌蕊1，子房钻状，柱头柱状。长角果圆柱形，长3～6 cm，宽10～12 mm，在种子间处缢缩，形成海绵质横隔；先端有喙长1～1.5 cm；果梗长1～1.5 cm。种子1～6粒，卵形，微扁，长约3 mm，红棕色，有细网纹。花期4—5月，果期5—6月[2]。

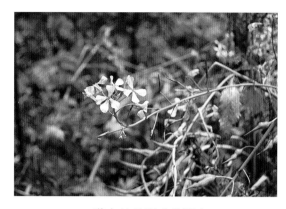 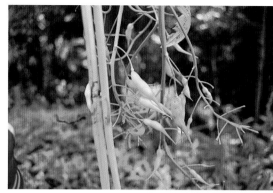

萝卜植物图（花期） 萝卜植物图（果期）

【产地分布】全市各地均有栽培。

【生长环境】适应性强，分布较广，全国各地普遍栽培。以沙质土壤栽培为宜。

【采收加工】待种子成熟后，连根拔起，除去地上枝叶部分，用水将根洗净，晒干，贮通风干燥处。

【化学成分】本品含芥子油苷、葡萄糖莱菔素、莱菔硫烷、莱菔苷、1-（2，-吡咯烷亚硫-3-基）-1，2，3，4-四氢-β-咔巴啉-3-羧酸、葡萄糖、蔗糖、果糖、香豆酸、咖啡酸、阿魏酸、苯丙酮酸、龙胆酸、对羟基苯甲酸、草酸，还含有甲硫醇、芥酸、亚麻酸、亚油酸、葫芦巴碱、胆碱、腺嘌呤、维生素C以及精氨酸、胱氨酸、半胱氨酸、天冬氨酸、谷氨酸、络氨酸、缬氨酸、亮氨酸、蛋氨酸、天冬素、谷酰胺等化学成分[2]。

【性状】根据对收集药材及饮片的实际观察，并结合《四川省中药材标准》（1987年版）进行描述。药材基本特征相同，唯色泽、大小常因萝卜品种不同而有差别。

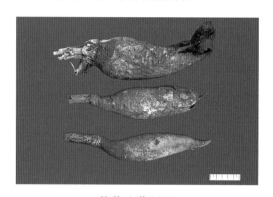

莱菔头药材图

【鉴别】经观察药材粉末样品，特征明显，易于鉴别和操作，收入标准正文。

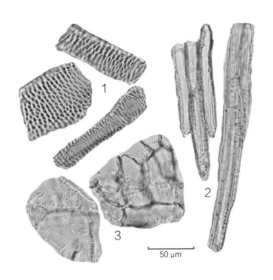

莱菔头粉末显微特征图

1—导管；2—纤维；3—网纹细胞

【检查】**水分**　按水分测定法（《中国药典》通则0832）第二法测定，测定结果为8.1%～11.1%，平均值为9.2%。拟规定水分不得过12.0%，收入标准正文。

总灰分　按灰分测定法（《中国药典》通则2302）测定，测定结果为15.1%～19.0%，平均值为17.4%。拟规定总灰分不得过20.0%，收入标准正文。

酸不溶性灰分　按灰分测定法（《中国药典》通则2302）测定，测定结果为1.2%～3.4%，平均值为2.2%。拟规定酸不溶性灰分不得过4.0%，收入标准正文。

二氧化硫残留量　照二氧化硫残留测定法（《中国药典》通则2331）进行测定，测定结果为44.3～152.6 mg/kg，平均值为91.9 mg/kg。故采用药材和饮片检定原则（《中国药典》通则0212）规定二氧化硫残留量不得过150 mg/kg。未收入标准正文。

【浸出物】按正文要求测定，测定结果为14.5%～19.8%，平均值为17.3%。拟规定浸出物不得少于13.0%，收入标准正文。

莱菔头水分、总灰分、酸不溶性灰分、二氧化硫残留量、浸出物测定结果表

样品编号	来源/产地	水分/%	总灰分/%	酸不溶性灰分/%	二氧化硫残留量/（mg·kg⁻¹）	浸出物/%	备注
1	重庆市万州区新田镇	8.7	15.1	1.2	130.0	17.3	自采（药材）
2	重庆市奉节县公平镇	8.1	17.2	2.0	120.0	14.5	自采（药材）
3	重庆市开州区巫山镇	8.8	18.5	2.5	152.6	17.7	自采（药材）
4	湖北	11.1	15.8	2.1	92.1	18.0	饮片
5	河南	9.1	18.0	2.4	54.1	19.8	饮片
6	安徽	9.0	17.9	1.9	50.2	17.1	饮片
7	山东	9.3	19.0	3.4	44.3	17.0	饮片
平均值		9.2	17.4	2.2	91.9	17.3	

【炮制】【性味与归经】【功能与主治】【用法与用量】【贮藏】参考文献[1, 3]和《四川省中药饮片炮制规范》（2015年版）拟订。

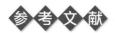

参考文献

[1] 南京中医药大学. 中药大辞典：上册[Z]. 2版. 上海：上海科学技术出版社，2006.

[2] 中国科学院《中国植物志》编辑委员会. 中国植物志：第33卷[M]. 北京：科学出版社，1987：36-39.

[3] 国家中医药管理局. 中华本草：第3册[M]. 上海：上海科学技术出版社，1996：727-728.

排 草

Paicao

ANISOCHILI RHIZOMA ET RADIX

本品为唇形科植物排草香*Anisochilus carnosus*（L.）Wall.带部分茎梗的干燥根及根茎。初秋采挖，除去茎叶及泥沙，干燥。

【性状】本品全长15～33 cm，有的呈对剖状。完整者茎梗类方柱形，长10～15 cm，茎节明显，有的具交互对生的残存分枝；外表灰棕色至棕褐色，被少量灰白色柔毛，有点状突起皮孔和顺向纵纹；断面中空，有髓。根茎短，节上生众多须根。根纤细，常缠绕成团，有分枝，长可达40 cm，灰褐色。质坚硬，不易折断。气微香，味淡。

【检查】**水分** 不得过13.0%（《中国药典》通则0832 第二法）。

总灰分 不得过9.0%（《中国药典》通则2302）。

酸不溶性灰分 不得过4.0%（《中国药典》通则2302）。

【浸出物】照水溶性浸出物测定法（《中国药典》通则2201）项下热浸法测定，不得少于10.0%。

【炮制】除去杂质，清水洗净，晾至半干，切段，低温干燥。

【性味与归经】辛，温。归肺经。

【功能与主治】化湿辟秽，利水消肿。用于暑湿吐泻，胸腹胀闷，口臭，水肿，小便不利。

【用法与用量】9～15 g；外用适量。

【贮藏】置阴凉干燥处。

排草质量标准起草说明

【名称】沿用《四川省中药材标准》（1987年版）增补本。

【别名】排草香[1]。

【来源】本品始载于《桂海虞衡志》，称排草香。《本草纲目》也有记载[2]，时珍曰："排草香出交趾，今岭南亦或莳之，草根也，白色，状如细柳根，人多伪杂之。"其来源为唇形科排草香属植物排草香*Anisochilus carnosus*（L.）Wall.带部分茎梗的干燥根及根茎。

【原植物形态】一年生草本。茎直立，高30～60 cm，粗壮，具分枝，四棱形，被长柔毛，上部近无毛。叶对生，卵状长圆形，长5～7 cm，顶端钝或圆，基部心形或圆形，边缘具细圆齿，具皱纹，两面被白色绒毛，密布血红色腺点，以上面较密；叶柄长1.3～5 cm，密被白色绒毛。穗状花序长2.5～7.5 cm，直径0.9～1.9 cm，具长总梗，果实四角形，后呈圆柱形，着生枝端，组成不明显圆锥花序；花萼微被柔毛，稀被绵毛，果时萼筒膨大，萼檐二唇形，上唇在果时大而宽，呈卵形，全缘，下折，膜质，边缘具睫毛，将口部遮隐，下唇截形，具不明显齿，口部收缩；花冠淡紫色，长约9 mm，为花萼长之2倍，外面密被短柔毛，冠筒细长，外露，中部下弯，喉部扩大，冠檐二唇形，上唇短，4裂，下唇延长，全缘，内凹；雄蕊4枚，前对较长，下倾，微外露，花丝分离，花药卵圆形，2室；花柱超出雄蕊，先端近等2裂，裂片钻形。花期3月[3]。

【产地分布】主产广东、广西等地。

【采收加工】沿用《四川省中药材标准》（1987年版）增补本。

【性状】根据收集的药材样品，在《四川省中药材标准》（1987年版）增补本的基础上修订完善。

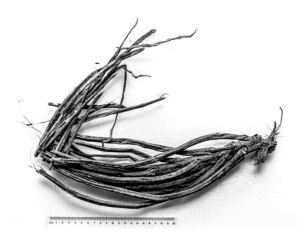

排草药材图

【检查】水分　按水分测定法（《中国药典》通则0832）第二法测定，测定结果为7.9%~11.3%，平均值为9.7%。拟规定水分不得过13.0%，收入标准正文。

总灰分　按灰分测定法（《中国药典》通则2302）测定，测定结果为5.7%~8.8%，平均值为7.5%。拟规定总灰分不得过9.0%，收入标准正文。

酸不溶性灰分　按灰分测定法（《中国药典》通则2302）测定，测定结果为0.2%~4.7%，平均值为2.4%。拟规定酸不溶性灰分不得过4.0%，收入标准正文。

二氧化硫残留量　照二氧化硫残留测定法（《中国药典》通则2331）测定，测定结果均未检出。实际考察中未发现有熏硫现象，故未收入标准正文。

【浸出物】照醇溶性浸出物测定法（《中国药典》通则2201）项下热浸法测定，以乙醇作溶剂，测定结果为2.2%~4.8%，平均值为3.6%。故暂不将醇溶性浸出收入标准正文。

照水溶性浸出物测定法（《中国药典》通则2201）项下热浸法测定，测定结果为10.3%~14.1%，平均值为12.1%。拟规定水溶性浸出物限度不得少于10.0%，收入标准正文。

排草水分、总灰分、酸不溶性灰分和浸出物测定结果表

样品编号	产　地	水分%	总灰分%	酸不溶性灰分%	醇溶性浸出物%	水溶性浸出物%
1	重庆中药材市场	11.3	8.4	4.7	3.6	10.3
2	重庆中药材市场	7.9	5.7	2.6	4.8	11.8
3	重庆中药材市场	10.8	6.5	3.5	4.2	10.4
4	重庆泰尔森制药有限公司	9.3	8.8	0.2	2.2	14.1
5	重庆泰尔森制药有限公司	9.3	8.0	1.0	3.4	13.7
平均值		9.7	7.5	2.4	3.6	12.1

【炮制】【性味与归经】【功能与主治】【用法与用量】【贮藏】参照《四川省中药饮片炮制规范》（2015年版）拟订。

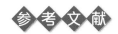

参 考 文 献

[1] 南京中医药大学. 中药大辞典：上册[Z]. 2版. 上海：上海科学技术出版社，2006.

[2] 明·李时珍. 本草纲目（校点本）：上册[M]. 北京：人民卫生出版社，1982.

[3] 中国科学院《中国植物志》编委会：中国植物志：第66卷[M]. 北京：科学出版社，1977.

法落海

Faluohai

ANGELICAE APAENSIS RADIX ET RHIZOMA

本品为伞形科植物阿坝当归*Angelica apaensis* Shan et Yuan.的干燥根及根茎。秋末冬初时采挖，除去泥沙，干燥。

【性状】本品呈圆柱形或圆锥形，常单枝，少2~4分枝。长7~25 cm，直径1~4 cm。表面棕褐色或黑褐色，芦头周围有数层膜质叶鞘，呈紫红色，习称"红缨"。近芦头一端外表有多数密集的环纹，皮孔明显，下部有不规则皱纹。断面黄白色，有棕色环及裂隙，显菊花纹理，具有多数油点，近芦头一端纵切面有横隔。体轻泡，香气浓烈，味苦，辛辣而麻舌。

【鉴别】取本品粉末0.5 g，加乙醚10 ml，密闭放置1 h，并时时振摇，滤过，滤液挥干，残渣加乙酸乙酯1 ml使溶解，作为供试品溶液。另取欧前胡素、异欧前胡素对照品，各加乙酸乙酯分别制成每1 ml含1 mg的溶液，作为对照品溶液。照薄层色谱法（《中国药典》通则0502）试验，吸取上述三种溶液各4 μl，分别点于同一以羧甲基纤维素钠为黏合剂的硅胶G薄层板上，以石油醚（30~60 ℃）-乙醚（3∶2）为展开剂，在25 ℃以下展开，取出，晾干，置紫外光灯（365 nm）下检视。供试品色谱中，在与对照品色谱相应的位置上，显相同颜色的荧光斑点。

【检查】**水分** 不得过13.0%（《中国药典》通则0 832第四法）。

总灰分 不得过8.0%（《中国药典》通则2302）。

酸不溶性灰分 不得过2.0%（《中国药典》通则2302）。

【浸出物】照醇溶性浸出物测定法（《中国药典》通则2201）项下的热浸法测定，用稀乙醇作溶剂，不得少于15.0%。

【炮制】除去杂质，洗净，润透，切片，干燥。

【性味与归经】辛、苦，温。归肺、胃经。

【功能与主治】行气止痛，祛风止咳。用于胃脘胀痛，风寒头痛，咳嗽。

【用法与用量】6~12 g。

【贮藏】置阴凉干燥处，防蛀。

法落海质量标准起草说明

【名称】沿用《四川省中药材标准》（1987年版）。

【别名】骚独活、红独活、发罗海。

【来源】本品始载于《滇南本草》，称为"发落海"。《本草纲目拾遗》、雍正《云南通志》及《东川府志》均记载云南是其历史产地，称"法落海"。其原植物为伞形科植物阿坝当归*Angelica apaensis* Shan et Yuan.的干燥根及根茎。

【原植物形态】多年生草本，根紫红色或棕褐色。茎粗壮，紫色，被短柔毛。下部叶二回羽状深裂，叶柄基部膨大呈阔兜状叶鞘，抱茎，长6~8 cm，宽2~10 cm；上部叶三角状卵形，2~3回羽状分裂，具

3～4对羽状裂片；叶柄极短，或全部退化为膨大的兜状叶鞘，第一回羽片三对，二回羽片有小羽片3～5对，小羽片深裂，披针形，无柄，常下延，长0.8～3.5 cm，宽3～10 mm，边缘具齿。复伞形花序顶生，伞幅35～65，带紫色，密被短柔毛；总苞片5～9枚，披针形，背面及边缘有短柔毛；小伞形花序具花25～50朵，小总苞片4～8，花瓣5，白色或略带紫色，稀紫色。果实椭圆形至广卵圆形，长5～10 mm，宽5～9 mm，光滑无毛，背棱及中棱显著突起，侧棱具宽翅，与果体等宽或稍宽，分果每棱槽间油管1个，长多不达果基部，合生面无油管或偶见油管。花期7—9月，果期8—10月[1-3]。

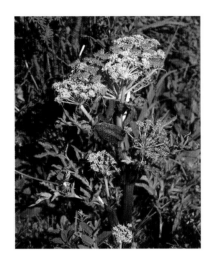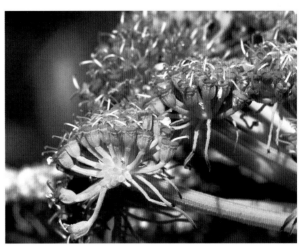

法落海植物图

【**产地分布**】分布于四川西北部、西藏及云南东南部等地[3]。

【**生长环境**】野生于海拔3 000～4 000 m高寒山区的山坡、灌丛及草丛间[1-3]。

【**化学成分**】主要成分为呋喃型香豆素类化合物，即氧化前胡素、欧前胡素、异欧前胡素、水合氧化前胡素、白当归素、白当归脑等。另外还含有β-谷甾醇、γ-谷甾醇、挥发油及橙皮苷等[2]。

【**性状**】根据对收集药材的实际观察，并结合《四川省中药材标准》（1987年版）进行描述。

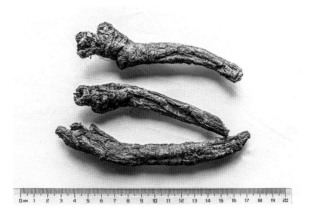

法落海药材图

【**鉴别**】**薄层鉴别**　供试品溶液和对照品溶液的制备、展开剂及检视方法同标准正文，在与两个对照品色谱相应的位置上，分别显相同的黄绿色荧光斑点，且斑点明显，R_f值适中，故收入标准正文。

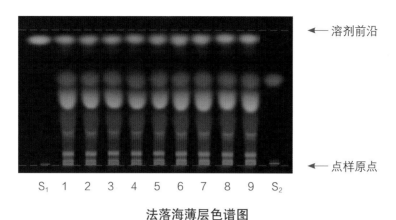

法落海薄层色谱图

1—9. 法落海样品；S₁—异欧前胡素对照品；S₂—欧前胡素对照品

【检查】水分　按水分测定法（《中国药典》通则0832）第四法测定，测定结果为11.2%～11.8%，平均值为11.5%。拟规定水分不得过13.0%，收入标准正文。

总灰分　按灰分测定法（《中国药典》通则2302）测定，测定结果为5.3%～6.7%，平均值为5.9%。拟规定总灰分不得过8.0%，收入标准正文。

酸不溶性灰分　按灰分测定法（《中国药典》通则2302）测定，测定结果为1.0%～1.5%，平均值为1.2%。拟规定酸不溶性灰分不得过2.0%，收入标准正文。

【浸出物】按醇溶性浸出物测定法（《中国药典》通则2201）项下的热浸法测定，用稀乙醇作溶剂，测定结果为19.2%～21.9%，平均值为20.7%。拟规定浸出物不得少于15.0%，收入标准正文。

【药理】本品有平喘、镇咳及抑菌作用。氧化前胡素有明显镇咳作用[2]。

【性味与归经】【炮制】【功能与主治】【用法与用量】参照《四川省中药饮片炮制规范》（2015年版）拟订。

【贮藏】沿用《四川省中药材标准》（1987年版）。

法落海水分、总灰分、酸不溶性灰分、浸出物测定结果表

样品编号	来源/产地	水分/%	总灰分/%	酸不溶性灰分/%	浸出物/%
1	四川省小金县	11.2	5.8	1.2	20.9
2	四川省小金县	11.5	6.7	1.5	21.9
3	四川省马尔康市	11.8	5.3	1.0	19.2
平均值		11.5	5.9	1.2	20.7

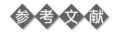
参 考 文 献

[1] 中国科学院植物研究所. 中国高等植物图鉴补编：第2册[M]. 北京：科学出版社，1983.

[2] 中国医学科学院药物研究所. 中药志：第2册[M]. 北京：人民卫生出版社，1982.

[3] 国家中医药管理局《中华本草》编委会. 中华本草：第5册[M]. 上海：上海科学技术出版社，1999.

白土苓

Baituling

HETEROSMILACIS RHIZOMA

本品为百合科植物短柱肖菝葜Heterosmilax yunnanensis Gagnep.或华肖菝葜Heterosmilax chinensis Wang的干燥根茎。秋、冬二季采挖，除去须根，洗净，趁鲜切片或块，干燥。

【性状】本品为不规则片或块，外皮灰褐色，凸凹不平，外皮脱落处呈黄褐色或类白色，可见裂隙。有时可见粗壮坚硬的须根。切面白色、淡棕色或淡黄色。质地致密，略显粉性。气微，味淡。

【鉴别】（1）本品粉末灰白色至黄白色。淀粉粒极多，单粒类圆形、半圆形或多角形，直径15～40 μm，脐点明显，为裂缝状、人字形或星状，复粒由2～3分粒组成。石细胞多见，黄色至黄棕色，类圆形或多角形，纹孔明显。木栓细胞多角形，直径80～115 μm。导管多为螺纹，亦可见具缘纹孔导管，直径40～75 μm。团块状物黄色或黄棕色。草酸钙针晶束长约110 μm。

（2）取本品粉末2.5 g，加乙醇50 ml，超声处理30 min，滤过，滤液加盐酸5 ml，加热回流2 h，放冷，用40%氢氧化钠溶液调至中性，蒸至无醇味，残渣加热水40 ml使溶解，用二氯甲烷振摇提取2次（40 ml、30 ml），合并提取液，蒸干，残渣加甲醇1 ml使溶解，作为供试品溶液。另取白土苓对照药材2.5 g，同法制成对照药材溶液。照薄层色谱法（《中国药典》通则0502）试验，吸取上述两种溶液各10 μl，分别点于同一硅胶G薄层板上，以环己烷-乙酸乙酯（4:1）为展开剂，展开，取出，晾干，喷以10%硫酸乙醇溶液，在105 ℃加热至斑点显色清晰。供试品色谱中，在与对照药材色谱相应的位置上，显相同颜色的主斑点。

【检查】水分　不得过13.0%（《中国药典》通则0832 第二法）。

总灰分　不得过3.0%（《中国药典》通则2302）。

酸不溶性灰分　不得过1.5%（《中国药典》通则2302）。

【浸出物】照醇溶性浸出物测定法（《中国药典》通则2201）项下的热浸法测定，用70%乙醇作溶剂，不得少于10.0%。

【炮制】除去杂质。

【性味与归经】甘、淡，平。归肝、胃经。

【功能与主治】清热除湿，解毒。用于杨梅毒疮，筋骨挛痛，瘰疬痈肿，钩端螺旋体病。

【用法与用量】15～60 g。钩端螺旋体病可用250 g。

【贮藏】置通风干燥处，防霉，防蛀。

白土苓质量标准起草说明

【名称】沿用《四川省中药材标准》（1987年版）。

【来源】土茯苓之名始载于《本草纲目》。《本草纲目》载："此药有赤白二种，入药用白者良。"经调查，川渝习用的红土苓为《中国药典》收载的土茯苓，而白土苓的来源为百合科植物短柱肖菝葜Heterosmilax yunnanensis Gagnep.或华肖菝葜Heterosmilax chinensis Wang的干燥根茎[1]。

【原植物形态】短柱肖菝葜 攀援灌木，无毛；小枝有明显的棱。叶纸质或近革质，卵形、卵状心形或卵状披针形，长6～16 cm，宽4.5～15 cm，先端三角状短渐尖，基部心形或近圆形，主脉5～7条，在下面隆起，支脉网状，在两面明显；叶柄长1.5～4 cm，在1/7～1/3处有卷须和狭鞘。伞形花序具20～60朵花；总花梗长1.5～2.5 cm；花序托球形；花梗长1.2～2.5 cm；雄花：花被筒椭圆形，长5～9 mm，宽3～4 mm，顶端有3枚钝齿；雄蕊8～10枚，花丝长3～5 mm，长于花药，基部多少合生成一短的柱状体；花药卵形，长约1.2 mm；雌花：花被筒卵圆形，长3～5 mm，宽3～3.5 mm，顶端有3枚钝齿，约具6枚退化雄蕊；子房卵形。果实近球形，长5～10 mm，宽6～8 mm，紫色。花期5—6月，果期9—11月[2]。

华肖菝葜 与上种的主要区别：植株各部（除叶片、花被、花梗外）有时有长硬毛。叶矩圆形至披针形，主脉5条。伞形花序生于叶脉或褐色苞片腋内；总花梗扁，有沟；雄花花被筒长矩圆形，顶端具有3枚尖齿，雄蕊3枚，花丝下部合生，上部分离；雌花内有3枚退化雌蕊。浆果成熟时深绿色[2]。

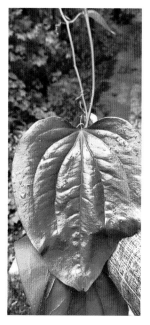 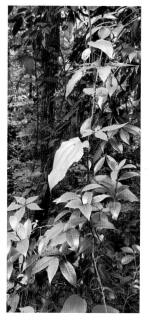 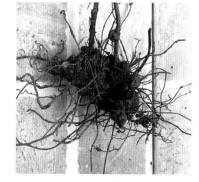

短柱肖菝葜植物图　　　华肖菝葜植物图　　　华肖菝葜的根及根茎（鲜）

【产地分布】主产于四川屏山、长宁、纳溪、珙县、叙永、宜宾、高县、古蔺、合江、筠连等县。

【生长环境】生于海拔300～2 200 m间山谷密林或灌丛。

【化学成分】本品含β-谷甾醇、胡萝卜苷、棕榈酸和硬脂酸、对羟基苯甲酸和大黄酸、3，3，5，5，-tetrahydroxy-4，-methoxystilbene、柚皮素、α-L-正丁基山梨糖苷和甲基氧化偶氮甲醇樱草糖苷等[3，4]。

【性状】在《四川省中药材标准》（1987年版）基础上根据药材实际情况略有修订。

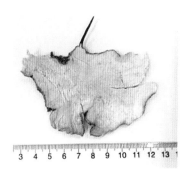

白土苓药材图

【鉴别】（1）显微鉴别 本品粉末显微特征明显，故收入标准正文。

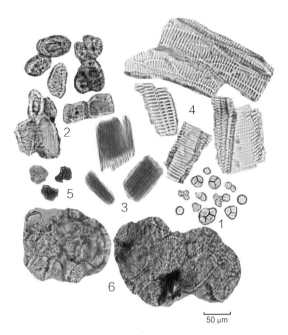

白土苓粉末显微特征图

1—淀粉粒；2—石细胞；3—针晶束；4—导管；5—团块状物；6—木栓细胞

（2）**薄层鉴别**　对本品进行了薄层色谱研究，供试品溶液及对照药材溶液的制备、吸附剂、检视方法同标准正文，分别以环己烷-乙酸乙酯（4∶1）、正己烷-乙酸乙酯（4∶1）为展开剂，供试品色谱中，在与对照药材色谱相应的位置上，均能检出相同颜色的主斑点，前者斑点清晰、R_f 值适中，收入标准正文。

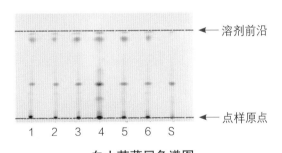

← 溶剂前沿

← 点样原点

1　2　3　4　5　6　S

白土苓薄层色谱图

1—6. 白土苓样品；S—白土苓对照药材

【检查】**水分**　按水分测定法（《中国药典》通则0832）第二法测定，测定结果为9.3%～11.9%，平均值为11.1%。拟规定水分不得过13.0%，收入标准正文。

总灰分　按灰分测定法（《中国药典》通则2302）测定，测定结果为1.8%～2.6%，平均值为2.1%。故规定总灰分不得过3%，收入标准正文。

酸不溶性灰分　按灰分测定法（《中国药典》通则2302）测定，测定结果为0.8%～1.09%，平均值为0.9%。故规定酸不溶性灰分不得过1.5%，收入标准正文。

二氧化硫残留量　照二氧化硫残留量测定法（《中国药典》通则2331）测定，测定结果均为未检出。实际考察中未发现有熏硫现象，故未收入标准正文。

【浸出物】考虑白土苓的成分因素，故采用70%乙醇作为溶剂进行浸出物研究，测定结果为12.21%～14.51%，平均值为13.5%。故规定浸出物不低于10.0%，收入标准正文。

白土苓水分、总灰分、酸不溶性灰分、浸出物测定结果表

样品编号	来源/产地	水分/%	总灰分/%	酸不溶性灰分/%	浸出物/%
1	云南	10.19	2.30	0.80	12.21
2	安徽亳州	9.30	2.00	0.90	12.78
3	四川	12.80	2.61	0.91	14.51
4	四川	10.48	2.19	1.09	14.20
5	重庆	11.71	1.90	1.01	13.67
6	重庆	11.90	1.80	0.80	13.43
平均值		11.1	2.1	0.9	13.5

【性味与归经】【用法与用量】【贮藏】参照《四川省中药饮片炮制规范》（2015年版）拟订。

【功能与主治】沿用《四川省中药材标准》（1987年版）。

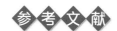

参 考 文 献

[1] 明·李时珍. 本草纲目（校点本）：第2册[M]. 北京：人民卫生出版社，1977.

[2] 中国科学院《中国植物志》编委会，中国植物志：第15卷[M]. 北京：科学出版社，1978.

[3] 张思巨，潘炯光，吉力，等. 白土苓挥发性成分的GC-MS分析[J]. 中国中药杂志，1999（12）：36-38+60.

[4] 刘国华. 中药白土苓高极性部位的化学成分研究[D]. 晋中：山西中医学院，2015.

中文名索引
（按拼音顺序）

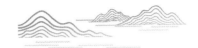

药材拉丁名索引

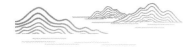

I

J

K

L

M

N

O

植（动）物拉丁学名索引

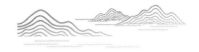

R

V

W

X

Z

药材标准编号索引

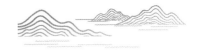